Sonographie am Stütz- und Bewegungsapparat bei Erwachsenen und Kindern

Lehrbuch und Atlas

von Reinhard Graf und Peter Schuler

edition medizin

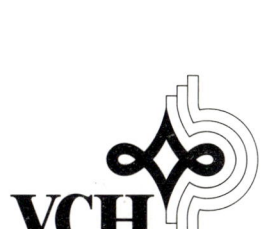

© VCH Verlagsgesellschaft mbH, D-6940 Weinheim (Bundesrepublik Deutschland), 1988

Vertrieb:
VCH Verlagsgesellschaft, Postfach 1260/1280, D-6940 Weinheim (Bundesrepublik Deutschland)
Schweiz: VCH Verlags-AG, Postfach, CH-4020 Basel (Schweiz)
Großbritannien und Irland: VCH Publishers (UK) Ltd., 8 Wellington Court, Wellington Street,
    Cambridge CB1 1HW (Großbritannien)
USA und Canada: VCH Publishers, Suite 909, 220 East 23rd Street, New York, NY 10010-4606 (USA)

ISBN 3-527-15363-2

Vorwort

Die Sonograpie als bildgebende Methode zur Untersuchung des Stütz- und Bewegungsapparates hat sich in den vergangenen Jahren rasant entwickelt und gewinnt zunehmend an praktischer Bedeutung. Bei vielen Einsatzmöglichkeiten hat sich die Sonographie als nichtinvasive Untersuchungsmethode bewährt und ist anderen bildgebenden diagnostischen Methoden gleichwertig, teilweise sogar überlegen. So ist die Sonographie im Rahmen der Hüftdysplasie und -luxation sowie zum Nachweis oder Ausschluß einer intraarticulären Ergußbildung allgemein anerkannt und die Methode der Wahl. Bei anderen Anwendungsbereichen hat die Ultraschalluntersuchung ebenfalls bereits ein hohes Niveau erreicht und gehört an vielen Kliniken und in vielen Praxen neben anderen diagnostischen Untersuchungen zum Standardprogramm. Dem gegenüber stehen Anwendungsbereiche, die im Augenblick noch viele Fragen offen lassen und wo noch nicht abzusehen ist, ob mit zunehmender Entwicklung der Untersuchungstechnik und mit zunehmender Erfahrung in der Untersuchung und Beurteilung ein sinnvoller Einsatz der Sonographie zu erwarten ist.

Bei der Planung und Bearbeitung des Buches waren wir bemüht, eine aktuelle Standortbestimmung der Sonographie am Stütz- und Bewegungsorgan vorzunehmen. Das Buch soll dem Anfänger die Einarbeitung in die sonographische Untersuchungstechnik ermöglichen und erleichtern und für den bereits mit der Untersuchung Vertrauten ein Nachschlagewerk zum Vergleich mit seinen eigenen Untersuchungsergebnissen sein. Dem wissenschaftlich Interessierten soll darüber hinaus das Buch Anregungen geben, derzeit noch wenig fundierte Gebiete weiter zu bearbeiten, um die Möglichkeiten, aber auch die Grenzen der Methode zu erforschen.

Am Beginn des Buches steht eine Einführung in die Physik des Ultraschalls. Eine profunde Kenntniss der physikalischen und technischen Gegebenheiten ist notwendig, um die apparativen Möglichkeiten ausschöpfen zu können, um qualitativ optimale Bilder zu erhalten. In den darauf folgenden Kapiteln werden die verschiedenen Einsatzmöglichkeiten, nach Körperregionen gegliedert, vorgestellt.

Im Abschnitt „Einleitung und Literaturüberblick" wird die zur Zeit vorhandene Literatur gesichtet und kurz diskutiert. Der Abschnitt „Geräte und Dokumentationsart" geht auf die apparativen Voraussetzungen ein und zeigt, wie man durch Abstimmungsmaßnahmen die Bildqualität den jeweiligen Erfordernissen anpassen kann. Im Abschnitt „Methode und Schallkopfpositionen" geht es um die Technik der Untersuchung. Lagerung des Patienten und Schallkopfführung werden beschrieben.

Die Schnittbildtechnik stellt hohe Ansprüche an das topographische, anatomische Vorstellungsvermögen. Ein eigenes Kapitel „Anatomie und Sonoanatomie" befaßt sich daher mit der Zuordnung der Echos in den Sonogrammen zu den anatomischen Strukturen gesunder Probanden. Anschließend werden im Kapitel „Spezielle Befunde, Sonopathologie" Beispiele unterschiedlich pathologischer Befunde vorgestellt, beschrieben und interpretiert.

Eine kritische Wertung des derzeitigen Wissenschaftsstandes findet der Leser im Abschnitt „Diskussion der methodischen Probleme und klinische Relevanz". Vor- und Nachteile der sonographischen Untersuchung im jeweiligen Anwendungsgebiet werden diskutiert. Ergänzend zu der im

Text diskutierten Literatur sind weitere Hinweise und Anregungen unter „Weiterführende Literatur" zusammengestellt, auf die immer dann verwiesen wird, wenn ein Problem wegen des begrenzten Umfanges des Buches nicht erschöpfend behandelt werden konnte.

Wir danken allen, die uns bei der Entstehung dieses Buches unterstützten. Unser besonderer Dank gilt unseren Klinikchefs, Herrn Hofrat Univ.-Prof. Dr. H. Buchner, Landessonderkrankenhaus Stolzalpe, und Herrn Prof. Dr. P. Griss, Orthopädische Universitätsklinik Marburg, für ihre jahrelang wohlwollende Unterstützung. Unser Dank gilt auch unseren Mitarbeitern für ihre Beiträge und für die Geduld und Ausdauer bei ihrer Suche nach immer neuem und noch besserem Bildmaterial. Nicht zuletzt aber danken wir der edition medizin für die gute Zusammenarbeit und die großzügige Ausstattung des Buches.

Unser besonderer Dank gilt auch unseren Familien für ihr Verständnis an unserer Arbeit und für die Geduld während der Vorbereitungszeit dieses Buches.

Reinhard Graf
Peter Schuler

Stolzalpe und Marburg, im November 1987

Inhalt

Wir danken dem ecomed-Verlag, Landsberg,
für die freundliche Überlassung folgender
Abbildungen aus: B. Braun, R. Günther und
W. Schwerck (Hrsg.), Ultraschalldiagnostik,
Lehrbuch und Atlas.

Abb. 7-31 a-e, 9-4, 9-6, 9-7a, b, c, 9-9b,
9-14a, 10-3, 10-5, 10-11, 10-27, 10-41,
10-42, 10-43.

Autorenverzeichnis

Dr. med. Hans-Raimund Casser

Abt. Orthopädie der Medizinischen Fakultät
der Rhein.-Westf.
Technischen Hochschule Aachen
Pauwelstraße 1
D-5100 Aachen

Dr. med. Ulrich Dorn

Orthopädische Abteilung
Landeskrankenhaus Salzburg
Müllner Hauptstraße 48
A-5020 Salzburg

Dr. med. Jutta Ernst

Rheumaklinik Oberammergau
D-8103 Oberammergau

Dr. med. Achim Hedtmann

Orthopädische Universitätsklinik Bochum
Im St. Josef-Hospital
Gudrunstraße 56
D-4630 Bochum 1

Dr. med. Norbert M. Hien

Arzt für Orthopädie
Friedrichshafener Straße 11
D-8000 München 60

Dr. med. Karl-Joachim Himmer

Medizinisches Zentrum
für Operative Medizin II
Orthopädische Klinik
Philipps-Universität Marburg
Baldinger Straße
D-3550 Marburg/Lahn

Dr. med. Axel Holst

Allgemeines Krankenhaus Barmbek
Rübenkamp 148
D-2000 Hamburg 60

Dr. rer. nat. Hans Kaarmann

Eisenstraße 15
D-8520 Erlangen

Dr. med. Ekkehard Röhr

Arzt für Orthopädie und Sportmedizin
Hainstraße 3
D-8600 Bamberg

Dr. med. Christof Sohn

Abt. Gynäkologie der Medizinischen Fakultät
der Rhein.-Westf.
Technischen Hochschule Aachen
Pauwelstraße 1
D-5100 Aachen

Prof. Dr. med. Wolfram Thomas

Allgemeines Krankenhaus Barmbek
Rübenkamp 148
D-2000 Hamburg 60

Dipl.-Phys. Dr. Heinz-Josef Vehr

Abt. Orthopädie der Medizinischen Fakultät
der Rhein.-Westf.
Technischen Hochschule Aachen
Pauwelstraße 1
D-5100 Aachen

Liste der Abkürzungen in Abbildungen, Tabellen und Legenden

AK   = Akromionkontur
BS   = Lange Bizepssehne
Bsca = Bursa subcoracoacromialis
HK   = Humeruskontur
HKK = Humeruskopfkontur
Isp = Infraspinatus (–Sehne/Muskel)
KK   = Korakoidkontur
MD   = M. deltoideus
RM   = Rotatorenmanschette
Ssc = Subskapularis (–Sehne/Muskel)
Ssp = Supraspinatus (–Sehne/Muskel)
TM   = Tuberculum majus
Lch = Lig. coracohumerale
AR   = Außenrotation des Arms von ca. 30°
IR 1 = Innenrotation des Arms von ca. 60°
IR 2 = Max. Innenrotation des Arms, komb. mit Retroversion (Schürzengriff)
T   = Transversale Schallkopfposition vor dem Akromion
S   = Sagittale Schallkopfposition vor dem Akromion

1 Ultraschalltechnik

von Hans Kaarmann (1.1–1.5)

1.1 Schall in der medizinischen Diagnostik

Die Diagnostik mit Schallwellen hat in der Medizin Tradition, wenn man nur an die seit über 200 Jahren eingeführte Perkussion denkt.

Die Frequenzen der Schallwellen, die für die Darstellung von Schnittbildern aus dem menschlichen Körper verwendet werden, liegen allerdings mit Werten von etwa 2–10 MHz (entsprechend 2–10 Millionen Schwingungen pro Sekunde) nicht im hörbaren Frequenzbereich.

Daher sind technische Hilfsmittel notwendig, um diese Ultraschallwellen zu erzeugen und zu detektieren. Im Folgenden soll ein Überblick über die Funktionsweise dieser Hilfsmittel (Geräte) gegeben werden. An vielen Stellen werden auch die physikalisch bedingten Leistungsgrenzen erkennbar werden, die auch der Technik Grenzen setzen, so daß der Anwender (Mediziner) hier durch Erfahrung und Vorwissen (medizinischer, physikalischer und technischer Art) die prinzipiellen Schwächen des Verfahrens ausgleichen muß.

1.2 Morphologie eines Ultraschalldiagnostikgerätes

Das Kennenlernen eines Ultraschallgerätes und seiner Komponenten soll im Folgenden anhand der Struktur erfolgen, mit der es sich dem Anwender in seiner heutigen modernen Form darbietet

(Abb. 1-1). Der Vorteil dieser Betrachtungsweise liegt darin, daß der Benutzer anwendungsnah erkennt, an welcher Stelle physikalische und technische Randbedingungen in das Verfahren eingreifen.

Die für den Benutzer sofort sichtbaren Hauptkomponenten sind:

● **Ultraschallapplikator (Ultraschallwandler).** Er wird in Kontakt mit dem Untersuchungsgebiet gebracht, dient als Sender der Ultraschallimpulse und gleichzeitig als Empfänger für die Echoimpulse. Charakterisiert wird er durch Eigenschaften wie Frequenz, Schallfeldcharakteristik (Fokussierung) und durch die abgegebene Ultraschalleistung. Über eine Leitung ist er verbunden mit dem eigentlichen Ultraschallgerät.

● **Ultraschallgerät.** Es enthält die Steuerungs- und Signalverarbeitungselektronik. Signalverarbeitung heißt, daß die empfangenen Echoimpulse im wesentlichen unter Berücksichtigung von Erwartungswerten für die Schallgeschwindigkeit und die Schalldämpfung ver- und bearbeitet werden, um diese schließlich auf dem Monitor als Ultraschallschnittbild darzustellen.

● **Monitor.** Hier wird die gewonnene Information dem Anwender präsentiert; dieser wiederum muß in der Lage sein, diese Information in Hinsicht auf die diagnostische Fragestellung zu deuten – auch im Hinblick auf Artefakte. Solche Artefakte sind einerseits bedingt durch technische Unvollkommenheit, wobei sich die Hersteller ständig die Frage der technischen Machbarkeit und deren Finanzierbarkeit zu stellen haben, andererseits verfahrensinhärent durch die physikalische Wechselwirkung des Ultraschalls mit der Struktur des Untersuchungsobjektes. In manchen Fällen können Artefakte sogar als Diagnosehilfen dienen –

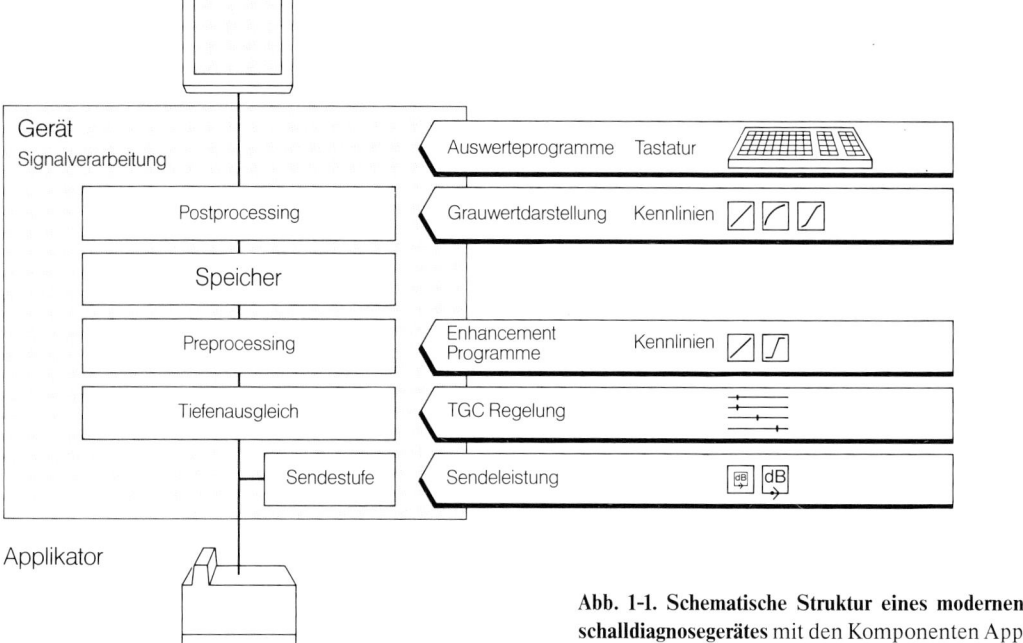

Monitor

Gerät
Signalverarbeitung

Abb. 1-1. Schematische Struktur eines modernen Ultraschalldiagnosegerätes mit den Komponenten Applikator, Signalverarbeitung und Monitor

etwa beim „Schallschatten". In anderen günstigen Fällen sind sie durch Bedienungsfehler am Gerät bedingt oder werden durch diese verstärkt dargestellt – günstig deshalb, weil sie dann zumindest reduzierbar sind. Das dazu notwendige Verständnis wollen die folgenden Abschnitte vermitteln.

1.3 Ultraschallwandler und physikalische Grundlagen der Ultraschallausbreitung

1.3.1 Funktionsprinzip

Energie in Form elektrischer Energie ist heute bequem verfügbar, andererseits lassen sich elektrische Signale in fast beliebiger Art verarbeiten, „manipulieren", und dank der Fortschritte in der Mikroelektronik auch effektiv speichern. Diese

Möglichkeiten nutzen natürlich die modernen Geräte für die Ultraschalldiagnostik; so wird sofort ein effektiver elektromechanischer Wandler notwendig, der elektrische Energie in mechanische Energie (Schallwellen) umwandeln kann.

Seit 1880 kennt man den Piezoeffekt (J. und P. Curie) und damit Stoffe, die z. B. bei Anlegen einer elektrischen Spannung eine mechanische Bewegung (Kontraktion oder Ausdehnung) ausführen, und die auch umgekehrt bei einer Druckbelastung eine elektrische Spannung liefern. Technisch nutzt man den Effekt z. T. nur in einer Richtung, so z. B. in (Piezo-) Lautsprechern (elektrische Signale → Hörschallwellen) oder in Piezofeuerzeugen (mechanischer Druck → elektrische Funken), aber auch in beiden Richtungen, so z. B. in Ultraschallwandlern (auch Ultraschallapplikatoren, Transducer genannt) für die medizinische Diagnostik. Die heute verwendeten Werkstoffe sind im wesentlichen piezoelektrische Keramiken. Trotz dieser polykristallinen Materialien spricht man in Erinnerung an die früher verwendeten piezoelektrischen Quarze immer noch von „Kristallen".

1.3.2 Puls-Echo-Methode

Praktisch alle heutigen Ultraschalldiagnostikgeräte verwenden die Impuls-Echo-Methode.

Dazu wird der Ultraschallwandler zunächst als Sender betrieben, der einen kurzen Ultraschallwellenzug (Impuls) in einer definierten Richtung abschickt. Sofort danach arbeitet der Wandler im Empfangsbetrieb, während der Sendeimpuls mit Schallgeschwindigkeit durch das Untersuchungsgebiet läuft und dort Echoimpulse auslöst. Diese können zum Wandler (wiederum mit der dem Untersuchungsgebiet eigenen Schallgeschwindigkeit) zurückkehren und werden dort in elektrische Signale umgesetzt. Wenn dieser Vorgang abgeschlossen ist – man spricht von der Aufnahme einer „Ultraschallzeile" –, kann der Vorgang wiederholt werden. In Abb. 1-2 ist dies in vereinfachter Weise dargestellt.

Für die Darstellung als „Ultraschallbildzeile" werden noch 2 wichtige Annahmen gemacht:

● Die Tiefenposition der Echos innerhalb der Bildzeile wird entsprechend der Zeitdifferenz (Δ t) berechnet und dargestellt, die zwischen dem Abschicken des Sendeimpulses und dem Empfang des jeweiligen Echoimpulses verstreicht. Formelmäßig dargestellt hieße das:

$$Z_e = \frac{1}{2} \cdot c \cdot \Delta t$$

Z_e ist also der geometrische Abstand zwischen Wandler und Echoerzeuger und **c** die Schallgeschwindigkeit im Untersuchungsgebiet. Der Faktor 1/2 rührt von dem doppelten Laufweg Wandler – Echoerzeuger – Wandler her.

● Die Signalhöhe („Stärke") der Echoimpulse wird in einen Helligkeitswert umgesetzt, also z. B. ein starker Echoimpuls in einen großen (weißen) Helligkeitswert. Natürlich ist auch die Negativdarstellung möglich, also die Darstellung eines starken Echoimpulses als kleiner Helligkeitswert. Diese „Schwarz-Weiß-Umkehr"-Darstellung liefert grundsätzlich dieselbe Information.

Mit diesen Annahmen und durch Verschieben des Wandlers über dem Untersuchungsgebiet kann man bereits den Aufbau eines Schnittbildes verstehen (Abb. 1-3).

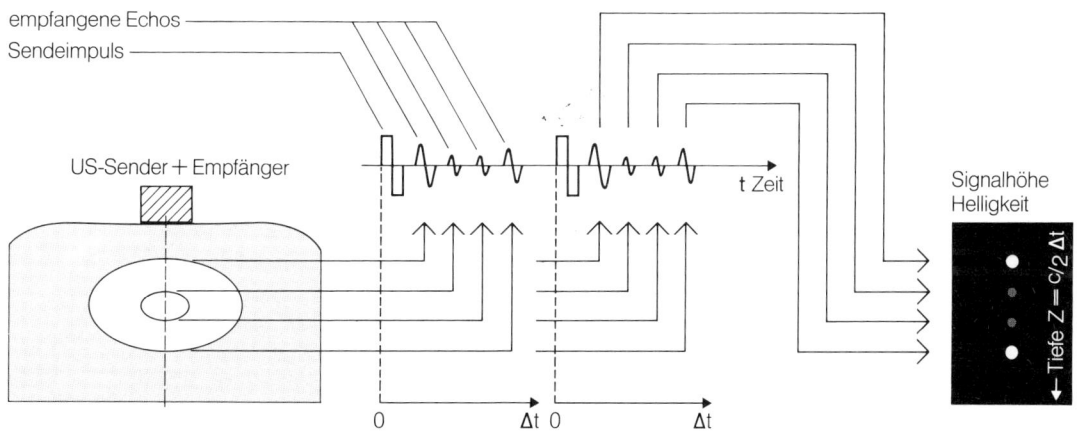

Abb. 1-2. Aufnahme einer Ultraschallbildzeile
Ein einzelnes Wandlerelement steht über dem Untersuchungsgebiet, sendet Ultraschallimpulse längs einer Linie aus und empfängt die zurückkehrenden Echos.

Die Höhe der Echos wird in einen Helligkeitswert umgesetzt, der auf der Bildzeile in entsprechender Tiefe als Bildpunkt dargestellt wird

1.3.3 Bildaufbau

Im Beispiel Abb. 1-3 sind einige Ultraschallwandler (Sender und Empfänger) nebeneinander über dem Untersuchungsgebiet angeordnet. Diese sollen nun nacheinander (um sich nicht gegenseitig zu stören) jeweils Bildzeilen aufnehmen, die dann entsprechend auf einem Bildschirm nebeneinander dargestellt werden. Dieses Schnittbild heißt dann

● „B-Bild" – das „B" stammt vom englischen „brightness" (Helligkeit) und soll an die Umsetzung der Echohöhen in Helligkeitswerte erinnern.

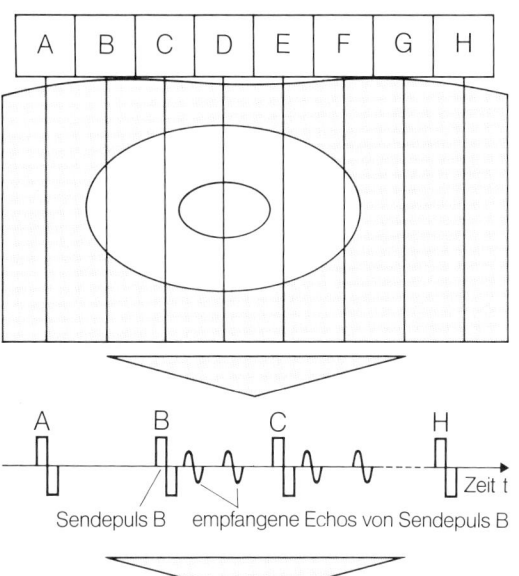

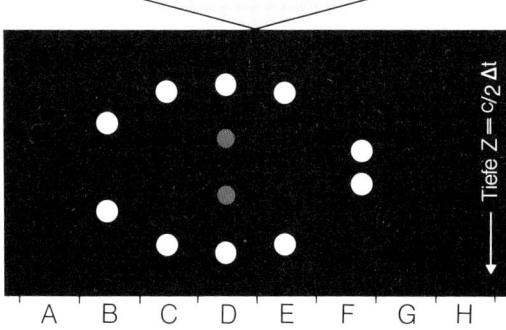

Abb. 1-3. Aufnahme eines Ultraschallschnittbildes
Durch Aneinanderreihen von Wandlerelementen, die sequentiell entsprechend Abb. 1-2 Bildzeilen aufnehmen, läßt sich ein Schnittbild darstellen. Durch ein engeres Zeilenraster ließe sich die Abbildung natürlich erheblich verbessern

● Erzeugt man in der beschriebenen Weise ca. 25–50 Bilder/s, so kann man diese entsprechend schnell als flimmerfreies Bild darstellen und Bewegungsabläufe direkt erkennen – man spricht dann vom „schnellen B-Bild" oder wiederum in Anlehnung an die angloamerikanische Literatur von „Real-time-Sonographie".

1.3.4 Scanarten

Ein Untersuchungsgebiet läßt sich auf verschiedenste Arten abtasten („scannen"). Die am besten angepaßte Scanart muß der Untersucher entsprechend den Gegebenheiten des Untersuchungsgebietes und seinen Anforderungen an das Bildformat auswählen.

● **Linearscan oder Parallelscan.** Die in Abschn. 1.3.3 beschriebene Art, das Schnittbild aufzubauen, stellt bereits den einfachsten Fall eines „Linear-" oder „Parallel"-Scans dar. In der Praxis erreicht man noch Verbesserungen durch ein dichteres Zeilenraster, indem man nicht wenige große Wandlerelemente nebeneinander setzt, sondern sehr viele kleine Elemente in einer linearen Anordnung (Linear array) benutzt. Faßt man mittels einer elektronischen Schaltung aus dieser Anordnung Wandlerelemente zu einer aktiven Gruppe zusammen (Abb. 1-4a), so erreicht man einerseits eine große Zeilendichte (Verschieben der aktiven Gruppe um ein Einzelelement: Position A → B in Abb. 1-4a) und andererseits eine geometrische Größe der aktiven Gruppe, die für die Richtcharakteristik des Schallstrahls wichtig ist (s. Abschn. 1.3.6). Ergebnis ist in jedem Fall ein Bild mit parallelen Bildzeilen – daher auch der Name „Parallelscan".

● **Sektorscan.** Beim Sektorscan wird ein – im einfachsten Fall ein einziges – Wandlerelement um eine Achse so bewegt, daß der Ultraschallimpuls in verschiedene Richtungen abgeschickt, und die Echoimpulse auch von dort empfangen werden. Solche Positionsänderungen (Abb. 1-4c) führen dementsprechend zu einer radialen Anordnung der Bildzeilen in einem sektorförmigen Bild und zum Namen „Sektorscan". Die Positionsänderung des Wandlerelements läßt sich durch eine tatsächliche mechanische Drehung verwirklichen

(„mechanischer Sektorscanner"), von der der Patient allerdings durch ein „Vorlaufgefäß" abgeschirmt ist.

● **Linear oder Sektor?** Die Frage nach der Überlegenheit von Linear- oder Sektorscan beantwortet das Untersuchungsgebiet und die diagnostische Fragestellung oft selbst. Ist der Zutritt (das „akustische Fenster") eingeengt, so empfiehlt sich der Sektorscanner mit seiner kleinen Ankoppelfläche. Allerdings ist das dargestellte Bild im Nahbereich – im oberen Teil des Sektors – sehr begrenzt („Schlüssellocheffekt"). Ist in diesem Nahbereich bereits ein breites Bildfenster gefordert, so muß man zum Linearscanner greifen – muß dann aber auch eine relativ ausgedehnte Ankoppelfläche in Kauf nehmen. Durch die Unterteilung der Linearscanner in viele Einzelelemente und durch die getrennte Ansteuerung von Einzelelementen innerhalb einer aktiven Gruppe ergeben sich auch Möglichkeiten verschiedener elektronischer Fokussierung des Schallbündels im Sendefall und einer dynamischen Empfangsfokussierung (vgl. Kap. 1.3.6), die der mechanische Sektorscanner mit einer festen geometrischen Fokussierung nicht hat. **Kommt es in der Bilddarstellung darüber hinaus auf eine möglichst geometrietreue Abbildung der Verhältnisse im Untersuchungsgebiet an, so wird der Linearscanner in der Regel vorteilhafter sein.** Der Grund liegt in den stark divergenten Bildzeilen und damit „Schallstrahlen" des Sektorscanners, die empfindlicher auf Brechungseffekte aufgrund von Schallgeschwindigkeitsinhomogenitäten zu sein scheinen.

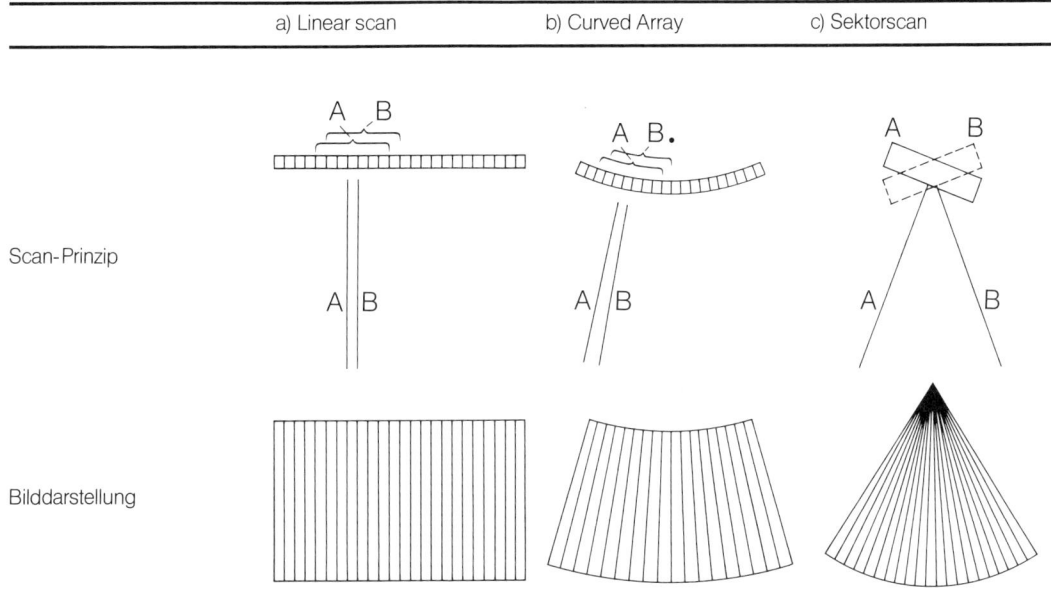

Abb. 1-4. Scanarten (Anordnung der Bildzeilen)
a Linear- oder Parallelscan. Sequentiell angesteuerte Gruppen von Wandlerelementen erzeugen parallel nebeneinanderliegende Bildzeilen
b Curved array. Zwischenform zwischen a und c. Erzeugung der Bildzeilen wie beim Linearscan, nur daß die Bildzeilen ihren Ursprung auf der konvexen Oberfläche haben und daher wie beim Sektorscan mit der Tiefe divergieren

c Sektorscan. Prinzipiell reicht ein einzelnes Wandlerelement aus, das von einem festen Ort aus in die Richtung der aufzunehmenden Bildzeile geschwenkt wird. Der Schwenk kann mechanisch (Rotation oder Oszillation: mechanischer Sektorapplikator) oder elektronisch (Phased array) geschehen

Insgesamt zeichnet sich keine allgemeine Überlegenheit für eine der beiden Scanarten ab. Die Gerätehersteller tragen dem Rechnung, indem sie vermehrt Kombinationsgeräte anbieten, die mit den entsprechenden Ultraschallwandlern beide Bilddarstellungen verwirklichen.

● **Curved array.** Die Curved-array-Applikatoren versuchen den Kompromiß zwischen „Linear" und „Sektor" von der Wandlerseite her zu schließen. Sie sind vom Typ her konvex gebogene Linear-array-Applikatoren, haben durch die Krümmung eine kürzere effektive Ankoppelfläche als diese, jedoch unter Beibehaltung der Möglichkeiten der elektronischen Sende- und Empfangsfokussierung. Die Bilddarstellung ist dementsprechend ebenfalls ein Zwischending zwischen „Linear" und „Sektor" mit divergenten Bildzeilen, die an der konvexen Kontur ansetzen (Abb. 1-4b).

Die Curved arrays sind damit der Versuch, die Vorteile der Scanarten „Linear" und „Sektor" zu kombinieren, ohne die jeweiligen Nachteile zu stark in Erscheinung treten zu lassen, wobei sich je nach Wahl der Krümmung fast der gesamte Bereich zwischen den Extremen „Linear" und „Sektor" abdecken läßt.

Neben den Curved arrays gibt es noch eine ganze Reihe von Wandlertypen mit entsprechender Bilddarstellung, die ebenfalls nicht in die beschriebene, „klassische" Unterteilung von Linear array einerseits und „mechanischem Sektorapplikator" andererseits passen. Einige Beispiele dafür sind:

● **Annular array.** Vom Typ ein mechanischer Sektorscanner, der durch eine (ringförmige) Unterteilung des Ultraschallwandlerelements die Möglichkeiten einer elektronischen Sende- und Empfangsfokussierung bietet.

● **Phased array.** Vom „Phased array" spricht man, wenn die Unterteilung in Einzelelemente nicht nur zur elektronischen Fokussierung des Schallbündels benutzt wird, sondern auch durch entsprechende (phasenrichtige) verzögerte Ansteuerung der Einzelelemente zu einem elektronischen Schwenk der Ultraschallzeile. Auf diese Weise läßt sich ein Sektorscan verwirklichen, bei dem der Ultraschallwandler mechanisch nicht bewegt wird.

Zusätzlich hat man auch hier die Möglichkeit der elektronischen Fokussierung. Allerdings stellt dieses Prinzip erhebliche technische Ansprüche an die Konstruktion des Ultraschallwandlers und die Technik des Gerätes.

● **Compound scan.** Bei dieser Scanart wird ein einzelnes Wandlerelement von Hand über die Oberfläche des Untersuchungsgebietes geführt und gleichzeitig die Position und Richtung des Schallstrahls erfaßt. Die in prinzipiell beliebigen Richtungen liegenden Bildzeilen werden dann im Gerät zum Schnittbild überlagert. Diese Untersuchungstechnik erfordert einerseits einen sehr geübten Untersucher (Bildzeilen dürfen nicht aus der Schnittebene herausfallen) und bietet andererseits nicht die Möglichkeit einer schnellen Bildfolge. Sie wird daher in den letzten Jahren in immer geringerem Umfang angewendet.

1.3.5 Physikalische Grundlagen der Ultraschallausbreitung

Schallwellen sind elastische Wellen in deformierbaren Medien. Im Gegensatz etwa zu elektromagnetischen Wellen (Licht, Röntgenstrahlung) sind sie an ein Medium gebunden, und ihr Ausbreitungsverhalten hängt stark von dessen elastischen Eigenschaften ab.

In Flüssigkeiten (und biologisches Gewebe verhält sich hier wie Flüssigkeit) gibt es nur Longitudinalwellen, d. h., daß die Flüssigkeitsteilchen in Schallausbreitungsrichtung schwingen, und so Zonen erhöhten Drucks (Teilchen schwingen aufeinander zu) mit Zonen erniedrigten Drucks (Teilchen schwingen voneinander weg) abwechseln. In festen Körpern, z. B. Knochen, können daneben auch Transversalwellen auftreten, d. h., daß die Teilchen auch senkrecht zur Ausbreitungsrichtung schwingen. Diese andere Schwingungsart breitet sich deswegen auch mit einer anderen Schallgeschwindigkeit als die Longitudinalwellen aus.

● **Ursache der Echos.** Die Ultraschalldiagnostik lebt von den Echosignalen, die an bestimmten Orten ausgelöst werden. Dies provoziert sofort die Frage nach der Ursache dafür. Die Antwort des Physikers wird sein, daß Inhomogenitäten im akustischen Wellenwiderstand (akustische Impedanz) dafür verantwortlich sind. Der Wellenwiderstand ist dabei ein Maß dafür, welchen Widerstand ein Medium der Schallausbreitung entgegensetzt, und damit eine Materialeigenschaft. Weiterhin wird der reflektierte Anteil einer Schallwelle, die auf eine Grenzschicht zwischen Medien mit verschiedener akustischer Impedanz trifft, um so größer sein, je mehr sich die Impedanzwerte unterscheiden. Entsprechend stärker ist dann auch der hindurchgehende, weiterlaufende Anteil geschwächt.

Für den einfachen Fall einer ebenen Grenzschicht und senkrechten Auftreffens der Schallwelle sind in Tabelle 1-1 Werte für den reflektierten Anteil der Energie angegeben. Daneben sind in der Tabelle auch die Schallgeschwindigkeiten der Medien angegeben.

Aus Tabelle 1-1 lassen sich folgende Informationen entnehmen:

- Die Annahme einer konstanten Schallgeschwindigkeit (für den Bildaufbau nötig, s. Abschn. 1.3.2) gilt im Körper allenfalls näherungsweise
- Im Bereich von weichem Gewebe sind die Impedanzunterschiede und damit der Anteil der reflektierten Energie gering
- Große Impedanzunterschiede kommen an Grenzflächen vor, an denen Knochen oder Luft beteiligt sind – damit praktisch Totalreflexion! Daraus folgt auch die Notwendigkeit der Ankopplung des Ultraschallwandlers an das Untersuchungsgebiet mit benetzenden Gelen oder Flüssigkeiten, denn selbst dünne Luftzwischenräume würden den Übertritt der Schallwellen massiv behindern.

Die angegebenen Reflexionsfaktoren gelten zunächst für die Grenzflächen zwischen zwei homogenen Medien. Im Fall von biologischem Gewebe gilt diese Voraussetzung sicher nicht, haben die Organe doch ihre Binnen- und Feinstruktur. Läßt sich diese auch im Ultraschallbild wiederfinden?

Zur Beantwortung dieser Frage ist ein kurzer physikalischer Exkurs notwendig: Bei jedem Abbildungsverfahren spielt die Wellenlänge der zur Abbildung verwendeten Strahlung im Vergleich zur Größe der abzubildenden Objekte die

entscheidende Rolle. Im wesentlichen lassen sich zwei Fälle unterscheiden:

● **Wellenlänge deutlich kleiner als Objektgröße.** Das ist der sehr vertraute Grenzfall der Abbildung durch das Auge: Die Wellenlänge des sichtbaren Lichtes ist mit weniger als 1/1000 mm sehr viel kleiner als die uns umgebenden, zur Abbildung gelangenden Objekte. Physikalisch gesehen kommt man mit Begriffen der Strahlenoptik wie „Reflexion" und „Brechung" aus. Die Grenzen dieses Abbildungsverfahrens erfährt man erst beim Blick durchs Mikroskop, wenn man versucht, Objekte abzubilden, bei denen der zweite Fall zutrifft:

● **Wellenlänge in der Größenordnung der Objektgröße oder sogar größer.** In solchen Fällen versagt das optische Mikroskop – man greift zu anderen Abbildungsverfahren wie z. B. dem Elektronenmikroskop, was gleichbedeutend ist mit dem Griff zu kürzeren Wellenlängen, um wieder die Verhältnisse des ersten Falles zu erreichen. Denn sonst tritt die Wellennatur der zur Abbildung verwendeten Strahlung deutlich hervor – physikalisch charakterisiert mit Begriffen aus der Wellenoptik wie „Beugung" und „Streuung". Entsprechend erhält man als Bild des Objektes nicht mehr das geometrietreue Abbild, sondern nur noch das erheblich schwieriger zu interpretierende Beugungsbild.

Welcher Fall trifft nun bei der Abbildung mit Ultraschallwellen im Bereich der medizinischen Diagnostik zu? Die Antwort ist einfach, kompliziert aber die Bildinterpretation, denn beide Fälle treten nebeneinander auf: Die verwendeten Wellenlängen liegen im Bereich von einigen 1/10 mm, während die abzubildenden Objektgrößen von einigen Zentimetern (z. B. Organe, Gefäße) bis zu wenigen $\frac{1}{100}$ mm (z. B. Zellen) reichen.

Das bedeutet zwar, daß einerseits Organe, Gefäße, Knochenoberflächen oder größere Raumforderungen geometrietreu abbildbar sind, andererseits aber die Feinstruktur, das Gewebe, als komplexe Beugungsstruktur im Bild erscheint, die nicht mehr das geometrische Abbild darstellt und auch stark von den speziellen Bildaufnahmebedingungen – also auch vom verwendeten Ultraschallgerät – abhängt. In der Literatur werden für diese

Tabelle 1-1. Anteil der reflektierten Energie an der Grenzfläche zwischen zwei Medien in Relation zur auftreffenden Energie. Angaben in % oberhalb der Diagonalen, unterhalb in dB[1]. Die Angaben erfolgen ohne Prüfung, ob die Grenzflächen anatomisch sinnvoll sind und sind berechnet aus den rechts angegebenen mittleren akustischen Impedanzen der Medien. Weiter sind die Streubreiten dieser Werte und die für die Schallgeschwindigkeit aus der Literatur angegeben[2]

Medium A → Medium B ↓	Haut	Fett	Muskel	Weich-teilgewebe (MW)	Leber	Milz	Niere	Blut	Knochen	Luft		Akust. Impedanz Mittelwert 10^6 Ns/m³	Streuung (Lit.) 10^6 Ns/m³	Schallge-schwindigkeit Streuung (Lit.) m/s
Haut	*	4,6	1,1	1,6	1,4	1,4	1,7	1,8	29	99,9	Haut	2,1	1,9–2,2	1950
Fett	–13	*	1,2	0,8	0,9	1,0	0,7	0,7	46	99,9	Fett	1,36	1,35–1,41	1450
Muskel	–20	–19	*	0,04	0,02	0,01	0,07	0,09	37	99,9	Muskel	1,7	1,65–1,74	1550–1650
Weichteil-gewebe (Mittelwert)	–18	–21	–34	*	0,004	0,008	0,004	0,009	39	99,9	Weichteil-gewebe (Mittelwert)	1,63	1,63	1540
Leber	–18	–18	–37	–44	*	0,0009	0,02	0,02	38	99,9	Leber	1,65	1,64–1,68	1545–1560
Milz	–19	–19	–39	–41	–50	*	0,02	0,03	38	99,9	Milz	1,66	1,64–1,67	1565
Niere	–18	–18	–31	–44	–38	–36	*	0,001	39	99,9	Niere	1,61	1,60–1,62	1555–1565
Blut	–17	–17	–30	–41	–36	–35	–50	*	39	99,9	Blut	1,60	1,56–1,62	1560–1570
Knochen	–5	–3	–4	–4	–4	–4	–4	–4	*	100	Knochen	7,0	3,75–7,8	2200–4100
Luft	0	0	0	0	0	0	0	0	*	*	Luft	0,0004	0,0004	330

[1] Die Dezibel(dB)-Skala ist ein logarithmisches Maß für Verhältnisse. So entspricht 0 dB dem Verhältnis 1, also 100 % oder Totalreflexion, –10 dB entspricht 10 % reflektierter Energie, –20 dB entspricht 1 % usw. Vorteil der dB-Skala ist, daß eine große Spannweite von Verhältnissen (über mehrere Größenordnungen) mit einem relativ kleinen Zahlenbereich beschrieben werden kann

[2] Die teils großen Streubreiten ergeben sich nicht nur aus Meßfehlern und individuellen Unterschieden, sondern sind auch physiologisch begründet

dargestellten Gewebemuster auch häufig Begriffe wie „Textur" oder - in Anlehnung an ähnliche Erscheinungen in der Laseroptik - „Speckle-Muster" verwendet. Wesentlich ist, daß in diesem Fall ein dargestellter Bildpunkt nicht einem anatomischen Objekt entspricht.

Dieses Strukturmuster wird von den Anwendern auch oft hinsichtlich Grundhelligkeit („echoarm" bis „echodicht") und Körnigkeit („fein" bis „grob") charakterisiert. Man sollte sich jedoch stets darüber im klaren sein, daß solche Klassifizierungen auch starke Komponenten beinhalten, die vom verwendeten Schallwandler und Ultraschallgerät abhängig sind. Am auffälligsten ist das bei der Abhängigkeit von der Ultraschallfrequenz: Die Wahl einer anderen Frequenz läßt dasselbe Gewebe mit einem anderen Strukturmuster im Bild erscheinen. Der physikalische Grund dafür ist vor allem die Veränderung des Verhältnisses von Wellenlänge zu Objektgröße, da mit steigender Ultraschallfrequenz die Wellenlänge abnimmt.

In Abb. 1-5 ist der Einfluß des Verhältnisses Wellenlänge zu Objektgröße nochmals am Beispiel einer rauhen (gewellten) Grenzfläche demonstriert.

Dieses Verhältnis läßt sich ändern durch Variation der Schallwellenlänge (Frequenz) an derselben Grenzfläche oder durch verschieden rauhe Grenzflächen bei konstanter Wellenlänge (Frequenz) - wobei klar wird, daß der Begriff „Rauhigkeit" ebenso von der verwendeten Wellenlänge abhängt -, denn eine für Ultraschall „glatte" und „spiegelnde" Oberfläche kann optisch (ca. 1000mal kleinere Wellenlänge) durchaus noch „rauh" und „diffus streuend" sein.

Sämtliche reflektierten und gestreuten Echoimpulse gehen natürlich zu Lasten des ursprünglich vom Schallwandler abgesandten Pulses, der damit in seiner Originalrichtung durch räumliche Umverteilung geschwächt wird. Daneben gibt es einen weiteren effektiven Mechanismus der Abschwächung - die dissipative Umwandlung der Ultraschallenergie in Wärme. Insgesamt führt dies zu einer starken Abschwächung der in biologischem Gewebe laufenden Ultraschallwellen mit entsprechenden Konsequenzen in der Auslegung der Geräte (s. Abschn. 1.4.1).

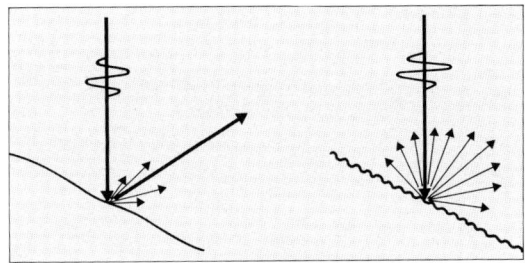

Abb. 1-5. Streuung von Schallwellen an einer „rauhen" Oberfläche, wobei die Rauhigkeit von der Wellenlänge abhängt. Bei einer glatten Oberfläche erhält man eher eine spiegelnde Reflexion, bei einer rauhen eine mehr diffuse Streuung, die allerdings immer Komponenten in Richtung des aussendenden bzw. empfangenden Wandlers hat

1.3.6 Eigenschaften des Ultraschallwandlers

Die Charakterisierung eines Ultraschallwandlers durch den Hersteller erfolgt meistens durch die Angabe der Ultraschallfrequenz, seltener durch weitere Angaben über Apertur und Fokussierung, obwohl dies für die Wahl des optimalen Ultraschallwandlers bei gegebener Fragestellung wichtig wäre. Die Einflüsse dieser und weiterer Parameter sollen im Folgenden verdeutlicht werden.

● **Ultraschallfrequenz.** In der medizinischen Ultraschalldiagnostik werden Ultraschallimpulse begrenzter zeitlicher Länge verwendet, die meist 2-3 Einzelschwingungen enthalten.

Rechnet man daraus die Zahl der Schwingungen pro Zeiteinheit (s) hoch, so erhält man die Ultraschallfrequenz. Sie liegt im Bereich von etwa 2-10 MHz, also bei 2-10 Millionen Schwingungen pro Sekunde. Entsprechend liegt die Dauer der Impulse in der Größenordnung von 1/1 000 000 s.

Aus der Beziehung

$$f \cdot \lambda = c$$

mit Frequenz: **f,** Wellenlänge: **λ** und Schallgeschwindigkeit: **c,** erhält man für den angegebenen Frequenzbereich von 2-10 MHz Wellenlängen im Bereich von 0,8 bis 0,15 mm. Als mittlere Schallgeschwindigkeit für biologisches Gewebe wird dabei der Wert für Wasser bei 37 °C mit 1540 m/s (5544 km/h!) angenommen.

Da sowohl Echoerzeugung (s. Abschn. 1.3.5), Schallfeldcharakteristik, Auflösungsvermögen (s.u.) und Dämpfung (s. Abschn. 1.4.1) starke Frequenz- und damit Wellenlängenabhängigkeit, zeigen, hat die Frequenzangabe eine zentrale Bedeutung bei der Charakterisierung eines Ultraschallwandlers.

● **Apertur.** Mit Apertur bezeichnet man die geometrische Ausdehnung der aktiven Fläche eines Ultraschallwandlers. Bei einem kreisförmigen Wandler ist das der effektive Durchmesser, bei einem rechteckigen sind es die Kantenlängen. Wegen einer günstigen Schallfeldcharakteristik (s. u.) sind die Aperturen üblicherweise nicht kleiner als 20–30 Wellenlängen (also im 1-cm-Bereich), wegen der Applizierbarkeit meist auch nicht viel größer.

● **Schallfeldcharakteristik.** Die Schallfeldcharakteristik beschreibt die räumliche Ausdehnung des abgesandten Ultraschallimpulses in seiner Ausbreitungsrichtung.

Idealerweise wäre sie eine Linie (s. Abschn. 1.3.2). Da diese Idealvorstellung bei weitem nicht erfüllt werden kann, werden die Abweichungen das dargestellte Bild beeinflussen; sie sind deshalb bei Auswertung und Interpretation zu berücksichtigen.

Die räumliche Ausdehnung des Ultraschallimpulses in Ausbreitungsrichtung („axial") ist gegeben durch die Zahl der Wellenzüge, beträgt etwa 2–3 Wellenlängen (s. o.) und bleibt in Ausbreitungsrichtung in erster Näherung konstant.

Senkrecht zur Ausbreitungsrichtung („lateral") ändert der Ultraschallimpuls deutlich seine Breite (Abb. 1-6): Nahe am Ultraschallwandler hat er noch dessen geometrische Ausdehnung (20–30 Wellenlängen, s. o.), schnürt sich dann ein und wird anschließend wieder breiter. Entsprechend unterteilt man das Schallfeld in 3 Bereiche (s. Abb. 1-6):

● **Nahfeld.** Das ist der Bereich, der nahe dem Wandler liegt und eine stark inhomogene Interferenzstruktur zeigt. Der Grund dafür sind die stark unterschiedlichen Laufwege von einem Punkt des Nahfeldes zur abstrahlenden Wandlerfläche, d. h., daß die von verschiedenen Stellen des Wandlers eintreffenden Wellenzüge nicht „in

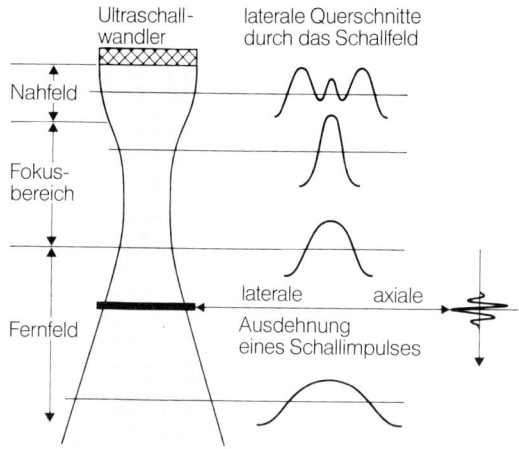

Abb. 1-6. Schallfeld eines Ultraschallimpulses
Eingezeichnet ist der Bereich, den der ausgesandte Ultraschallimpuls überstreicht. Dieser Bereich (vergleiche auch die Querschnitte durch das Schallfeld) charakterisiert die laterale Auflösung, während die Länge des Impulses die axiale Auflösung bestimmt

Phase" sind, sich sogar gegenseitig auslöschen können. Mit zunehmender Apertur des Wandlers nehmen natürlich auch die Laufwegdifferenzen zu. Entsprechend wirken sich die Laufwegdifferenzen um so stärker aus, je kleiner die Wellenlänge (gleichbedeutend mit „je größer die Frequenz") der Schwingungen ist. Die Länge des Nahfeldes wird also sowohl mit der Apertur als auch mit der Frequenz zunehmen. Wegen der großen Breite und der starken Interferenzstruktur ist der Nahfeldbereich in der Bilddarstellung praktisch nicht auswertbar.

● **Fokuszone.** Mit zunehmendem Abstand vom Wandler werden die Laufwegdifferenzen immer geringer, d. h., die von verschiedenen Stellen des Wandlers eintreffenden Wellenzüge kommen „in Phase". Das führt sowohl zu einem Einschnürungseffekt als auch zu einer Intensitätserhöhung – und zwar um so stärker, je größer Wandlerapertur und Frequenz sind.

● **Fernfeld.** Bei weiter zunehmendem Abstand vom Wandler verbreitert sich der Ultraschallimpuls kontinuierlich. Die Verbreiterung fällt um so geringer aus, je größer Apertur und Frequenz des Wandlers sind.

Welche Konsequenzen hat dies für das Ziel eines idealerweise linienförmigen Schallstrahls? Aufgrund der Bedingungen für Fokuszone und Fernfeld heißt das, daß sowohl für die Breite als auch für den Öffnungswinkel im Fernfeld Apertur und Frequenz möglichst hoch zu wählen sind. Allerdings würde dies ein sehr ausgedehntes Nahfeld bedingen, das für die Bildgebung wenig brauchbar wäre. So wird die Auslegung der Schallfeldcharakteristik eines Ultraschallwandlers immer einen Kompromiß zwischen Nahfeldlänge einerseits und Breite und Öffnungswinkel andererseits bedeuten.

Das heißt natürlich auch: Liegt das Untersuchungsgebiet nahe am Ultraschallwandler, so bietet sich als Ausweg nur die Verwendung von

● **Vorlaufstrecken.** Dies sind entweder flüssigkeitsgefüllte Kissen oder solche aus weichen Kunststoffen, die zwischen den Ultraschallwandler und die Oberfläche des Untersuchungsgebietes gelegt werden.

Ihre Dicke sollte so gewählt sein, daß sie das Nahfeld des Wandlers aufnehmen, und die Fokuszone so am Beginn des interessierenden Untersuchungsbereiches liegt. Allerdings führt die Verwendung von Vorlaufstrecken zu zusätzlichen Artefakten im Bild, die bei der Interpretation zu berücksichtigen sind (s. Abschn. 1.5.3).

● **Fokussierung.** Das oben beschriebene Schallfeld zeigt mit der „Fokuszone" bereits eine „natürliche" Fokussierung, die physikalisch gesehen ein reiner Beugungseffekt ist. Die Fokussierung ist jedoch mit Hilfsmitteln verstärkbar, mit dem Ziel, die Länge des praktisch nicht auswertbaren Nahfeldes zu verkürzen.

Ein solches Hilfsmittel ist die **mechanische Fokussierung.** Dazu wird der Ultraschallwandler in der entsprechenden Ebene gekrümmt (Hohlspiegeleffekt), oder es wird ihm eine akustische Linse (Sammellinse) aufgesetzt. In Analogie zur Optik erhält man die Fokussierungswirkung durch die Verzögerung der achsennahen Strahlen relativ zu den Randstrahlen.

Ebenfalls durchführbar ist eine **elektronische Fokussierung.** Mit elektronischem Aufwand und bei entsprechend feiner Unterteilung des Ultraschallwandlers läßt sich die mechanische Fokussierung auch mit einer ebenen Wandleroberfläche nachbilden. Anstelle der Verzögerung der achsennahen Schallstrahlen durch Vergrößerung des Abstandes (Krümmung) oder Schallgeschwindigkeitseffekte (Sammellinse) geschieht dies hier durch entsprechend verzögerte elektronische Ansteuerung mit elektronischen Verzögerungsgliedern. Dazu muß der Wandler entsprechend in elektronisch getrennt ansteuerbare Einzelelemente unterteilt sein.

Der Vorteil der elektronischen Fokussierung liegt darin, daß man die Fokuseinstellung im Betrieb über große Bereiche variieren kann, während die mechanische in der Regel durch den Wandleraufbau festgelegt ist – daher auch der häufig verwendete Name „Fix-Fokus-System".

Die mechanischen Sektorapplikatoren (s. Abschn. 1.3.4) sind in der Regel mit mechanisch fest fokussierten Wandlerelementen bestückt – mit Ausnahme der „Annular arrays" mit ringförmig unterteilten Ultraschallwandlern.

Entsprechend bieten alle Applikatortypen mit unterteilten Wandlerelementen (Linear array, Curved array, Phased array usw., s. Abschn. 1.3.4) die Möglichkeit der elektronischen Fokussierung. Allerdings besitzen sie auch noch eine mechanische Fokussierung: In der Schichtdickenrichtung, d. h., in der „3. Dimension" des dargestellten 2dimensionalen Schnittbildes, sind sie nicht unterteilt und daher in dieser Richtung allenfalls mechanisch fest fokussiert – mit anderen Worten: Mit Astigmatismuseffekten ist zu rechnen.

● **Sende- und Empfangsfokussierung.** Eine getrennte Betrachtung von Sende- und Empfangsfokussierung kommt nur im Fall der elektronischen Fokussiermöglichkeiten in Betracht. Während beim Absenden des Ultraschallimpulses vom Wandler (Sendefall) eine feste Fokussierung gewählt werden muß, da der sich ausbreitende Impuls nicht mehr vom Wandler her beeinflußt werden kann, kann im Empfangsfall „dynamisch" fokussiert werden. Das bedeutet, daß – durch entsprechende elektronische Steuerung der jeweiligen Verzögerungszeiten für die Wandlerelemente

– der auf Empfang geschaltete Wandler auf die jeweilige Tiefe scharfgestellt wird; denn aus der Laufzeit des Impulses kann man ja auf die Tiefe schließen, aus der die Echos erwartet werden.

Zudem kann durch elektronisches Abschalten von Wandlerelementen („Apertursteuerung") die Größe, d. h. die Apertur des Empfangswandlers ebenfalls dynamisch der Tiefenlage der Echos optimal angepaßt werden.

Diese Kombination von Sende- und Empfangsfokussierung und Apertursteuerung bei den elektronisch fokussierbaren Wandlern läßt im Moment die besten Bildergebnisse erzielen.

● **Auflösungsvermögen.** Schallfeldcharakteristik und Fokussierung wirken sich natürlich auf das dargestellte Schnittbild aus. Diese Auswirkungen werden gerne und häufig mit dem Begriff „Auflösungsvermögen" beschrieben.

Das Auflösungsvermögen spielt bei jedem Abbildungssystem eine Rolle: Dabei geht es einfach um die Frage, welchen minimalen Abstand zwei gleichartige Objekte haben müssen, um im Bild gerade noch getrennt – d. h. als zwei unterscheidbare Bildpunkte – zu erscheinen. Daher spielt für das Auflösungsvermögen die räumliche Ausdehnung des Ultraschallimpulses die entscheidende Rolle. Der in Abb. 1-6 eingezeichnete Umriß eines solchen Impulses mit stark unterschiedlicher Ausdehnung in axialer, bzw. lateraler Richtung läßt bereits entsprechende Unterschiede im jeweiligen Auflösungsvermögen erwarten:

Axiales Auflösungsvermögen. Axial – also in Schallausbreitungsrichtung – wird das Auflösungsvermögen von der Länge des Ultraschallimpulses bestimmt. Diese beträgt typisch 2–3 Wellenlängen. Mit der Puls-Echo-Methode ist die axiale Auflösung noch günstiger, da ja wegen Hin- und Rücklauf hintereinanderliegende Reflektoren beim Empfang „doppelten Abstand" haben.

Laterales Auflösungsvermögen. Entsprechend wird das laterale Auflösungsvermögen von der Breite des Ultraschallimpulses bestimmt. Aus Abb. 1-6 ist zu erkennen, daß diese stark tiefenabhängig ist. Die Breite im Bereich der stärksten Einschnürung beträgt typisch 4–5 Wellenlängen; dieser Wert wird üblicherweise von der Herstellerseite angegeben, obwohl er das im Bild darge-

stellte Ergebnis nur unzureichend charakterisiert (Abb. 1-7).

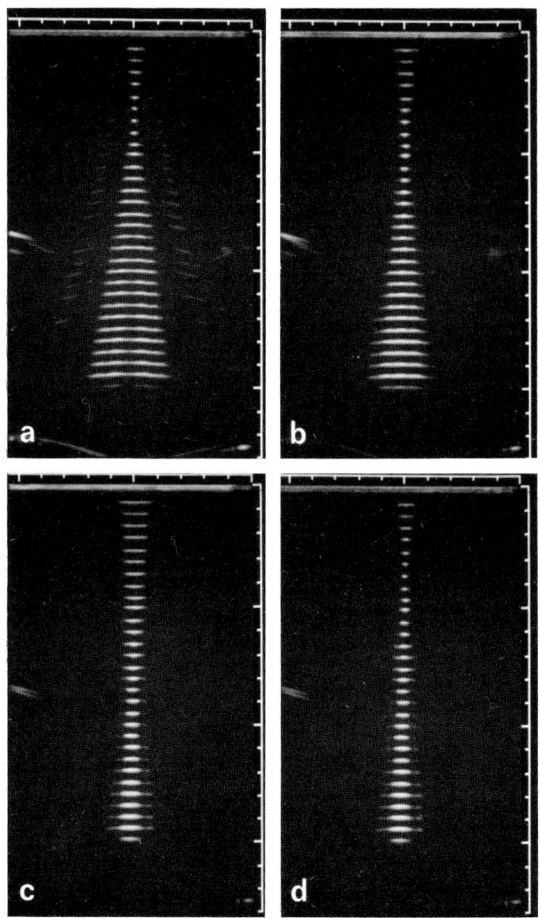

Abb. 1-7. Auflösung im Ultraschallschnittbild
Als Objekt dienen senkrecht zur Schnittebene gespannte Drähte mit einem Durchmesser von 50 µm (!), die im Bild einen Eindruck von der lateralen Ausdehnung des Schallfeldes geben und dort entsprechend breit abgebildet werden.
a Nahliegender Fokus,
b mittlerer Fokus,
c tiefliegender Fokus.
In allen drei Fällen läßt sich deutlich die Schallfeldstruktur mit Nahfeld, Fokuszone und Fernfeld erkennen.
d Elektronisch zusammengesetztes Bild aus a–c mit dem Vorteil einer etwa gleichmäßigen Auflösung. Nachteilig ist, daß zum Aufbau eines Bildes drei Bilder aufgenommen werden müssen (Herabsetzung der Bildfrequenz)

Insgesamt ist festzustellen, daß das Auflösungsvermögen mit kleinerer Wellenlänge – d. h. mit steigender Frequenz – zunimmt und lateral prinzipiell ungünstiger ist als axial. Entsprechend wird ein punktförmiges Objekt im Bild immer als „Linse" erscheinen.

Kontrastauflösung. Bisher wurde der Begriff des Auflösungsvermögens wie in anderen Abbildungssystemen verwendet. Jedoch gerade in der Ultraschalldiagnostik hat man meist nicht das Problem, zwei gleichartige – d. h. „gleich starke" – Reflektoren aufzulösen. Vielmehr gibt es Probleme dadurch, daß sehr starke und sehr schwache Reflektoren nahe beieinander liegen, also kleine Echos dicht neben großen differenziert werden müssen. Hierfür ist entscheidend, wie der Rand des Schallfeldes aussieht, d. h., wie schnell der vom Ultraschallimpuls erzeugte Druck im Randbereich gegen Normalwerte geht. Je schärfer diese Randzone ausgebildet ist, desto eher lassen sich kleine Echos neben großen darstellen. Um dies zu beschreiben, verwendet man häufig den Begriff „Kontrastauflösung". Erst hier zeigt sich die wahre Qualität eines Ultraschallwandlers, denn hier geht es um Abweichungen im Prozent- oder Promillebereich, die wesentlich durch Aufbau und Herstellung des Wandlers beeinflußt werden.

● **Ultraschalleistung.** Auch die angegebene Ultraschalleistung ist ein Merkmal des Ultraschallwandlers. Durch das pulsförmige Absenden der Ultraschallenergie liegt der zeitlich gemittelte Wert für die Ultraschalleistung niedrig, denn gegenüber der zeitlichen Länge des Sendepulses ist der Wandler etwa die 500fache Zeit nur auf Empfang der Echos geschaltet. Ein häufig verwendeter Wert ist der räumliche Spitzen- und zeitliche Mittelwert, der sog. „SPTA"-Wert (**s**patial-**p**eak-**t**emporal-**a**verage). In praktisch nicht dämpfenden Medien (z. B. Wasser) liegt er für Geräte der medizinischen Ultraschalldiagnostik im Bereich von 10–100 mW/cm^2 und tritt innerhalb der Fokuszone auf. In biologischem Gewebe wird dieser Wert bei weitem nicht mehr erreicht, da sich hier bereits die starke Absorption bemerkbar macht.

1.3.7 Sicherheitsaspekte

● Gerätesicherheit (elektrische Sicherheit). Der Anwender kann davon ausgehen, daß die kommerziell erhältlichen Geräte so gebaut sind, daß sie sowohl die Sicherheit des Untersuchers als auch die des Untersuchten gewährleisten. Die vorstellbaren Fehlerfälle sind in der Regel doppelt abgesichert. Das heißt aber auch, daß bei Auftreten eines Fehlers die doppelte Absicherung nur zu einer einfachen wird, und so bei Auftreten eines weiteren Fehlers sich möglicherweise Gefährdungen ergeben. So sollte es zum Beispiel selbstverständlich sein, daß ein beschädigter Applikator nicht mehr verwendet wird, denn hier kann es am ehesten zu einem Kontakt mit spannungsführenden Teilen kommen.

● Sicherheit der Methode. Die medizinische Diagnostik mit Ultraschall wird seit mehr als 25 Jahren angewendet, ohne daß bisher eine dadurch erfolgte Schädigung erkannt oder nachgewiesen worden wäre. Allerdings ist die Harmlosigkeit eines Verfahrens prinzipiell nicht beweisbar, so daß nur mit immer verfeinerteren Methoden auf potentielle Schädigungsmöglichkeiten geprüft werden kann. Als zentrale Sammelstelle für derartige Informationen ist von der **Europäischen Gesellschaft für Ultraschall in der Medizin** (EFSUMB) eine Komission eingesetzt worden, der namhafte, unabhängige Wissenschaftler angehören, und deren Aufgabenstellung sich auch im Namen der Gruppe ausdrückt: „watchdog group". Eine allgemein anerkannte Empfehlung für die Verwendung der Ultraschalldiagnostik stammt vom **Amerikanischen Institut für Ultraschall in der Medizin** (AIUM), die in der Übersetzung der Fassung vom Oktober 1978 (zuletzt erneuert im Oktober 1982) lautet:

„Im Frequenzbereich von wenigen MHz hat es bis jetzt keine gesicherten, eindeutigen biologischen Wirkungen gegeben, wenn Gewebe von Säugetieren Intensitäten (SPTA) von weniger als 100 mW/cm^2 ausgesetzt war. Solche Wirkungen konnten auch bei höheren Intensitäten dann nicht gefunden werden, wenn bei Beschallungszeiten zwischen 1 bis 500 Sekunden das Produkt aus Intensität (SPTA) und Beschallungszeit kleiner als 50 Joule/cm^2 war."

Die Ultraschallintensitäten bei den handelsüblichen Geräten liegen im Bereich unter 100 mW/cm^2, sie sind also für die zeitlich unbegrenzte Anwendung zugelassen. Vergleichsweise seien hier noch die therapeutische Anwendung von Ultraschall mit etwa 10- bis 500facher Ultraschallleistung und die Sonneneinstrahlung an einem schönen Sommertag mit ebenfalls ca. 100 mW/cm^2 angeführt.

Während die Sonnenstrahlung jedoch bereits in den obersten Hautschichten absorbiert wird, geschieht dies bei den Ultraschallwellen erst in einem Volumen, das sich einige Zentimeter unter der Hautoberfläche ausdehnt. Mit thermischen Effekten ist daher beim diagnostischen Ultraschall wohl nicht zu rechnen. Umfangreiche Zusammenfassungen zu potentiellen Schädigungsmöglichkeiten und deren Beurteilung findet man in der Literatur (z. B. Rott HD, Deutsches Ärzteblatt **81**, 14 (1984) oder SWISS MED **4** (1982) Nr. 6a, 11).

1.4 Ultraschallgerät und Grundzüge der Signalverarbeitung

In den vorhergehenden Abschnitten wurde stets darauf verwiesen, daß die Voraussetzungen für die Abbildung, wie Auflösungsvermögen und Schallfeldcharakteristik, mit kleinerer Wellenlänge günstiger werden. Kleinere Wellenlängen bedeuten höhere Frequenzen. Wie jedoch in Abb. 1-8 dargestellt, bedeuten höhere Frequen-

Frequenz f	1MHz	3.5MHz	5MHz	7.5MHz	10MHz	
Wellenlänge λ	1.5mm	0.45mm	0.3mm	0.2mm	0.15mm	$f \cdot \lambda = c$
Eindringtiefe	50cm	15cm	10cm	7cm	5cm	

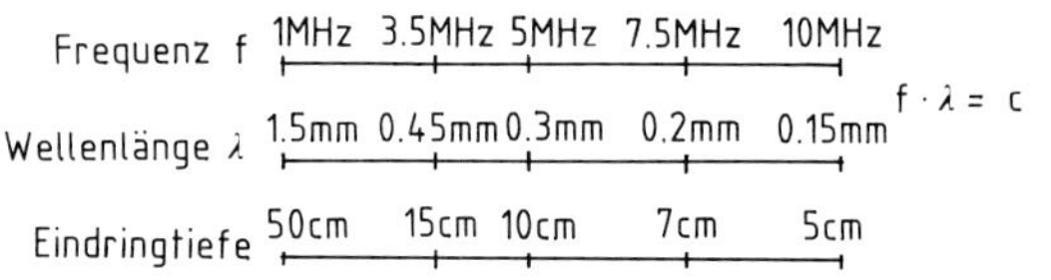

Abb. 1-8. Gegenüberstellung von Frequenz, Wellenlänge und Eindringtiefe
Frequenz und Wellenlänge hängen über die Schallgeschwindigkeit zusammen, die begrenzte Eindringtiefe in biologische Medien ist eine Folge der starken und frequenzabhängigen Dämpfung

zen wiederum geringere Eindringtiefen. Der Anwendung beliebig hoher Frequenzen ist so eine Grenze gesetzt.

1.4.1 Begrenzte Eindringtiefe – warum?

Beschreiben läßt sich die so begrenzte Eindringtiefe dadurch, daß der vom Ultraschallimpuls erzeugte Schalldruck mit der Tiefe nicht nur exponentiell abnimmt, sondern im Exponenten auch noch die Frequenz steht. Als Formel dargestellt heißt das:

$$p\,(z) = p_0 \cdot e^{-a \cdot f \cdot z}$$

mit Schalldruck **p**, Anfangsschalldruck **p$_0$**, Tiefe **z**, Frequenz **f** und Absorptionskoeffizient **a**. Solche exponentiellen Zusammenhänge sind z. B. bekannt vom radioaktiven Zerfall, und in Analogie zur dortigen „Halbwertszeit" läßt sich hier eine „Halbwertstiefe" angeben. Das ist der Laufweg, nach dem der Schalldruck jeweils auf den halben Wert zurückgeht. Entsprechend dem angegebenen Zusammenhang ist die Halbwertstiefe von der Frequenz abhängig. Sie beträgt in biologischem Gewebe bei 3,5 MHz ca. 2 cm und bei 7 MHz ca. 1 cm! Zu berücksichtigen ist ferner, daß sowohl der vom Wandler abgesendete Impuls als auch die zurückkehrenden Echos dieser Abschwächung unterliegen. Im Beispiel heißt das, daß ein nur 15 cm tief liegender idealer Reflektor bei einer Frequenz von 3,5 MHz ein Echosignal liefert, das um $(1/2)^{30/2} = (1/2)^{15} = 1/32768$ kleiner ist als das Ursprungssignal. Durch die rapide Abnahme der Nutzsignale bis auf das Niveau des Rauschens wird letztlich die Eindringtiefe begrenzt. Im täglichen Leben kennen wir eine Analogie: Je weiter man sich von einem UKW-Radiosender entfernt, desto schwächer ist er zu empfangen. Entfernt man sich zu weit, so nutzt auch das Aufdrehen des Lautstärkereglers („Verstärkung") nichts mehr – man empfängt nur noch Rauschen.

Erinnern wir uns daran, daß im B-Bild die Echoamplituden dargestellt werden (Abschn. 1.3.3). Da die Echoamplituden durch die Dämpfung exponentiell abnehmen, würde das bedeuten, daß das Bild entsprechend wandlernah hell ist und dann nach kurzem Übergang in der Tiefe schwarz wird. Um dies zu vermeiden, und um das Bild auch bis zur Rauschgrenze darzustellen, ist in den Geräten eine technische Hilfe vorgesehen – die TGC-Verstärkung.

1.4.2 Tiefenausgleich (TGC-Verstärkung)

In Abb. 1-9a ist die Abnahme der Echohöhen in einer logarithmischen Skala angegeben. In dieser Darstellung erscheint der exponentielle Abfall als ein linearer. Ebenso ist auch der entsprechende Rückgang der höchsten möglichen Amplituden (idealer Reflektor) und der kleinsten darstellbaren angegeben. Das Verhältnis der beiden Echoamplituden nennt man die Signaldynamik. Sie charakterisiert akustisch das maximale Verhältnis zwischen „laut" und „leise", entsprechend im Bild zwischen der höchsten (weiß) und der niedrigsten Graustufe.

Fährt man nun beim Empfang der Echos – und zwar Zeile für Zeile – die Verstärkung der Echoamplituden mit zunehmender Zeit (entsprechend Tiefe) hoch (Abb. 1-9b), um die Dämpfung gerade auszugleichen, so spricht man von der Tiefenausgleichsverstärkung (oder „TGC" von time gain compensation bzw. „DGC" von depth gain com-

pensation). Dieses Hochfahren der Verstärkung geschieht automatisch. Nur der Verlauf der Verstärkungskurve wird vom Anwender manuell vorgegeben. Resultierend erhält man über den gesamten nutzbaren Tiefenbereich bis zur Rauschgrenze (s. Abschn. 1.4.1) die verstärkten Echoamplituden auf gleichbleibendem Niveau (Abb. 1-9c) und bei voller Signaldynamik, entsprechend auch eine gleichmäßige Grundhelligkeit über die gesamte Bildtiefe – ein homogenes Untersuchungsgebiet vorausgesetzt.

In Abb. 1-9 werden die Dämpfungsverhältnisse sehr idealisiert wiedergegeben. In Wirklichkeit ist das Dämpfungsprofil im jeweiligen Untersuchungsgebiet komplexer und auch individuell unterschiedlich. Das führt letztlich dazu, daß die Einstellung des Verstärkungsverlaufs („TGC-Kurve") im Moment noch voll dem Untersucher überlassen bleibt, der hier mit seiner Erfahrung die Einstellung vornehmen und auch jeweils – dem Untersuchungsgebiet angepaßt – variieren muß.

Fehler in der TGC-Einstellung führen sofort zu einem Informationsverlust im Bild und damit zu entsprechend verminderter Bildqualität. Dies ist an einem Beispiel in Abb. 1-10 demonstriert als Verlust an Differenzierbarkeit zwischen ursprünglich gut unterscheidbaren Echoamplituden.

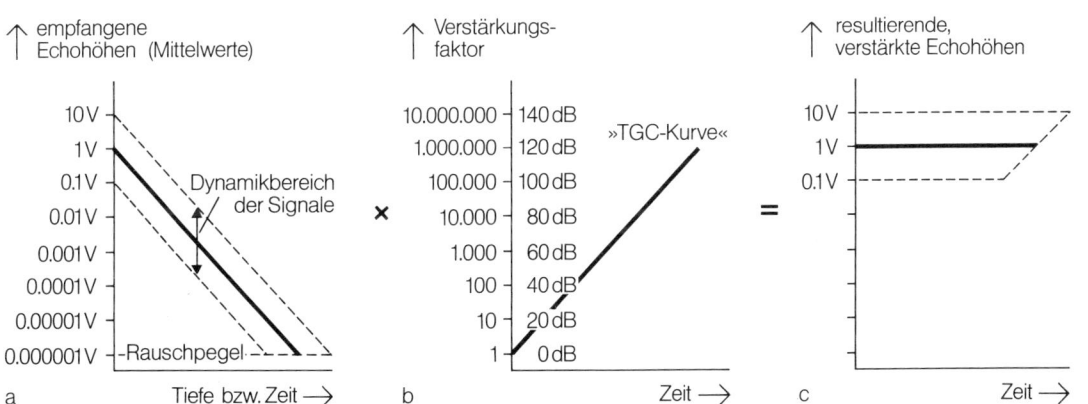

Abb. 1-9. Einfluß der TGC-Verstärkungsregelung
a Rückgang der Echohöhen in logarithmischer Darstellung,
b Anhebung der TGC-Verstärkung mit der Laufzeit der Echos und damit mit der Tiefe,

c resultierende Echohöhen nach der TGC-Verstärkung (gleichbleibendes Niveau ergibt gleichmäßigen Helligkeitseindruck über die gesamte Bildtiefe)

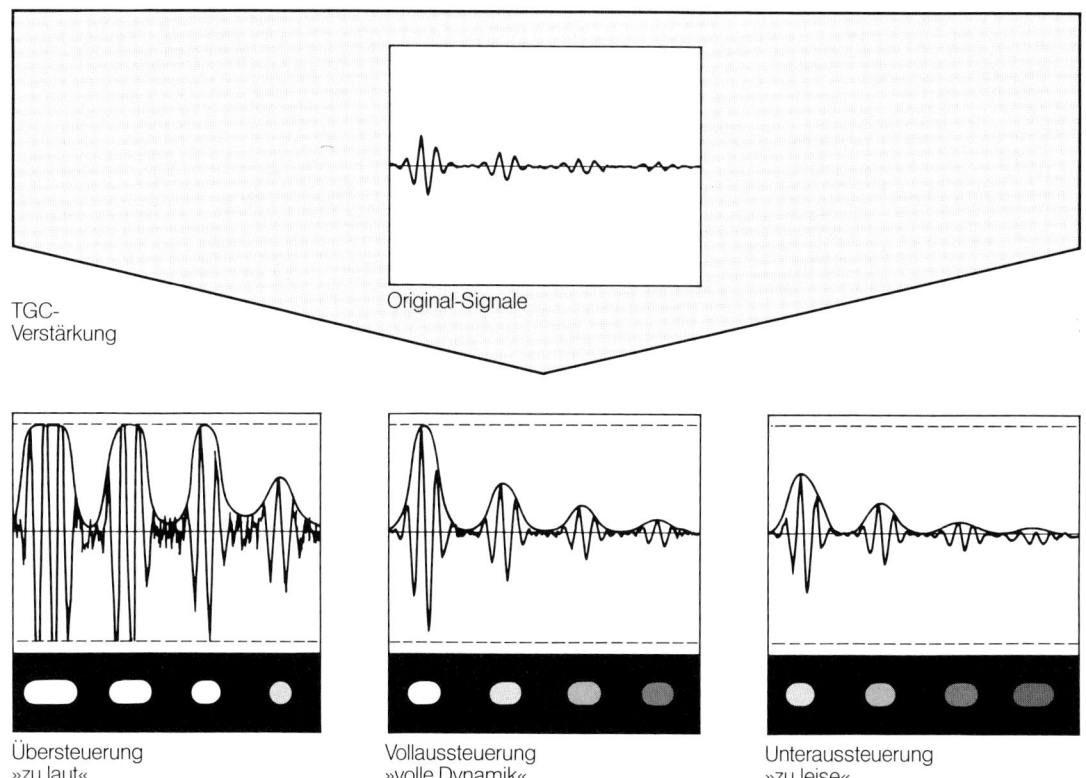

TGC-
Verstärkung

Original-Signale

Übersteuerung
»zu laut«

Vollaussteuerung
»volle Dynamik«

Unteraussteuerung
»zu leise«

Abb. 1-10. Auswirkungen mangelhafter TGC-Einstellung
Ausgangspunkt sind vier gut differenzierbare Echosignale, die zeitlich so dicht aufeinanderfolgen, daß sie
dem gleichen Verstärkungsfaktor unterliegen. Bei **Übersteuerung** werden sie gleich hell abgebildet, sind also
kaum noch zu differenzieren. Auch das Rauschen wird
überproportional angehoben.

Bei **Unteraussteuerung** wird der Verstärkungsbereich
nicht voll ausgenutzt, die Echos werden also insgesamt
zu schwach dargestellt und sind daher schwer zu differenzieren. Nur bei „Vollaussteuerung" wird der Verstärkungsbereich (Helligkeit) optimal genutzt, und die
Echos sind gut zu differenzieren

1.4.3 Werdegang einer Ultraschallbildzeile

Mit den bisherigen Kenntnissen läßt sich nun der
„Werdegang" einer Ultraschallzeile vom Abschicken des Sendeimpulses bis zur Darstellung
auf dem Monitor mühelos verfolgen. Dies wird am
Beispiel einer Ultraschallzeile in Abb. 1-11 gezeigt:
    Zunächst wird ein Ultraschallimpuls vom
Wandler abgeschickt, sofort danach wird der
Wandler auf „Empfang" geschaltet. Der abge-
schickte Sendeimpuls läuft ins Untersuchungsgebiet hinein und löst dort Echoimpulse aus, die zum
Wandler zurückkehren können und von diesem
als Echosignale registriert werden.

Wegen der Dämpfung werden die später eintreffenden Echos kleiner sein als zeitlich früher
eintreffende, selbst wenn sie von gleichartigen
Reflektoren stammen (Abb. 1-11a). Die Tiefenausgleichsverstärkung (TGC) wird – richtige Einstellung vorausgesetzt – die zeitlich später ankom-
menden Echos anheben, so daß die Echosignale
von gleichartigen Reflektoren gleiche Höhe haben
(Abb. 1-11b). In diesem Zustand sind die Echosignale – von der Verstärkung abgesehen – noch
„hochfrequent", also im Frequenzbereich von einigen MHz. Entsprechend spricht man hier von
„HF-Signalen".

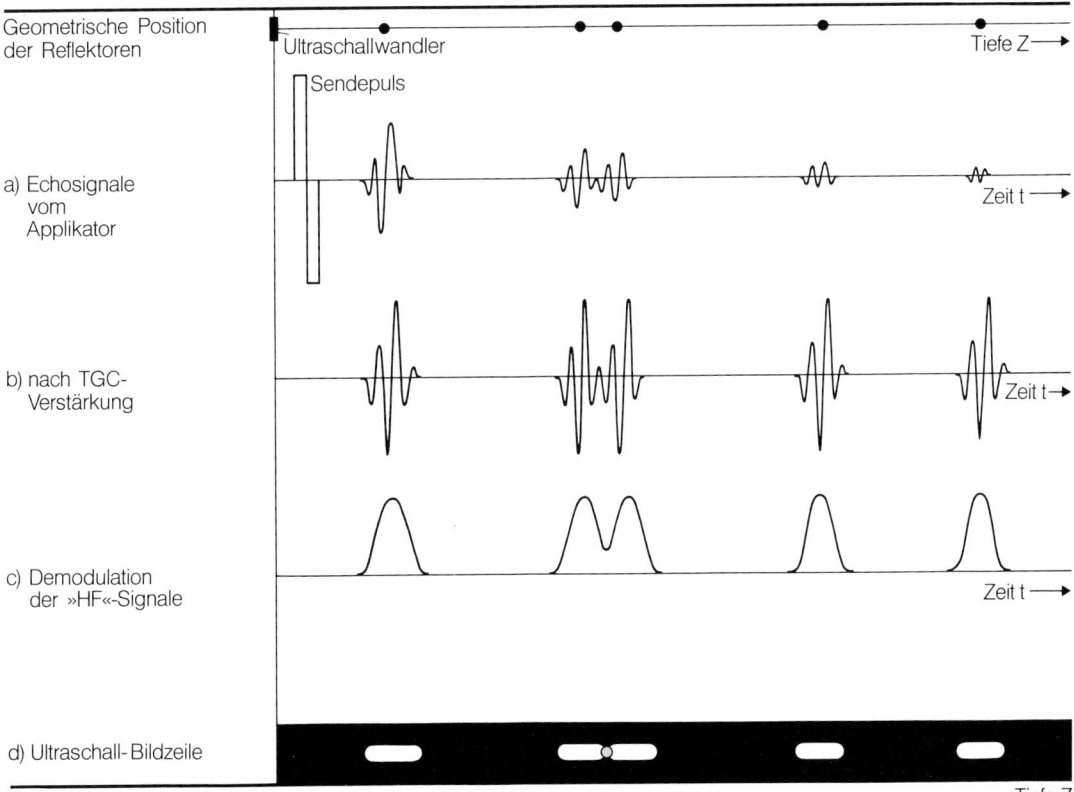

Geometrische Position
der Reflektoren

Ultraschallwandler

Sendepuls

Tiefe Z →

a) Echosignale
vom
Applikator

Zeit t →

b) nach TGC-
Verstärkung

Zeit t →

c) Demodulation
der »HF«-Signale

Zeit t →

d) Ultraschall-Bildzeile

Tiefe Z

Abb. 1-11. Entstehungsgeschichte einer Ultraschallbildzeile

a Sendepuls und zurückkehrende Echos (von gleich starken Reflektoren, wegen Dämpfung trotzdem in der Tiefe kleiner)

b Echoimpulse nach TGC-Verstärkung (Ausgleich der Dämpfung)

c Gleichrichtung der Echosignale (Demodulation) und Bildung der Einhüllenden

d Grauwertdarstellung in der Bildzeile

Ein einzelner Echoimpuls enthält etwa 2–3 Schwingungen. Würde er bereits jetzt in Helligkeitswerte („B-Bild"; s. Abschn. 1.3.2) umgewandelt, so würde der Echoimpuls wegen seiner Maxima bzw. Minima und Nulldurchgänge als Punktreihe erscheinen. Um zu erreichen, daß ein einzelner Echoimpuls auch als einzelner Bildpunkt erscheint, wird noch die „Einhüllende" des Echoimpulses gebildet (Abb. 1-11c). Diesen Vorgang nennen die Elektrotechniker „Demodulation"; die so entstandenen Echosignale „NF-Signale". Der Grund ist, daß durch diesen Vorgang die hochfrequenten Schwingungen verlorengehen, und die Signale nun entsprechend „niederfrequent" sind.

● Speicherung. Ziel ist letztendlich die Darstellung auf dem Videomonitor. Das gängige Fernsehsystem arbeitet mit etwa 500 horizontalen Zeilen. Da nun die Ultraschallzeilen – abhängig von der Scanart (s. Abschn. 1.3.4) – i. allg. weder parallel zu den Fernsehzeilen sind noch deren Abstand haben, muß ein Zwischenspeicher für das Ultraschallbild existieren. Die Anforderung an ihn ist, daß einerseits die Ultraschallzeilen entsprechend ihrer Aufnahme eingeschrieben, andererseits das Ultraschallbild „videogerecht" ausgelesen werden kann.

Diesem Speicher kommt in einem Ultraschallgerät eine ganz zentrale Funktion zu: Zum einen bestimmt er durch seine Größe die Maximalzahl der im Bild darstellbaren Punkte (z. B. 256 · 256 oder 512 · 512) und damit auch die darstellbare Auflösung. Durch die Speichertiefe – auch oft als „Bit-Tiefe" bezeichnet, schränkt er in jedem Fall die Darstellung der Echohöhen ein. So kann z. B. ein Speicher mit der „Tiefe" von 6 Bit $2^6 = 64$ Zahlenwerte darstellen, also die ganzen Zahlen von 0 bis 63.

● Preprocessing. Beim Einschreiben der Ultraschallzeile in den Speicher tritt folglich ein großer Informationsverlust auf. Denn während vor dem Einschreiben innerhalb der Signaldynamik von etwa 500 : 1 die Echosignale jeden beliebigen Wert annehmen können, müssen sie im Speicher einen der diskreten Werte der ganzen Zahlen zwischen z. B. 0 und 63 annehmen. Diese Abbildung vom kontinuierlichen Werteraum auf den diskreten des Speichers geschieht mittels einer Kennlinie, für die sich der Name „preprocessing" eingebürgert hat (Abb. 1-12). Auch nicht eindeutige Kennlinien (z. B. Kantenanhebungen, „enhancement") sind

an dieser Stelle realisierbar. Üblicherweise wird jedoch oft eine Kennlinie verwendet, die die Differenzierung kleinerer Echos bevorzugt, d. h., dieser Bereich wird gespreizt, zuungunsten der Darstellung der größeren Echos (Komprimierung auf kleinen Bereich, d. h. wenige diskrete Werte). Diese Voreinstellung der Geräte ist im wesentlichen auf die Probleme der Weichteildiagnostik abgestimmt.

● Postprocessing. Die Zahlenwerte werden schließlich aus dem Speicher ausgelesen und in Grauwerte auf dem Monitor an dem entsprechenden Ort umgesetzt (Abb. 1-11d). Da das menschliche Auge 64 Grauwerte noch gut unterscheiden kann, erscheint dies auch für die Speichertiefe ein vernünftiger Wert zu sein. Die meisten Geräte bieten hier noch eine weitere „Kennlinie", das sog. postprocessing, an. Diese Kennlinie ist bei weitem nicht so kritisch gegen Fehleinstellungen wie die des Preprocessing, da der Speicherinhalt ja unverändert bleibt. Sie gestattet jedoch – wenn

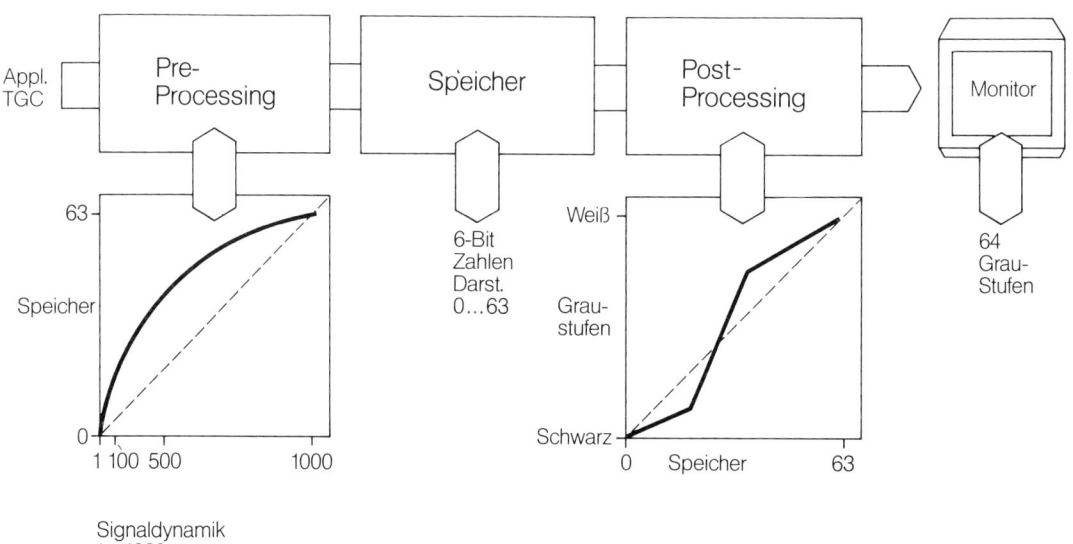

Abb. 1-12. Signalverarbeitung vor und nach dem Bildspeicher
Die **Preprocessing-Kennlinie** wandelt die Echoamplituden in diskrete Zahlenwerte um. Die Kennlinie kann z. B. zur Kantenanhebung einen nichtlinearen Verlauf (auch zeitlich) haben. Der Speicher ist notwendig, um

die Aufnahme und Anordnung der Ultraschallbildzeilen unabhängig vom Wiedergabesystem (Fernsehzeilen auf dem Videomonitor) zu machen. Die **Postprocessing-Kennlinie** weist den diskreten Zahlenwerten im Speicher diskrete Graustufen zu

gewünscht – vor allem die Kontrastverstärkung zwischen kleinen und großen Signalen, also z. B. zwischen Weichteilen einerseits und knorpeligen oder knöchernen Strukturen andererseits.

1.4.4 Geräteklassen

Das Spektrum der Geräte für die medizinische Ultraschalldiagnostik läßt sich in vieler Hinsicht unterteilen. Orientiert an den Bedürfnissen des Anwenders kann das beginnen mit der Unterteilung nach Handlichkeit, also nach tragbaren oder fahrbaren Geräten, und über Bedienungskomfort und Serviceangebot bis zum Preis reichen. Unter technischen Gesichtspunkten mag nach Frequenzbereichen oder Fokussierungsmöglichkeiten klassifiziert werden, wobei der Preis in der Regel an den elektronischen Aufwand gekoppelt ist.

Letztlich müssen es jedoch für den Anwender die Zielgebiete und die diagnostische Fragestellung der Untersuchung sein, die – unter den gegebenen Randbedingungen – die Wahl eines Gerätetyps entscheiden. Von daher sind im wesentlichen drei Fragen zu beantworten:

● Reicht eine der Scanarten (Linearscan oder Sektorscan) aus, oder ist der Einsatz eines Kombinationsgerätes sinnvoller, das beide Bildformate und damit den Anschluß verschiedener Applikatortypen ermöglicht?

● Die Tiefenlage der Untersuchungsgebiete legt wegen der frequenzabhängigen Dämpfung die obere Grenze für die zu wählende Ultraschallfrequenz fest. Andererseits wird die diagnostische Fragestellung in der Regel eine möglichst hohe Auflösung und damit Ultraschallfrequenz fordern. Daher ist zu klären, ob Applikatoren mit den Frequenzen 3,5 MHz und 5 MHz ausreichen, oder ob auch Applikatoren höherer Frequenzen wie 7,5 MHz an das Gerät anschließbar sein müssen.

● Die dritte Frage beinhaltet Anforderungen an die Signalverarbeitung im Gerät (Differenzierbarkeit von Echoamplituden in verschiedenen Bereichen sowie Kontrastverstärkung im Bild über spezielle Kennlinienprogramme) und an Aus-

werte- und Dokumentationsmöglichkeiten, die die Behandlung routinemäßiger Fragestellungen sehr komfortabel und einfach ermöglichen.

1.5 Bilddarstellung

Das letzte Glied und gleichzeitig Ziel der Signalverarbeitungskette ist der Videomonitor, auf dem das abgetastete Schnittbild dem Untersucher präsentiert wird. Dort sollten die gewonnenen Informationen möglichst vollständig, unverfälscht und der diagnostischen Fragestellung angepaßt dargestellt sein.

1.5.1 Dargestellte Information

Das Ultraschallschnittbild gibt die Verteilung akustischer Eigenschaften im Untersuchungsgebiet wieder. Diese akustischen Eigenschaften korrelieren in der Regel nicht mit einem optischen Eindruck: So ließe sich z. B. Blut im Ultraschallbild kaum von Wasser unterscheiden. Bringt man dagegen ins Blut optisch kaum sichtbare Mikroluftbläschen, so wird man plötzlich starke Echostruktur aus dem Blut erhalten. Grund für solches Verhalten sind einerseits sehr ähnliche akustische Eigenschaften von Wasser und Blut, andererseits drastische Unterschiede dieser Eigenschaften im Vergleich mit Luft.

Die dargestellte akustische Eigenschaft ist der Unterschied der akustischen Wellenwiderstände (akustische Impedanz) an Grenzflächen – und zwar sind die Echos um so stärker, je mehr die akustischen Impedanzen differieren. Am übersichtlichsten sind die Verhältnisse bei senkrechtem Einfall und bei Abmessungen der Grenzflächen, die groß gegen die verwendete Ultraschallwellenlänge sind (Abb. 1-13a). Diese Verhältnisse treten leider wegen der relativ großen Wellenlänge nur selten auf.

Vor allem bei im Bild wiedergegebenen Gewebemustern muß man davon ausgehen, daß die Bildpunkte weder anatomischen noch akustischen Strukturen entsprechen, da die Objekte klein

	a) λ < τ	b) λ > τ

Objekt

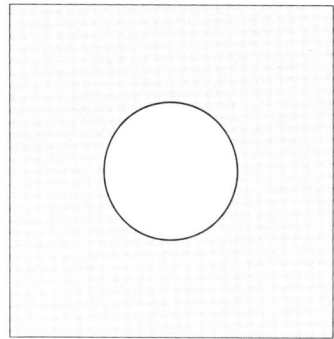 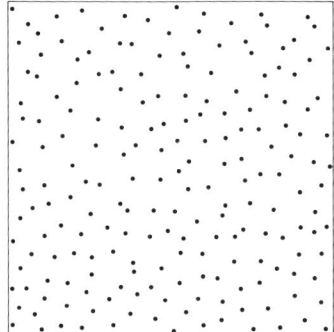

Ultraschallbild

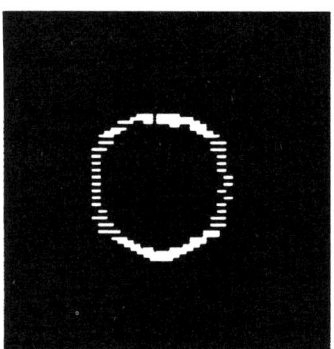 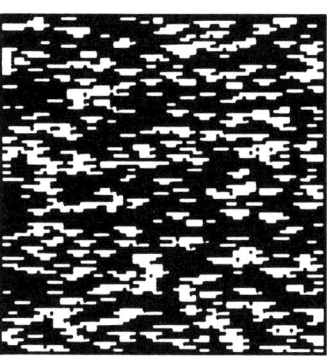

Abb. 1-13 a, b. Objektstrukturen im Ultraschallbild
a Objektstrukturen viel größer als die Ultraschallwellenlänge: Objekt wird geometriegetreu wiedergegeben
b Objektstrukturen klein gegen die Wellenlänge: Objekt wird als Interferenz-("Speckle")-Muster wiedergegeben. Bildpunkte entsprechen hier in der Regel nicht mehr Punkten im Objekt

gegen die Wellenlänge sind und so nur über Beugungseffekte in Erscheinung treten (Abb. 1-13b).

Diagnostisch lassen sich jedoch durchaus Unterschiede in den dargestellten Gewebemustern auswerten; sie sind jedoch auch stark abhängig vom verwendeten Ultraschallwandler und vom Ultraschallgerät und lassen sich daher nicht ohne weiteres verallgemeinern. Deutlich wird dies in den Fällen, bei denen sich ein und dasselbe Gewebe mit zunehmender Abbildungstiefe verschieden darstellt.

Dafür reichen bereits die Schallfeldcharakteristik (tiefenabhängige Änderung der lateralen Auflösung) und Verschiebungen im Frequenzinhalt (verursacht durch frequenzabhängige Dämpfung) aus. Hat das Untersuchungsgebiet einen anisotropen Charakter (z. B. eine Vorzugsrichtung durch faserige Strukturen), so kann das Bildergebnis auch von der Applikation abhängig sein. Das bedeutet, daß das dargestellte Muster davon abhängt, unter welchem Winkel die Schnittebene zur Vorzugsrichtung der untersuchten Struktur liegt.

1.5.2 Grundannahmen für die Bilddarstellung

Der Aufbau des Ultraschallschnittbildes läuft unter bestimmten Annahmen ab, die in der Regel – auch mangels Vorkenntnissen über das Untersuchungsgebiet – zu stark vereinfacht sind. Die wesentlichen Annahmen sind in Tabelle 1-2 aufgelistet und mit realen Bedingungen verglichen. Die Abweichungen von Annahme zu tatsächlichem Verhalten führt zu Bildfehlern, die jedoch bei entsprechender Erfahrung sogar diagnostisch verwertet werden können.

1.5.3 Artefakte – Abweichungen von den Grundannahmen

Artefakte im Ultraschallschnittbild sind die Folgen von Verstößen gegen die genannten idealisierten Voraussetzungen beim Bildaufbau. Ein Teil dieser Verstöße sind verfahrensbedingt, und zwar durch die unvollkommene modellhafte Beschreibung des Ausbreitungsverhaltens mangels besseren Wissens und Vorkenntnissen über das Untersuchungsgebiet. Ein weiterer Teil der Verstöße hat seine Ursache in der technischen Realisierung des Verfahrens, wobei die Randbedingungen des schnellen Bildaufbaus und der Finanzierbarkeit

der Geräte zu berücksichtigen sind. Schließlich kann auch der Anwender Artefakte begünstigen oder verstärkt erscheinen lassen durch eine ungünstige Geräteeinstellung, aber auch durch eine ungünstige Applikation. Wo Artefakte diagnostisch auswertbar sind, kann der Anwender sie auch ganz bewußt provozieren.

In den folgenden Abbildungen sind die wesentlichsten Artefakte mit einer kurzen Erläuterung zusammengestellt. Als Beispiel dient hier ein Linear-array-Applikator. Natürlich sind die Artefakte keineswegs an diesen Applikatortyp gebunden und treten bei anderen Typen in entsprechender Weise auf. In der Annahme Nr. 1 ist vorausgesetzt, daß der Schallimpuls sich längs einer definierten Richtung ausbreitet, die der im Bild dargestellten Zeile entspricht. Trifft er in dieser Richtung auf eine Sprungstelle der akustischen Impedanz, so wird davon ausgegangen, daß der Schallimpuls geschwächt in seiner ursprünglichen Richtung weiterläuft, während der reflektierte Anteil der Energie als Echo zum Wandler zurückkehrt (Abb. 1-14a).

Ist nun der Impedanzsprung an einem Hindernis (z. B. Knochen, Luft) zu groß, so kommt es praktisch zu einer Totalreflexion. Folge ist, daß der Bereich hinter dem Hindernis vom ausgesandten Schallimpuls nicht erreicht und dementsprechend auch nicht abgebildet werden kann (Abb. 1-15).

Tabelle 1-2. Gegenüberstellung der idealisierten Grundannahmen für den Bildaufbau zu den realen Bedingungen, wie sie in biologischen Medien vorliegen oder wie sie physikalisch bedingt sind

Idealisierte Grundannahmen	Reale Bedingungen in biologischen Medien
1. Schallimpuls läuft mit definierter Richtung	Ablenkung durch Reflexion und/oder Brechung (unterschiedliche Schallgeschwindigkeiten)
2. Zurückkehrende Echos sind nur ein einziges Mal reflektiert worden	Mehrfachreflexionen bei starken Reflektoren (vor allem bei Luft und Knochen)
3. Schallimpuls breitet sich strahlenförmig aus	Schallfeld hat eine (tiefenabhängige) laterale Ausdehnung
4. Schallimpulse unterliegen einem konstanten Dämpfungskoeffizienten	Dämpfungskoeffizienten von 0 bis -4 dB/(MHz·mm)
5. Schallimpuls läuft mit konstanter Schallgeschwindigkeit von 1540 m/s	Schallgeschwindigkeiten von 1400 m/s (Fett) bis 4200 m/s (Knochen)
6. Schallimpulse haben eine begrenzte Reichweite	Bei schwacher Dämpfung und starken Reflektoren können „Geisterechos" wegen fehlender Zuordnung von Echos zu Sendepuls entstehen

Reflektierte Intensitäten

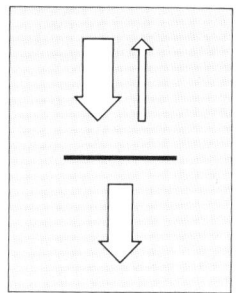 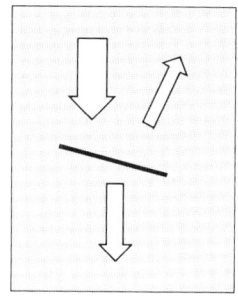 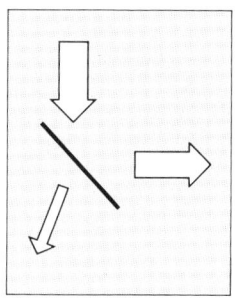

mit Brechung $v_1 \neq v_2$

Abb. 1-14, a-c. Reflektierte und transmittierte Anteile bei senkrechtem und schrägem Auftreffen auf eine Grenzfläche von Medien verschiedener akustischer Impedanz
a-c Mit zunehmendem Einfallswinkel nimmt der reflektierte Anteil zu

d Bei aneinandergrenzenden Medien mit unterschiedlicher Schallgeschwindigkeit erhält man bei schrägem Einfall zusätzlich Brechungseffekte

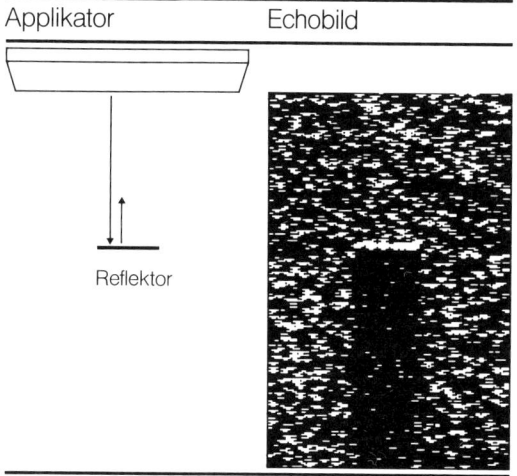 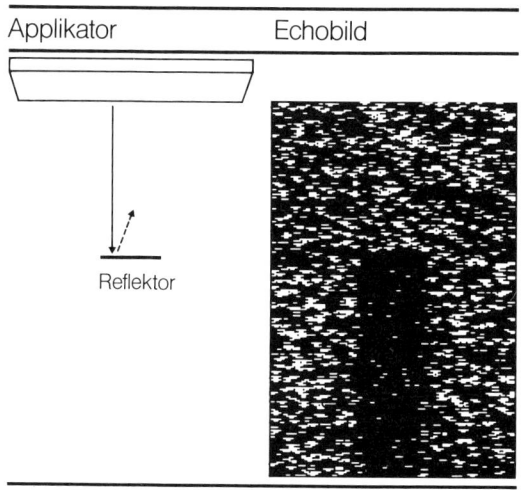

Abb. 1-15. Schallschattenartefakt
a Bei starken Reflektoren wird der Bereich hinter dem Reflektor nicht mehr von Schallimpulsen erreicht, entsprechend auch nicht abgebildet. Der reflektierte Impuls erzeugt ein starkes Echo an der Stelle des Reflektors

b Wird der Impuls vom Reflektor nicht zum Wandler zurückreflektiert, sondern z. B. aus der Bildebene heraus, so erscheint zwar der „Schallschatten", aber kein Eintrittsreflex mehr!

Die Stelle des Hindernisses, also des starken Reflektors, kann hell oder auch gar nicht im Bild erscheinen, je nachdem, ob der Reflektor den Impuls zum aussendenden Wandler zurückspiegelt (Abb. 1-15a) oder nicht (Abb. 1-15b). Entsprechend kann ein Objekt, dessen Begrenzungsflächen nur teilweise senkrecht auf der Ausbrei-

tungsrichtung stehen (Abb. 1-16), auch mit seinem Umriß nur teilweise im Bild erscheinen. Da auch mit zunehmend schrägerem Auftreten der reflektierte Anteil bis zur Totalreflexion steigen kann (Abb. 1-14a–c), können die Seitenflächen sogar Schallschatten nach sich ziehen (Abb. 1.16).

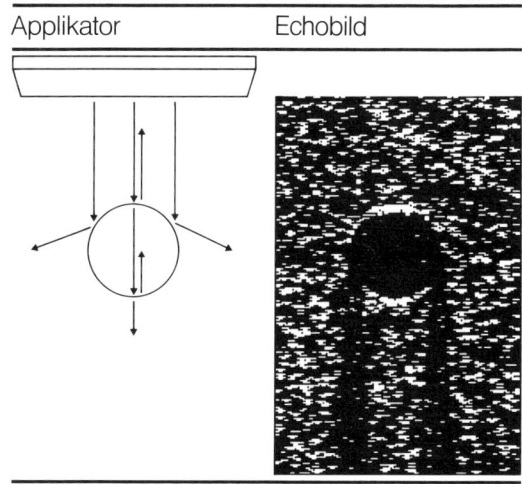

Applikator   Echobild

Abb. 1-16. Ungleichmäßige Randstruktur
Bei Objekten mit zum Wandler nicht parallelen Begrenzungsflächen werden die schräg liegenden Bereiche
weniger Intensität zum Wandler reflektieren (vgl. Abb.
1-14 d). Im dargestellten Beispiel werden die Randbe-
reiche daher kaum abgebildet. Da es bei streifendem
Einfall praktisch zur Totalreflexion kommt, können
diese Bereiche sogar Schallschatten nach sich ziehen
(vgl. Abb. 1-15 b)

In der 2. Annahme wird vorausgesetzt, daß ein
zurückkehrendes Echo nur ein einziges Mal – und
zwar bei seiner Entstehung – reflektiert worden ist.
Gilt das nicht, so stimmt die Tiefenanzeige im Bild
nicht. Beispiele dafür sind Mehrfachreflexionen in
Schichten (Abb. 1-17a), die diese mehrfach im Bild
erscheinen lassen, und auch Mehrfachreflexionen
in Vorlaufstrecken (Abb. 1-17b), wobei hier die
Artefakte sogar stärker sein können als die „Origi-
nale", wenn die Vorlaufstrecke eine geringere
Dämpfung als das Untersuchungsgebiet aufweist
(Effekt der TGC-Regelung!). Bei starken Reflektoren kann es sogar zu Spiegelbildern kommen
(Abb. 1-18). Ein berühmtes, weil einfaches Beispiel dafür ist die Darstellung von Lebergewebe
hinter dem Diaphragma.

Die 3. Annahme idealisiert das Schallfeld (vgl.
Kap. 1.3.6) zu einer Linie. So gesehen ist natürlich
die laterale Auflösung bereits ein Artefakt. Nicht
ganz so offensichtlich treten solche Artefakte auf,
wenn schmale und echofreie Objekte abgebildet
werden. Hier können die seitlichen Ränder durch
das ausgedehnte Schallfeld in die Mitte des
Objektbildes projiziert werden (Abb. 1-19), wo sie
dann als „künstliche Sedimentation" erscheinen.

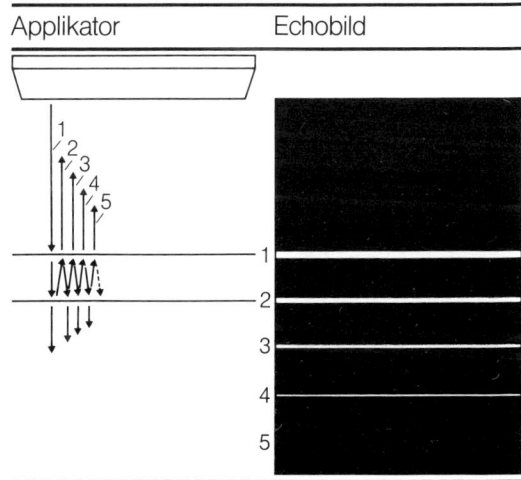

Applikator   Echobild

Abb. 1-17. Mehrfachreflexionen
Da beim Auftreffen auf Grenzflächen zwischen Medien
verschiedener akustischer Impedanz jeweils ein Teil des
auftreffenden Schallimpulses reflektiert wird, und der
andere Teil durch die Grenzfläche hindurchgeht, kann
es zu Mehrfachreflexionen kommen.
a Schichtstruktur, die im Bild mehrfach erscheint

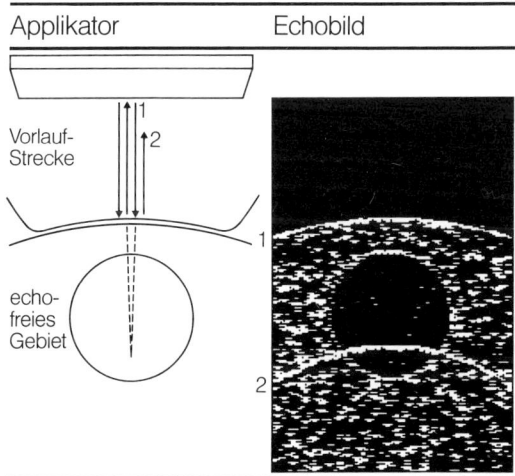

Applikator   Echobild

b Vorlaufstreckenartefakt: Das „Wiederholungsbild"
kann sogar stärker ausgeprägt sein als das „Original"-
Bild, da die Impulse in der Vorlaufstrecke in der Regel
weniger stark gedämpft werden, in der Signalverarbeitung jedoch von der „Gewebe"-Dämpfung ausgegangen
wird

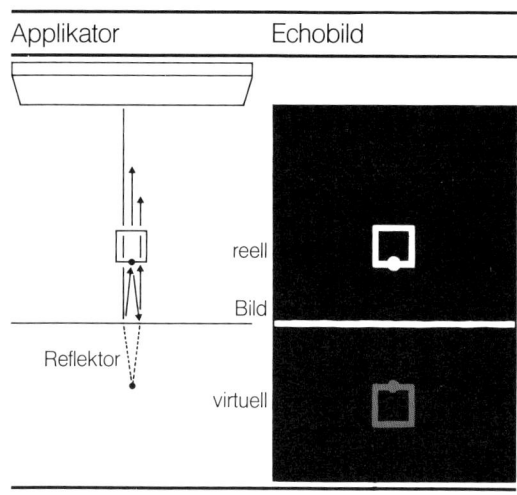

Applikator   Echobild

reell
Bild
Reflektor
virtuell

Starke Reflektoren können auch Artefakte dieser Art provozieren, da sie noch die Ausläufer des Schallfeldes zur Darstellung kommen lassen (Abb. 1-20). Da der Laufweg zum Wandler mit zunehmender Verschiebung der Ultraschallzeile immer größer wird, wird der Reflektor in den entfernteren Bildzeilen immer tiefer abgebildet werden; daher der Name „Bogenartefakte".

Die Dämpfung der Ultraschallimpulse im menschlichen Körper schwankt sowohl individuell als auch zwischen den Untersuchungsgebieten. So werden die Regler der TGC-Verstärkung sicher zu den meist benutzten Bedienungselementen eines Ultraschallgerätes gehören. Regelbar ist allerdings nur die Tiefenabhängigkeit des Verstärkungsverlaufs.

Schwankt die Dämpfung auch lateral innerhalb des Untersuchungsgebietes, so kann die TGC-Verstärkung auch nur für Teilbereiche richtig eingestellt sein. Entsprechend kann es zu „Schallschatten" oder „Schallverstärkung" (Abb. 1-21)

Abb. 1-18. Spiegelartefakte
Liegen Objekte vor einem starken Reflektor, so können sie durch Mehrfachreflexionen an diesem auch als Spiegelbild hinter diesem erscheinen

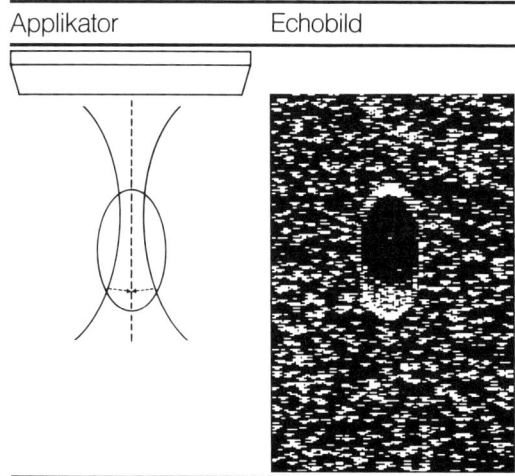

Applikator   Echobild

Abb. 1-19. Künstliche Sedimentation
Bei schmalen Objekten wird durch die Ausdehnung des Schallfeldes, das auch bei Mittellage die Ränder erfaßt, eine künstliche „Sedimentation" vorgetäuscht: Die Echos vom Rand werden in die jeweilige Bildzeile projiziert und liegen dann sowohl hinter der vorderen als auch vor der hinteren Begrenzung der Struktur

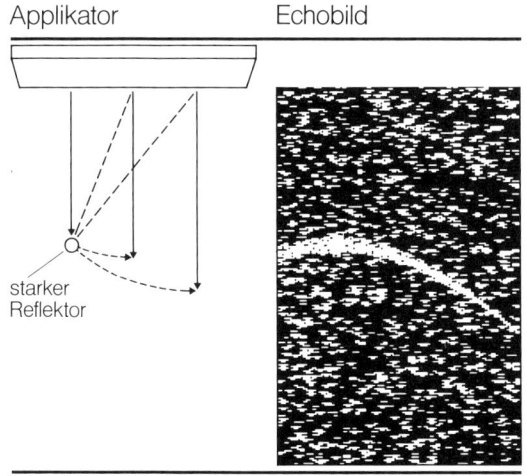

Applikator   Echobild

starker
Reflektor

Abb. 1-20. Bogenartefakte
Starke Reflektoren bringen auch die schwachen Ausläufer des Schallfeldes zur Abbildung. Allerdings erscheinen die artifiziellen Bildpunkte mit zunehmendem lateralen Abstand als immer tiefer liegend, da sich der Abstand des aktiven Wandlers vom Reflektor, und damit die Laufzeit der Schallimpulse, immer mehr vergrößert

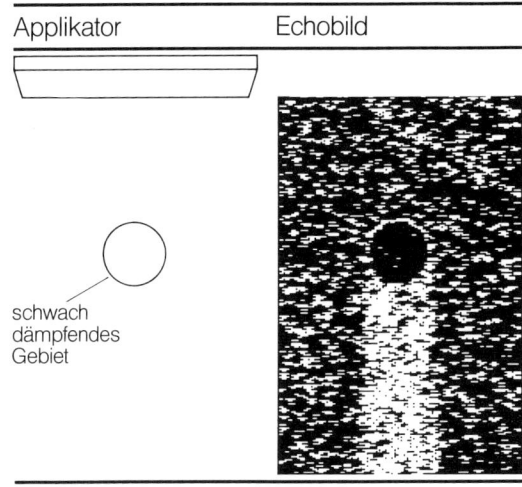

Applikator Echobild

schwach
dämpfendes
Gebiet

Abb. 1-21. „Schallverstärkung"
Durchlaufen die Schallimpulse (sowohl auf Hin- als
auch Rückweg) ein Gebiet mit niedrigerer Dämpfung
als im lateral benachbarten Bereich, so werden sie dort
weniger stark abgedämpft und erscheinen entsprechend
stärker im Bild

kommen, je nachdem, ob die Schallimpulse im
Objekt gebietsweise zu stark oder zu schwach
gedämpft werden. Die „Schallverstärkung" ist
natürlich keine echte Verstärkung der Schallwellen, sondern allenfalls eine weniger starke
Abschwächung als angenommen.

Abweichungen von der angenommenen
Schallgeschwindigkeit führen zu falschen Tiefen-
angaben (Abb. 1-22a), da die Ermittlung der Tiefe
im Gerät über eine Zeitmessung erfolgt. Treten innerhalb eines Untersuchungsgebietes noch Schall-
geschwindigkeitsunterschiede auf, so kommt es
beim nicht senkrechten Durchtritt durch die entsprechenden Grenzflächen zu zusätzlichen Artefakten durch Brechungseffekte (Abb. 1-14d, 1-22b,
1-23, 1-24). Diese Verzeichnungen – also nicht geometrietreue Abbildungen auch großer Objekte –
können in ihrer Stärke je nach Applikatortyp und
Verhältnissen im Untersuchungsgebiet unterschiedlich sein (vgl. Abb. 1-22a und 1-22b, bzw.
1-23 und 1-24).

Insgesamt lassen sich Artefakte aus physikalischen Gründen selten vermeiden. Teilweise sind

Linear Array-Applikator Echobild

$v < v^*$

v^*

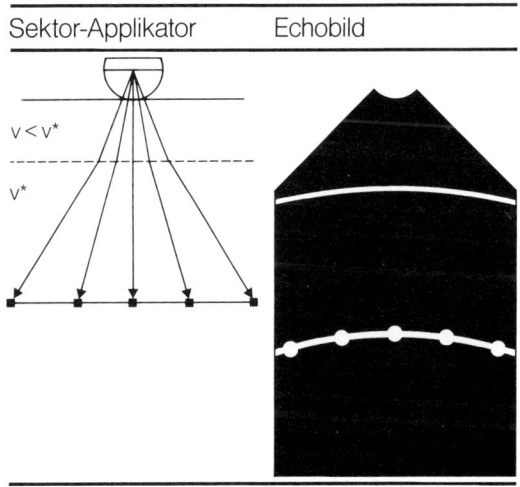

Sektor-Applikator Echobild

$v < v^*$

v^*

**Abb. 1-22. Verzeichnungen durch Schallgeschwindigkeits-
unterschiede**
Liegen im Untersuchungsgebiet Bereiche mit unterschiedlicher Schallgeschwindigkeit, so erhält man je
nach Orientierung dieser Gebiete zum Wandler Verschiebungen oder sogar Verzerrungen. Im dargestellten
Beispiel zeigt eine parallele Schicht (z. B. Fettschicht)
auch den unterschiedlichen Einfluß der Scanart:

a Linearscan. Hier kommt es wegen senkrechtem
Durchtritt durch die Begrenzungsfläche nur zu einer
Verschiebung
b Sektorscan. Bedingt durch den teils schrägen Durchtritt und entsprechende Brechungseffekte kommt es
zusätzlich zu Verzerrungen

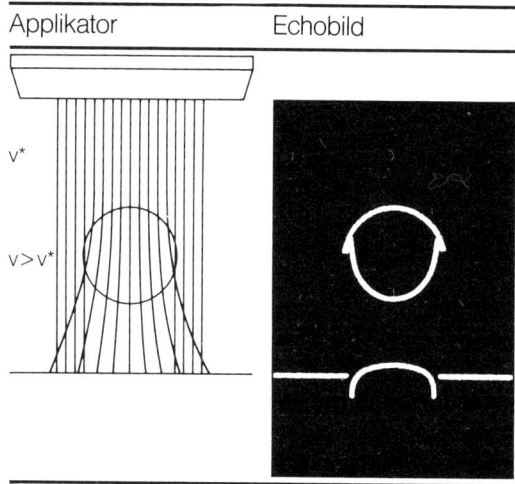

Applikator	Echobild

v*

v > v*

Applikator	Echobild

v*

v < v*

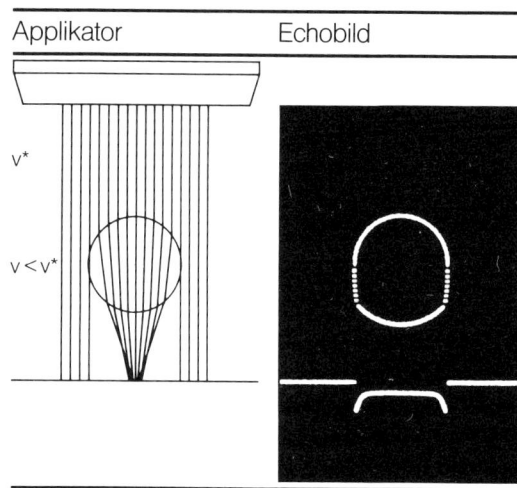

Abb. 1-23. Schallgeschwindigkeitsartefakte bei Linearscan
Bei komplizierteren Strukturen, als in Abb. 1-22 angenommen, erhält man auch beim Linearscan Verzerrungen.

a Schallgeschwindigkeit im Kreis 10 % höher als in der
Umgebung
b Schallgeschwindigkeit im Kreis 10 % niedriger

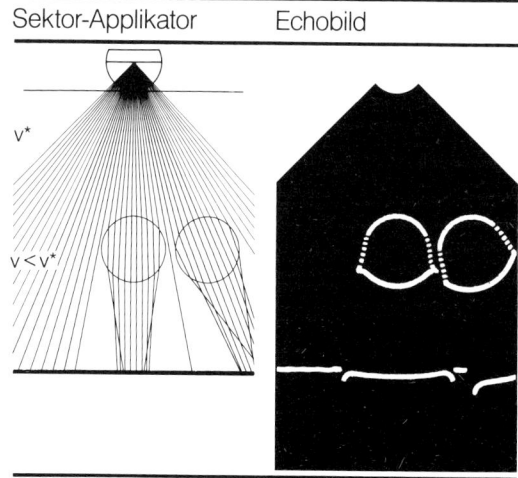

Sektor-Applikator	Echobild

v*

v < v*

Abb. 1-24. Schallgeschwindigkeitsartefakte bei Sektorscan
Objektstruktur wie in Abb. 1-23 b
Während beim Linearscan im Beispiel der Abb. 1-23 die
Verzeichnung unabhängig von der Position des Applika-
tors relativ zum Objekt ist, zeigt der Sektorscan hier eine
Abhängigkeit

sie diagnostisch auswertbar, meist jedoch störend.
Bei Vorhandensein starker Reflektoren (Knochen,
Luft) im Untersuchungsgebiet treten sie verstärkt
auf. Zudem können sie sowohl von der Applika-
tion als auch vom Applikatortyp abhängig sein.
Gerade das Auftreten von Artefakten stellt hohe
Ansprüche an das Vorwissen und die Erfahrung
des Untersuchers, der letztlich die diagnostische
Fragestellung mit entsprechend angepaßter Tech-
nik zu beantworten hat.

1.6 Mögliche Winkel-verzeichnungen am Säuglingshüftgelenk

Wie aus den vorhergehenden technischen Abschnitten ersichtlich, treten sowohl bei Sektor- als auch bei Linearscannern Verzeichnungen mit konsekutiven Meßfehlern auf. Es kommt zu:

1. inkorrekter Abbildung der tatsächlichen geometrischen Abstände
2. zusätzlichen Brechungen des abtastenden Schallstrahles an schräg zur Ausbreitungsrichtung liegenden Grenzflächen, und somit zusätzlich zur inkorrekten Abbildung der geometrischen Abstände und zu Winkelfehlern.

Beide Fehler hängen im wesentlichen von dem Quotienten der Schallgeschwindigkeit angrenzender Gewebe ab. Im weichen biologischen Gewebe ist dieser Quotient im allgemeinen ungefähr 1 und kann in erster Näherung vernachlässigt werden (unabhängig von der Art des Scanners!).

Werden jedoch knöcherne oder knorpelige Gewebsanteile in die Betrachtung mit einbezogen, so ändert sich die Situation. Im soliden Knochen kann die Schallgeschwindigkeit bis zu 3600 m/s, das ist fast das 2 1/2fache der Schallgeschwindigkeit von weichen Geweben, ansteigen (rund 1540 m/s). Die Schallgeschwindigkeit im knorpeligen Gewebe erwachsener Personen beträgt 1750–1800 m/s. Hält man sich den Säugling mit seinen relativ weichen und wasserhaltigen Gewebsanteilen vor Augen, so können folgende Werte in erster Abschätzung zugrunde gelegt werden:

1. Schallgeschwindigkeit im Muskel: 1540 m/s.
2. Schallgeschwindigkeit im knorpeligen Erker wie auch im hyalinen Anteil des Kopfes: 1700 m/s.

Die Brechung des Schallstrahls infolge unterschiedlicher Schallgeschwindigkeiten an angrenzenden Medien erfolgt nach dem Snellius-Gesetz. Mit den angegebenen Werten ergibt sich eine Brechzahl von 0,91. Neben der Winkelabweichung durch Brechung führt dies zu einem Verkürzungs-effekt, das heißt bei dem vorliegenden Beispiel, daß die tatsächlich vom Schall im Knorpel durchlaufene Strecke am Bildschirm auf 91 % ihrer tatsächlichen Länge verkürzt dargestellt wird.

Im folgenden geometrischen Beispiel wurden idealisierte Annahmen mit Größenverhältnissen, wie sie eventuell bei einem Hüfttyp-II-Gelenk auftreten können, angenommen (Abb. 1-25).

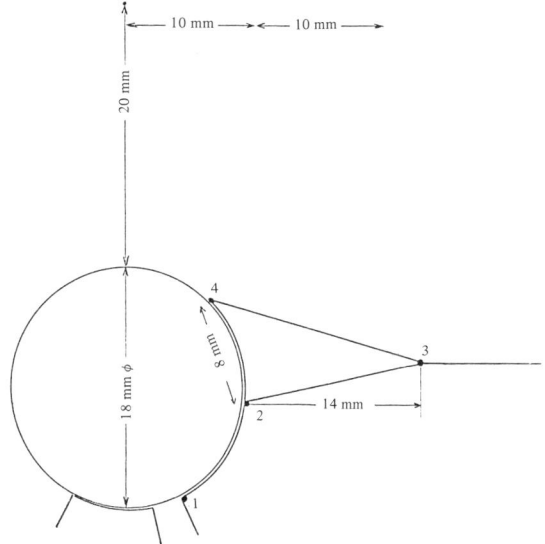

Abb. 1-25. Säuglingshüftgelenk zur Berechnung der geometrischen Verzeichnungen
1 Unterrand des Os ilium
2 Knöcherner Erker
3 Proximaler Erkerpunkt
4 Labrum acetabulare

1.6.1 Lineare Abtastung

Die durchgezogenen Strukturen entsprechen den angenommenen geometrischen Bedingungen. Die gestrichelten Linien bzw. die mit einem Schrägstrich bezeichneten Ziffern entsprechen den tatsächlich am Bildschirm erscheinenden Bildpunkten. Es folgt daraus:

1. Alle Strukturen vor dem Hüftkopf und die Bildpunkte 3 und 4 werden exakt wiedergegeben.

2. Der Bezugspunkt 2 verlagert sich nach 2'. Die Änderung ist jedoch mit weniger als 1 mm bei diesem geometrischen Beispiel so gering, daß sie vernachlässigt werden kann.

3. Der Bezugspunkt 1 verlagert sich nach 1'. Diese Verlagerung mit mehr als 2 mm ist sicher nicht mehr vernachlässigbar. Es ändert sich dadurch der Winkel α.

Im vorliegenden Beispiel (Abb. 1-26) beträgt der Winkel α als Ausgangslage ohne geometrische Verzeichnung 43°, der Winkel β 83,5°. Unter Berücksichtigung der veränderten Brechungs-werte ist der tatsächlich gemessene Winkel α 40° und der Winkel β 81° (Abb. 1-27).

Résumé. Bei linearer Abtastung führt weder eine Verschiebung des Arrays entlang der Abtastrich-tung noch eine Abstandsänderung des Arrays (Vorlaufstrecke, unterschiedliche Gewebsdicke) zu Änderungen in der geometrischen Beziehung im Schnittbild, da sich beim Linear array die Ein-fallswinkel der Abtaststrahlen zum Objekt nicht ändern. Untersuchungen an verschiedenen Patienten bleiben somit vergleichbar, da sie immer mit derselben Fehlerquote behaftet sind.

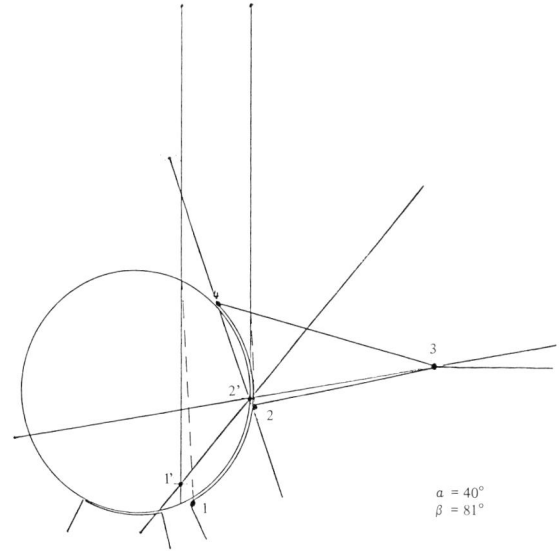

Abb. 1-27. Verzeichnung mit dem Linearscan
α: 40°, β: 81°
Die Verzeichnung bleibt konstant und ist unabhängig von der Schallkopfposition

1.6.2 Sektorscanner

Für die Bezugspunkte 3 und 4 (Abb. 1-28) ändern sich ihre geometrischen Zuordnungen nicht. Ein wesentlicher Unterschied ergibt sich jedoch bei der Betrachtung der Bezugspunkte 1 und 2. Auf-grund der innerhalb des Bildfeldes unterschied-lichen Richtung der Schallstrahlen führt die in Abb. 1-28 gezeigte Untersuchungssituation zu ent-sprechenden Verzeichnungen der Punkte 1 zu 1' und 2 zu 2'. Diese Verzeichnungen lassen sich jedoch nicht mehr definieren. Unter der oben angenommenen Annahme beträgt der α-Wert nun 45,5°, der β-Wert 91°.

Je nach Lage und Abstand des Sektorscanners zum Untersuchungsobjekt innerhalb der gleichen Abtastebene wird der einzelne Objektpunkt aus unterschiedlichen Richtungen angestrahlt und somit aufgrund unterschiedlicher Brechungen an unterschiedlichen Orten abgebildet. Ohne eine zusätzliche reproduzierbare Positionierung des Sektorscanners, sowohl im Abstand wie auch in

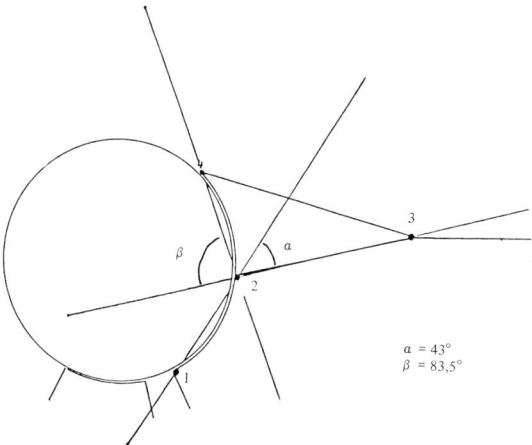

Abb. 1-26. Geometrische Annahme wie in Abb. 1-25 mit eingezeichneten Meßlinien
α: 43°, β: 83,5°

Lage zum Untersuchungsobjekt, können diese Bilder nicht mehr verglichen werden. Die unkalkulierbaren Winkelverzeichnungen sind in Abb. 1-29 und 1-30 dargestellt. Wird an der Hautoberfläche der Transducer nur 1 cm nach rechts (kranial) gerückt, so ergibt sich ein α-Wert von 43° und ein β-Wert von 79,5° (Abb. 1-29). Wird der Transducer um 2 cm nach rechts (kranial) gerückt (Abb. 1-30), so beträgt nun der α-Wert 46° und der β-Wert 76,5°. Diese Werte berücksichtigen nur die Verschiebung an der Hautoberfläche.

Differente Einstrahlwinkel von verschiedenen Sektorscannern und der Abstand des Hüftgelenkes von der Hautoberfläche wurden noch gar nicht berücksichtigt. Geht man davon aus, daß mit einem Linearscanner unter den oben genannten geometrischen Bedingungen inklusive der Verzeichnung ein α-Wert von 40° erzielt wird, so wird mit einem Sektorscan, bei dem der Zentralstrahl durch das Zentrum des Hüftkopfes geht, ein α-Wert von 45,5° beim selben Patienten erzielt. Wird der Sektorscanner 2 cm nach kranial verschoben, beträgt der α-Wert 46°; er schwankt somit um 6° gegenüber dem Lineararray. Nicht berechnet

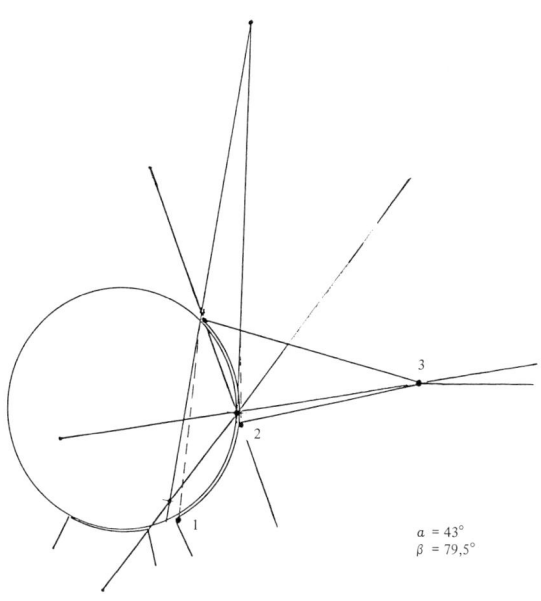

Abb. 1-29. Gegenüber Abb. 1-28 wurde der Sektorscanner um 1 cm nach kranial gerückt
Der α-Wert beträgt nun 43°, β: 79°

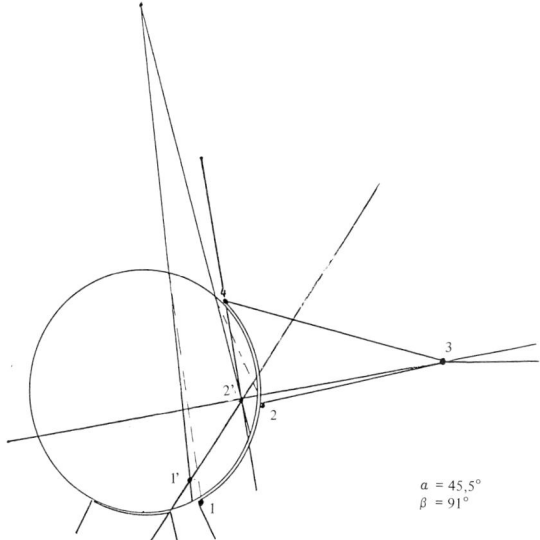

Abb. 1-28. Sektorscan mit durch das Zentrum des Hüftkopfs gerichtetem Schallstrahl
Verzeichnung der Punkte 1 und 2 zu 1'- und 2'-; α: 45,5°, β: 91°

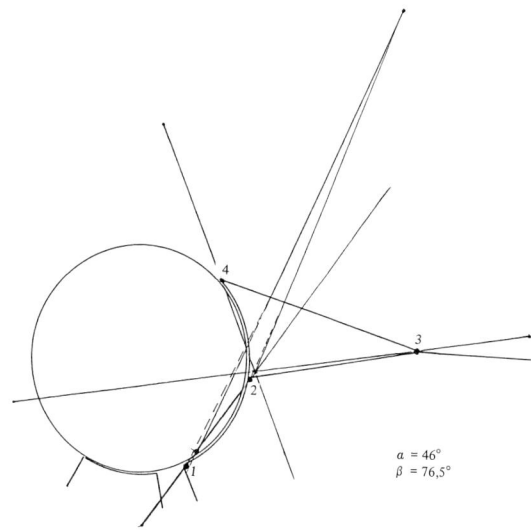

Abb. 1-30. Gegenüber Abb. 1-28 wurde der Sektorscanner um 2 cm nach kranial verschoben. Der α-Wert beträgt 46°, β: 76,5°

wurden die Verzeichnungen, wenn der Sektor-scanner 2 cm kaudal aufgesetzt wird. Mit zusätzlichen Winkelschwankungen ist aber zu rechnen.

Résumé: Unter den derzeit gegebenen Umständen mit den heute vorhandenen Kenntnissen über die Schallgeschwindigkeiten kann vom geometrischen Standpunkt aus ein Sektorscanner am Hüftgelenk wegen vieler unwägbarer Faktoren nicht verwendet werden. Inwieweit sich die Fehlerquote, die durch die Geometrie und die physikalischen Gesetze bedingt ist, durch Anwendungsfehler der Meßtechnik nivelliert oder potenziert, kann beim derzeitigen Erfahrungs- und Wissensstand nicht gesagt werden.

1.7 Einsatzmöglichkeiten der Sonographie am Stütz- und Bewegungsapparat

Als relativ junges Diagnoseverfahren muß sich die Sonographie am Stütz- und Bewegungsapparat erst langsam ihren Platz erobern. Die Echosonographie stellt zu anderen bildgebenden Verfahren wie die herkömmliche Röntgendiagnostik, CT oder Kernspintomographie keineswegs ein konkurrierendes Verfahren dar, sondern sollte sie sinnvoll ergänzen. Insbesondere wird in Zukunft immer mehr die Kosten-Nutzen-Rechnung, die Praktikabilität, rasche Verfügbarkeit und auch die Möglichkeit, mit den Apparaten direkt zum Patienten zu kommen, ins Kalkül einbezogen werden. Die prinzipiellen Aspekte, unter denen die Sonographie heute durchgeführt werden kann, können folgendermaßen subsumiert werden:

1. Mehrinformation
2. Beweisführung
3. Strahleneinsparung
4. Dynamische Untersuchungsmöglichkeit

Echte Mehrinformation. In diesen Fällen bringt die Sonographie Erkenntnisse auf einfachem Wege, die ansonsten nur durch aufwendige Verfahren wie CT oder NMR zu erhalten gewesen wären. Die Hüftsonographie fällt in dieses Gebiet.

Es werden nicht, wie zu Beginn der Entwicklung der Hüftsonographie angenommen, nur Röntgenstrahlen eingespart, sondern es kommt durch die Darstellung der knorpeligen Pfannenanteile und deren Pathologie zu einer echten Mehrinformation. In der Sportorthopädie und Traumatologie ist die Sonographie, besonders bei der Abgrenzung von Hämatomen, Muskeleinrissen, Sehnenpartialrissen und bei der Kontrolle der Heilungsverläufe hilfreich.

Bei Verletzungen jugendlicher Sportler mit weitgehend hyalinknorpelig präformierten Gelenkanteilen kann die Sonographie durch die Darstellung der hyalinen Gelenkanteile der herkömmlichen Radiologie überlegen sein. Als Beispiel soll hier die Radiusköpfchenluxation beim Kind genannt werden. Die Sonographie des Schultergelenkes ist trotz uneinheitlicher Abtasttechniken auf dem besten Wege, die Schulterarthrographie und Arthroskopie zu verdrängen.

Beweisführung. Es erfolgt die bildliche Absicherung klinisch eindeutiger Befunde. In diesen Fällen bringt die Sonographie zwar keine Zusatzerkenntnisse oder neue diagnostische Aspekte. Sie dient lediglich dazu, einwandfrei dokumentierbares Material zur Verfügung zu stellen. Es wird der visuelle oder palpable klinische Befund durch Bildmaterial abgesichert.

Strahleneinsparung. Die Sonographie kann in vielen Fällen die gleiche Aussagekraft haben wie ein Röntgenbild, so daß hier auf eine zusätzliche Röntgenaufnahme verzichtet werden kann. Dieser diagnostische Weg wird zunehmend bei sonographischen Instabilitätsdiagnosen an Gelenken beschritten.

Dynamische Untersuchung. Ein wesentlicher Vorteil der Echosonographie ist die Möglichkeit der dynamischen Untersuchung. Bewegungsabläufe im Inneren des Körpers können bildlich dargestellt und mitverfolgt werden. Nicht nur die Rotation des Hüft- und Humeruskopfes sondern auch die Verschieblichkeit von Tumoren kann direkt überprüft werden. Gelenkinstabilitäten sind zum Teil wesentlich leichter sonographisch als radiologisch zu diagnostizieren.

1.8 Ultraschallgeräte für den orthopädischen Anwendungsbereich

Nicht nur der Anfänger, sondern auch der Fortgeschrittene ist oft vor die schwierige Frage der Gerätewahl gestellt. Diese Frage kann nicht allgemein gültig beantwortet werden. Sicherlich spielen aber Untersuchungsfrequenz, Untersuchungsspektrum und natürlich auch finanzielle Überlegungen eine wichtige Rolle. Einige Prinzipien können trotzdem herausgestellt werden:

a) Es bestehen zum Teil große Qualitätsunterschiede bei Geräten verschiedener Firmen, auch wenn diese Geräte derselben Preiskategorie angehören. Es empfiehlt sich daher prinzipiell, zuerst zu testen und dann erst zu kaufen.

b) Wir geben dem Linearscan mit parallel einfallenden Schallstrahlen prinzipiell den Vorzug, da er zu keinen Verzeichnungen bei Winkelmessungen führt. Da Sektorscanner z. B. am Kniegelenk sehr vorteilhaft sein können, wäre ein Kombinationsgerät anzuraten. Wasservorlaufstrecken oder Silikonpolster sind bei schlecht anzukoppelnden Oberflächen nützlich.

c) Besonders wichtig ist das Auflösungsvermögen. Unter anderem ist es abhängig von der Schallkopfwahl und der Frequenz. Transducer gleicher MHz-Zahl und vom selben Hersteller können durchaus leichte Bildschwankungen und Differenzen aufweisen. Ein 5-MHz-Schallkopf stellt einen sinnvollen Kompromiß zwischen technischer Möglichkeit, Auflösungsvermögen und finanzieller Belastung dar.

Sicherlich ist ein 7-MHz-Schallkopf, wenn er zusätzlich vorhanden ist, bei der Untersuchung von Neugeborenenhüften, aber auch bei der Rotatorenmanschette sinnvoll. Eine hohe Frequenz bringt zwar eine bessere Auflösung, geht aber auf Kosten der Eindringtiefe. Da es keinen allgemein verwendbaren Schallkopf gibt, kann mit 5-MHz-Schallköpfen eine Neugeborenenhüfte mit gerade noch ausreichender Qualität, aber auch ein adipöser Oberschenkel bei einem Erwachsenen noch untersucht werden.

Als nützliches Testobjekt zur Überprüfung der Bildqualität in vivo eignet sich das Labrum acetabulare. Es stellt in seiner Größe und Struktur ein auflösungstechnisches Problem dar. Ist das Labrum acetabulare scharf begrenzt und als deutlicher Echofleck zu erkennen, würden wir zu diesem Gerät raten und ihm den Vorzug geben. Gelingt die Darstellung des Labrum acetabulare nur als unscharfe, verschwommene, „ausgefranste" und schwach konturierte Struktur, würden wir von dem Gerät abraten.

Bei der Weichteildarstellung steigt die Bildinformation mit der Zunahme der Grauwertstufen. Je mehr Grauwertstufen, desto besser gelingt die Gewebsdifferenzierung. Bei der Konturendarstellung, wie sie beim Hüftgelenk oder bei Instabilitätsuntersuchungen notwendig ist, reichen oft wenige Grauwertstufen aus. Manche Geräte besitzen deshalb eine eigene Grauwertkompression, um zur Kontrastierung des Sonogramms Grauwertstufen herauszufiltern.

d) Technische Neuerungen sind oft sehr kostenintensiv. Es muß prinzipiell in Erwägung gezogen werden, inwiefern sie wirklich absolut notwendig sind. Zu diesen Punkten gehört das Postprocessing, das zweifellos durch Veränderungen des Bildcharakters zur Verdeutlichung eines Sonogrammes beitragen kann. Übertrieben ausgeführtes Postprocessing ist in den meisten Fällen unsinnig. Das gleiche gilt für Winkelmeßanlagen. Ultraschallgeräte, die einfache, sehr sensible und vor allem auch rasche Winkelmessungen ermöglichen, sind sicherlich sinnvoll und brauchbar. Meßeinrichtungen, bei denen die Justierung der Meßpunkte oft große Konzentration und Feingefühl des Untersuchers braucht, werden erfahrungsgemäß im Routinebetrieb nicht benützt, weil sie zu umständlich sind bzw. auch zu falschen Meßergebnissen führen.

Derzeit befinden sich auf dem Markt 3 Meßsysteme. Sie unterscheiden sich gravierend in der Art, wie die Meßpunkte plaziert werden. Die Schnelligkeit und Präzision in der Positionierung der Meßpunkte ist aber von entscheidender Wichtigkeit.

So ist die Positionierung der Meßkreuzchen mit einer kleinen, hebelartigen Vorrichtung (joy stick) relativ schwierig. Das Meßkreuzchen überspringt oft bei kleinsten Bewegungen des joy stick den Meßpunkt.

Die Positionierung mit dem Lichtgriffel erfolgt durch Anpressen des Griffels auf der Monitorscheibe. Unter Druck kann das nun sichtbare Meßkreuzchen nachgerückt und fixiert werden. Ein Nachteil dieser Methode ist, daß bei verringertem Anpreßdruck das Meßkreuzchen verschwindet, oder daß es bei zu starkem Anpreßdruck an falscher Stelle eingefroren wird.

Die Messung mit dem „track ball" ist unserer Erfahrung nach die sensibelste. Die Positionierung des Meßkreuzchen erfolgt mit einer kugelartigen Vorrichtung. Die Hand kann dabei am Gerät abgestützt werden und ermöglicht es, mit 2 Fingern die sehr sensibel gelagerte Kugel zu dirigieren.

1.9 Geräteabstimmung bei Verwendung am Stütz- und Bewegungsapparat

Die Geräteabstimmung unterscheidet sich nicht von den Möglichkeiten und Anforderungen, wie sie in der Abdominalsonographie üblich sind. Die Grundverstärkung (gain) regelt die Beschallung des gesamten Gewebes. Der Tiefenausgleich (TCG) ermöglicht, einzelne Abschnitte des Gewebes in verschiedenen Tiefen selektiv zu verstärken, um ein möglichst gleichmäßig verteiltes Echomuster zu erhalten. Gleichmäßig heißt, daß von der Oberfläche bis in die Tiefe des Bildes helle und dunkle Echostrukturen gleichmäßig verteilt sind.

Sind in der Abdominalsonographie hauptsächlich Strukturen gleicher akustischer Dichte zu beschallen, so treffen für die Orthopädie andere Voraussetzungen zu. Im orthopädischen Bereich werden Knochen, Sehnen, Muskel, Knorpel und Fettgewebe gleichzeitig beschallt. Es sind dies Gewebsanteile mit hohen differenten akustischen Widerständen. Es muß daher differenziert werden, auf welche Strukturen der Untersucher Wert legt:

Sollen möglichst scharfe Konturen, so wie bei der Hüftsonographie, zur Ansicht kommen, oder wird vorwiegend eine feine Gewebsdifferenzierung, wie bei der Darstellung von Muskeln, Sehnen oder Rotatorenmanschetten angestrebt.

1.9.1 Konturendarstellung

Bei dieser Einstelltechnik wird ein hartes, kontrastreiches Sonogramm bevorzugt. Zusätzlich kann durch das Postprocessing das Bild nachträglich noch verändert werden, so daß die relevanten Strukturen möglichst deutlich und scharf zur Darstellung kommen. Auch bei der Distanzmessung bei Verlängerungsosteotomien verwendet man die Kontrastdarstellung, geht es doch darum, die osteotomierten Knochenenden möglichst scharf zu sehen. Instabilitätsuntersuchungen bei Gelenken benötigen ebenfalls eine Konturendarstellung.

Eine Grauwertkompression kann zusätzlich durch Reduzierung auf 4 bzw. 8 Grauwertstufen ein besonders hartes, kontrastreiches Bild erzeugen. Die Konturendarstellung wird beim Säuglingshüftgelenk verwendet. Auch bei Instabilitätsuntersuchungen ist die Darstellung von klaren Knochenkonturen zur meßtechnischen Auswertung notwendig.

1.9.2 Weichteildarstellung

Sie ist die ursprünglichste Darstellungsart in der Sonographie. Bei der Weichteildarstellung kommt es auf die Differenzierung von feinstrukturierten Gewebsschichten an. Je mehr Grauwertstufen das Gerät besitzt, desto besser kann die Gewebsdifferenzierung durchgeführt werden. Auf diese Weise können auch kleine strukturelle Änderungen erkannt werden.

Im orthopädischen Bereich wird die Weichteildarstellung bei der Muskelsonographie, bei Sehnen, aber ganz besonders bei der Rotatorenmanschettendiagnose benützt. Auch bei der Abgrenzung von Tumoren mit perifokalem Ödem oder Metastasen ist eine Weichteildarstellung notwendig.

Bei der Weichteildarstellung werden bei der Bilddokumentation auf dunklem Bildhintergrund die zarten Grauwertstufen, die zur Gewebsdifferenzierung notwendig sind, sehr gut sichtbar. Bei der Konturendarstellung bringt die Dokumentation auf hellem Bildhintergrund durch den Wegfall zarter Grauwertanteile eine zusätzliche Kontrastierung.

Konturendarstellung → heller Bildhintergrund
Weichteildarstellung → dunkler Bildhintergrund

1.10 Nützliche Tips und Tricks

Im folgenden Abschnitt sollen einige nützliche Tips und Tricks aufgezählt werden, die die Arbeit mit der Sonographie am Stütz- und Bewegungsapparat eventuell erleichtern können. Die aufgezählten Punkte sind lediglich als Anregung zu verstehen und geben nur die subjektiven Erfahrungen der Autoren wieder. Vielleicht kann aber dieser Abschnitt gerade dazu beitragen, Ärgernisse, die durchaus nicht notwendig sind, von Haus aus zu verhindern.

1.10.1 Transducer und Freeze-Taste

Gerade bei der Säuglingshüfte ist ein relativ langer (8–10 cm) Schallkopf leichter zu dirigieren als ein kurzer Schallkopf. Für Fragestellungen, bei denen keine Winkelmessungen notwendig sind, können auch durchaus Sektorscanner benützt werden. Diese können sehr nützlich sein, wenn es darum geht, durch kleine Bildfenster zu schallen. Lineartransducer von genügender Länge werden übrigens auch bei der Instabilitätsuntersuchung benötigt.

Schallköpfe mit direkt am Gehäusekopf integrierter Freeze-Taste sind unserer Erfahrung nach leichter zu handhaben als Geräte mit Fußschalter, die am Boden hin und her rutschen und oft erst unter dem Untersuchungsbett hervorgeholt und gesucht werden müssen. Die vom Transducer ableitenden Kabel sollten nicht zu steif sein, sondern weich und biegsam. Zu steife Kabel sind ausgesprochen unhandlich und behindern den Untersuchungsablauf.

Viele Geräte besitzen eine integrierte Fußplatte. Auf dieser Schaltplatte ist sowohl die Freeze-Taste, als auch der Schalter für die Dokumentationseinrichtung angebracht. Wir halten diese Anordnung für ausgesprochen ungünstig:

Die Fußplatte kann am Boden hin und her geschoben werden, so daß man oft auf die falsche Taste drückt. Insbesondere, wenn die Dokumentationstaste statt der Freeze-Taste betätigt wird, ist das Resultat finanziell schmerzlich; wird doch jedes Mal bei falscher Auslösung ein Bild zerstört. Meist muß der Untersucher auch, um die richtige Taste zu finden, den Blick vom Monitor auf den Boden wenden. Wenn schon Fußschalter benützt werden, würden wir zu 2 getrennten Schaltern raten, die voneinander räumlich gut getrennt am Boden aufgelegt werden können.

1.10.2 Verwendung einer Vorlaufstrecke

Für einige Anwendungsbereiche ist eine Vorlaufstrecke nützlich. Sie erleichtert das Ankoppeln eines Transducers an unregelmäßige Oberflächen. Sie kann aus einer Wasservorlaufstrecke oder aus einem Silikonpolster bestehen. Wasservorlaufstrecken haben den Nachteil, daß durch Verunreinigungen im Vorlaufstreckenbehälter Artefaktbildungen auftreten können. Silikonpolster sind im Gegensatz dazu sehr handlich und haben sich bestens bewährt.

Eine konstant integrierte Vorlaufstrecke benützen wir nicht, da die Verbindungsstelle zwischen Transducer und dem Silikonkissen leicht austrocknet, und ebenfalls Störechos auftreten. Bei manchen Anwendungsgebieten ist eine Vorlaufstrecke völlig unnötig und erschwert sogar das Handling (Hüftsonographie!). Ein Silikonpolster, das bei Bedarf zwischen Untersuchungsstelle und Transducer eingelegt wird, sollte jedoch bei der apparativen Ausrüstung nicht fehlen.

1.10.3 Untersuchungsliege – Untersuchungstisch

In der Regel genügen zur Lagerung des Patienten einfache Untersuchungsliegen. Der Untersucher sitzt neben dem Bett oder auf dem Bettrand. Lediglich bei der Untersuchung des Säuglingshüftgelenks empfehlen wir dringend, die Untersuchungen im Stehen durchzuführen. Ein Untersuchungstischchen von entsprechender Höhe mit der darauf aufgelegten Lagerungsschale erweist sich als nützlich. Um eine Beunruhigung des Säuglings mit konsekutiv schlechten Bildern zu vermeiden, muß die hüftsonographische Untersuchung möglichst rasch durchgeführt werden.

Folgende Anordnung hat sich bewährt: Am Untersuchungstischchen ist der Transducer und das benötigte Gel in einer Haltevorrichtung abgelegt. Man erspart sich dadurch unnötig lange Wegstrecken beim Griff nach Transducer oder Gel. Wird der Schallkopf ohne Halterung am Untersuchungstischchen abgelegt oder in die Originalhaltevorrichtung beim Ultraschallgerät deponiert, so führt das nicht nur zu unnötigen Verzögerungen während des Lagerungswechsels des Säuglings, sondern der Schallkopf fällt unweigerlich früher oder später zu Boden und wird beschädigt.

1.10.4 Zusatzmonitor

Bei den meisten Geräten ist der Sicht- und Hauptmonitor auf dem Ultraschallgerät unverrückbar montiert. Bei vielen Untersuchungsvorgängen ist es aber wünschenswert, einen nicht fest montierten Monitor an einem beliebigen Ort aufstellen zu können. Ein Zusatzmonitor in Blickrichtung kann so manche Verrenkungen des Untersuchers verhindern.

Einfache Zusatzmonitoren, die preiswert zu erstehen sind, können mit einem genügend langen Übertragungskabel an jedem beliebigen Ort plaziert werden, so daß sie direkt im Blickfeld des Untersuchers liegen.

Bei den Zusatzmonitoren empfiehlt es sich, wenn möglich, einen „blaustichigen" zu verwenden. Der leichte Blauton wird vom Auge angenehmer empfunden als der Grauton (blaue Dias im Kongreßsaal wirken besser als graue!). Manche

Gerätehersteller haben sich den neuen Anforderungen bereits angepaßt und bieten diese Zusatzmonitoren oder Halterungsvorrichtungen an, um die Monitoren um 90° schwenken zu können.

Vielen Kollegen fällt die räumliche Zuordnung der sonographischen Schnittbilder leichter, wenn sie die Sonogramme ähnlich einem Röntgenbild zuordnen können.

1.10.5 Lichtverhältnisse im Untersuchungsraum

Immer wieder kann man falsche Beleuchtungsverhältnisse im Untersuchungsraum beobachten. Es ist nicht notwendig, den Untersuchungsraum völlig abzudunkeln. Dies irritiert besonders Kinder. Leicht gedämpftes Licht im Untersuchungsraum genügt völlig. Man sollte jedoch darauf achten, daß einfallendes Fensterlicht oder die Deckenbeleuchtung nicht direkt auf die Monitorscheiben fällt. Wenn dies der Fall ist, nützt die beste Geräteabstimmung nichts!

1.11 Dokumentationsart und Abbildungsmodus

Jede Untersuchung wird schriftlich und bildlich dokumentiert. Generell ist anzustreben, daß die Dokumentation

a) in standardisierten Schnitten erfolgt,
b) topographisch klar erkennbare Bezugspunkte vorhanden sind.

Erschwerend bei der Bilddokumentation ist, daß die sonographischen Gewebsschnitte nur wenige Millimeter breit sind. Es ist daher möglich, an pathologischen Befunden vorbeizuschallen. Abgesehen von den üblichen Standardebenen in Körperlängsachse, Körperquerschnitten und Frontalschnitten kann es notwendig sein, zusätzliche Standardebenen, den jeweiligen Erfordernissen angepaßt, einzufügen.

In den einzelnen Kapiteln wird besonders darauf hingewiesen. Selbstverständlich ist es auch möglich, frei wählbare Schnittebene zu dokumentieren. In diesen Fällen muß aber bei der schriftlichen Befundung eine Beschreibung der Schnittebene vorangestellt werden, um eine Reproduzierbarkeit sicherzustellen.

1.11.1 Schriftliche Dokumentation

Sie umfaßt die ausführliche Beschreibung des untersuchten Organs oder Gewebsabschnitts. Die dabei verwendete Terminologie sollte möglichst einheitlich sein. Besonders streng gefaßt ist die Terminologie bei der Befundung des Säuglingshüftgelenks. Prinzipiell sollten aber pauschale und unklare Äußerungen wie „grob orientierend" oder „o. B." vermieden werden. Ebenso ist die Verwendung von Begriffen wie „Verschattung" oder „Aufhellung" verwirrend und führt zum Verlust der Präzision der sonographischen Aussage (Abb. 1-31).

Abb. 1-31. Beschreibung von Echomustern.
(Nach Weitzel, Pädiatrische Ultraschalldiagnostik, Springer 1981)

Grundtextur	Homogen ↔ Inhomogen
	Fein ↔ Grob
Echogenität	Niedrig ↔ Hoch
Strukturen	Tubuläre Strukturen (Gefäße)
	Linien (Septen)
	Bänder (Mittelecho)
	Areale
	Echofrei (Zysten)
	Echogen (Verkalkungen etc.)

Nach der Befundung muß eine Beurteilung abgegeben werden. Im Falle der Hüftsonographie ist dies der sonographische Hüfttyp. Zusätzlich sollen sonographische Auffälligkeiten oder differentialdiagnostische Möglichkeiten in Form eines kurzen Kommentars angeführt werden. Auf spezielle Fragestellungen muß knapp geantwortet werden.

Leider ist trotz der Bemühung um eine Standardisierung die Beschreibung eines Ultraschallbildes, aber auch die Interpretation des Befundes stark von der Subjektivität und von der verbalen Ausdrucksfähigkeit des Untersuchers abhängig. Wenn möglich, sollte daher eine Quantifizierung der Befunde durchgeführt werden. Dies gilt nicht nur für das Hüftgelenk, sondern auch für pathologische Prozesse, die mit heutigen Ultraschallgeräten ohne weiteres in metrischen Größen dokumentiert werden können. Nicht nur Distanzen, sondern Winkel, Volumenberechnungen und planimetrische Flächenbestimmungen sind möglich.

Die Beschreibung von Echomustern unterliegt sicherlich der größten Subjektivität. Wir empfehlen daher, die Echomuster entsprechend denen von Weitzel vorgeschlagenen Begriffen hinsichtlich ihrer Verteilung, ihrer Intensität bzw. Echogenität zu beschreiben. Besonders bei expansiven Prozessen sollten in der Befundbeschreibung neben der Lokalisation in metrischen Angaben auch Größe, die Konturierung und Echomuster angegeben sein.

1.11.2 Bilddokumentation in der orthopädischen Sonographie

Nicht nur Anfängern bereitet es Schwierigkeiten, von Röntgenprojektionsbildern auf sonographische Schnittbilder umzudenken und die sonographischen Schnittbilder räumlich zuzuordnen. Es gibt prinzipiell 2 Möglichkeiten des Abbildungsmodus:

a) Beibehaltung des Abbildungsmodus, wie er in der Abdominalsonographie üblich ist. Bei diesem Abbildungsmodus ist beim liegenden Patienten kranial am Monitor links, kaudal am Monitor rechts. Bei Körperquerschnitten entspricht die rechte Patientenseite dem linken Monitorrand.

Dieser Abbildungsmodus hat am Stütz- und Bewegungsapparat den Nachteil, daß er von der herkömmlichen Betrachtungsweise des vor dem Betrachter stehenden Menschen abweicht und besonders bei der Extremitätensonographie zu topographisch schwierig zuzuordnenden Schnittbildern führt: bei lateromedialem Strahlengang, z. B. am Kniegelenk, erfolgt der Abbildungsmodus am Monitor derart, daß der Betrachter von vorne das Kniegelenk betrachtet. Wird dasselbe rechte Kniegelenk mit mediolateralem Schallstrahl untersucht, blickt man auf dasselbe Kniegelenk von dorsal.

b) Die zweite Möglichkeit besteht darin, den bisherigen Abbildungsmodus des Stütz- und Bewegungsapparates in der radiologischen Abbildungstechnik beizubehalten. Das heißt, den aufrecht stehenden Menschen zu betrachten. Dazu ist es allerdings notwendig, einen um 90° schwenkbaren, beweglichen Monitor, wie er auch seit kurzem von der Industrie angeboten wird, zu verwenden.

Zusätzlich können noch die Seiten gewechselt werden, so daß die Bildzuordnung dem aufrecht stehenden Menschen entsprechend erfolgen kann.

c) Am Hüftgelenk werden sämtliche Gelenke, gleichgültig, ob es rechte oder linke Hüftgelenke sind, auf rechts projiziert, so daß sie einem rechten a.-p.-Hüftgelenk in einem Röntgenbild ähnlich sind.

1.11.3 Dokumentationssysteme

Es wird eine Vielfalt an Dokumentationssystemen angeboten. Schon in der Vielzahl der Systeme zeigt sich, daß es kein ideales Abbildungsverfahren gibt. Zusätzliche Erschwernis bringt die Tatsache mit sich, daß bei der Anwendung der Sonographie im orthopädischen Bereich nicht nur, wie in der Abdominalsonographie, Weichteil-, sondern auch Konturendarstellungen notwendig sind. Es gibt daher kaum ein Dokumentationssystem, das einerseits für Weichteildarstellung, andererseits für Konturendarstellung, für statische und dynamische Dokumentation gleichermaßen geeignet ist.

Im wesentlichen stehen zur Verfügung:
Sofortbildkamera
Kleinbildkamera
Multiformatkamerasysteme auf Röntgenbildbasis
Hartkopiesysteme (Thermoprinter, Silberpapierprinter, Computerdruck)
Videobandaufzeichnungen
Magnetaufzeichnungen (Floppy disc, Magnetbänder etc.)

Auf eine ausführliche Beschreibung sämtlicher Systeme soll aus Platzgründen verzichtet werden. Sie kann im Kompendium „Sonographie der Säuglingshüfte" und „Die Säuglingshüfte im Ultraschallbild: ein Atlas" im Detail nachgelesen werden. Durch den ständigen Fluß der technologischen Entwicklung möchten wir es aber nicht versäumen, dem Anfänger einige Kommentare zu diesen Dokumentationssystemen zu geben. Sie stellen allerdings nur die subjektive Meinung der Autoren dar:

a) Die Sofortbildkamera hat zwar den Vorteil einer sofortigen Bildkontrolle, die Bildqualität und die Archivierung im täglichen Praxisverlauf ist aber ungenügend bzw. schwierig.

b) Die Kleinbildkamera ist nicht nur in der Anschaffung, sondern auch im Betrieb relativ billig, die Bilder müssen allerdings nachvergrößert werden und stehen nicht sofort zur Verfügung.

c) Multiformatsysteme sind in der Anschaffung teuer, machen eine Entwicklungsmaschine notwendig, sind aber in ihrer Bildqualität hervorragend, sowohl für Weichteil- als auch für Konturendarstellung geeignet und haben in der Regel einen genügend großen Abbildungsmaßstab.

d) Hardkopiesysteme sind in der Anschaffung relativ billig, zeichnen sich allerdings durch eine eher mäßige Bildqualität aus und setzen aufgrund ihres geringen Kontrast- und Grauwertbereiches eine exzellente Abstimmung des Ultraschallbildes und gute Aufnahmetechnik voraus.

e) Videobandaufzeichnungen:
Sie haben von allen Systemen den unschätzbaren Vorteil, den dynamischen Untersuchungsablauf am besten zu dokumentieren. Die Archivierbarkeit zusammen mit möglicherweise auch angefertigten Röntgenbildern ist jedoch ausgesprochen schwierig, zeit-, kosten- und arbeitsintensiv.

Wir benützen die Videobandaufzeichnungen aus diesem Grund nur zu Demonstrationszwecken, niemals zur Routinedokumentation und Archivierung.

f) Magnetaufzeichnungen auf Bildplatten mit anschließendem Ausdruck auf einem Papierstreifen über Computer sind besonders bei größerem Patientenanfall und wissenschaftlicher Arbeit zu empfehlen.

Auf jeden Fall sollten folgende Punkte bei der Anschaffung erwogen werden:

- **Bildqualität** (Abbildungsmaßstab, Grauwertabstufung, Kontrastumfang, Haltbarkeit)
- **Handling** während des Untersuchungsvorganges
- **Archivierbarkeit**
- **Vergleichsmöglichkeit** mit den Vorbefunden
- **Zeitaufwand** bei der Suche im Archiv

Nicht vergessen werden soll der Umstand, daß es am Stütz- und Bewegungsapparat auch weiterhin notwendig sein wird, Röntgenbilder anzufertigen. Es hat sich im Routinebetrieb gezeigt, daß es ausgesprochen kosten-, zeit- und nervensparend ist, eventuell angefertigte Sonogramme zusammen mit den Röntgenbildern des Patienten abzulegen und zu archivieren.

2 Angeborene Mißbildungen und Defekte

2.1 Literaturüberblick und Diskussion

Besonders interessant ist der Einsatz der Sonographie am Stütz- und Bewegungsapparat in jenen Fällen, bei denen es um die Abklärung von Defekten und angeborenen Mißbildungen am knorpelig präformierten Skelettsystem geht.

In manchen Fällen gelingt bereits die intrauterine Diagnostik. Besonders Mißbildungen im Bereich des Neuralrohres sind einer sonographischen Diagnose frühzeitig zugänglich (Literatur vgl. auch Kap. 3). Bernaschek et al. [1] berichten, daß in 19 von 27 Fällen in der durchschnittlich 30. Schwangerschaftswoche Fehlbildungen im Bereich des zentralen Nervensystems erkannt wurden. Schlechtere Ergebnisse wurden bei der Erkennung von Skelettmißbildungen erzielt. Nach Mulz et al. blieben bei Routineuntersuchungen $^2/_3$ der vorhandenen Mißbildungen unerkannt. Eine bessere Trefferquote ist nur dann zu erwarten, wenn die Untersucher für die pränatale Mißbildungsdiagnostik besser hinsichtlich Fragestellung und Untersuchungstechnik geschult werden.

Wurden jedoch die Föten mit einer gezielten Fragestellung untersucht, war es möglich, immerhin 90 % aller Mißbildungen bereits pränatal zu diagnostizieren. Der Wert einer gezielten Ausbildung bei diesen speziellen Fragestellungen hinsichtlich Mißbildungen ist daran zu erkennen, daß der Ultraschallfachmann in rund 60 % der Fälle auch im Detail richtige Diagnosen stellte, während untrainierte Kollegen nur 40 % Trefferquoten aufwiesen [5]. Die Konsequenz aus dem eben Gesagten liegt darin, daß bei der Suche nach Skelettmißbildungen intrauterin nicht erwartet werden darf, daß diese bei einer normalen Routine-„Mutter-Kind"-Untersuchung gefunden werden. Die Trefferquote liegt lediglich dann hoch, wenn eine gezielte Fragestellung nach Skelettmißbildungen vorliegt.

Von Weyand et al. [9] wurden Wachstumskurven für die fetalen Extremitätenknochen erarbeitet. Durch die Berücksichtigung der Medianwerte bei einem gesunden Schwangerenkollektiv ergab sich für jeden Extremitätenknochen ein paraboler Wachstumsverlauf. Es können frühzeitig Makro- und Mikromelien diagnostiziert werden. Die Größenbestimmung mit Hilfe definierter Extremitätenknochen bietet nach Ansicht der Autoren im Vergleich mit einer möglichen Größenbestimmung durch Errechnung des biparietalen Kopfdurchmessers den Vorteil, daß das Aufsuchen einer definierten Schnittebene entfällt. Die proximalen Extremitäten scheinen als alleinige Wachstumsparameter ausreichend.

Hartlock [3] beschrieb eine ähnliche Möglichkeit unter Zuhilfenahme der fetalen Femurlänge.

Staudach et al. [8] berichteten über die Möglichkeit, eine Osteogenesis imperfecta in der 18. Schwangerschaftswoche bereits intrauterin zu diagnostizieren.

Schlenzker [7] wies ebenfalls auf die Möglichkeit der intrauterinen sonographischen Diagnostik von fetalen Extremitätenmißbildungen hin. In einem Falle von Trisomie gelang die Diagnose einer Klumphandstellung mit Fehlen des Radius in der 23. Schwangerschaftswoche. Auch auf die intrauterine Diagnose von Klumpfüßen wird hingewiesen. Sie sind nach Schlenzker dadurch charakterisiert, daß im sonographischen Schnitt in der Verlängerung von Ober- und Unterschenkel der Fuß nicht voll zur Abbildung gelangt. Derselbe Autor weist ausdrücklich darauf hin, daß ein wichtiges Ziel der pränatalen sonographischen Mißbildungsdiagnostik darin besteht, nicht nur Mißbildungen nachzuweisen, sondern diese vor allem auszuschließen.

Rauskolb et al. [6] weisen ebenfalls auf die Möglichkeit und Notwendigkeit der pränatalen Ultraschalldiagnostik von Extremitätenmißbildungen hin. Allerdings empfehlen sie, nur bei Risikogruppen eine gezielte pränatale Suche nach Extremitätenmißbildungen anzustreben.

Übereinstimmung herrscht bei allen Autoren, daß der Ausschluß von Extremitätenerkrankungen intrauterin leichter ist als eine gezielte sonographische Diagnostik, und daß nur in Ausnahmefällen aufgrund des sonographischen Bildes direkt die Diagnose einer Skeletterkrankung abgeleitet werden kann.

2.2 Postnatale sonographische Diagnose von Mißbildungen

Der Wert der sonographischen Diagnose von Skelettanomalien liegt darin, daß die im Röntgenbild noch nicht sichtbaren, knorpelig präformierten Gelenk- und Extremitätenanteile sonographisch dargestellt werden können.

Es kann daher, zusammen mit Röntgenaufnahmen, der tatsächliche Schaden abgeschätzt werden. Wesentliche Ansätze für das therapeutische Vorgehen können daraus gezogen werden. Insbesonders drängen sich folgende Fragen auf:

1. Inwieweit ist der Extremitätenknochen knorpelig präformiert?
2. Wieviel läßt sich bei weiterem Wachstum noch an normalem Knochen erwarten?
3. Welche topographische Lage nehmen die knorpelig präformierten Reste ein?

Einige Beispiele und Anregungen sollen aufgezeigt werden:

Fall 1 (Abb. 2-1, 2-2, 2-3)
Bei diesem 4 Monate alten Säugling mit Wackelknie rechts wurde die Ultraschalluntersuchung des Kniegelenkes im Sagittalschnitt durchgeführt. In Abb. 2-1 zeigt sich das typische Bild des Femurs mit Femurkern und Tibiaplateau. Am Femur aufgelagert die schallarme Zone der hyalinknorpelig präformierten Kniescheibe. Bei der Untersuchung des linken Kniegelenkes in Abb. 2-2 (vgl. auch Abb. 2-3) konnten im typischen Sagittalschnitt Femur und Tibia mit den jeweiligen Kernen gut dargestellt werden. Die linsenförmige Aufhellung (vgl. Abb. 2-1) der knorpelig präformierten Patella war nicht lokalisierbar. Diagnose: Kniescheibenaplasie.

Fall 2 (Abb. 2-4, 2-5, 2-6)
Ein 3 Wochen alter Säugling mit der Zuweisungsdiagnose „Verdacht auf Hüftluxation" wegen Beinverkürzung rechts.

Bei klinisch weitgehend unauffälligem Hüftgelenkbefund konnte auch eine Beinverkürzung rechts nicht sicher klinisch diagnostiziert werden. Das Röntgenbild (Abb. 2-5) erlaubte hinsichtlich des Hüftgelenkes keine sichere Aussage. Das Hüftsonogramm (Abb. 2-4) konnte eine Dezentrierung des Hüftgelenkes sicher ausschließen. Unter der Verdachtsdiagnose „Dysplasie der rechten unteren Extremität" erfolgte eine Kontrolluntersuchung im 6. Lebensmonat (Abb. 2-6). Zu diesem Zeitpunkt konnte die Diagnose Femurdysplasie auch radiologisch eindeutig verifiziert werden. Durch die Sonographie konnte eine Hüftdezentrierung sicher ausgeschlossen werden und von vorneherein der Verdacht auf eine Femurdysplasie gelenkt werden.

2.3 Erworbene Defekte

Häufig kommt es nach Verletzungen, insbesondere bei osteomyelitischen Defektheilungen im Säuglings- oder Jugendalter, zu Defekten im Gelenkbereich. Speziell durch die besondere Gefäßversorgung werden oft große Gelenkanteile zerstört und heilen mit Defekten ab.

Bei rekonstruktiven Maßnahmen stellt sich oft die Frage, inwieweit bei den jugendlichen Patienten noch knorpelige Anteile, die ein weiteres Wachstum erwarten lassen, vorhanden sind. Zur präoperativen Planung bei möglichen Rekonstruktionsversuchen leistet die Sonographie als nicht invasives und nicht strahlenbelastendes Untersuchungsmittel gute Dienste.

Abb. 2-1. Sagittalschnitt (entsprechend Abb. 2-3) durch ein rechtes Kniegelenk
1 Femur mit Kern
2 Tibiaplateau
3 Knorpelig präformierte Kniescheibe

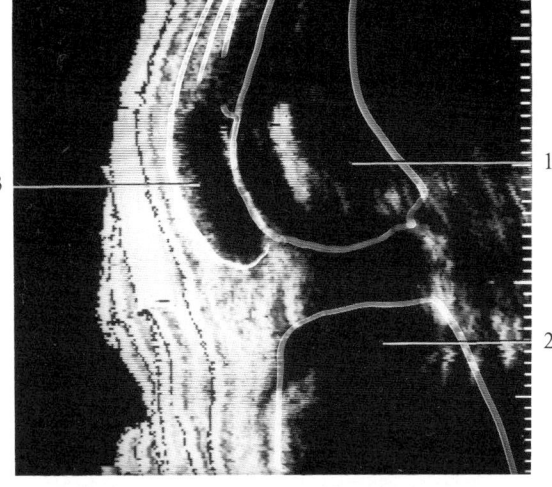

Abb. 2-2. Derselbe Patient wie in Abb. 2-1, linkes Kniegelenk
Dieselben Bezeichnungen wie in Abb. 2-1, die Kniescheibe fehlt

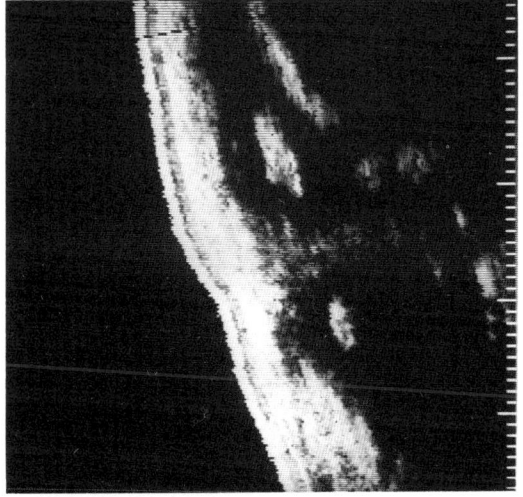

Abb. 2-3. Röntgenbild zu Abbildung 2-2

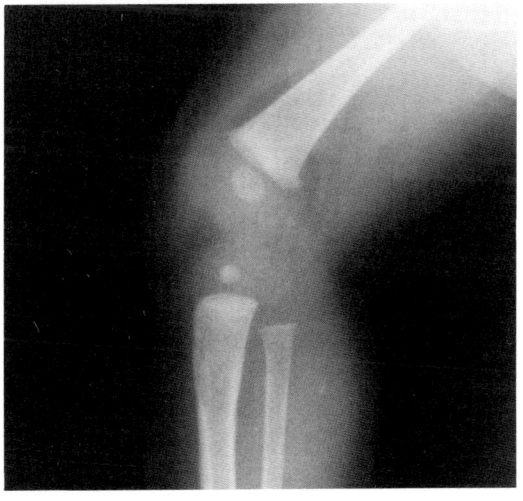

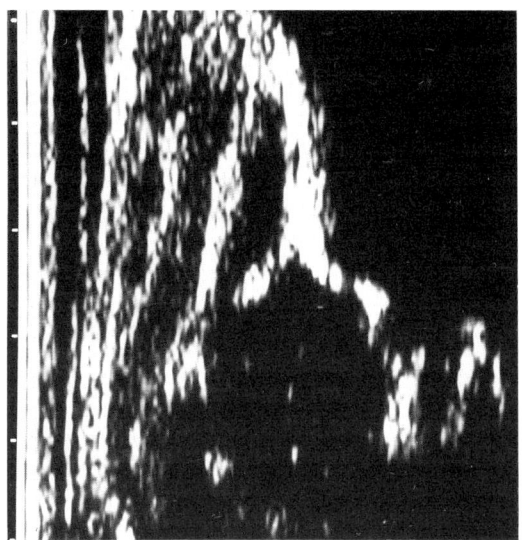

Abb. 2-4. Sonogramm eines 3 Wochen alten Hüftgelenkes (entsprechend Abb. 2-5), rechtes Hüftgelenk

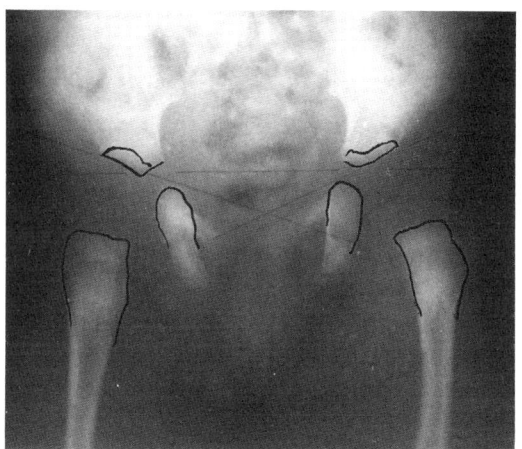

Abb. 2-5. Derselbe Patient wie in Abb. 2-4

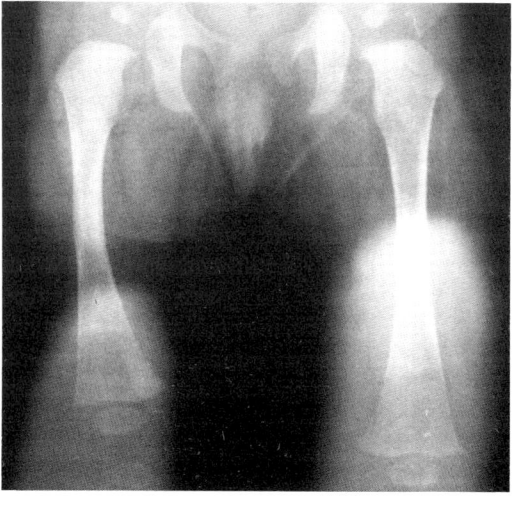

Abb. 2-6. Femurdysplasie rechts bei gut zentriertem rechten Hüftgelenk

3 Wirbelsäule und Rückenmark

3.1 Einleitung und Literaturüberblick

Die Wirbelsäule weckte schon frühzeitig sonographische Interessen. So wurde von Porter et al. [14, 15] bereits 1978 die Weite des Wirbelkanals vermessen. Stockdale und Finley [20] sowie Hawkins und Roberts [4] und Kaziolka et al. [7] beschritten 1981 denselben Weg. Es ist naturgemäß schwierig, den Inhalt des knöchernen Wirbelkanals sowie die Bandscheiben darzustellen. Es müssen „sonographische Fenster" benützt werden [14, 22]. Der Literatur über die sonographischen Untersuchungen der Wirbelsäule von Erwachsenen steht bereits eine beachtliche Liste über Untersuchungen der fetalen und der kindlichen Wirbelsäule gegenüber [2, 3, 5, 8, 9, 10, 11, 12, 16, 17, 18, 19]. Bei der fetalen und kindlichen Wirbelsäule ist durch die weitgehend knorpelige Präformierung des Wirbelkörpers und des Wirbelbogens eine verhältnismäßig gute Darstellung des Wirbelkanals mit dem Duralsack und dem Myelon möglich.

3.2 Geräte und Dokumentationsart

In der Regel werden 5-MHz-Linear- oder Sektorschallköpfe im Real-time-Verfahren verwendet. Bei intrauteriner Darstellung der fetalen Wirbelsäule kommen 7-MHz-Schallköpfe zum Einsatz. Für die transabdominale Diskusdarstellung ist ein 3,5-MHz-Schallkopf mit Longfokus nützlich; 7- und 10-MHz-Schallköpfe finden bei intraoperativer Darstellung von intraduralen Tumoren Verwendung.

Die Dokumentation erfolgt in der Weise, daß bei Wirbelsäulenlängsschnitten sich kraniale Strukturen am Bild und Monitor links darstellen. Zusätzlich muß vermerkt werden, ob im anteroposterioren oder posteroanterioren Strahlengang untersucht wurde. Bei Wirbelsäulenquerschnitten entspricht bei der transabdominalen Sonographie der linke Bildrand der rechten Patientenseite. Bei Einstrahlrichtung von dorsal entspricht der linke Bildrand der linken Patientenseite.

3.3 Methode und Schallkopfpositionen

Die transabdominale Untersuchung mit Einstrahlrichtung von ventral erfolgt mit Schnitten längs und quer zur Wirbelsäule (Abb. 3-1). Sie dient vor allem zur transabdominalen Bandscheibendiagnostik und zur Beurteilung paravertebraler Strukturen. Einstrahlrichtungen von dorsal dienen im Längs- und Querschnitt vor allem bei fetalen und kindlichen Wirbelsäulen zur Darstellung des Neuralrohres. Zusätzlich ist es möglich, durch um 15° gegenüber der Senkrechten gekippten Einstrahlrichtung durch die intralaminären Fenster den Wirbelkanal bei Erwachsenen darzustellen [14, 15].

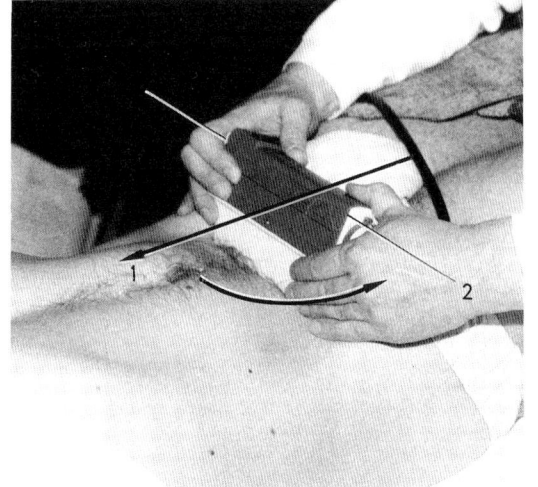

Abb. 3-1a. Transducerpositionen bei der transabdominalen Bandscheibendiagnostik
Zuerst wird ein Wirbelsäulenlängsschnitt zur Orientierung der Höhe eingestellt (Pfeilrichtung 1). Anschließend wird der Transducer um 90° in die Position 2 gedreht und der gewünschte Bandscheibenraum aufgesucht

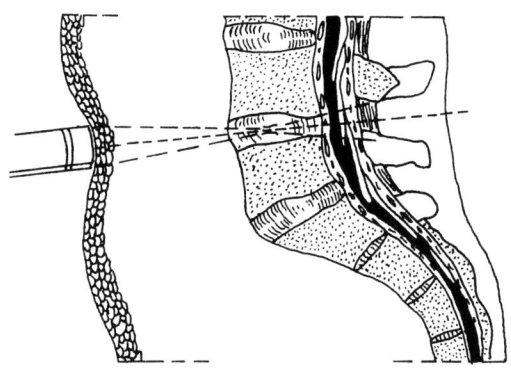

Abb. 3-1b. Schematische Darstellung der transabdominalen Bandscheibensonographie
(Nach Tölly)

3.4 Anatomie und Sonoanatomie
(Abb. 3-2 und 3-3)

Entsprechend der progredienten Ossifizierung der hyalinknorpelig präformierten Wirbelkörper und Bogenanteile ändert sich auch das Echobild in Abhängigkeit des Alters des Patienten.

Folgende Strukturen können sonographisch abgegrenzt werden:

a) Bandscheibe
b) Duralsack mit epiduralem Fett
c) Myelon mit Nervenwurzeln und Zentralkanal (Abb. 3-3 und 3-4) sowie die Cauda equina mit pulsationsartigen Bewegungen der Nervenwurzeln

Die dorsale Bandscheibenbegrenzung imponiert als starkes Echo. Die Bandscheibe selbst ist in der Regel echoarm. Die speziellen Begrenzungskonturen der Bandscheibe werden bei der Sonographie der Bandscheibe gesondert diskutiert (s. 3.5.3). Zwischen dem dorsalen Bandscheibenrand und der ebenfalls starken Echogenität der Dura findet sich das epidurale Fettgewebe, bei Kindern mit mäßiger Echogenität, bei Erwachsenen eher mit stärkeren Reflexzonen. Auf Wirbelsäulenlängsschnitten kann der subdurale Raum als echofreie Zone identifiziert werden (s. Abb. 3-4).

Das Myelon ist echoarm. Im Zentrum des Myelons finden sich auf Wirbelsäulenlängsschnitten 2 parallele Echostreifen, die dem Zentralkanal entsprechen. Nervenstränge der Cauda equina (Abb. 3-5) und Nervenwurzeln (Abb. 3-2) imponieren als zarte Echostrukturen.

Abb. 3-2. Wirbelsäulenquerschnitt im posterior-anterioren Strahlengang bei einem 7 Monate alten Kind

1 Wirbelbogen
2 Dorsale Nervenwurzel
3 Ventrale Nervenwurzel
4 Myelon
5 Dorsale Bandscheibenbegrenzung
6 Epidurales Fettgewebe
7 Starke Echogenität der Dura

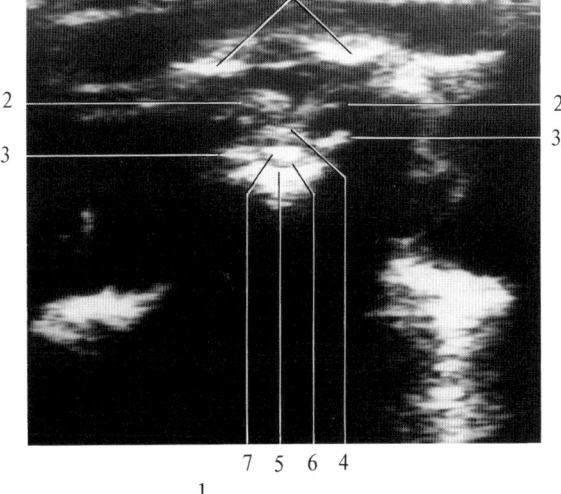

Abb. 3-3. Wirbelsäulenlängsschnitt im posterior-anterioren Strahlengang, 9 Monate alter Patient

1 Zentralkanal
2 Dorsale Bandscheibenbegrenzung
3 Epiduraler Raum mit Fettgewebe
4 Dura

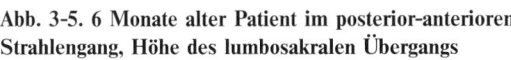

Abb. 3-4. Wirbelsäulenlängsschnitt im posterior-anterioren Strahlengang, lumbaler Bereich bei einem 6 Monate alten Kind

1 Myelon
2 Dorsale Bandscheibenbegrenzung
3 Epiduraler Raum
4 Zentralkanal
5 Dura

Abb. 3-5. 6 Monate alter Patient im posterior-anterioren Strahlengang, Höhe des lumbosakralen Übergangs

Die klaren Strukturen des Myelons lösen sich auf und gehen in die strähnigen, wolkigen Strukturen der Cauda equina über
1 Zentralkanal
2 Dura
3 Dorsale Bandscheibenbegrenzung
4 Cauda equina
5 Sakrum

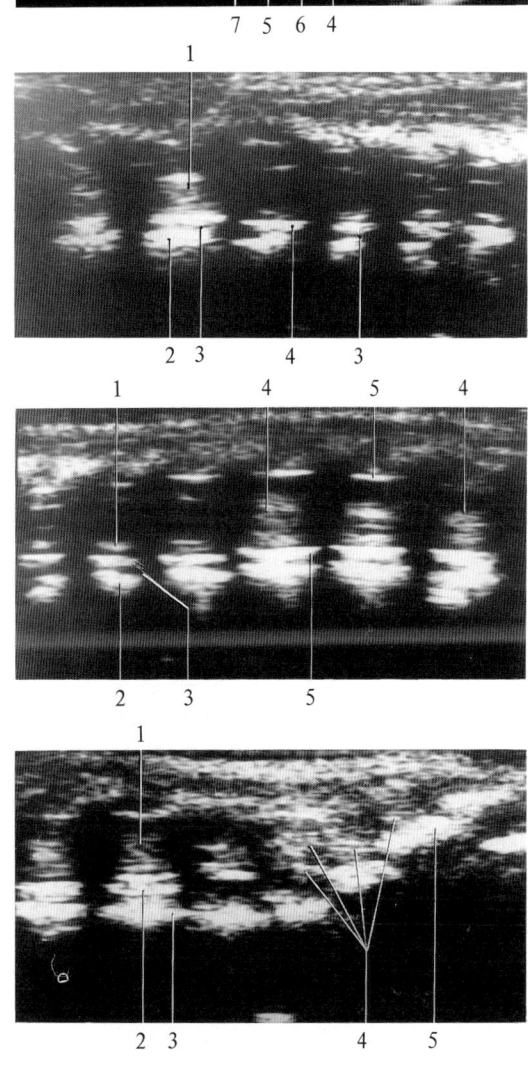

3.5 Spezielle Befunde an der Wirbelsäule

3.5.1 Fetale Wirbelsäule

Die intrauterine sonographische Darstellung der fetalen Wirbelsäule ist ab der 14.–15. Gestationswoche möglich [2]. Zu diesem Zeitpunkt sind 3 Knochenkerne bereits eindeutig identifizierbar. Zwei Ossifikationszentren befinden sich im Wirbelbogen, einer im Wirbelkörper. Es empfiehlt sich, die fetale Wirbelsäule von dorsal zu schallen, da die Knochenkerne der Wirbelbogen die Einsicht in den Wirbelkanal weniger verdecken als die größeren Knochenkerne der Wirbelkörper bei ventraler Einstrahlrichtung. Die 4 Knochenkerne für die kokzygealen Wirbel sind bei der Geburt in der Regel nicht sichtbar [18]. Das Rückenmark ist als echoarme Struktur abgrenzbar, wobei die vordere und die hintere Umhüllung als feine Echostreifen zu sehen sind. In der Mitte der echoarmen Rückenmarkstruktur liegt ein echogener Streifen, der identisch mit dem Zentralkanal ist. Als sonographisch sicher nachweisbar gilt das Rückenmark ab der 20. Gestationswoche [18].

3.5.2 Kindliche Wirbelsäule

Der Spinalkanal und das Rückenmark können bis zum 6. Lebensmonat von dorsal gut sonographisch untersucht werden. Dies gilt auch, wenn kein dorsaler Defekt des Wirbelkanales vorliegt. Die Bilder unterscheiden sich nicht von fetalen Wirbelsäulensonogrammen (Abb. 3-6, 3-7). Die Medulla erscheint im Zervikalbereich rund und wird im Brustbereich mehr oval. Bewegungen und Gefäßpulsationen im Bereich der Medulla sind sonographisch im Real-time-Verfahren gut darzustellen [8]. Besonders bei Provokationen des Säuglings kann das seitliche Hin- und Herschwingen der Medulla beobachtet werden. Bei Flexions- und Extensionsbewegungen der Wirbelsäule sind die Höhenveränderungen der Medulla ebenfalls sonographisch sichtbar.

Eine Meningozele (Abb. 3-8, 3-9) als eine Herniation der Leptomeninx durch einen Defekt in der Dura mater kann sonographisch gut abgegrenzt werden. Die Meningozele präsentiert sich als echoarmer Hohlraum mit direkter Verbindung mit dem Spinalkanal durch eine Spina bifida. Bei komplexen Formen der Meningozele sind auch neurale Elemente als zarte Echostrukturen im Meningozelensack nachweisbar [16, 17, 18]. Wird nur ein statisches Bild verwendet, so kann zwischen fibrösen Septen, die den Meningozelensack durchziehen, und Nervenwurzeln nicht unterschieden werden. Dagegen zeigen bei der

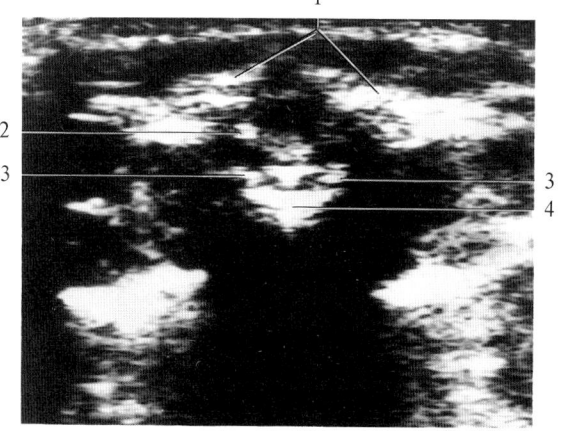

Abb. 3-6. 6 Monate alter Säugling im posterior-anterioren Strahlengang
1 Wirbelbögen
2 Dorsale Wurzel
3 Ventrale Wurzel
4 Dorsale Bandscheibenbegrenzung

Abb. 3-7. 6 Monate alter Säugling im posterior-anterioren Strahlengang, Wirbelsäulenlängsschnitt in Höhe der LWS
Der Zentralkanal kommt gut zur Darstellung
1 Dorsale Myelonbegrenzung
2 Ventrale Myelonbegrenzung
3 Zentralkanal
4 Dorsaler Bandscheibenrand
5 Dura

Abb. 3-8. Meningozele im mittleren Lumbalbereich bei einem 10 Jahre alten Kind, Wirbelsäulenquerschnitt im posterior-anterioren Strahlengang
1 Myelozele
2 Dura
3 Dorsale Bandscheibe
4 Rudimentärer Wirbelbogen

Abb. 3-9. Derselbe Patient wie in Abb. 3-8, ca. 2 cm tiefer
Im Real-time-Verfahren konnten die Bewegungen der rudimentären neuralen Reste (1) deutlich beobachtet werden
2 Myelozele
3 Dorsale Bandscheibenbegrenzung
4 Dura

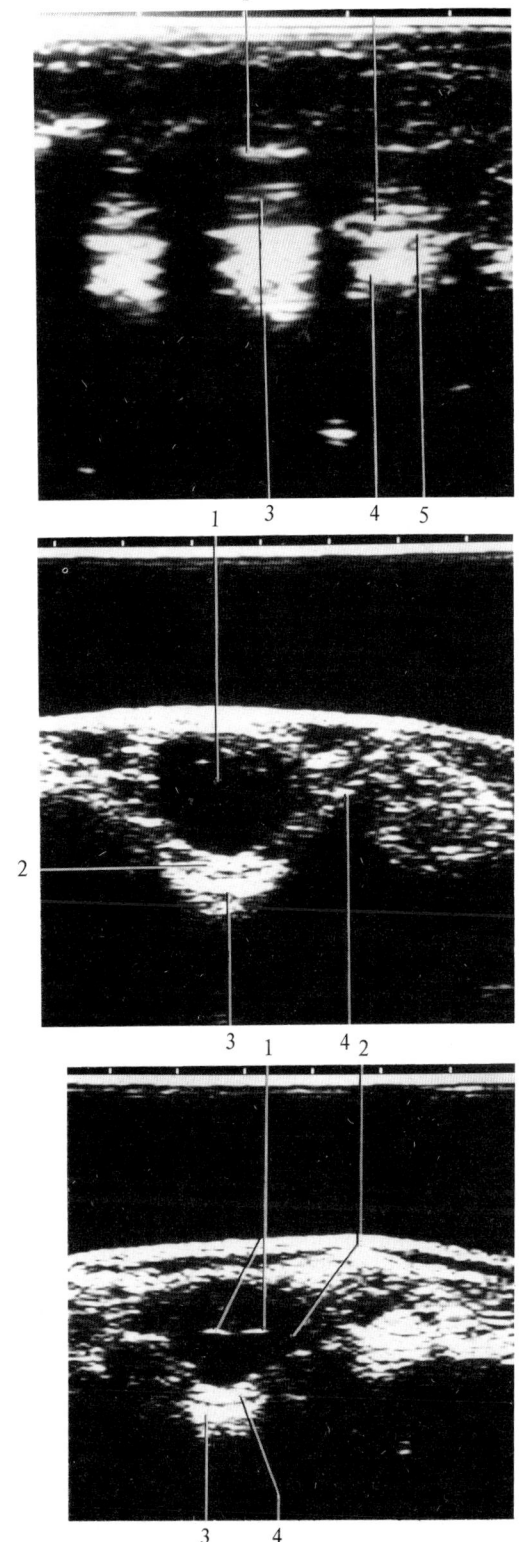

Real-time-Sonographie und Monitorbetrachtung die Nervenwurzeln charakteristische arterienähnliche Pulsationen, während die fibrösen Septen keine derartige Bewegungen zeigen. Zur Untersuchung der Meningozele wird allgemein die Verwendung einer Wasservorlaufstrecke angeraten [10]. Höhe der Spaltbildung, Ausdehnung und Verbindungen des Meningozelensackes sind sonographisch einwandfrei diagnostizierbar. Da die kaudalen Spinaldefekte natürlich meist mit Störungen des kranialen Neuralrohres kombiniert sind, ist unbedingt eine sofortige Schädelsonographie zusätzlich anzuraten.

3.5.3   Wirbelsäule des Erwachsenen

Im Gegensatz zur fetalen und kindlichen Wirbelsäule ist die Darstellung des Spinalkanals beim Erwachsenen schwierig; obwohl durchaus respektable Veröffentlichungen vorliegen [3, 6, 14, 15, 23], ist das diagnostische Ergebnis eher bescheiden. Es wurden hauptsächlich statische B-Bild-Scanner und dorsale Zugangswege verwendet. Porter [14] wählt den sonographischen Zugang mit Längsschnitten durch das intralaminäre Fenster mit 15° zur Senkrechten gekipptem Transducer. In jüngster Zeit haben Portella [13], Stolle et al. [21], Tölly und Ebner [22] Real-time-Scanner benützt und im Gegensatz zu den oben genannten Autoren den transabdominalen Zugang gewählt.

Transabdominale Sonographie intervertebraler lumbaler Räume und intraspinaler Strukturen („Bandscheibensonographie"), Untersuchungstechnik. In der Regel finden 3,5-MHz-Real-time-Geräte Verwendung. Nur bei ausgesprochen schlanken und jugendlichen Patienten kommen 4- bzw. 5-MHz-Schallköpfe zur Anwendung. Die Untersuchung erfolgt in Rückenlage des Patienten, wobei wir den von Tölly [22] angegebenen Richtlinien folgen.

Als erster Schritt wird das Promontorium sonographisch mittels eines Längsschnittes aufgesucht. Das Promontorium dient als Orientierungspunkt für die Segmentzuordnung. Als Hilfe für die Transducerapplikation kann eine Verbindungslinie zwischen den beiden Cristae iliacae, die sich ungefähr auf der Höhe des Zwischenwirbelraumes

L_4/L_5 befinden, hilfreich sein. Nach durchgeführter Höhenlokalisation mittels Längsschnitt wird der Schallkopf anschließend um 90° gedreht und die transversale Schnittebene eingestellt (s. Abb. 3-1). Der Schallkopf muß dabei dem meist etwas schräg aufwärts ziehenden Verlauf der Bandscheibenachse in kaudokranialer Richtung gekippt werden. Je geringer der Abstand zwischen Transducer und Wirbelsäule ist, desto besser und aussagekräftiger sind die Sonogramme. Oft ist es dabei notwendig, eine starke Bauchdeckenkompression durchzuführen.

Sonographische Anatomie des Discus intervertebralis beim Erwachsenen. Die Bandscheibe des Erwachsenen ist sonographisch weitgehend homogen und echoarm (Abb. 3-10, 3-11). Eine genaue Identifizierung des Nucleus pulposus ist beim Erwachsenen normalerweise nicht möglich, weil der Wassergehalt des Gallertkernes sich nur geringfügig vom Wassergehalt des Anulus fibrosus (76 % gegenüber 70 %) unterscheidet [6]. Erst mit fortschreitender Degeneration und Wasserverminderung kann der Nucleus pulposus stärker echogen werden. Die Konfiguration der Bandscheibe gegenüber dem Spinalkanal ist verschieden. Sie weist in der Regel eine deutliche Konkavität gegenüber dem Spinalkanal auf (Abb. 3-12, 3-13). Lediglich die lumbosakralen Bandscheiben verlaufen gegen den Spinalkanal linear bzw. leicht konvex ([1, 24], Abb. 3-10, 3-11).

Auf Sagittalschnitten kann der dorsale Bandscheibenrand die angrenzenden Wirbelkörper gering nach dorsal bogig überragen. Auf mögliche Fehlinterpretationen durch falsche Schnittführungen hat Tölly [22] hingewiesen.

Sonographische Anatomie des Spinalkanals. Auf Querschnitten weist der Spinalkanal entsprechend seiner anatomischen Strukturierung im proximalen Lumbalbereich einen eher rundlich-ovalen Querschnitt auf, während er weiter distal eine eher dreieckige Konfiguration annimmt. Das epidurale Fettgewebe imponiert beim Erwachsenen im Gegensatz zum Föten oder Säugling als stark echogene Struktur (Abb. 3-10). Dies ermöglicht die genaue Abgrenzung des Duralsackes.

Die Dura selbst ist im Gegensatz zur sonographischen Duradarstellung bei Föten und Kindern

Abb. 3-10. Darstellung der Bandscheibe nach Tölly
30jährige, sehr schlanke Patientin, 5-MHz-Schallkopf, starke Bauchdeckenkompression. Anterior-posteriorer Strahlengang („transabdominaler Zugang")
1 Ventrale Bandscheibenbegrenzung
2 Bandscheibe
3 Dorsaler Bandscheibenrand
4 Ventrale Nervenwurzel
5 Dorsale Nervenwurzel
6 Wirbelbogen

Abb. 3-11. Dieselbe Patientin wie in Abb. 3-10, jedoch eine Etage höher
Die ventrale Bandscheibenbegrenzung kommt gut zur Darstellung, ebenso die dorsale, gerade Begrenzung der Bandscheibe zum Wirbelkanal
1 Ventrale Bandscheibenbegrenzung
2 Bandscheibe
3 Dorsale Bandscheibenbegrenzung
4 Myelon
5 Ventrale Nervenwurzel

Abb. 3-12. Bandscheibe L_4/L_5 mit nur angedeuteter konkaver dorsaler Kontur
D Discus intervertebralis
S Segmentnerv mit ventraler und dorsaler Nervenwurzel
Im dorsalen Abschnitt des Duralsackes kommt die Cauda equina (Pfeil) angedeutet zur Darstellung

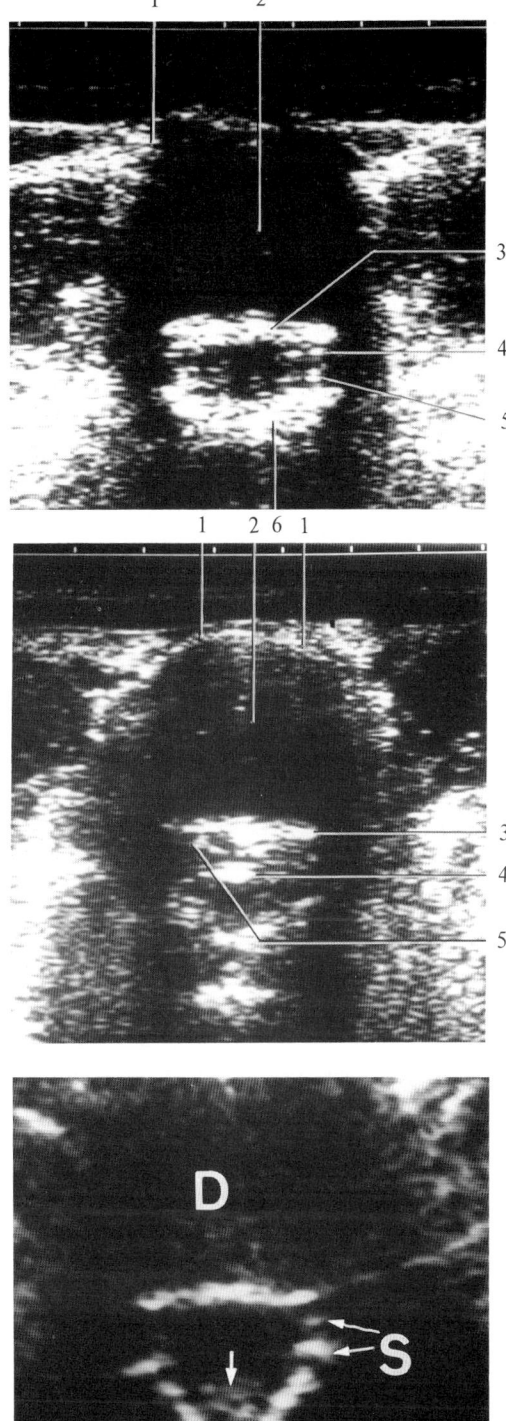

nicht so deutlich als echogener schmaler Streifen erkennbar. Der Querschnitt des Duralsackes ist normalerweise rund oder leicht quer-oval. Er ist immer symmetrisch und von echoarmer Struktur.

Nach Tölly [22] ist jede Einengung durch den Hinterrand der Bandscheibe pathologisch. Die Cauda equina kann als Anhäufung zarter echogener Strukturen im dorsalen Anteil des Duralsackes fallweise dargestellt werden (Abb. 3-12, 3-13). Die austretenden Segmentnerven kommen nur unter glücklichen Umständen beiderseits des Duralsackes im Recessus lateralis zur Darstellung. Sie imponieren als zarte lineare Strukturen.

Diagnostik des dorsalen Bandscheibenvorfalles. Die Beurteilung stützt sich im wesentlichen auf die Form der dorsalen Bandscheibenbegrenzung und der ventralen Kontur des Duralsackes. Zu unterscheiden ist die Bandscheibenprotrusion vom -prolaps.

a) Die Bandscheibenprotrusion erkennt man sonographisch an einer symmetrisch flachen, konvexen Vorwölbung der hinteren Bandscheibenkontur, die den Duralsack von ventral einengt.
b) Der Prolaps stellt sich sonographisch als nach dorsal gerichtete, umschriebene Vorwölbung des Diskus symmetrisch oder asymmetrisch dar. Konsekutiv kommt es zur zirkumskripten Eindellung des Duralsackes (Abb. 3-14).
c) Beim Massenprolaps wird der Querschnitt des Spinalkanals von echoarmem Bandscheibenmaterial ausgefüllt, der Duralsack ist komprimiert, kann aber in seinen Einzelheiten nicht mehr differenziert werden [22].

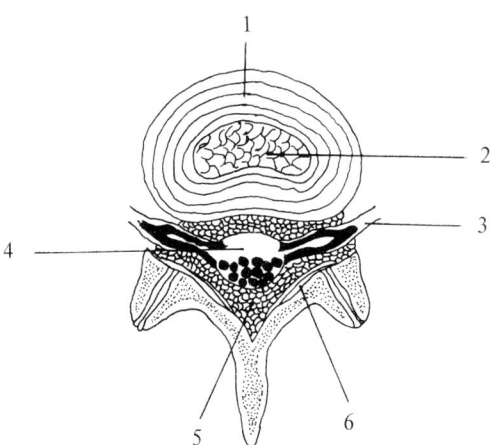

Abb. 3-13. Anatomie der lumbalen Bandscheibe und der intraspinalen Strukturen
1 Anulus fibrosus
2 Nucleus pulposus
3 Segmentnerv
4 Duralsack mit Cauda equina
5 Fettgewebe
6 Ligamentum flavum

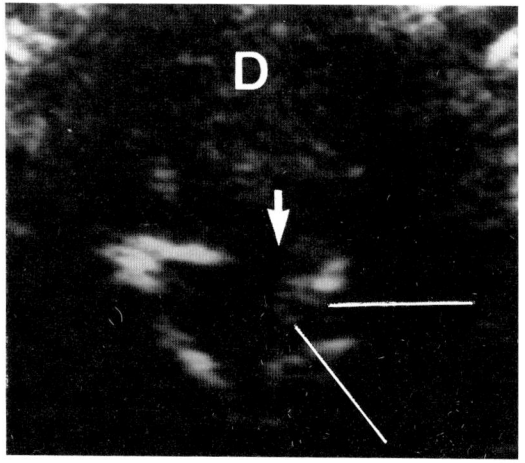

Abb. 3-14. Sonogramm eines Bandscheibenvorfalls
Asymmetrische Vorwölbung der dorsalen Bandscheibenkontur (Pfeil); Eindellung des Duralsackes, ventrale und dorsale Nervenwurzel angedeutet als zarte lineare Strukturen dargestellt (Linien). Wir danken Herrn E. Tölly für die Überlassung der Abb. 3-12 und 3-14

3.6 Methodische Probleme und klinische Relevanz

3.6.1 Fetale und kindliche Wirbelsäulensonographie

Durch den legitimen Wunsch, immer frühzeitiger Mißbildungen zu erkennen, kommt der fetalen Wirbelsäulensonographie zweifellos Bedeutung zu. Naturgemäß wird sie aber eher für Gynäkologen, Neonatologen, Pädiater und Radiologen, weniger für den Orthopäden interessant sein.

Die Sonographie der kindlichen Wirbelsäule bringt sicher bei der Abgrenzung von Tumoren und Meningomyelozelen zusätzliche Informationen. Höhe der Spaltbildungen, Ausdehnung und Größe des Myelozelensackes sowie der Verlauf der nervalen Strukturen sind gut zu beurteilen und haben bei der präoperativen Operationsplanung Bedeutung. Ganz allgemein ist die kindliche Wirbelsäule der sonographischen Exploration von ventral und dorsal gut zugänglich.

3.6.2 Sonographie der Erwachsenenwirbelsäule

Das Problem besteht darin, daß die sonographische Darstellung der intraspinalen Strukturen beim Erwachsenen nur durch „Schallfenster" möglich ist. Als „Schallfenster" dienen der Bandscheibenraum und das interlaminäre Fenster.

Die Distanz zwischen Bauchwand und Wirbelsäule spielt bei der ventralen Sonographie eine besondere Rolle. Bei adipösen Patienten kann die transabdominale Sonographie der Bandscheibe zum Scheitern verurteilt sein. Tölly [22] gibt an seinem Untersuchungsgut einen Bauchdecken-Wirbelsäulen-Abstand bei weiblichen Patienten ohne Kompression von 56 mm, mit Kompression von 30 mm an. Bei Männern betragen die Werte durchschnittlich 79 mm bzw. 49 mm. Berücksichtigt man zusätzlich den sagittalen Durchmesser der Bandscheibe, so kommt die dorsale Kontur der Bandscheibe am lumbosakralen Übergang bei Frauen durchschnittlich in 68 mm, bei Männern in 92 mm Entfernung vom Transducer zu liegen.

Daraus folgt die technische Schwierigkeit, bei großer Eindringtiefe und langem Fokusbereich (zwischen 60 und 90 mm) eine genügende Detailauflösung zu erhalten. Nur eine Bauchdecken-Wirbelsäulen-Distanz von weniger als 65 mm ergibt eine ausreichende Detailauflösung. Wegen der geringeren Bauchdecken-Wirbelsäulen-Distanz war der Raum L_4/L_5 der sonographischen Untersuchung am besten zugänglich. Der Bandscheibenraum L_3/L_4 war noch in 80 % sonographisch darzustellen. Dagegen konnte der Bandscheibenraum L_5/S_1 nur mehr in 71 % sonographisch eingesehen werden. Dies hängt einerseits mit der größeren Distanz zur Bauchdecke, andererseits auch mit der verstärkten Neigung der Bandscheibenachse und der häufig auch stark verringerten Bandscheibenhöhe zusammen. Die Bandscheibenräume L_1/L_2 und L_2/L_3 waren nur bei ausgesprochen schlanken Patienten darstellbar.

Die Grenzen der spinalen Sonographie ergeben sich daraus, daß die Darstellung des Spinalkanals auf die Bandscheibenebene beschränkt ist. Veränderungen und Raumforderungen in Höhe der Wirbelkörper sind der Sonographie auch transabdominal nicht zugänglich. Daher ist auch ein Diskusprolaps oder ein Sequester, der sich nach kranial oder kaudal ausbreitet, sonographisch nicht faßbar.

Abgesehen davon, daß die Untersuchungstechnik schwer zu standardisieren ist, schließt ein negativer sonographischer Befund keineswegs einen intraspinalen Prozeß aus. Daher ist auch Tölly selbst der Meinung, daß die Anwendung auf breiter Basis nicht möglich sein wird, in Einzelfällen die Untersuchung aber durchaus diagnostisch brauchbar und ergänzend zur Myelographie und Computertomographie verwendet werden kann.

In Einzelfällen ist die Unterscheidung zwischen intra- und extraduralen Raumforderungen durch die Sonographie erleichtert. Ein Versuch lohnt sich auf jeden Fall, zumal die nötige apparative Ausrüstung vielerorts vorhanden ist, die Sonographie kostengünstig und mit minimalem Zeitaufwand durchführbar ist. Auf keinen Fall sollte man vergessen, daß auch paravertebrale Strukturen wie Psoas und paravertebrale Lymphknoten mitbeurteilt werden können.

.

4 Sonographie des Schultergelenks

4.1 Schultergelenk-sonographie nach Hedtmann

von Achim Hedtmann

4.1.1 Einleitung* und Literaturüberblick

Die häufigste orthopädische Schultererkrankung, die sog. Periarthropathia humeroscapularis (PHS), spielt sich pathologisch-anatomisch nicht intraartikulär, sondern in den periartikulären Weichteilen ab.

Anatomisches Substrat dieser Erkrankung ist vor allem die sog. Rotatorenmanschette mit den in die Schulterkapsel einstrahlenden Sehnen der Mm. subscapularis, supraspinatus, infraspinatus und teres minor.

Betroffen sind bei der PHS vor allem die Supraspinatussehne, die lange Bizepssehne und die Bursa subacromialis. Die Beteiligung des Subskapularis ist wesentlich seltener, Einbeziehung des Infraspinatusanteiles der Rotatorenmanschette oder sogar des Teres minor kommen fast nur zusammen mit Supraspinatusaffektionen im Rahmen ganz ausgedehnter Rotatorenmanschetten-degenerationen vor.

Die exakte Diagnose dieser Prozesse gestaltet sich häufig schwierig, da mit dem Bild der schmerzhaften Schulter sowohl ausschließlich sekundär-reaktive Reizerscheinungen der Bursa subacromialis verbunden sein können wie auch das Vollbild eines kompletten Rotatorenmanschettendefektes.

Die pathologischen Prozesse des subkorako-akromialen, epitendinösen Raumes waren bislang mit bildgebenden Methoden gar nicht zu erfassen; die invasive und für den Patienten relativ unangenehme Schulterarthrographie ist nur zuverlässig in der Diagnose von kompletten Rupturen [4] und läßt bei intratendinösen oder vom Subakromialraum ausgehenden Partialdefekten oft im Stich [8]; gelegentlich sogar bei vom Gelenkraum ausgehenden Sehnenläsionen – wie übrigens auch die Arthroskopie –, da vielfach der synoviale Überzug noch erhalten ist und die Kontrastmittelfüllung verhindert. Selbst bei kompletten Rupturen erreicht die Arthrographie bei sehr erfahrenen Untersuchern nur Trefferquoten von unter 90%. Aussagen über pathologische Bursaprozesse kann die Arthrographie nicht geben.

Die Ultraschalluntersuchung der Schulterweichteilgewebe bietet sich hier an, da die Sonographie in der Lage ist, gewebliche Differenzierungen vorzunehmen, wie sich in der Orthopädie besonders am kindlichen Hüftgelenk gezeigt hat [10]. Hinzu kommt die bei keinem anderen bildgebenden Verfahren vorhandene Möglichkeit, dynamische Untersuchungen am bewegten Gelenk vorzunehmen, und das Gleitverhalten von Rotatorenmanschette und Bursa zu studieren.

Voraussetzung ist der Einsatz hochauflösender 5- und 7,5-MHz-Schallköpfe mit guter Nahfokussierung und feiner Grauwertabstufung.

Erste Versuche der sonographischen Schulterdarstellung unternahmen Seltzer et al. [28] sowie Fornage et al. [7]. Sie zeigten dabei, daß die relevanten Strukturen prinzipiell sonographisch darstellbar sind. Crass et al. [3], Bretzke et al. [2], Hedtmann et al. [12] wie auch Middleton et al. [20, 21, 22] berichteten über Ergebnisse in der Diagnostik

---

* Der besondere Dank des Verfassers gilt Frau Christa Krämer für die instruktiven Zeichnungen und Schemata

der Rotatorenmanschettenrupturen, z.T. mit arthrographischer wie auch operativer Befundkorrelation. Gemeinsam ist allen diesen Arbeiten, daß ausschließlich statische Untersuchungsmethoden zur Anwendung kamen. Die Sensibilität der Untersuchungen erreichte bei Middleton et al. [22] 91 % in der Diagnose der kompletten Rotatorenmanschettenrupturen.

Eigene Untersuchungen begannen 1983/1984 und führten ab Oktober 1984 zum Einsatz eines standardisierten Untersuchungsverfahren für das Schultergelenk zur sonographischen, weitgehend kompletten Darstellung aller relevanten Strukturen.

4.1.2 Geräte und Dokumentation

Wegen der erforderlichen guten Auflösung werden Schallköpfe von mindestens 5 MHz benötigt, 7,5-MHz-Schallköpfe bringen eine noch deutlich bessere Detailauflösung. Andererseits können gerade 7,5-MHz-Schallköpfe durch die größere (weil frequenzabhängige) Streuung in Einzelfällen schlechtere Bilder ergeben als mit dem 5-MHz-Schallkopf. Dies gilt insbesondere für sehr schlanke, grazile Schultern. Die erforderliche Eindringtiefe von maximal 4 cm, durchschnittlich ca. 2–3 cm, ist mit jedem 5- oder auch 7,5-MHz-Gerät gewährleistet. Wichtig ist eine gute Grauwertabstufung, wobei 32 Grauwerte wünschenswert sind.

Das Gerät sollte über eine adäquate Nahfokussierung sowie separate Einstellbarkeit von Nah-, Mittel- und Fernbereich verfügen. Unter diesen Voraussetzungen kann gut auf eine Vorlaufstrecke verzichtet werden, die ggf. durch Algenbildung oder Verschmutzung Artefakte produzieren kann. Auch die Weichteilanpassung des Schallkopfes ist bei leichtem Druck und reichlicher Verwendung von Ankopplungsgel problemlos.

Einfachgeräte mit schlechter Nahfokussierung profitieren gelegentlich von einer Vorlaufstrecke, die die abbildungswichtigen Bildanteile in den besten Fokusbereich verschiebt.

Es sollten grundsätzlich nur Linearschallköpfe verwendet werden. Gerade an der gewölbten Rotatorenmanschette können sich geometrische Verzerrungen durch die z.T. größeren Einfallwinkel des Sektorscanners negativ auswirken.

Geräteeinstellung. Die sonographische, weichteilorientierte Diagnostik an der Schulter unterscheidet sich von der dem Orthopäden vertrauten Hüftuntersuchung. Die Hüftsonographie ist ein Verfahren, bei dem vorwiegend knöcherne Strukturen in streng standardisierter Darstellung abgebildet werden, wobei die gute Grauwertdarstellung unerheblich ist. Es handelt sich um ein sog. **konturbetontes** Verfahren. Hingegen ist die Schultersonographie vergleichsweise ein mehr **strukturorientiertes** Verfahren, das wichtige Informationen aus der Echogenitätsänderung der dargestellten Gewebe gewinnt.

Insofern ist eine gute Geräteeinstellung von besonderer Wichtigkeit. Nach orientierender Einstellung der relevanten Strukturen erfolgt die Geräteabstimmung im wesentlichen in Abhängigkeit vom Echoverhalten von Deltamuskel und Rotatorenmanschette. Der Deltamuskel, dessen Echogenität aus seinen bindegewebigen Septierungen resultiert, ist bei korrekter Geräteeinstellung etwas weniger echogen als die Rotatorenmanschette.

Nahfokussierung und lineare Verstärkung sollten als Basiseinstellung gewählt werden. Der Tiefenausgleich (Far-Regler) wird auf 0 gedreht. Sofern vorhanden, kann die Bildqualität durch Maßnahmen des Postprocessing wie Sättigungsänderung, Kontrastverschiebung und u. U. auch nichtlineare Verstärkung verbessert werden. Ein schlecht eingestelltes und abgestimmtes Bild kann mit Postprocessing auch nicht mehr Informationen liefern, ein gut aufgenommenes und eingestelltes Bild kann jedoch noch deutlich an Prägnanz gewinnen.

Dokumentation. Die ersten Untersuchungen in standardisierter Technik wurden in beiden verwendeten Schallkopfpositionen jeweils in Außen-,

---

Die heute in orthopädischen Fachpraxen wie auch den meisten Kliniken verwendeten Ultraschallgeräte besitzen als Standardeinrichtung den 5-MHz-Linearschallkopf. Obwohl 7,5-MHz-Schallköpfe in der Diagnostik von Strukturveränderungen wegen der besseren Auflösung Vorteile bieten, wurde die Mehrzahl der hier abgebildeten Sonogramme deshalb mit 5-MHz-Linearschallköpfen angefertigt. Bilder in 7,5-MHz-Technik wurden in der Legende gekennzeichnet

Innen- und Rotationsneutralstellung dokumentiert. Zusätzlich wurden noch Bilder in „Schürzengriffposition" des Armes, d. h., bei kombinierter maximaler Innenrotation/Adduktion/Retroversion angefertigt (soweit dem Patienten möglich), z.T. weitere Bilder in leichten Abduktionsstellungen. Die Auswertung von Operationsbefunden in Korrelation zu Ultraschallbefunden hat jedoch gezeigt, daß für eine komplette Dokumentation 6 Bilder ausreichend sind, die nur selten durch zusätzliche Bilder in anderen Schallkopfpositionen zu ergänzen sind (Tabelle 4-1). Auf eine routinemäßige dorsale Darstellung des Infraspinatus wie auch eine ventrale, kaudale Abbildung des unteren Subskapularisanteiles kann verzichtet werden. Diese Schnitte sollten nur bei begründetem klinischen Verdacht bzw. besonderer Fragestellung erfolgen.

Als Dokumentationsminimalprogramm müssen 4 Bilder gefordert werden: In Position I jeweils in Neutralstellung, bei maximaler Innenrotation (im „Schürzengriff"), sowie in Schallkopfposition

II in ca. 60°-Innenrotation. Das menschliche Auge kann die für die Weichteilsonographie notwendige Grauwertabstufung viel besser als Helligkeitsabstufung dargestellter Strukturen auf dunklem Grund als umgekehrt abgestufte Grau/Schwarz-Färbungen auf hellem Grund differenzieren. Deshalb sollte (im Gegensatz zur Hüftsonographie) sowohl die Monitordarstellung wie auch die Bilddokumentation nur mit hellen Strukturen auf dunklem Hintergrund erfolgen.

Ideal für die Schultersonographie sind Multiformatkameras, die auf einer Röntgenbildfolie von 18mal 24 cm Größe 6 Einzelbilder unterbringen. Bei einem Vergrößerungsfaktor von 1,5 kann man bei guter Größendarstellung einen kompletten sonographischen Standardschulterstatus auf einer Filmfolie abbilden.

Die Kennzeichnung des Bildes entsprechend der Schallkopfposition und Armstellung erfolgt am besten durch standardisierte Aufnahmereihenfolge und Identifizierung anhand der Uhrzeit. Dies ist wesentlich schneller als die Markierung auf dem Monitor mit der alphanumerischen Tastatur.

Die Rechts-links-Kennzeichnung erfolgt einmal mit dem jeweils mitdargestellten Piktogramm, andererseits dadurch, daß jede Schulter entsprechend der Betrachtung von vorne abgebildet wird. Das bedeutet, daß bei einer rechten Schulter die Akromionkontur am linken oberen Bildrand in Position I und das Tuberculum majus ebenfalls am linken Bildrand in Position II dargestellt wird.

Tabelle 4-1. Dokumentation
a) Standarddokumentation

	Standardpos. I	Standardpos. II
Neutral	+	
60° Innenrotation	+	+
Max. Innenrotation	+	+
(„Schürzengriff")		
30° Außenrotation	+	

b) Erweiterte Dokumentation (nur bei gezielter Fragestellung oder bei stark bewegungseingeschränkten Schultern)

	Pos. T	Pos. S	Sulkus	Pos. dorsal (in Anteversion/ Adduktion)
Neutral			+	+
60° Innenrotation	+	+		+
Max. Innenrotation	+	+		+
30° Außenrotation			+	

Auffälligkeiten bei der dynamischen Untersuchung werden im M-Mode oder auf Videoband dokumentiert

4.1.3 Methode und Schallkopfposition

Lagerung und Positionierung der Patienten. Es wird am sitzenden Patienten untersucht, der Arzt sitzt ebenfalls. Der Arm der zu untersuchenden Schulter hängt frei herab, so daß er mühelos bewegt werden kann. Wegen der variablen Überdachung des Schultergelenkes˙ durch das Akromion sollte der Patient auf einem Stuhl mit Lehne und zurückgelehntem Oberkörper mit gut anliegendem Schulterblatt sitzen. Die Schulter sollte auf der zu untersuchenden Seite etwas über den seitlichen Rand der Lehne hinausragen.

Der Untersucher sitzt zweckmäßigerweise auf der zu untersuchenden Seite neben dem Patienten auf einem etwas erhöhten Stuhl. Bei Untersuchung der linken Seite hält der Untersucher den Schallkopf mit der rechten Hand und führt den Arm am Unterarm des Patienten mit der linken Hand (Abb. 4-1). Das Schallkopfkabel kann dabei um den Hals des Untersuchers gelegt werden.

Flexion bzw. Anteversion des Armes führen zu einer relativen Dorsaldrehung des Tuberculum majus. Damit verschwinden Teile der Rotatorenmanschette unter dem Akromion und entziehen sich so der Darstellung (Abb. 4-2). Es muß deshalb streng auf eine Neutralstellung des Armes in der Sagittalebene geachtet werden, ggf. bei Schultern mit großer knöcherner Überdachung oder bei sehr schlankem Körperbau sogar eine leichte Retroversion eingestellt werden.

Gleiches gilt für die Rotationsstellungen: In Außenrotation ist ein großer Teil des Supraspinatusansatzes unter dem Akromion verschwunden; er wird umgekehrt bei Innenrotation unter das korakoakromiale Schallfenster gedreht. Gleichermaßen verschwindet die lange Bizepssehne bei Innenrotation unter dem Korakoid (Abb. 4-3) und wandert bei Außenrotation quer über den Humruskopf in dorsoakromialer Richtung.

Schallkopfpositionen und Standardebenen. Aufgrund der Anatomie des Schulterdaches ist ein großer Teil der diagnostisch bedeutsamen Rotatorenmanschette von knöchernen Strukturen überdeckt (Akromion und Korakoid), an denen der Ultraschall total reflektiert wird. Ein freier Einblick bietet sich nur anterosuperior vor oder – individuell sehr variabel – neben dem Akromion an.

Hier stehen verschiedene Schallkopfpositionierungen zur Auswahl: Eine rein transversale Position in einer parafrontalen Ebene, eine parasagittale Position vor oder lateral neben dem Akromion sowie schräge Schallkopfstellungen. Anatomische Untersuchungen am Präparat zeigten, daß der größte Einblick in einer Schallkopfposition auf die Rotatorenmanschette in einer schrägen Schallkopfposition parallel zum korakoakromialen Fenster gelingt. Zudem wird mit dieser Schallkopfposition exakt jener etwa 3–4 cm große Bereich der Rotatorenmanschette am Übergang vom Supraspinatus zum Subskapularis dargestellt, der häufigster Sitz pathologischer Veränderungen ist.

Es wird in 2 Standardpositionen des Schallkopfes untersucht, die Referenzlinie zur korrekten Positionierung des Schallkopfes ist die korakoakromiale Linie: Die Schallkopflage neben der korakoakromialen Linie sowie etwa im rechten Winkel

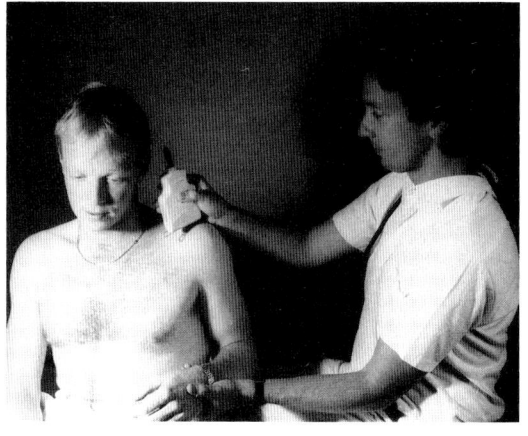

Abb. 4-1. Positionierung von Patient, Untersucher und Schallkopf. Wichtig ist die unbehinderte passive Bewegungsfähigkeit des Armes

Abb. 4-2. Schema der Rotatorenansätze in Neutralstellung und Retroversion des Armes: Das Tuberculum majus wird dabei nach ventral gedreht und bringt die dorsalen Supraspinatus- und Infraspinatussehnenanteile unter das korakoakromiale Schallfenster. (Nach von Lanz-Wachsmuth 1959)

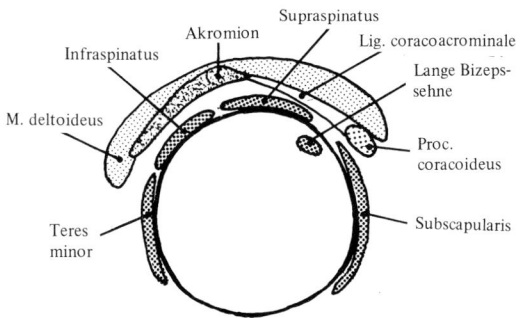

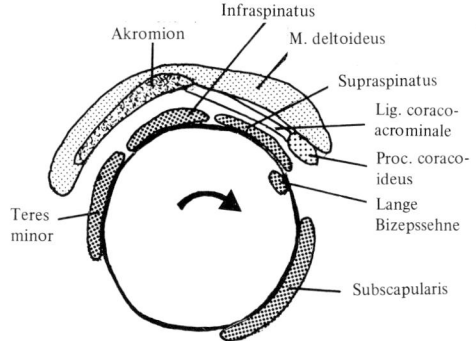

Abb. 4-3. a Schematische Kranialansicht der Schulter mit den Rotatorenansätzen. b Bei Innenrotation dreht sich die gesamte Supraspinatussehne mit den ventralen Anteilen der Infraspinatussehne unter das korakoakromiale Schallfenster. Gleichzeitig wandert die lange Bizepssehne unter das Korakoid

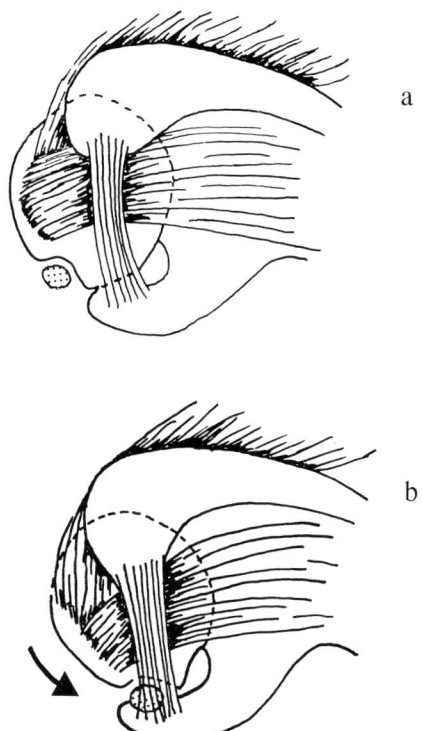

dazu (Abb. 4-4) hat zudem den Vorteil, in Neutralstellung oder geringer Innenrotation des Schultergelenks fast genau quer zum Verlauf der besonders wichtigen Supraspinatussehne zu liegen bzw. diese Sehne in der 2. Schallkopfposition in Längsrichtung zu erfassen. Hinzu kommt, daß über dem korakoakromialen Fenster ein weiter Einblick nach proximal möglich ist, und durch reine Parallelverschiebung auch ggf. der Muskel-Sehnen-Übergang zu beurteilen ist.

Die von amerikanischen Untersuchern [2, 3, 20, 21, 22] verwendete Untersuchungstechnik mit transversaler und parasagittaler Schallkopfposition, z.T. mit der Hand des zu untersuchenden Armes auf der Gegenschulter [2, 3] und ausschließlich statischer Untersuchung hat nach unserer Erfahrung 2 Nachteile: Beim sog. „Gegenschultergriff" kommt es immer auch zu einer leichten Anteversion (Flexion) des zu untersuchenden Armes. Dabei wandert das Tuberculum majus mit den wichtigen Sehnenansätzen nach dorsal und diese verschwinden zum Teil unter dem Akromion. Dasselbe gilt auch für die ausschließliche Untersuchung in Neutralrotationsstellung wie bei

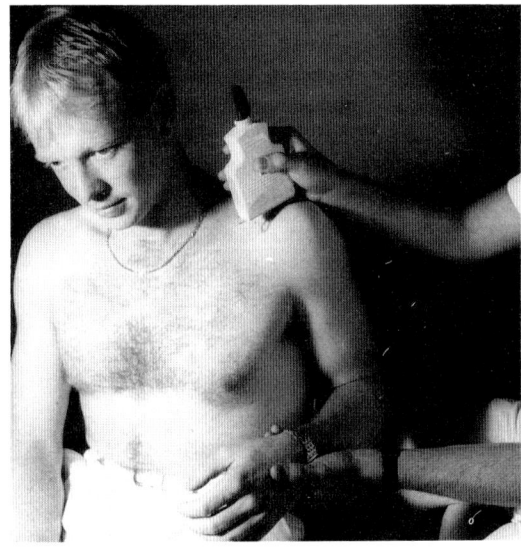

Abb. 4-4. a Standard-Schallkopfposition I am Lateralrand der korakoakromialen Linie

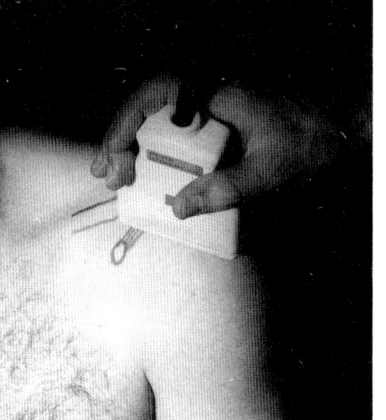

b Standard-Schallkopfposition II etwa im rechten Winkel zur Position I und unmittelbar vor dem Akromion

c Hilfsschallkopfposition T in der Transversalebene vor dem Akromion

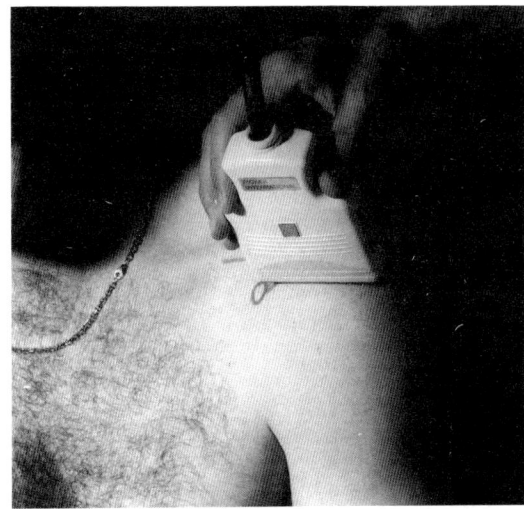

d Hilfsschallkopfposition S in der Parasagittalebene vor dem Akromion

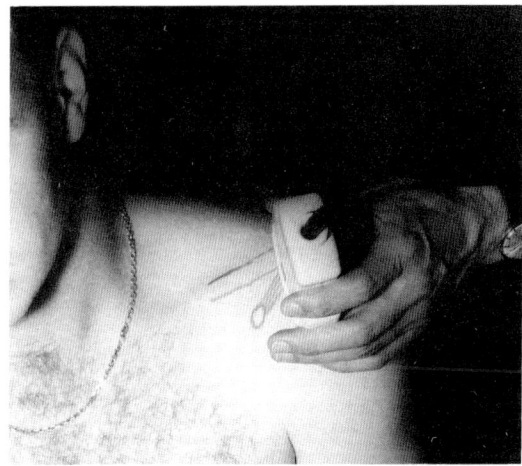

e Hilfsschallkopfposition D dorsal parallel zur Spina scapulae

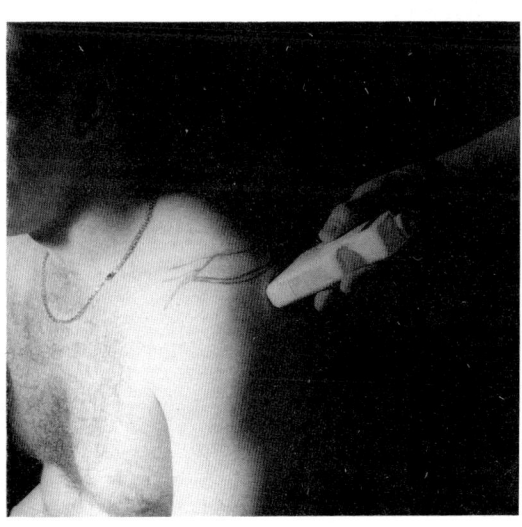

Middleton et al. [20, 21, 22]. Dieses Problem wird auch von Middleton [22] selbst gesehen. Die von diesen Autoren verwendete laterale, parasagittale Schallkopfposition neben dem Akromion erlaubt auch oft wegen der individuell sehr variablen Akromionüberdachung nur die Darstellung des äußersten Zentimeters der Rotatorenmanschettenansätze. Degenerative Defekte spielen sich jedoch in der Mehrzahl etwa 1–2 cm entfernt vom Tuberculum majus ab. Zudem muß bei dieser Schallkopfposition oft schräg auf die Rotatorenmanschette geschallt werden, so daß Streuungsartefakte zu erwarten sind.

Die ausschließlich statische Untersuchung mit diesen beiden sagittalen und transversalen Schnitten stellt nur einen Bereich von nur ca. 2 cm (sagittale Schallkopfposition) bzw. ca. 3 cm Länge (transversale Position) dar. Beide Ebenen überschneiden sich um ca. 1–2 cm. Bei einer Schallkopfbreite von ca. 1 cm wird ein L-förmiger Ausschnitt der Rotatorenmanschette von ca. 4 cm^2 ($3 \cdot 1 + 2 \cdot 1 - 1 \cdot 1$ Überlappung) erfaßt. Die tatsächlich zugängliche, durch Rotation bzw. Retroversion des Armes einstellbare Rotatorenmanschettenoberfläche beträgt jedoch auch bei schlanken Schultern selten weniger als 7–8 cm^2, so daß mit dieser Technik ein erheblicher Teil der relevanten Strukturen nicht erfaßt wird.

Bei lateralem Einschallen neben dem Akromion trifft der Ultraschall zwangsläufig immer schräg auf die Rotatorenmanschette, da bei einer nicht gekippten, vertikalen Schallkopfposition bei den meisten Patienten nur die Spitze des Tuberculum majus angeschallt wird. Dabei werden vor allem die Grenzflächen zwischen Bursa subcoracoacromialis und Rotatorenmanschette leicht unscharf abgebildet, und die Echogenität der Rotatorenmanschette kann sich ändern.

Eine 2. Schallkopfposition ist aus 2 Gründen wünschenswert: Einerseits können kleine Querrupturen leicht der Diagnostik entgehen, wenn sie bei großen Schultern unmittelbar proximal oder auch distal der korakoakromialen Schallkopfposition liegen, andererseits ändert sich an den gewölbten Flächen der Rotatorenmanschette die Echogenität des Gewebes mit verändertem Einfallswinkel des Ultraschalls, insbesondere wenn der Winkel zwischen Oberfläche und einfallendem Ultraschall mehr als 45° beträgt. Derartige Arte-

fakte können durch eine Darstellung in einer 2. Ebene ausgeschlossen werden.

Dieses Phänomen tritt leicht auf bei sehr schlanken Schultern von Frauen oder auch bei Kindern. In diesen Fällen ist dann zusätzlich zu den beiden Standardpositionen I und II eine transversale (Abb. 4-4c) und sagittale (Abb. 4-4d) Position vorteilhaft, um möglichst große Areale der Rotatorenmanschette orthograd zu beschallen.

Um die lange Bizepssehne im Sulcus intertuberularis sowie die weiter kaudal liegenden Subskapularisanteile darzustellen, wird mit einem sog. **Sulkusschnitt** untersucht, wobei der Schallkopf ventral unmittelbar unterhalb der Korakoidebene quer aufgesetzt wird – nach distal zur transversalen Ebene parallel verschoben – und der Arm sich in Rotationsneutralstellung bzw. Außenrotationsstellung befindet.

Der Infraspinatusanteil der Rotatorenmanschette ist mit den anterosuperioren Standardschallkopfpositionen nur unvollständig in maximaler Innenrotation des Armes und Retroversion („Schürzengriff") zu erfassen. Die dorsalen Anteile der Infraspinatussehne können in einem dorsalen paraspinalen Schnitt parallel zur Spina scapulae erfaßt werden (Abb. 4-4e), wobei sich der Arm in ca. 70–90° Anteversion, ca. 20–30° horizontaler Adduktion und Rotationsneutralstellung befinden sollte. Dynamisch wird dann in wechselnden Rotationsstellungen untersucht.

Praktische Durchführung der Untersuchung. Man beginnt nach provisorischer Schallkopfpositionierung mit einer orientierenden, rotatorischen Bewegung der Schulter. Hierbei kann man mühelos anhand der sich gegeneinander verschiebenden Schichten den Deltamuskel, die Bursa-Faszien-Zwischenzone, die Rotatorenmanschette und den Humeruskopf identifizieren.

Als Leitbild kann dabei das sog. Reifen- oder Radmuster dienen: Die Grenzschicht von Fascia subdeltoidea und Bursa subcoracoacromialis bilden dabei die Lauffläche, die Rotatorenmanschette die Reifenflanke und die Humeruskopfkontur den Felgenrand eines Autorades (s. Abb. 4-8). Umschriebene echogene Verdichtungen in der Struktur der Rotatorenmanschette können beim Durchbewegen als solche identifiziert, oder aber als lange Bizepssehne erkannt werden. Anschließend erfolgen die korrekte, definitive Schallkopfpositionierung und die Geräteeinstellung.

Es schließt sich die Untersuchung in den verschiedenen Rotationsstellungen des Gelenks mit standardisierter Dokumentation an. Den Abschluß der Untersuchung bildet die gezielte dynamische Exploration der Schulterstrukturen: In beiden Schallkopfpositionen wird der Arm systematisch rotatorisch durchbewegt und zudem abduziert, bis das Tuberculum majus unter dem korakoakromialen Bogen verschwindet.

Bei der Untersuchung der Rotationsbewegungen zeigen sich vor allem Bursaveränderungen (Verklebungen) durch gut erkennbaren Zug am umgebenden Gewebe sowie Aufwulstungen oder zum Gelenk hin konvexe Einziehungen bei Rotatorenmanschettendefekten. Der Verlust des Gleitprozesses der einzelnen Gewebeschichten zueinander ist gut zu erkennen.

Bei besonderen Fragestellungen kommen noch die Hilfspositionen des Schallkopfes in Frage. Die weiter dorsal gelegene Infraspinatussehne kann durch die erwähnte dorsale Schallkopfpositionierung entlang der posterioren Akromionkante zusammen mit dem Muskel unterbrechungsfrei erfaßt werden. Die Einstellung ist für die Routine jedoch nicht erforderlich, da Infraspinatusläsionen fast nur in Kombination mit Supraspinatusläsionen auftreten und somit nur bei begründetem Verdacht gesucht werden sollten.

Gleiches gilt für den Sulkusschnitt zur Abbildung des Sulcus bicipitalis mit der langen Bizepssehne im extraartikulären Verlauf und des Subskapularis durch eine ventrale, transversale Schallkopfposition auf Höhe des Processus coracoideus oder knapp darunter. Auch hier wird die statische Darstellung ebenfalls durch eine dynamische Untersuchung mit zunehmender Außenrotation ergänzt, wobei der Subskapularismechanismus beurteilt werden kann. Dieser Schnitt eignet sich auch sehr gut zur Verlaufsbeobachtung vor und nach Operationen mit Kapseldoppelung und Subskapularislateralisation (z. B. Putti-Platt-Operation) wegen rezidivierender oder habitueller vorderer Schulterluxationen.

Längsschnitte im extraartikulären Verlauf der langen Bizepssehne haben nach unseren Erfahrungen keinen besonderen Informationswert. Nur selten gelingt damit der Nachweis einer Bizepssehnenruptur.

4.1.4 Anatomie und Sonoanatomie

Anatomie. Das Schultergelenk ist das beweglichste Gelenk des menschlichen Körpers. Es besteht aus dem eigentlichen Schulterhauptgelenk (Articulatio glenohumeralis sive humeroscapularis), dem sog. subakromialen und dem skapulothorakalen Nebengelenk.

Für die bewegliche Aufhängung des skapulobrachialen Elements auf dem Rumpf dienen weiterhin das Akromioklavikulargelenk sowie das Sternoklavikulargelenk. Von klinischem Interesse sind vor allem der auch als Rotatorenmanschette bezeichnete Kapsel-Sehnen-Komplex des Schulterhauptgelenks sowie das subakromiale Nebengelenk, in dem sich der von der Rotatorenmanschette bedeckte Humeruskopf mit der Bursa subacromialis als Gleitschicht unter der sog. Fornix humeri dreht, die aus Akromion, Korakoidvorsprung und dem Lig. coracoacromiale gebildet wird.

Die Rotatorensehnen setzen als anatomische Besonderheit nicht direkt an den 2 Tubercula an, sondern vermittelt über ihre in die Kapsel einstrahlenden Fasern [8]. Die Rotatorenmanschette besteht also aus 2 Schichten: äußere Rotatorensehnen und innere Kapsellage.

Die kranialen und dorsalen Elemente der Rotatorenmanschette – Supraspinatussehne, Infraspinatussehne und Teres-minor-Sehne – setzen an den Facetten des Tuberculum majus an. Die Subskapularissehne setzt als einzige Rotatorenmanschettensehne am Tuberculum minus an (Abb. 4-5). Die Übergangszone zwischen Supraspinatus- und Subskapularisanteil der Rotatorenmanschette wird anatomisch durch die quer durch das Gelenk zum Sulcus intertubercularis ziehende lange Bizepssehne markiert. Die Bizepssehne wird über einen erheblichen Rotationsspielraum des Gelenks vor dem Sulcus intertubercularis nur von einer dünnen, nicht sehnengeschützten Kapsellage bedeckt, was diese Region besonders vulnerabel macht.

Neben der kranialen Begrenzung des Subskapularis zieht noch das von der Basis des Proc. coracoideus entspringende Lig. coracohumerale nach lateral und strahlt in das den Sulcus intertubercularis bedeckende Ligamentum transversum humeri ein, wobei ein Schenkel zum Tub. majus und ein Schenkel zum Tub. minus zieht.

Der Humeruskopf befindet sich gegenüber der interepikondylären Ebene des Ellenbogens in einer individuell unterschiedlichen Retrotorsion [24, 27]. Diese ist mitbestimmend für die Stellung des Tuberculum majus und des damit auch variablen Sulcus intertubercularis.

Die Lage der Skapula und damit die Artikulationsverhältnisse des subakromialen Nebengelenkes sind auch bei gleicher Neutralstellung des Schulterhauptgelenkes nach der Neutral-Null-Methode individuell variabel: Bei Haltungsinsuffizienz kommt es zum abstehenden Schulterblatt mit Rotation nach lateral um einen wandernden, parasagittalen, virtuellen Drehpunkt.

Im Glenohumeralgelenk findet somit eine relative Außendrehung statt. Bei vermehrter thorakaler Kyphose besteht eine horizontalisierte Stellung der Skapula mit vermehrter kranialer Überdachung des Glenohumeralgelenkes. Die Skapula ist um einen wandernden, virtuellen Drehpunkt in einer Parafrontalebene gedreht. Der relative Bewegungsausschlag im Glenohumeralgelenk entspricht einer Anteversion (Flexion) des Armes. Beide Aspekte sind für die Interpretation des Standardbildes und die Schallkopfpositionierung bedeutsam.

Als Gleit- und Verschiebeschichten der Rotatorenmanschette gegenüber dem Schulterdach dienen die Bursa subacromialis und die Bursa subcoracoidea. Nach eigenen Erfahrungen kommunizieren diese beiden Bursae oft miteinander, ebenso mit der Bursa subdeltoidea. Die Bursa subacromialis reicht individuell sehr unterschiedlich weit nach ventral. Da im Ultraschallbild Bursa subacromialis und Bursa subcoracoidea nicht differenziert werden können, werden sie nachfolgend als Bursa subcoracoacromialis (Bsca) zusammengefaßt.

Pathologische Anatomie und Pathogenese der Periarthropathia humeroscapularis. Die pathologische Anatomie ist fließend: Am Beginn stehen

häufig schon im 3. Lebensjahrzehnt [4, 26] nachzuweisende Degenerationsprozesse der Rotatorensehnen, die über schwielige Herde und Partialrupturen schließlich in den degenerativen, kompletten Rotatorenmanschettendefekt übergehen können. Die Bezeichnung Rotatorenmanschettenruptur wird den zugrundeliegenden, fast ausschließlich degenerativen Prozessen nur unzulänglich gerecht und sollte deshalb nur in begründeten Einzelfällen benutzt werden.

Nach Uhthoff et al. [29, 30] kann der degenerative Umbau der Sehnen auch von der Gelenkraumseite der Rotatorensehnen ausgehen.

Histologisch können dabei – im Standardröntgenbild oft nicht sichtbare – Mikrokalzifikationen des Sehnengewebes mit nachfolgender fibrokartilaginärer Transformation auftreten.

Ursache dieser Verschleißerscheinungen ist die Kombination relativ avaskulärer Zonen nahe der Sehneninsertion am Tuberculum majus [25] in Verbindung mit einer präformierten anatomischen Enge des subkorakoakromialen Raumes [1, 4, 6, 17, 19, 23]. Die ventrokraniale Rotatorenmanschette mit der Supraspinatussehne und z.T. auch dem kranialen Subskapularisanteil sowie der langen Bizepssehne ist durch die anlagemäßigen beengten Raumverhältnisse unter der Fornix humeri, dem sog. korakoakromialen Bogen (Abb. 4-6), Friktionsbelastungen vor allem bei der Rotation ausgesetzt. Wenn infolge auch nur geringer Sehnendegenerationsprozesse die normale, geschmeidige Anpassung der Sehne an die Gleitschichten und die Wölbung des Humeruskopfes verlorengeht, wird der geringe Reserveraum unter dem korakoakromialen Bogen aufgebraucht, und es entstehen die sog. „Impingement-Syndrome“. Je nach Hauptort der Läsion ist neben dem fast obligat vorhandenen schmerzhaften Bogen zwischen 60 und 120° mehr die Innen- oder Außenrotation schmerzhaft eingeschränkt [15]. Ein ebenfalls regelmäßig anzutreffendes Symptom ist der Nachtschmerz beim Liegen auf der betroffenen Schulter.

Die offensichtlich große menschliche Disposition zu degenerativen Prozessen der Rotatorenmanschetten führt altersabhängig zu einer großen Zahl von Rotatorenmanschettendefekten [26, 4], die sicher in der Mehrzahl nicht beschwerdeauslösend sind. Bis heute ist ungeklärt, warum in vielen Fällen trotz größerer Rotatorenmanschettendefekte weitgehende Beschwerdefreiheit besteht, und warum andererseits oft selbst kleine Defekte stark schmerzhaft sind.

Nach dem morphologischen Ausmaß und dem klinischen Bild unterscheidet man die ausschließlich schmerzhaften von den Erkrankungen mit Bewegungseinschränkung und Funktionsstörung sowie die Erkrankungen mit und ohne Kontinuitätsstörung der Rotatorenmanschette [16, 31, 32].

Die Mehrzahl der klinisch relevanten Prozesse spielt sich in einem nur gut 4 cm großen Areal nahe der Supraspinatussehneninsertion, dem kranialen Subskapularisansatz und dem intertuberkulären Sulkus ab (Abb. 4-7).

Abb. 4-5. Schema der anatomischen Ansätze der Rotatorenmanschettenmuskeln an den Tubercula humeri

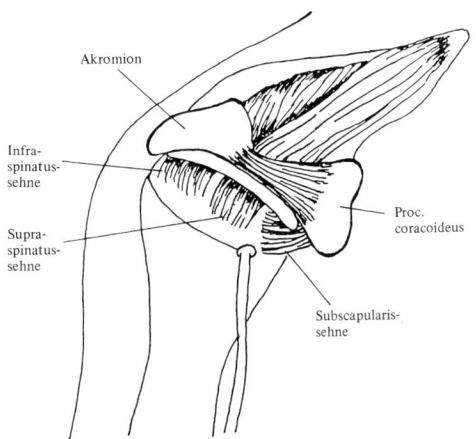

Abb. 4-6. Lateralansicht der Skapula mit der Fornix humeri; Subskapularissehne nicht eingezeichnet

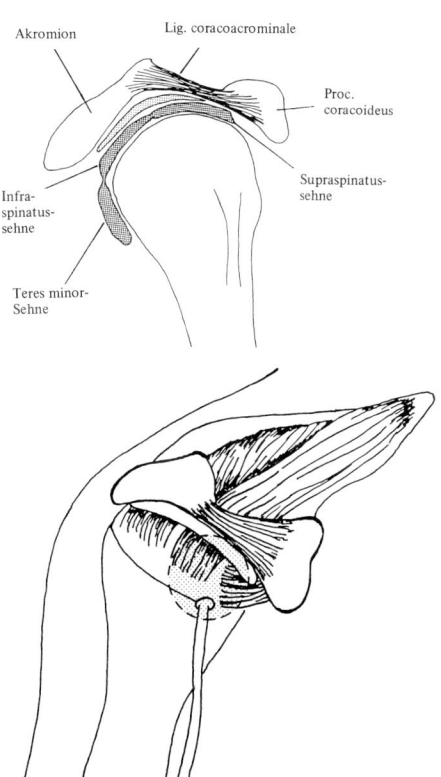

Abb. 4-7. Lokalisation der häufigsten Veränderungen an Rotatorenmanschette, Bursa subcoracoacromialis und langer Bizepssehne

Die Symptomatik eines degenerativen Rotatorenmanschettendefektes zeigt in den meisten Fällen keine eindeutigen Hinweise, die die Differentialdiagnose zu einer PHS simplex mit nicht kontinuitätsstörender Läsion der Rotatorenmanschette erlaubt. Sowohl Schmerzen wie auch reaktive Bewegungseinschränkung sind sowohl bei Frühstadien der Tendopathie wie auch bei Sehnendefekten zu finden. Nur die sog. Pseudoparalyse bzw. das äquivalente „drop-arm-sign" und die eindeutige Außenrotationsschwäche ermöglichen die sichere klinische Diagnose des Rotatorenmanschettendefektes. Für die Therapie und insbesondere die Indikationsstellung zur Dekompressions- oder Rekonstruktionsoperation ist es bedeutsam, die Diagnose der intakten oder defekten Rotatorenmanschette zu kennen.

Sonographisches Bild der normalen Schulter. Das Ultraschallbild einer normalen Schulter zeigt in den Standardpositionen fast alle relevanten Weichteilstrukturen (Tabelle 4-2), nur die Infraspinatussehne entzieht sich teilweise der Darstellung.

In der Schallkopfposition I erscheinen (Abb. 4-8 bis 4-11) in Rotationsneutralstellung des hängenden Armes als markante Bildbegrenzer bei schlanken Schultern die Konturen von Akromion und Korakoid mit dem jeweiligen Schallschatten. Bei großen Schultern liegt der Schallkopf oft an der Akromionecke nicht mehr gut an, so daß nur die Korakoidecke noch dargestellt ist.

Wichtig ist, daß nur die Ecken der beiden – ggf. auch nur eine – Knochenvorsprünge dargestellt werden, sonst befindet sich der Schallkopf zu weit zentral, und man stellt die wichtige prätuberkuläre Ansatzzone der Sehnen nicht dar. Zwischen diesen knöchernen Markern befindet sich der gut konturierte Humeruskopf, an dessen Knorpel-Knochen-Grenze ebenfalls eine Totalreflexion stattfindet. Unter der Haut befindet sich die mittelgradig echogene subkutane Fettschicht, die durch eine gut reflektierende Grenzschicht (Faszie) vom Deltamuskel getrennt ist.

Das Ligamentum coracoacromiale kann bei der orientierenden Positionierung des Schallkopfes helfen, soll aber im definitiven Untersuchungsbild in der Position I nicht mehr mitdargestellt werden, da sich sonst der Schallkopf zu weit proximal befindet.

Tabelle 4-2. Darstellbare Strukturen

Standardpositionen	Hilfspositionen
M. deltoideus	
Fascia subdeltoidea	
Bursa subacromialis	
Supraspinatussehne	
(Infraspinatussehne)	Infraspinatussehne
(Subskapularissehne)	Subskapularissehne
Lange Bizepssehne	Lange Bizepssehne
Humeruskopfkontur	Sulcus bicipitalis
Akromionkontur	
Korakoidkontur	
Lig. coracoacromiale	

Die Muskulatur zeigt üblicherweise ein durch ihre Septierungen hervorgerufenes zartgestreiftes Reflexmuster. Die Verstärkung des Sonographiegerätes sollte so eingestellt werden, daß diese Septierungen eben noch erkennbar sind. Es schließt sich eine verstärkt echogene Schicht mit darunter befindlicher, schmaler, echoarmer Zone an, die die Fascia subdeltoidea und die Bursa subcoracoacromialis repräsentiert. Die Bursa subacromialis reicht unterschiedlich weit nach ventral in korakoidaler Richtung. Deshalb ist hier selten die Bursa-Faszien-Grenzfläche im korakoidalen Drittel plötzlich verschmälert.

Unter der Bursa-Faszien-Grenzfläche stellt sich die Rotatorenmanschette dar. Ihr Reflexmuster ist normalerweise weitgehend homogen und von etwas stärkerer Echogenität als der Deltoideus. An der Knorpel-Knochen-Grenze des Humeruskopfes findet eine Totalreflexion des Schalls statt. Die am oberen Pfannenrand entspringende und über den Humeruskopf und unter der Rotatorenmanschette ziehende lange Bizepssehne ist in der Neutralstellung in der korakoidalen Hälfte des Einblickfensters sichtbar, nur selten unter dem Korakoid verborgen.

Je weiter lateral der Schallkopf aufgesetzt ist, desto weiter korakoidal findet man die Bizepssehne. Bei annähernd orthograd auftreffendem Schall stellt sie sich typischerweise als eine annähernd runde, etwas stärker echogene Struktur dar als die Rotatorenmanschette. Anatomisch markiert die Bizepssehne in Neutralstellung des Schultergelenkes etwa die Übergangszone von Supraspinatusanteil zu Subskapularisanteil der

Abb. 4-8. a Normalbild, b Schema der Schulter in Standardposition I und Rotationsneutralstellung

Die lange Bizepssehne befindet sich in der korakoidalen Hälfte des Bildes. Sie ist etwas stärker echogen als die Rotatorenmanschette. Der Rotatorenmanschettenanteil korakoidal der Bizepssehne stellt die Subskapularissehne dar. Der kraniale Rand mit dem Lig. coracohumerale stellt sich deutlich echogener dar. Verwechslung mit der langen Bizepssehne ist auf unübersichtlich eingestellten Bildern möglich. Die Rotatorenmanschette ist in ihrer Echogenität weitgehend homogen. Horizontale, streifenförmige Echogenitätsvermehrungen in der Substanz der RM sind normal

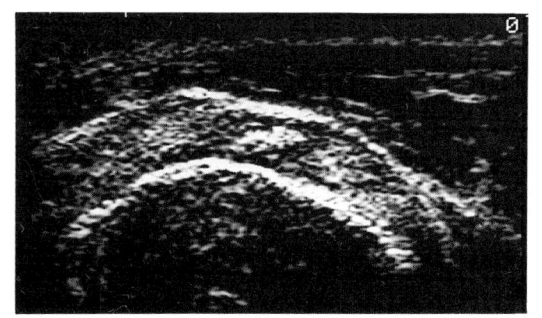

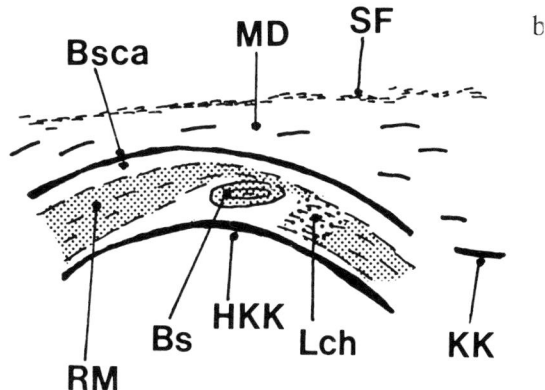

c Anatomischer Schnitt durch ein Schulterpräparat in Rotationsneutralstellung und entsprechend Schallkopfposition I

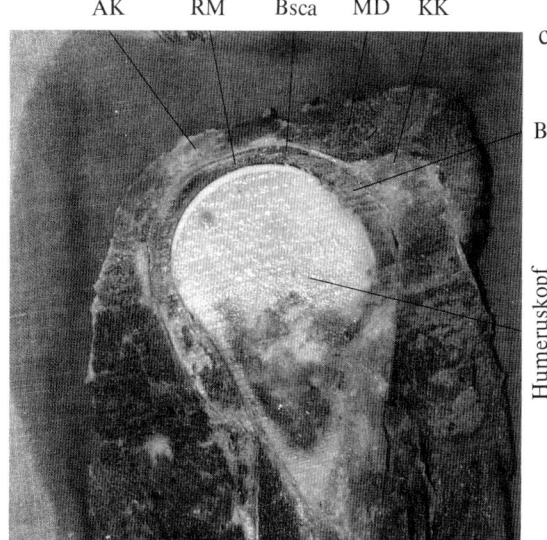

a

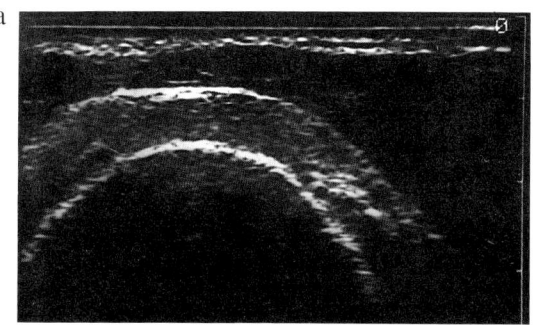

Abb. 4-9. a Normalbild, b Schema der Schulter in Standardposition I und ca. 60° Innenrotation

b

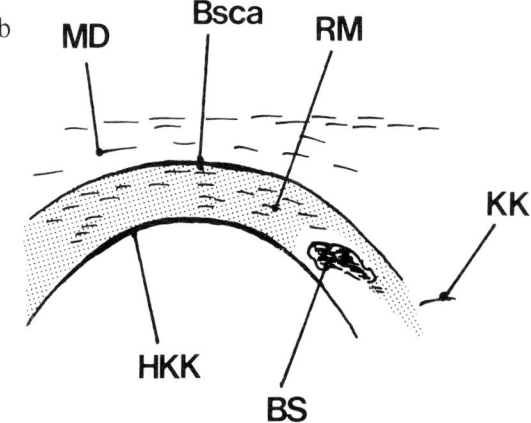

a

Abb. 4-10. a Normalbild, b Schema der Schulter in Standardposition I/IR 2 (max. Innenrotation sowie Retroversion im sog. „Schürzengriff")

b

Abb. 4-11. a Normalbild, b Schema der Schulter in Standardposition I und ca. 30° Außenrotation
Die lange Bizepssehne wandert nach laterodorsal auf das Akromion zu. Korakoidal neben der Bizepssehne ist die echoreiche Struktur des kranialen Subskapularisansatzes mit dem Lig. coracohumerale sichtbar

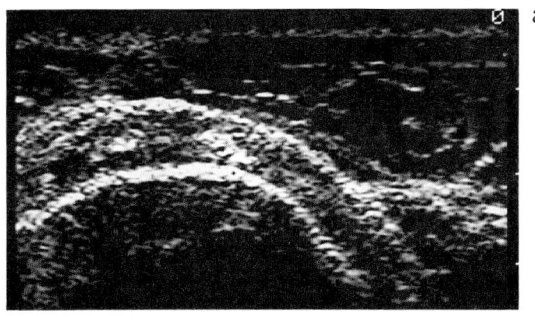

a

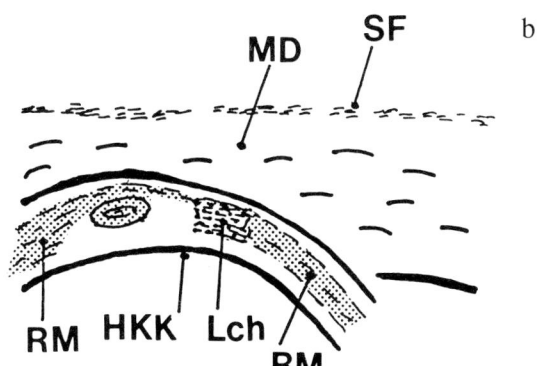

b

Rotatorenmanschette, so daß sie in dieser Position nur von einer dünnen Kapsellage überdeckt ist, ohne zusätzliche Verstärkung durch Rotatorenmanschettenanteile. Dementsprechend stellt sich auch im sonographischen Bild die Überdeckung in dieser Position sehr zart und dünn dar.

In der Neutralstellung des Armes befindet sich bei etwa $2/3$ aller Menschen die Supraspinatussehne unter dem Lig. coracoacromiale [17]. Um die weiteren Anteile der Rotatorenmanschette darstellen zu können, muß der Arm zunächst bei unveränderter Schallkopfposition innen- bzw. außenrotiert werden.

In Innenrotation (Abb. 4-9) dreht sich die gesamte Supraspinatussehne und bei maximaler Innenrotation im „Schürzengriff" auch der ventrale Anteil der Infraspinatussehne unter das korakoakromiale Fenster (Abb. 4-10). Eine zuvor in Neutralstellung noch sichtbare lange Bizepssehne verschwindet hierbei unter dem Proc. coracoideus.

In Außenrotation (Abb. 4-11) wandert der kraniale Anteil der Subskapularissehne unter das korakoakromiale Fenster, die lange Bizepssehne

bewegt sich in akromialer Richtung und ist meist am akromialen Rand des Bildausschnitts sichtbar, um bei weiterer Außenrotation manchmal sogar im „Schallschatten" des Akromions zu verschwinden. Am kranialen Rand der Subskapularisinsertion strahlt zusätzlich als wichtiger Stabilisator der Schulter das von der Basis des Korakoids kommende Lig. coracohumerale in die Rotatorenmanschette ein. Kranialer Subskapularisanteil und Lig. coracohumerale sind als echogener Bezirk korakoidal der Bizepssehne sichtbar. Eine Verwechslung mit der sehr ähnlich aussehenden langen Bizepssehne kann man leicht bei der dynamischen Untersuchung ausschließen. Zudem hat die Bizepssehne bei annähernd orthogradem Anschallen einen kleinen, echoarmen Hof.

Die dargestellten Schulteranteile sind in den verschiedenen Drehstellungen in der Position I um mindestens $1/3$ des jeweiligen Bildausschnitts überlappt. In Schallkopfposition II (Abb. 4-12, 4-13), senkrecht zum Verlauf der korakoakromialen Linie, gegenüber Position I um 90° gedrehter, unmittelbar vor dem Akromion befindlicher Schallkopf wird nur in 60°-Innenrotation und

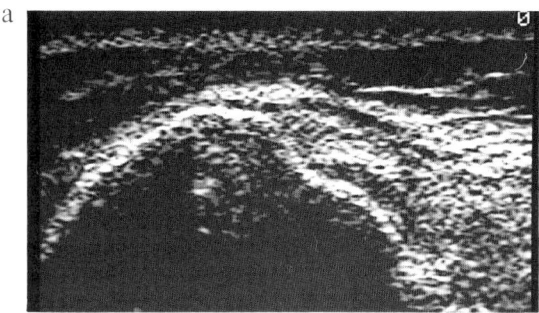

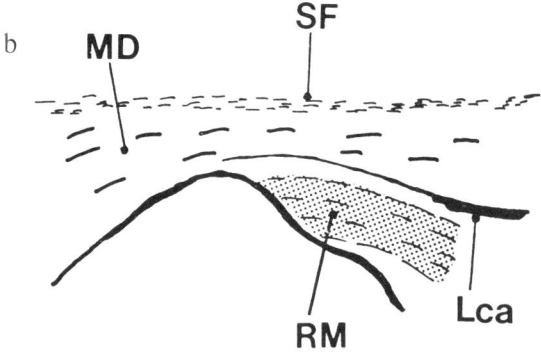

a

b

SF

MD

RM

Lca

Abb. 4-12. a Normalbild, b Schema der Schulter in Standardposition II und ca. 60° Innenrotation
Die lange Bizepssehne ist bereits aus dem Bild herausgedreht; das Tuberkulum mit dem Sehnenansatz ist gut dargestellt

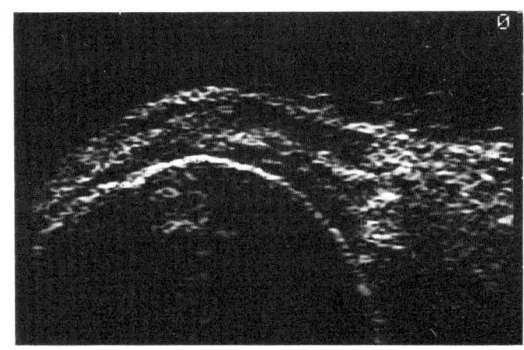

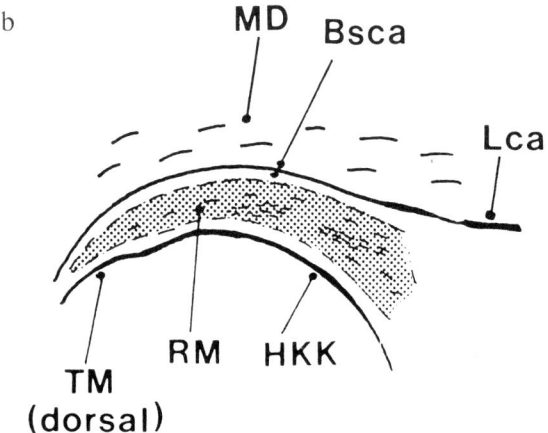

a

b

MD   Bsca

Lca

TM
(dorsal)

RM   HKK

Abb. 4-13. a Normalbild, b Schema der Schulter in Standardposition II und max. Innenrotation und Retroversion des Armes
Der Schallkopf läuft dorsal des ventral quer vor die Schulter gedrehten großen Tuberkulums

maximaler Innenrotationsstellung (im „Schürzengriff") untersucht. In Neutral- und Außenrotationsstellung gewinnt man üblicherweise keine zusätzlichen Informationen, da der Schallkopf hierbei etwa längs über die dünne Kapselgrenzzone von Supraspinatus/Subskapularis und der meistens etwas tangential angeschallten langen Bizepssehne verläuft. Diese Bilder sind schwer interpretierbar und ergeben keine zusätzlichen Informationen.

Die Rotatorenmanschette präsentiert sich in analoger Weise wie in Schallkopfposition I über der Humeruskopfkontur. Meistens erscheint schon bei mittlerer Innenrotationsstellung bei der Eindrehung das Tuberculum majus, so daß hier auch die wichtige Insertionszone der Supraspinatussehne beurteilt werden kann. In dieser Schallkopfposition ist darauf zu achten, daß die Rotatorenmanschette am proximalen Rand eines Bildausschnittes wegen der schrägen Lage des Schallkopfes auf der Schulterwölbung nur tangential, nicht annähernd orthograd angeschallt wird (s. 4.1.6). Hierdurch entstehen echoärmere Regionen am proximalen Bildrand, die nicht fälschlicherweise als echoarme Zonen in der Rotatorenmanschette beurteilt werden dürfen. In Neutral-

stellung kann in Position II die lange Bizepssehne mehr oder weniger tangential angeschnitten werden und im statischen Bild manchmal zu verwirrenden Darstellungen führen.

Die Bilder in den Positionen II und T bilden dicht nebeneinander liegende Bereiche der Rotatorenmanschette ab. Zur Unterscheidung kann dienen, daß im T-Bild (Abb. 4-14) der Schallkopf gegenüber der Standard-II-Position etwas im Uhrzeigersinn gedreht ist und damit lateral weiter dorsal über den Humeruskopf und die Rotatorenmanschette läuft. Im Standard-II-Bild wird meistens in ca. 60°-Innenrotation das Tuberculum majus mit angeschnitten. Im T-Schnitt verläuft die Ebene oft bereits dorsal des ventral vor die Schulter gedrehten Tuberculum (das Tuberculum majus ist wegen der Retrotorsion des Humeruskopfes gegenüber der Transversalebene um ca. 20–30° nach ventral rotiert, so daß es bei ca. 70° Innenrotation des Armes annähernd in der Transversalebene orientiert ist). In beiden Schnitten verläuft bei maximaler Innenrotation die Ebene dorsal des Tuberculum. Je schlanker und graziler eine Schulter ist, desto näher rücken die Standardposition II und die Hilfsposition T zusammen.

Abb. 4-14. a Normalbild, b Schema der Schulter in Hilfsposition T und 60° Innenrotation des Armes

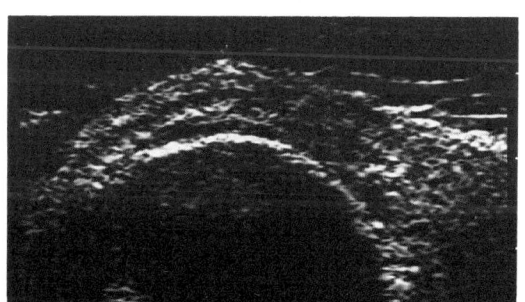

a

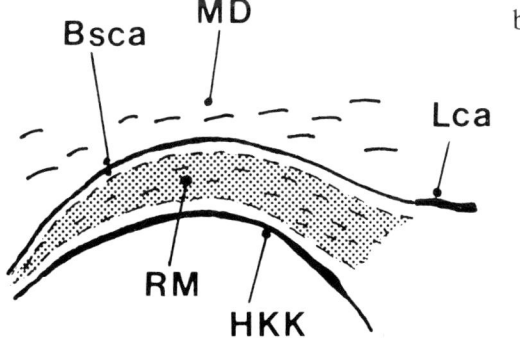

b

In der Position S wird in Innenrotation die Supraspinatussehne mit dem Ansatz am Tuberculum majus abgebildet. Am gegenseitigen Bildrand verschwindet die Supraspinatussehne unter dem Schallschatten des Akromions (Abb. 4-15). Bei relativ weit medial aufgesetztem Schallkopf bildet dieser die ventromediale Kante des Tuberculum majus am Übergang zum Sulcus bicipitalis ab. Die hier dargestellte echoarme Zone stellt den lateralen Reserveraum der langen Bizepssehne dar und ist somit normal!

Die dorsale Schallkopfposition zeigt unterbrechungsfrei den M. infraspinatus mit dem Sehnenansatz. In wechselnder Außen- und Innenrotation kann die Verdickung und Elongation des Muskelbauches bei den Bewegungen gesehen werden. Die Echogenität des Muskel-Sehnen-Überganges ist abhängig davon erheblichen Schwankungen unterworfen (Abb. 4-16)!

Dynamische Untersuchung. Bei der dynamischen Untersuchung gleitet die Rotatorenmanschette harmonisch unter der Grenzschicht Bursa/Fascia subdeltoidea. Etwa in der Bizepssehnenregion sind geringfügige Aufwulstungen mit Niveaudifferenzen von ca. 2–3 mm bei rotatorischen Bewegungen normal. Bei kleinen Bursae, die nicht weit nach korakoidal reichen, darf hierbei auch eine geringe Stufe von ca. 2–3 mm in der trennenden Grenzschicht auftreten. Bei maximaler Innenrotation sind die dorsalen Bursaanteile regelmäßig etwas dicker als die ventralen Zonen, während die Rotatorenmanschette umgekehrt dorsal etwas dünner als ventral ist. Die Dicke normaler Rotatorenmanschetten variiert etwa zwischen 3 mm im dorsalen Anteil bei schlanken Personen und ca. 8–9 mm maximaler Dicke bei Athleten.

a
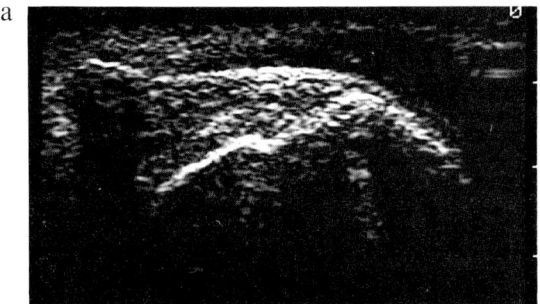

Abb. 4-15. a Normalbild, b Schema der Schulter in Hilfsposition S und 60° Innenrotation des Armes

b
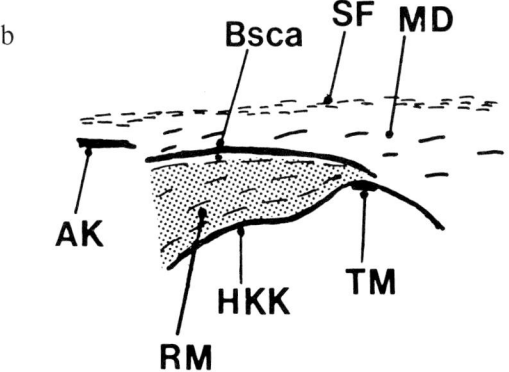

Abb. 4-16. Normalbild in ca. 90° Anteversion und ca. 20° horizontaler Adduktion bei a Rotationsneutralstellung, b Schema, c in Innenrotationsstellung, d Schema in dorsaler Hilfsposition parallel zur Spina scapulae

Infraspinatusmuskel und -sehne können überlagerungsfrei dargestellt werden. Beachte die Echogenitätsänderung bei der Stauchung bzw. Elongation des Muskel-Sehnen-Überganges in den verschiedenen Rotationsstellungen

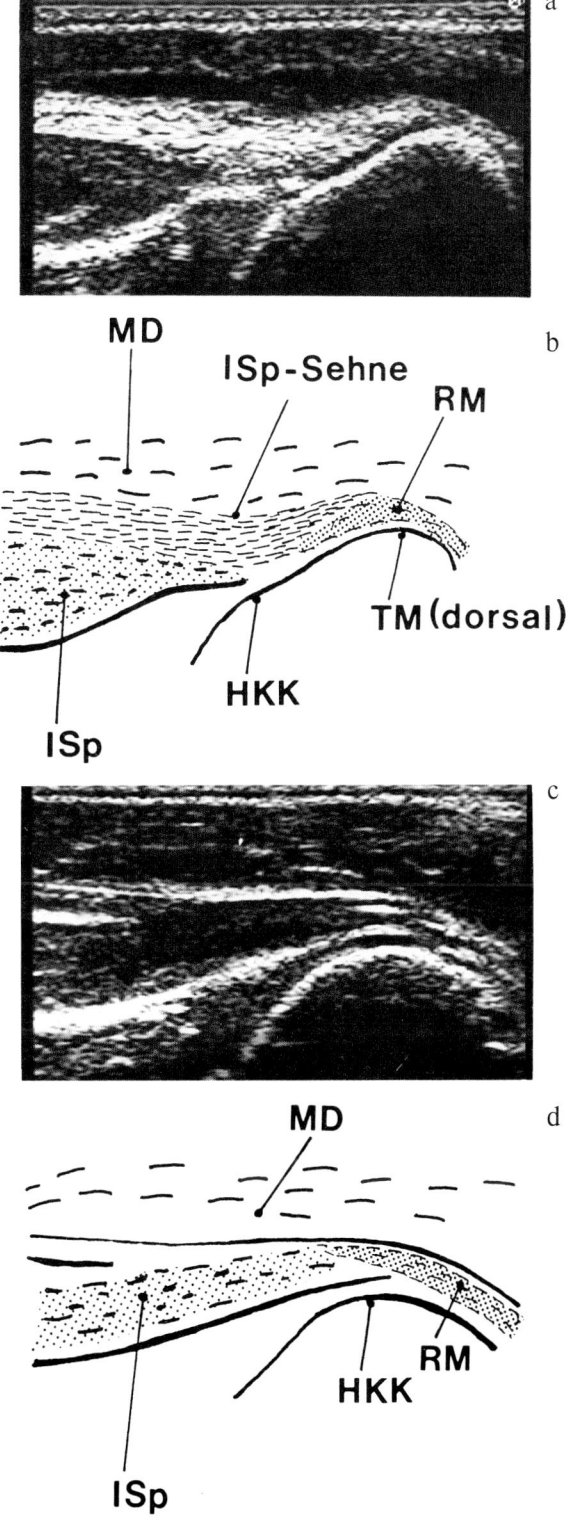

4.1.5 Spezielle Befunde am Schultergelenk

Die Schultersonographie ist in der Lage, die meisten pathologischen Weichteilprozesse darzustellen (Tabelle 4-3).

Tabelle 4-3. Darstellbare Pathologie

a) Bursa subcoracoacromialis
Verbreiterung
Verkalkung
Dynamische Aufwulstungen
Adhäsionen (dynamisch)

b) Rotatorenmanschette
Partialrupturen
Totalrupturen
Degenerationszonen
Verschmälerungen
Aufwulstungen und Einziehungen
(statisch/dynamisch)
Verkalkungen

c) Lange Bizepssehne
Rupturen
Verdickungen

Veränderungen der Bursa subacromialis. Echogenitätsänderungen ohne gleichzeitige Dimensionsänderungen sind zwar gelegentlich zu beobachten, jedoch visuell kaum reproduzierbar zu beurteilen. Hingegen ist häufig eine deutliche Verbreiterung der Bursa zu sehen (Abb. 4-17). Die normale Grenzzone zwischen Rotatorenmanschette und Deltoideus ist 1 bis maximal 2 mm breit. Ab 3 mm ist die Bursa, entsprechend den Befunden im untersuchten Normalkollektiv sowie nach Korrelation mit Operationsbefunden, immer als pathologisch verbreitert anzusehen.

Verbreiterung geht häufig mit verminderter Echogenität einher, wahrscheinlich aufgrund erhöhten Flüssigkeitsgehaltes in reaktiv-entzündlich verändertem Gewebe. Vermehrte Echogenität bei gleichzeitiger Verbreiterung findet sich gelegentlich bei Bursae mit histologisch chronisch-fibrosierendem Umbau. „Histosonographische" Rückschlüsse hierzu sollte man jedoch noch vermeiden. Die wissenschaftliche Grundlage für eine derartige Interpretation fehlt bislang noch.

Veränderungen der Grenzstruktur Deltoideus/Rotatorenmanschette. Bei Rotatorenmanschettenrupturen bzw. -defekten findet sich manchmal Stufenbildungen in der Grenzzone, gelegentlich mit deutlichem Kalibersprung der Rotatorenmanschettenzone ohne sonstige strukturelle Auffälligkeiten der Rotatorenmanschette (Abb. 4-18). Es handelt sich um ein zuverlässiges Zeichen eines Rotatorenmanschettendefektes (Abschn. 4.1.6).

In analoger Weise sind Unterbrechungen der Grenzstruktur im Sinne von Einziehungen als Hinweise auf Rupturen zu werten (Abb. 4-19). Selten findet sich eine Doppelkonturierung der Grenzfläche im Sinne eines scharf begrenzten, ovalären, echoarmen Herdes (Abb. 4-20). Solche Befunde entsprechen Partialrupturen oder aber auch Totalrupturen mit Defektüberbrückung durch Granulationsgewebe.

Veränderungen der Struktur der Rotatorenmanschette. Bei Personen über 30 Jahren zeigt sich mit zunehmender Häufung ein unregelmäßiges Muster der Rotatorenmanschette im Sinne von eingestreuten, stärker echogenen Zonen, die unterschiedlich stark ausgebildet sein können. Die Abb. 4-21 zeigt 2 Varianten. Etwa 10 % der Personen eines beschwerdefreien Kollektivs mit Durchschnittsalter 28 J. und Maximalalter 42 J. zeigten derartige Veränderungen.

Wenn die äußere Konturierung der Rotatorenmanschette und das sog. „Reifenmuster" aber erhalten bleiben, sind derartige Veränderungen nicht als eindeutig pathologisch zu werten. Sie entsprechen vielmehr offensichtlich Altersveränderungen des Kapsel-Sehnen-Gewebes mit veränderter Relation von Faser- und Grundsubstanzanteilen, die sich in entsprechenden sonographischen Bildänderungen widerspiegeln.

Die als Degenerationszeichen wiederholt beschriebene fibrokartilaginäre Metaplasie des Sehnengewebes [26, 30] spielt hier eine Rolle, da Faserknorpel relativ stark echogen ist. Zum Teil kann es sich auch um radiologisch nicht sichtbare Mikrokalzifikationen handeln.

Makroskopisch wurde bei derartigen Sonogrammen anläßlich von Dekompressionsoperationen fakultativ in über der Hälfte der Fälle eine schwielige Degeneration der Sehnenoberfläche gefunden. Eine eindeutige Korrelation zwischen

Abb. 4-17. a Bild, b Schema einer verbreiterten echogenen Zone zwischen Rotatorenmanschette und Fascia subdeltoidea

Die helle äußere Grenzschicht des „Reifenmusters" repräsentiert die Fascia subdeltoidea sowie die davon nicht zu differenzierende äußere (akromiale) Wand der Bursa subcoracoacromialis. Gleichzeitig geringe Verschmälerung der Rotatorenmanschette ohne Echogenitätsänderung. Op.-Befund: Verbreiterte und infiltrierte, deutlich gerötete Bursa

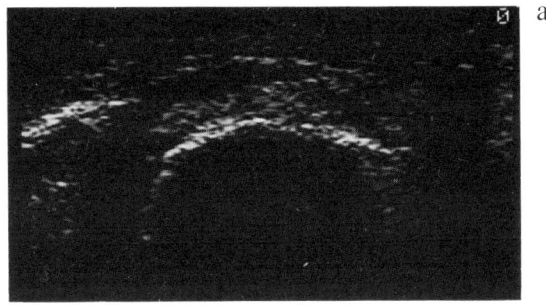

a

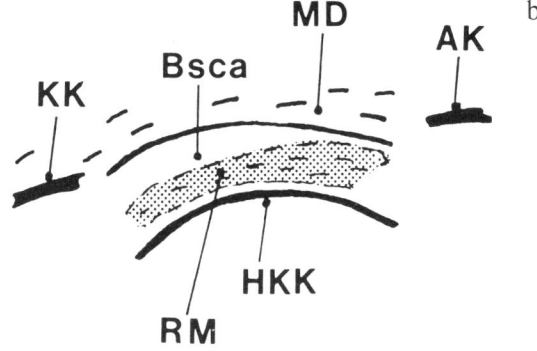

b

Abb. 4-18. Pos. I/IR 1: a Bild (7,5 MHz), b Schema einer Stufe der Bursagrenzschicht

Gleichzeitig stufenartige Verschmälerung der Rotatorenmanschette mit kleiner echoarmer Zone; Op.-Befund: Rotatorenmanschettendefekt

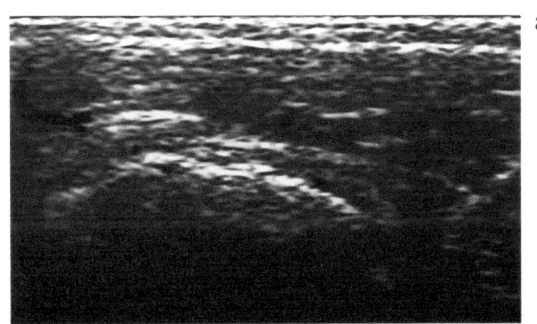

a

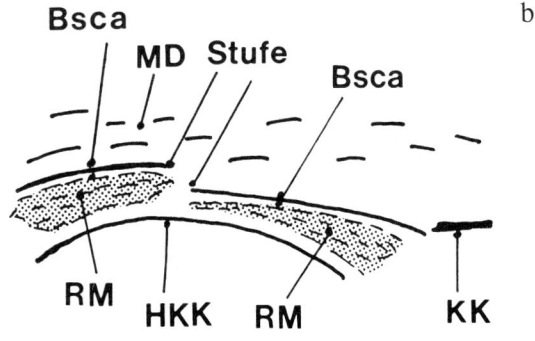

b

a

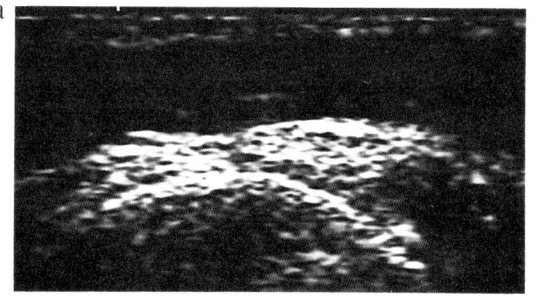

Abb. 4-19. Pos. I/IR 1–2: a Bild, b Schema einer Unterbrechung mit Einziehung der Bursagrenzstruktur
Gleichzeitig Verschmälerung und Echogenitätsvermehrung der Rotatorenmanschette; Op.-Befund: Rotatorenmanschettendefekt in der kritischen Zone. Das Ultraschallbild erfaßt den Randbereich des ovalären Defektbezirkes quer

b

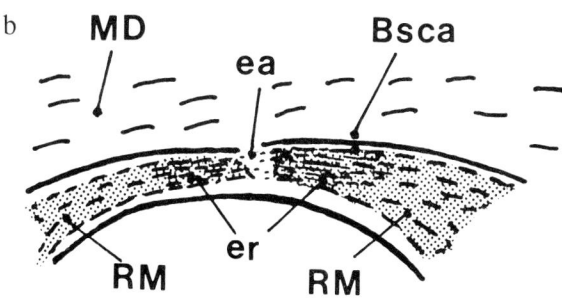

a

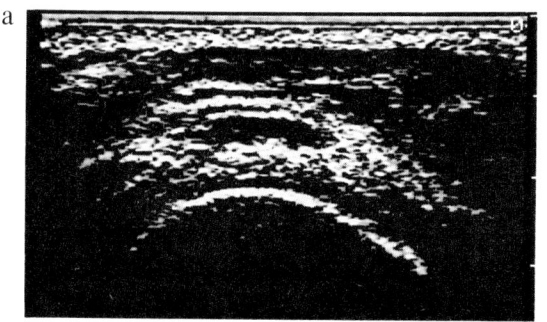

Abb. 4-20. Pos. I/IR 2: a Bild, b Schema einer ausgeprägten Doppelkonturierung der Grenzlinien
Die Doppelkonturierung entsteht durch eine mit fast echofreiem Granulationsgewebe ausgefüllte, von der Außenseite ausgehende Partialruptur, die die äußere Gewebsschicht der histologisch nicht zu trennenden inneren Bursawand und des Epitenons abgehoben hat. Op.-Befund: ca. 2mal 2 cm große Partialruptur der Supraspinatussehne

b

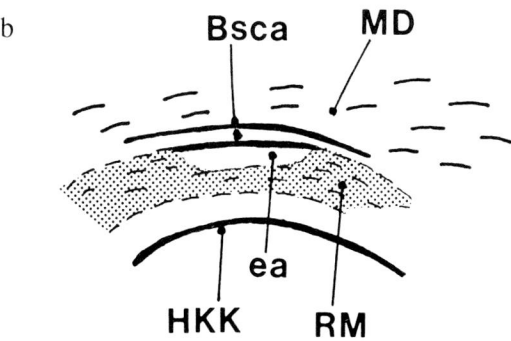

Abb. 4-21. Pos. I/Neutral: a Bild, b Schema einer gering inhomogenen Echostruktur der Rotatorenmanschette
Op.-Befund: Oberflächlicher Verlust der spiegelnden Sehnenoberfläche im Supraspinatusbereich.
Zum Vergleich: c Bild (7,5 MHz), d Schema einer ausgeprägten Inhomogenität (Pos. I/IR 2)
Der stark echogene, gut die Hälfte der Rotatorenmanschette durchsetzende Herd stellt schon einen Grenzbefund zur Klassifikation als durchgehend echogener Herd dar. Op.-Befund: Ausgeprägte Schwiele der Rotatorenmanschette ohne Kaliberveränderung

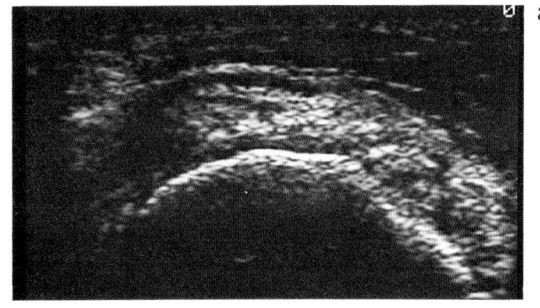

a

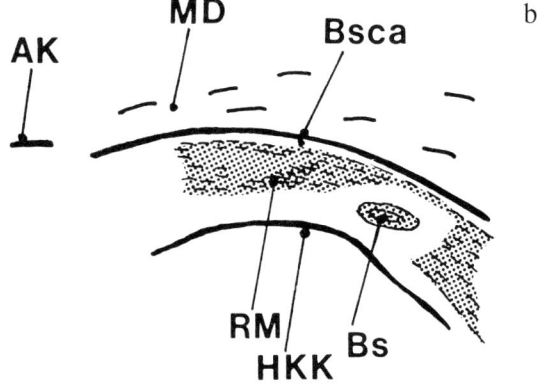

b

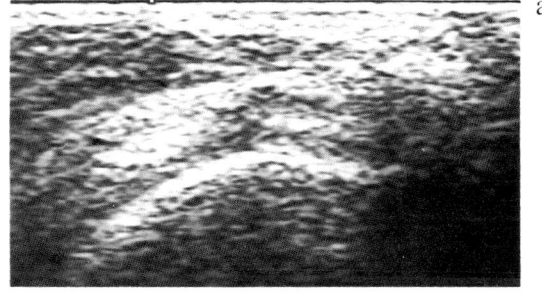

a

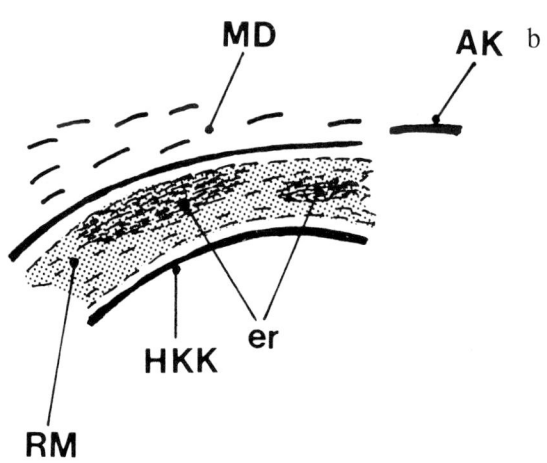

b

derartigen Befunden und dem Sonogramm läßt sich jedoch bis heute nicht herstellen, zumal die entsprechenden gewerblichen Veränderungen ja auch auf der Gelenkseite der Rotatorenmanschette entstehen können und sich dann der makroskopischen Beurteilung entziehen. (Auch die Arthroskopie ist hier nicht zuverlässig, da deutliche degenerative Sehnenveränderungen sich hinter einer unauffälligen Synovialmembran verbergen können.)

Echogener Herd. Die gesamte Rotatorenmanschette durchsetzende echogene Herde (Abb. 4-22) sind in der Mehrzahl beweisend für einen Rotatorenmanschettendefekt, häufiger in Form einer Partialruptur als einer Totalruptur. Die zugrundeliegenden Gewebsveränderungen sind nach den bisherigen Untersuchungsergebnissen unterschiedlicher Art: Einerseits – selten – Ausfüllung des Defekts mit relativ echogenem Ersatzgewebe (Narbe, reaktiv verändertes Synovialgewebe), andererseits aber oft auch deutliche echogene Veränderung der Defektrandzonen, wobei bei kleinen Rupturen nach der Korrelation mit dem Op.-Situs im ausgewerteten Sonogramm oft nicht der eigentliche Defekt, sondern die echogene Randzone erfaßt wurde.

Echoarme Zone. Echoarme bzw. echofreie Zonen (Abb. 4-23), die ganz oder weitgehend die Rotatorenmanschette durchsetzen, entsprechen immer Defekten in der Rotatorenmanschettenkontinuität, sofern es sich nicht um Bildartefakte handelt (s. 4.1.6). Häufig ist gleichzeitig auch über der echoarmen Zone die Grenzschicht der Bursa subacromialis unterbrochen. Bei der dynamischen Untersuchung sind oft Aufwulstungen der Grenzfläche zu sehen.

Kombinierte echogene und echoarme Zone. Hierbei handelt es sich nach der Korrelation mit Op.-Befunden um ein häufiges sonographisches Zeichen eines Rotatorenmanschettendefektes. Es wird nicht gefordert, daß die echogenen und echoarmen Zonen grundsätzlich im selben sonographischen Schnittbild auftreten (Abb. 4-24), sondern es genügt für diese Klassifikation auch die Kombination eines echoarmen Herdes in einer Schnittebene mit einem echoreichen Herd in einer weiteren Schnittebene (Abb. 4-25). Dies ergibt sich schon daraus, daß weiter proximal gelegene Herde oft in der Position II und unmittelbar vor dem Tuberculum – im letzten Zentimeter der Ansatzzone – befindliche Defekte manchmal in der Position I nicht eindeutig dargestellt werden können.

Dies gilt insbesondere für den häufigen Typ des L-förmigen Defektes, bei dem der vertikale Schenkel des L einem annähernd longitudinalen Riß und der kurze, quere Schenkel des L einem queren, etwa parallel zum Tuberculum verlaufenden Riß entspricht. Die Position I ist gut geeignet, den Längsriß festzustellen, die Position II für die Dokumentation des Querrisses. Dabei kann z. B. in Position I echoarm die Defektzone des Längsrisses und in Pos. II echoreich die Randzone des Querrisses erfaßt werden.

Abb. 4-22. Pos. I/IR 1: a Bild, b Schema; Pos. I/IR 2: c Bild, d Schema (7,5 MHz) eines echogenen Herdes in der Rotatorenmanschette

Schallkopf in **a** etwas weiter lateral, als in **c** (in **c** Akromion sichtbar); gleichzeitig Grenzschichtverlust in **a**; Op.-Befund: Partialruptur mit faserigem, mit der Pinzette leicht zu durchstoßendem Gewebe im Supraspinatus.

Achtung: Auf dem statischen Bild kann der echogene Herd nicht von einer etwas schräg angeschnittenen Bizepssehne unterschieden werden. Entscheidung nur mit der dynamischen Untersuchung und einwandfreier Bizepssehnenidentifizierung möglich!

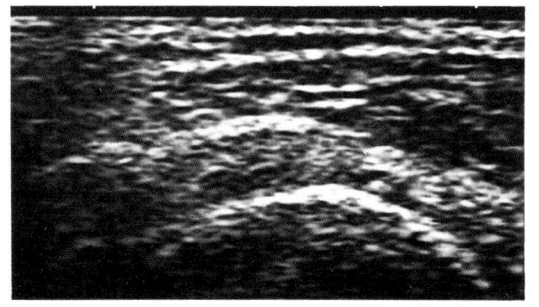

a

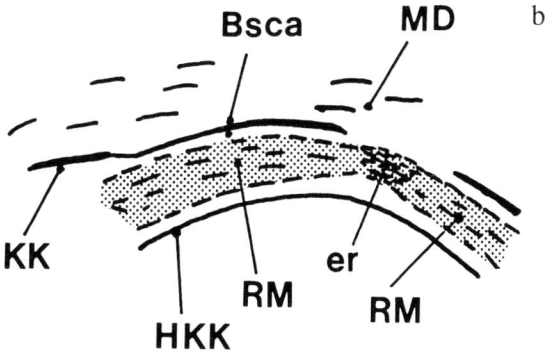

b

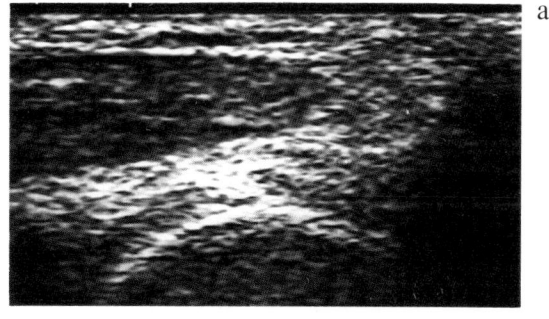

a

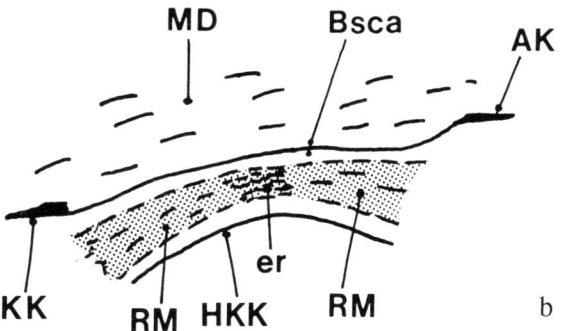

b

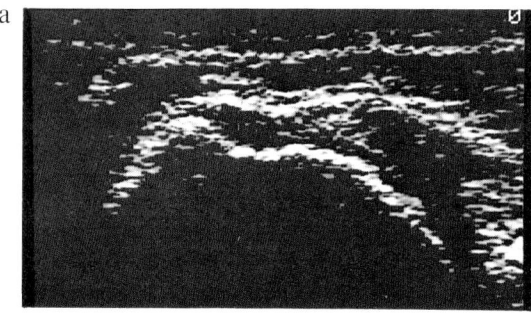

a

Abb. 4-23. Pos. II/IR 1: a Bild, b Schema eines echoarmen
Herdes in der Sehnenansatzzone am Tuberculum majus;
konkav eingezogene Grenzstruktur; derselbe Patient wie in
Abb. 4-27

Op.-Befund: ca. 4 cm breiter und etwa 2 cm retrahierter
Supra- und Infraspinatusdefekt

b

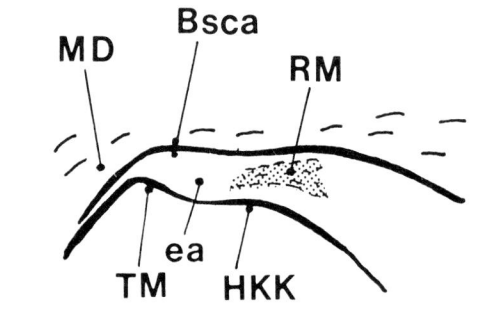

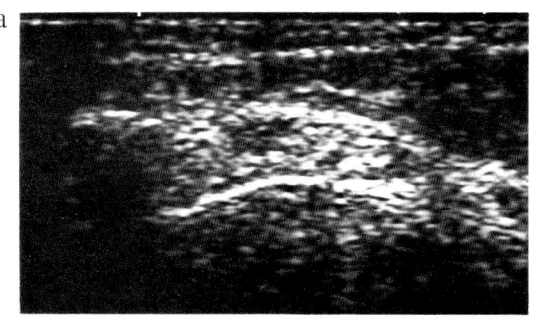

a

Abb. 4-24. Pos. I/IR ca. 70–80°, 7,5 MHz: a Bild, b Schema
eines kombiniert echoarmen und echoreichen Herdes in
der Rotatorenmanschette

Der echoarme Herd durchsetzt etwa ⅔ der Breite der
Rotatorenmanschette; Op.-Befund: Rotatorenmanschettendefekt im Supraspinatus in der kritischen, avas-
kulären Zone, ca. 3mal 1 cm groß

b

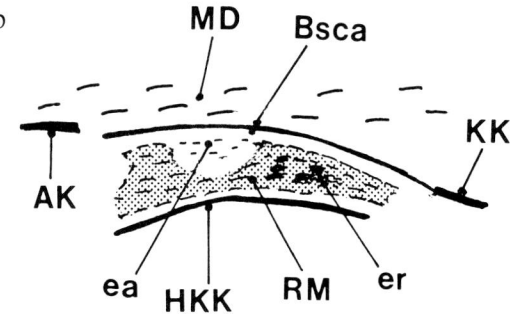

Abb. 4-25. Pos. I/IR 2: a Bild und b Schema; c Bild und d Schema eines kombiniert echoarmen und echoreichen Herdes

a In maximaler Innenrotation echoarme Zone in der linken Bildhälfte. c In mittlerer Innenrotation echoreiche, streifenförmige Zone neben einem echoarmen Herd (Schallkopf etwa weiter lateral aufgesetzt, deshalb Tub. majus eben erkennbar angeschnitten – kleine Kante auf der Humeruskuppel).

Op.-Befund: Degenerativer Supraspinatusdefekt in der kritischen wie der Ansatzzone, L-förmig, kurzer L-Schenkel ca. 1,5 cm, langer Schenkel ca. 3 cm

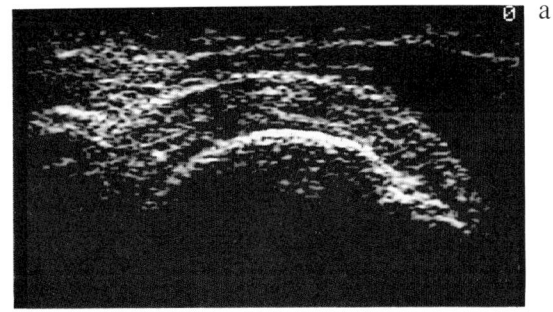

a

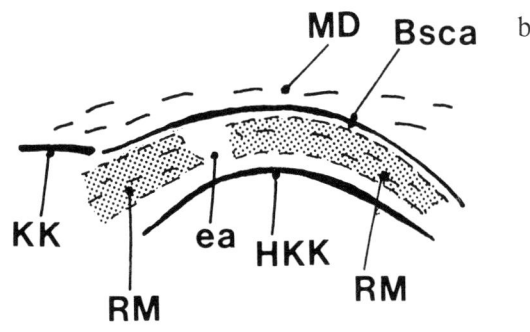

b

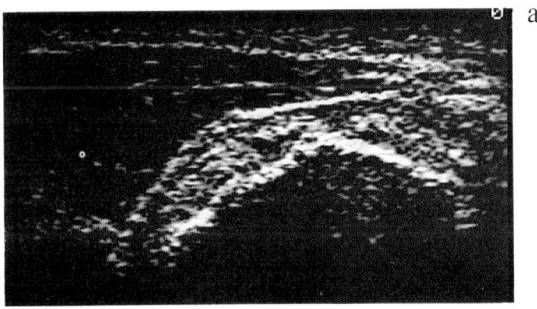

a

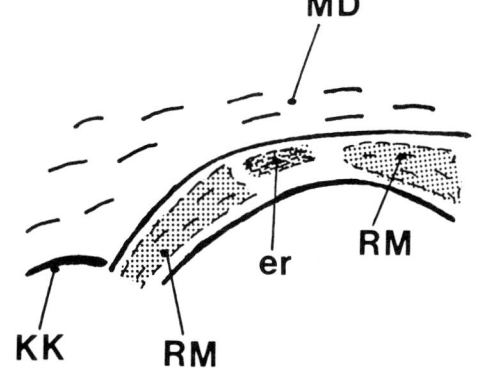

b

Zentrales echogenes Band. Bei einer kleinen Zahl von Rotatorenmanschettendefekten (Tabelle 4-4) stellt sich sonographisch ein Bild dar, bei dem das Echomuster der Rotatorenmanschette über eine Strecke von 1 bis maximal 2 cm durch eine echoreiche Linie etwa auf der Mitte der Rotatorenmanschettendicke ersetzt ist (Abb. 4-26). Der Begriff „zentrales echogenes Band" wurde von Middleton et al. [21] eingeführt. Es handelt sich hier mehrheitlich um Totaldefekte unmittelbar in der Sehnenansatzzone, selten um Partialrupturen. Die Sonographie erfaßt wahrscheinlich den Rupturrandbezirk.

Fehlende Rotatorenmanschettendarstellung. Bei ganz ausgedehnten Defekten von Supra- und Infraspinatus mit weiter Retraktion der Sehnen findet man auf dem Humeruskopf nur eine dünne, echoreiche Zone aus Bursa subcoracoacromialis und Fascia subdeltoidea mit dem darüberliegenden M. deltoideus (Abb. 4-27). Ein als Rotatorenmanschette zu identifizierendes Gewebe ist nicht darstellbar. Makroskopisch entspricht dieses Sonogramm dem Bild der sog. „Humeruskopfglatze", d. h. dem nicht mehr von Rotatorenmanschette bedeckten Humeruskopf. Hier ist auch häufig der Abstand zur Akromion- und Korakoidkontur als Ausdruck der Kranialverlagerung des Humeruskopfes vermindert.

Segmentale Verschmälerung der Rotatorenmanschette. Im Rahmen der Sehnendegeneration wie auch im Randbereich von Rotatorenmanschettendefekten kann es zu Ausdünnungen der Rotatorenmanschette kommen (Abb. 4-28), die auch mit Echogenitätsveränderungen vergesellschaftet sein können. Die Diagnose einer Total- oder Partialruptur kann hier oft nur aus der Kombination verschiedener Bilder gestellt werden. Besonders wichtig ist hier der Bildvergleich in verschiedenen Rotationsstellungen des Gelenkes bei identischer Schallkopfposition.

Lange Bizepssehne. Die lange Bizepssehne wird gelegentlich verdickt angetroffen, wobei als signifikanter Befund eine Querschnittsvergrößerung im orthograden Schnitt um mehr als 50 % im Seitenvergleich gewertet wird. Die normalerweise echoreichere Struktur gegenüber der Rotatorenman-

Tabelle 4-4. Sonographische Strukturdarstellung bei operativ gesicherten Rotatorenmanschettendefekten in den Standardpositionen (n = 50)

Typ I:	Echogene + echoarme Zone	24 %
Typ IIa:	Echogene Zone	30 %
Typ IIb:	Zentrales echogenes Band	6 %
Typ III:	Echoarme Zone	18 %
Typ IV:	Fehlende Darstellung	8 %
Inhomogenität (Fehldiagnose)		14 %

Gewertet wurde jeweils nur der ausgedehnteste Befund in einer Schallkopfposition und Armstellung

schette ist manchmal echoärmer, auch bei streng orthogradem Schalleinfall, wobei intraoperativ in Einzelfällen eine Ödematisierung und Verdickung der Sehne gefunden wurde. Da jedoch geringe Änderungen der Rotationsstellung und der Schallkopfposition schon zu erheblichen Winkeländerungen zwischen einfallendem Ultraschall und der gewölbten Sehnenoberfläche führen, sind Veränderungen im Sinne der verminderten Echogenität nur mit großem Vorbehalt zu beurteilen. Sie sollten nur verwertet werden, wenn die Sehne auf der Kuppel des Humeruskopfes liegend – also in Außenrotation – eindeutig orthograd und im rechten Winkel zum Schallkopf durch das Gelenk laufend angetroffen wurde. Der Befund sollte zudem durch eine zweite Aufnahme abgesichert werden. In solchen Fällen sollte die Bizepssehne zusätzlich durch weitere Sulkusschnitte (Abb. 4-29) verfolgt werden.

Der **Sulkusschnitt** ist auch hilfreich in der Diagnostik der Bizepssehnenruptur: Bei kompletter Ruptur kann man gut den leeren Sulkus (Abb. 4-30) über eine Strecke von einem bis zu mehreren Zentimetern feststellen. Dabei ist allerdings eine sehr präzise Einstellung der Schallebene erforderlich. Wegen der schrägen Seitenwände und dem dadurch bedingten schrägen Eintrittswinkel des Ultraschalls entstehen hier recht variable Reflexionsverhältnisse.

Bei gut dargestelltem, scharf konturiertem Sulkus ist oft die Sehne tangential angeschallt, so daß der Sulkusinhalt echoarm erscheint und fälschlicherweise eine fehlende Bizepssehne diagnostiziert wird. Umgekehrt ist oft bei guter Sehnendarstellung die Kontur des Sulkus zumindest an einer

Abb. 4-26. Pos. I/IR 1: a Bild und b Schema eines zentralen echogenen Bandes

Die unruhige Humeruskopfkontur kommt dadurch zustande, daß der Schnitt z.T. durch den Sulcus praetubercularis des anatomischen Halses läuft. Op.-Befund: Kleiner degenerativer Supraspinatusdefekt von ca. 1mal 2 cm mit deutlich ausgedünnten Rändern, überbrückt durch ein schlaffes, dünnes Narbengewebe. Der Befund des zentralen echogenen Bandes wird meist nur in Position I erhoben. In Position II wurde bei diesem Patienten ein Normalbefund erhoben, in Position T wurde eine Unterbrechung der Grenzstruktur mit kleiner echoarmer Zone vor dem Tuberkulum gefunden

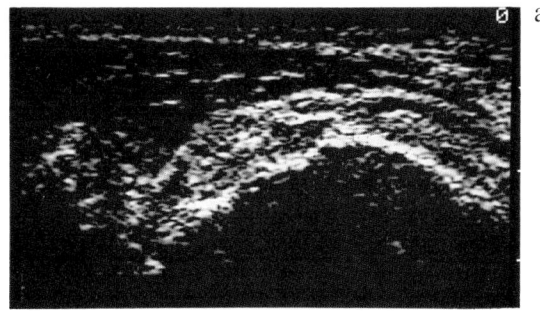

a

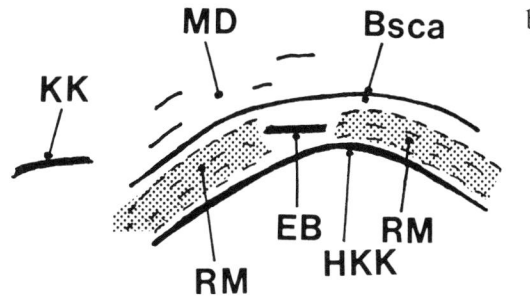

b

Abb. 4-27. Pos. II/IR 2: a Bild, b Schema: Fehlende Darstellung der Rotatorenmanschette

Auf dem Humeruskopf liegt nur die Grenzfläche der Fascia subdeltoidea mit der Bursa subacromialis. In Pos. T/IR 1 fast identische Darstellung. Pos. II/IR 1 s. Abb. 4-23. Op.-Befund: Großer, halbkreisförmiger Defekt der Rotatorenmanschette mit sogenannter Humeruskopfglatze. Supra- und Infraspinatus betroffen. Die Abb. 4-23 schneidet den Defekt am vorderen Rand und geht dann in erhaltenes Rotatorenmanschettengewebe über

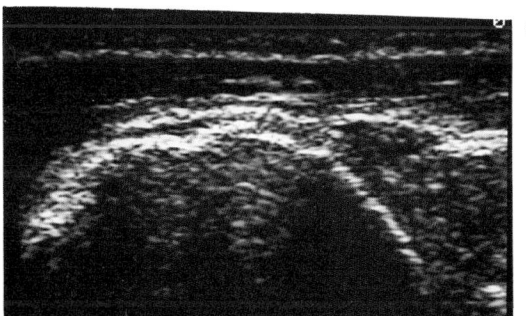

a

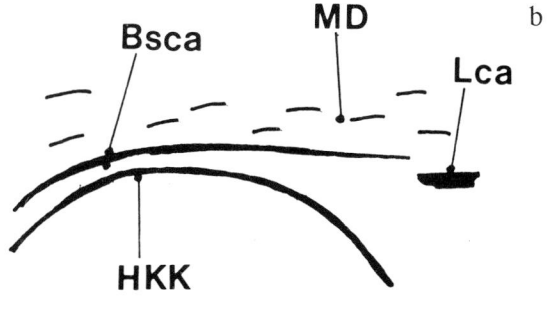

b

a

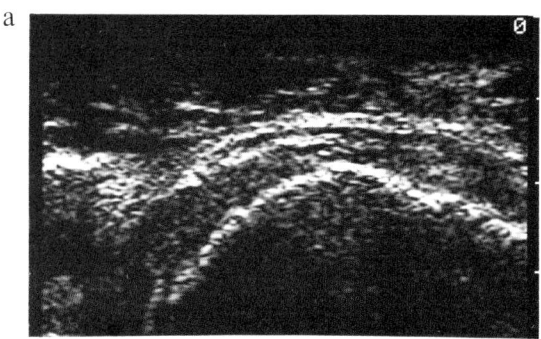

Abb. 4-28. Pos. I/IR 1: a Bild, b Schema; Pos. I/IR 2: c Bild, d Schema; Pos. II/IR 2 (ca. 80°), e Bild, f Schema einer segmentalen Verschmälerung der Rotatorenmanschette
In **a** nur unwesentliche, in **c** bei weiterer Innenrotation deutliche Verschmälerung der Rotatorenmanschette mit Echogenitätsvermehrung an der schmalsten Stelle; auch in Pos. II Verschmälerung am Sehnenansatz mit der beweisenden, begleitenden Konkavität der Grenzfläche; Op.-Befund: Kleiner Rotatorenmanschettendefekt von ca. 1mal 2 cm Größe am hinteren Supraspinatusansatz mit randständiger, größerer Sehnenausdünnung. Der eigentliche Defektbezirk ist hinweisend, aber nicht beweisend, nur in einem Bild (Pos. I/IR 2) als echoarme Zone erfaßt!

b

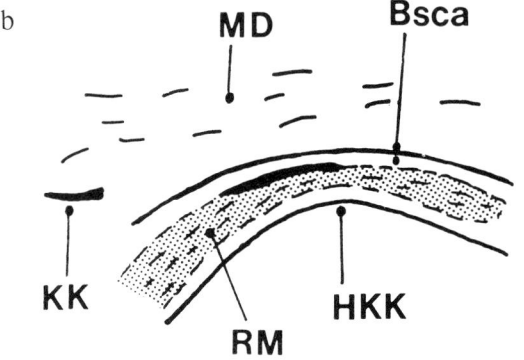

c

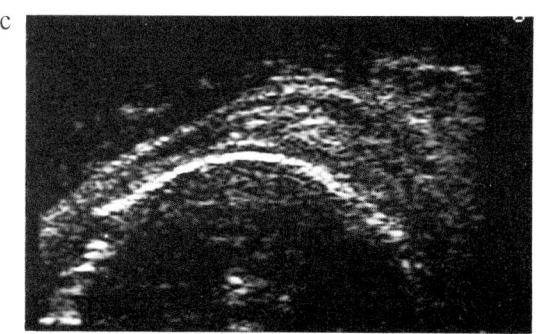

d

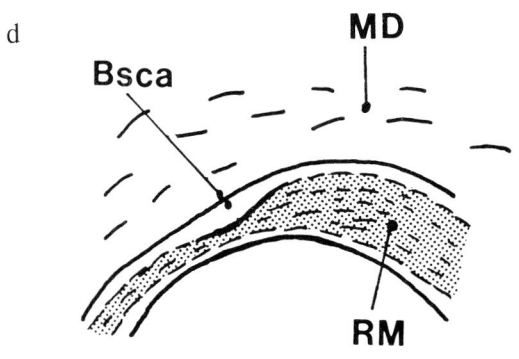

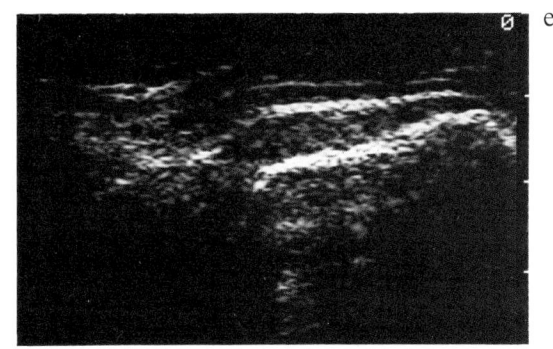

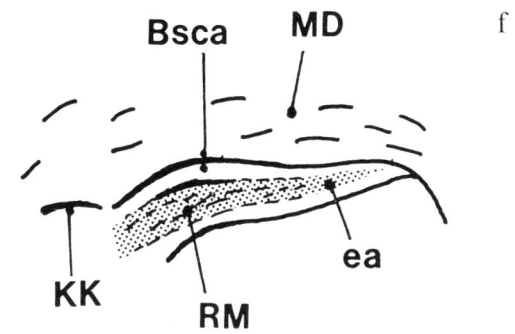

Bsca   MD   f

KK   RM   ea

Abb. 4-29. Sulkusschnitt: Quere ventrale Schallkopfposition. Die lange Bizepssehne ist im Querschnitt im Sulcus bicipitalis dargestellt

Nur selten gelingt eine gut konturierte, gleichzeitige Darstellung der Sulkusränder und der Sehne in einem Bild. Wegen des großen Einfallswinkels zwischen Ultraschallstrahl und den knöchernen Kanalbegrenzungen sowie der oft etwas schräg durch das Bild laufenden Sehne sind meistens 2 Bilder für einerseits die Sulkus- und andererseits die Sehnendarstellung mit jeweils leichter Kippung des Schallkopfes erforderlich. Der dargestellte Rotatorenmanschettenanteil gehört zum Subskapularis

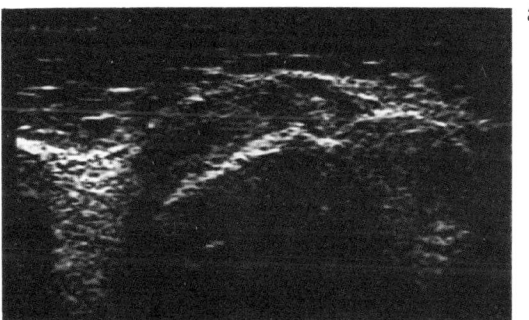

a

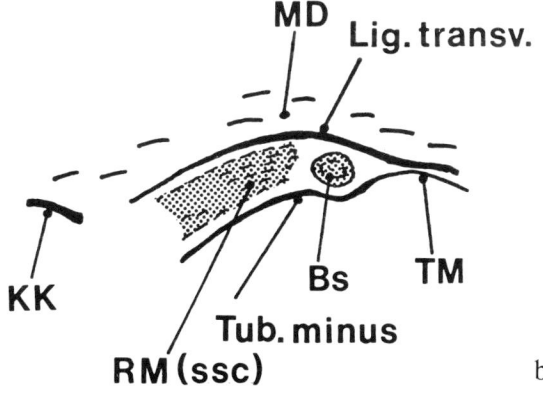

MD   Lig. transv.

KK   Bs   TM
Tub. minus
RM (ssc)   b

Seite unscharf. Meistens benötigt man für jede Ebene im Sulkusschnitt 2 Bilder, die jeweils mit minimaler Schallkopfkippung gegeneinander angefertigt werden, um sowohl den Sulkus wie die Sehne gut abzubilden.

Viele klinisch diagnostizierte Rupturen der langen Bizepssehne sind oft pathologisch-anatomisch nur Auffaserungen und Ausdünnungen der Sehne mit entsprechender Elongation über eine Strecke von einigen Zentimetern, so daß man das Zusammenschnurren des Muskelbauches zwar klinisch feststellt, aber sonographisch durchaus noch Bizepssehnensubstanz im Sulkus findet. Hier spielt auch die in solchen Fällen erhaltene Schicht des Paratenons bzw. der Tenosynovialmembran eine Rolle. Unter Berücksichtigung der klinisch als Totalrupturen imponierenden Fälle mit degenerativer Auffaserung und Elongation kann sonographisch die eindeutige Diagnose der Bizepssehnenläsion aus dem statischen Bild nur in etwa 60 % der Fälle gestellt werden. Die diagnostische Sicherheit erhöht sich, wenn man abnorme Bewegungen sowohl des intraartikulären Sehnenanteils wie auch des Sulkusanteils mitberücksichtigt. Gelegentlich kann man auch die Subluxation der Sehne aus dem Sulkus bei lädiertem Lig. transversum humeri sehen.

In Verbindung mit Rotatorenmanschettendefekten, aber auch bei entzündlich-rheumatischen Affektionen kommt es oft zu einer starken Schwellung der Bizepssehnenscheide im Sulkus, distal des Lig. transversum humeri. In diesem Fall kann um die Bizepssehne ein großer echoarmer Hof dargestellt werden (Abb. 4-31). Wenn dieser Befund isoliert erhoben wird, sollte er Anlaß geben, die Rotatorenmanschette nochmals minutiös abzusuchen, da es sich hier fast immer um begleitende Pathologien handelt!

Verkalkungen. Röntgenologisch sichtbare Verkalkungen, die sich oft nur als schmale Sicheln zeigen, sind sonographisch manchmal schlecht zu erfassen, zeigen vielfach nur eine umschriebene, feinfleckige Echogenitätsvermehrung der Rotatorenmanschettenstruktur, die von Inhomogenitäten oft kaum zu unterscheiden ist.

Hier spielt sicher eine Rolle, daß das Ultraschallbild nur einen kleinen Ausschnitt eines solchen Herdes schneidet, während röntgenologisch ein Summationseffekt besteht. Größere Verkalkungen führen zur Totalreflexion des Ultraschalls mit einem „Schallschatten" (Abb. 4-32) und damit segmentaler Auslöschung der Kontur des darunter befindlichen Humeruskopfes.

Manchmal gelingt im Ultraschall die Diagnose einer Verkalkung, die auf den Standardröntgenaufnahmen wegen knöcherner Überlagerung nicht dargestellt wurde, und dann mit gezielten Aufnahmen auch röntgenologisch nachgewiesen werden kann.

Veränderungen der Humeruskopf- und Tuberculumkontur. Bei Humeruskopfnekrosen mit zystischen Einbrüchen der subchondralen Grenzlamelle, Arthrosen mit Geröllzysten oder bei Humeruskopffrakturen bzw. Tuberkulumfrakturen ist immer die subchondrale, kortikale Grenzlamelle unterbrochen. Dementsprechend findet man eine Unterbrechung der normalen echogenen Struktur mit nachfolgendem Schallschatten infolge der Totalreflexion (Abb. 4-33).

Dynamische Untersuchung. Die dynamische Untersuchung bildet für den orientierenden Überblick sowie für die systematische Beurteilung des Gleitverhaltens den Anfang und das Ende jeder sonographischen Untersuchung der Schulter. Bei der systematischen, dynamischen Untersuchung wird der Arm sowohl rotatorisch als auch in Ante-/ Retroversion und ggf. auch in leichter Ab-/Adduktion durchbewegt. Dabei lassen sich folgende Besonderheiten finden:

Bei Rotatorenmanschettendefekten findet man oft aufgewulstete Ränder sowie Einziehungen an der Grenzfläche von Rotatorenmanschette und Bursa subacromialis. Es kommt dann bei der dynamischen Untersuchung zu einem diskordanten Aufwerfen der Grenzfläche von Humeruskopf und Rotatorenmanschette, die man auf Videoband oder aber – einfacher und billiger – mit dem in der Echokardiographie gebräuchlichen M-Mode dokumentieren kann (Abb. 4-34).

Abb. 4-30. Sulkusschnitt, proximal am Übergang der langen Bizepssehne vom intraartikulären zum extraartikulären Verlauf. Der Sulkuseingang ist leer: Klinisch wie operativ bestätigter Riß der langen Bizepssehne

Achtung! Hier wird einer der häufigsten Fehler gemacht: Bei tangentialem Anschallen erscheint die lange Bizepssehne echoarm und damit der Sulkus leer. Die Diagnose ist nur erlaubt bei kontrolliertem Absuchen des Sulkus in derselben Schallkopfposition mit kleinen Kippbewegungen. Wenn dabei der Sulkus reproduzierbar leer bleibt, darf die Diagnose der Bizepssehnenruptur gestellt werden

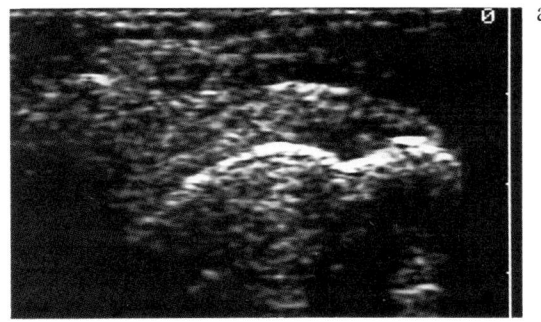

a

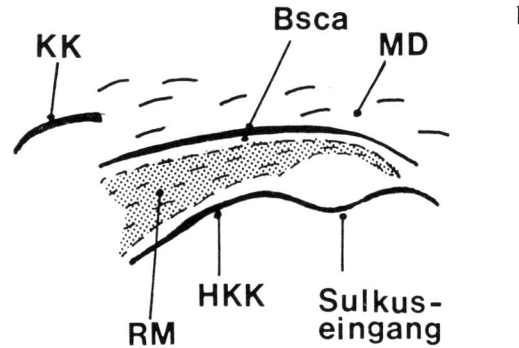

b

Abb. 4-31. Sulkusschnitt im Bild a, Schema b distal am Ausgang des Sulcus bicipitalis: Die lange Bizepssehne hat einen großen echoarmen Hof durch Schwellung der Bizepssehnenscheide

Op.-Befund: Rotatorenmanschettendefekt mit Freilegung des intraartikulären Anteils der nur tendinitisch veränderten, aber nicht gerissenen langen Bizepssehne. Die Schwellung der Bizepssehnenscheide ist oft Begleitbefund bei Rotatorenmanschettendefekten mit Reizzustand der synovialen Schichten

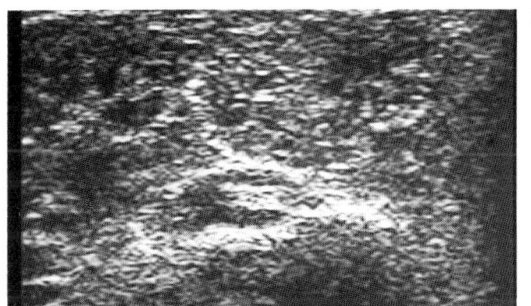

a

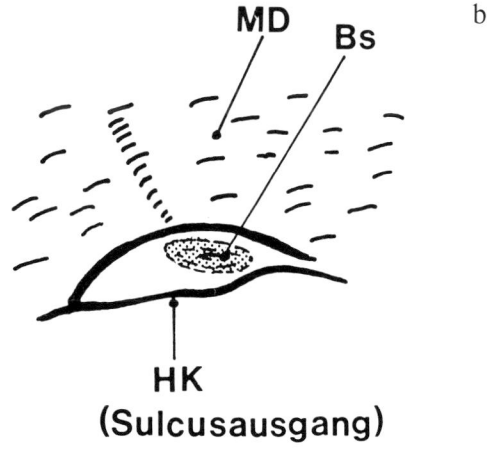

b

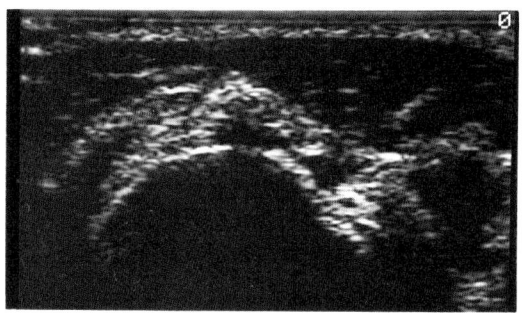

Abb. 4-32. Pos. I/IR 1: a Bild, b Schema einer Verkalkung in den äußeren Schichten der Rotatorenmanschette mit Vorwölbung in die Bursazone

Die Echogenität der Verkalkungsfigur – obwohl relativ groß – erlaubt nicht die eindeutige Diagnose. Diese ergibt sich erst aus dem Schallschatten mit segmentaler Auslöschung der Humeruskopfkontur. Op.-Befund: Furunkelartige, hochrote, kuppelförmige Vorwölbung der Bursa subacromialis über der ansatznahen Supraspinatussehne; Bursa- und Rotatorenmanschettengewebe kaum zu trennen, ausgefüllt mit ungewöhnlich hartem, kaum noch wie üblich pastenartigem Kalk.

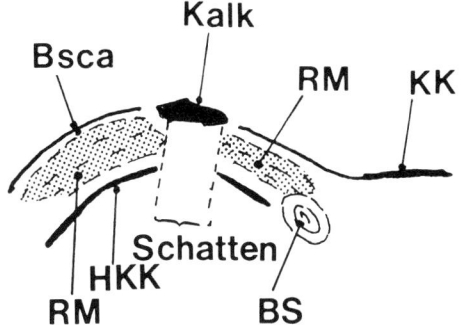

Abb. 4-32 c. Dazugehöriges Röntgenbild

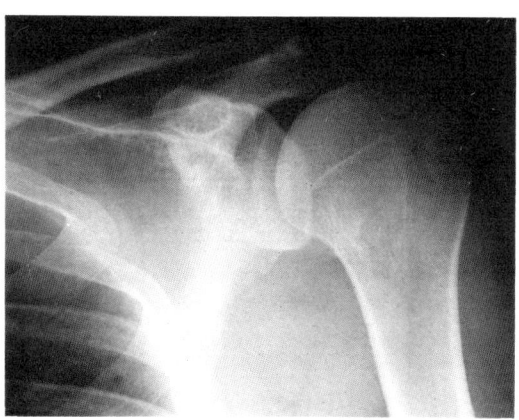

Abb. 4-33. Position I/Neutral: a Bild, b Schema, Stufe der Kortikalis mit Unterbrechung der echoreichen Linie der subchondralen Grenzlamelle. Die freigelegte Spongiosa zeigt keine Totalreflexion wie die Kortikalis. Es handelt sich um eine Tuberkulumfraktur. Die angrenzende Rotatorenmanschette ist relativ echoreich dargestellt

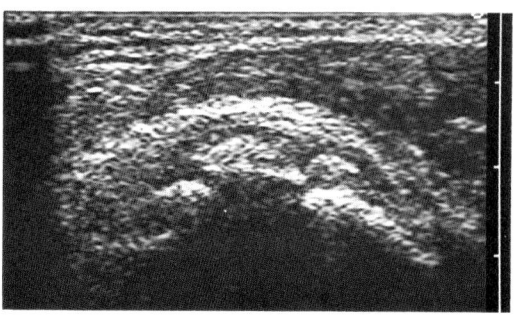

Der Patient wurde erst nach mehreren Monaten wegen einer persistierenden, posttraumatischen PHS mit einer Dekompressionsoperation behandelt. Dabei fand sich eine ansatznahe Schwiele in der ansonsten intakten Rotatorenmanschette. Sichere knöcherne Traumafolgen wurden nicht mehr festgestellt

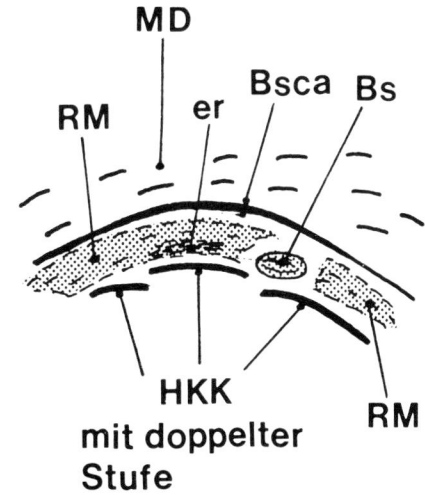

Abb. 4-34. M-mode-Darstellung: a konkordante Anhebung und Einziehung der Grenzflächen von Bursa und Humeruskopf (Normalbefund); b rhythmische, überschießende Anhebung der Bursagrenzflächen durch aufgewulstete Ränder eines operativ gesicherten Rotatorenmanschettendefektes
Der Arm wurde bei der Darstellung rotatorisch bewegt. Die Schnittebene ist an den eingeblendeten Bildern erkennbar

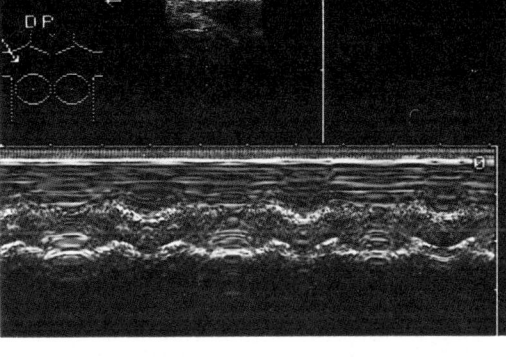

Abb. 4.34 b

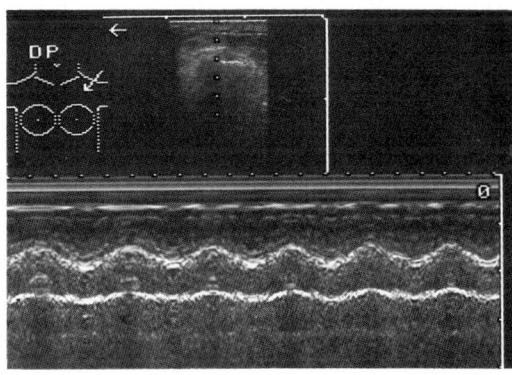

Eine verdickte Bursa subacromialis zeigt bei der Rotation oder Abduktion oft ebenfalls Aufwerfungen, insbesondere vor dem Akromion oder dem Lig. coracoacromiale (Abb. 4-35), die möglicherweise ein funktionell-anatomisches Substrat der sogenannten „Impingement-Prozesse" darstellen.

Bei stark bewegungseingeschränkten Schultern findet man oft bei der passiven rotatorischen Bewegung eine eindrucksvolle Verziehung des Deltamuskels bei sichtbar fehlender Verschieblichkeit zwischen Rotatorenmanschette und Bursa subacromialis. Dieses Phänomen kann nur im Videobild dokumentiert werden.

Diagnose des Rotatorenmanschettendefektes. Ein Rotatorenmanschettendefekt als anatomisch schwerwiegendste Läsion der Schulterweichteile darf sonographisch nur unter bestimmten Bedingungen diagnostiziert werden. Immerhin kann diese Diagnose Anlaß zu operativer Intervention geben.

Wegen der Möglichkeit von Bildartefakten müssen deshalb für diese Diagnose bestimmte Voraussetzungen erfüllt sein:

1. Konkordanter Befund in 2 verschiedenen Schallkopfpositionen. Dabei kann einem echogenen Herd in einer Ebene als markanter Befund durchaus eine echoarme Zone, eine segmentale Verschmälerung oder auch eine Veränderung der Bursagrenzstruktur in einer zweiten Ebene entsprechen.

2. Alternativ müssen in einer Schallkopfposition mindestens 2 Kriterien eines Rotatorenmanschettendefektes erfüllt sein, z. B. Stufe der Bursa und echoarmer Herd.

Auf jeden Fall müssen für die Diagnosestellung immer 2 hinweisende Befunde vorhanden sein, anderenfalls kann man nur die Verdachtsdiagnose aussprechen und sollte ggf. arthrographieren, wenn z. B. an eine operative Therapie gedacht wird.

a

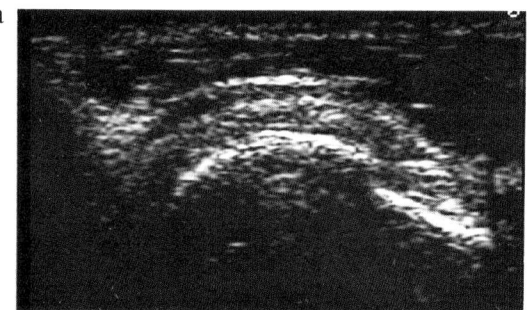

b

Abb. 4-35. Pos. I/Neutral: a Bild, b Schema einer akromial nur grenzwertig verbreiterten Bursa subcoracoacromialis mit Aufwulstung bei der Außenrotation (Pos. I/AR); Bild c, Schema d)

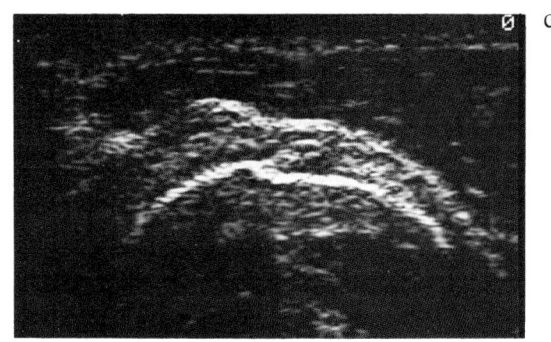

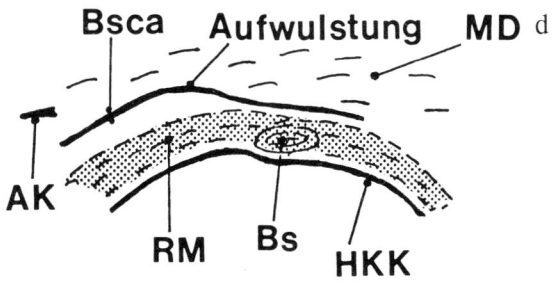

Bsca Aufwulstung MD d

AK

RM Bs HKK

Abb. 4-36. Position S/IR ca. 45°: a Bild, b Schema
Die scheinbar echoarme Zone vor dem Tuberculum
majus entsteht durch einen Ankopplungsfehler, erkennbar an der sowohl in der Bursagrenzschicht wie auch der
Humeruskopfkontur verminderten Echogenität

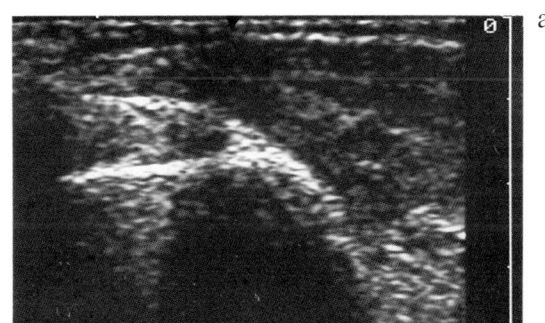

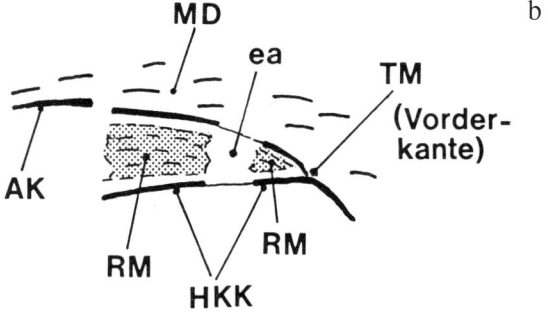

MD b

ea

TM
(Vorder-
kante)

AK

RM RM

HKK

4.1.6 Methodische Probleme und klinische Relevanz

Schallkopfpositionen. In der Position I muß darauf geachtet werden, daß der Schallkopf am lateralen Rand der korakoakromialen Ebene aufgesetzt wird. Bei zu weit proximaler Position wird die wichtige Ansatzzone der Rotatorenmanschette am Tuberculum majus nicht dargestellt. Eine in Neutralstellung zu weit akromial durch das Bild ziehende lange Bizepssehne weist auf eine zu zentrale Schallkopfposition hin.

In der Position II muß der Schallkopf unmittelbar vor dem Akromion, nicht am Korakoid, liegen, sonst wird in Neutralrotationsstellung die Supraspinatussehne fast gar nicht und in Innenrotationsstellung nur unvollständig in den vorderen Anteilen erfaßt. Eine in Neutralstellung langstreckig tangential durch das Bild ziehende lange Bizepssehne ist oft ein Hinweis für eine zu weit korakoidale Position des Schallkopfes. Im Zweifelsfall sollte der Schallkopf mehr in transversaler Richtung als in sagittaler Richtung aufgesetzt werden.

Die zentralen Abschnitte der Rotatorenmanschette werden in der Position II oder T oft in relativ großem Winkel angeschallt, insbesondere bei kleinen Schultern mit großem Krümmungsradius, und stellen sich dann echoarm dar (Abb. 4-38), weil der Schallkopf schräg und nicht parallel zur Sehnenoberfläche verläuft. Derartige echoarme Zonen in den proximalen Abschnitten eines II- oder auch T-Bildes, oder aber auch in den Randbezirken des korakoakromialen Ausschnittes im I-Bild, dürfen nicht als echoarme Herde beurteilt werden, vor allem dann nicht, wenn sie in den „Schallschatten" eines der knöchernen Vorsprünge übergehen. Die Beurteilung als echoarme Zone ist nur dann zulässig, wenn bei fortlaufender Wölbung der Rotatorenmanschette und des Humeruskopfes sich an die echoarme Zone wieder eine Zone normaler Echogenität anschließt oder aber, wenn der Befund in einer zweiten Schallkopfposition bestätigt werden kann.

Die dargestellten Strukturen in der Position I überschneiden sich in den verschiedenen Rotationsstellungen auch bei großen Schultern um ca. $^1/_3$. Das Hineinwandern eines pathologischen Befundes unter Rotation oder Ante-/Retroversion dient der zusätzlichen Befundabsicherung.

Bei stark bewegungseingeschränkten Schultern kann man mit den Standardpositionen I und II nur kleine Ausschnitte der Rotatorenmanschette erfassen. Es müssen dann die sagittale und transversale Schallkopfposition zusätzlich eingesetzt werden, und ggf. muß die Rotatorenmanschette fächerförmig mit dem Schallkopf abgefahren werden. In solchen Fällen ist vor allem auf eine Retroversion des Armes zu achten, die das Tuberculum majus nach ventral dreht und auch bei stark eingesteiften Schultern meistens, zumindest partiell, noch möglich ist.

Eine ähnliche Situation liegt bei der sehr schlanken Schulter vor: In beiden Standardschallkopfpositionen ist die Wölbung von Humeruskopf und Rotatorenmanschette so ausgeprägt, daß die Randzonen des Bildes nicht verwertet werden können. Bei beweglichem Gelenk genügt dann das Eindrehen der interessierenden Zonen, wobei allerdings in Position II manchmal keine zufriedenstellende – weil zu weit ventrale – Darstellung gelingt. Deshalb kann hier ersatzweise in der streng transversalen Schallkopfposition untersucht werden.

Bursaveränderungen. Nicht pathologische Stufen in der Bursakonturierung können in der Schallkopfposition I auftreten, wenn die Bursa subacromialis nur gering in korakoidaler Richtung ausgebildet ist. Diese Stufe ist dann im Bild in Neutralstellung des Armes etwa über dem Verlauf der langen Bizepssehne sichtbar.

Echogenitätsveränderungen. Die lange Bizepssehne wird leicht mit der echogenen Zone am Kranialrand der Subskapularissehne sowie dem hier einstrahlenden Lig. coracohumerale verwechselt. Zur Unterscheidung reicht meistens mühelos die orientierende dynamische Untersuchung sowie der vielfach bei annähernd orthogradem Anschallen darstellbare echoarme Hof der Bizepssehne. In Zweifelsfällen hilft die schrittweise Verfolgung des Sehnenverlaufes bis in den Sulcus bicipitalis weiter. Unter Beachtung dieser Kautelen kann man es vermeiden, Bizepssehne oder kraniale Subskapularissehne/Lig. coracohumerale als pathologischen, echoreichen Herd anzusprechen.

Abb. 4-37. Pos. S/IR 1: Die echoarme Zone vor dem Tuberculum majus entsteht am Vorderrand des Tuberkulums, am Übergang zum anatomischen Hals und dem Eingang zum Sulcus bicipitalis

Sie stellt den Reserveraum für die lange Bizepssehne bei extremer Innenrotationsstellung dar und ist normal! Der Schallkopf schneidet unmittelbar vor dem Sehnenansatz die Ventralkante der Supraspinatussehne. Bei Rotation des Schallkopfes im Uhrzeigersinn, Lateralisation des Schallkopfes oder weiterer Innenrotation des Armes verschwindet das Phänomen. Eine ähnliche Erscheinung kann in Pos. T sowohl am vorderen Tuberkulumrand wie auch am hinteren Tuberkulumrand auftreten. Je nach Größenverhältnissen der Schulter oder Lateralisation bzw. Medialisation der Schallkopfposition kann dieses Phänomen auch in Pos I/IR 2 auftreten (s. Normalbild, Abb. 4-10)

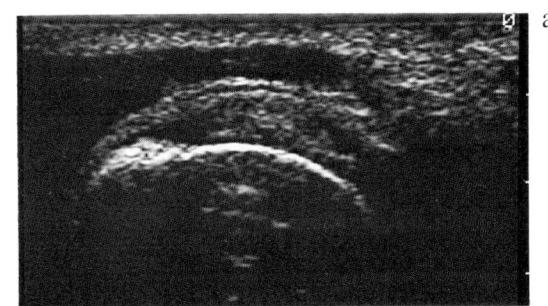

a

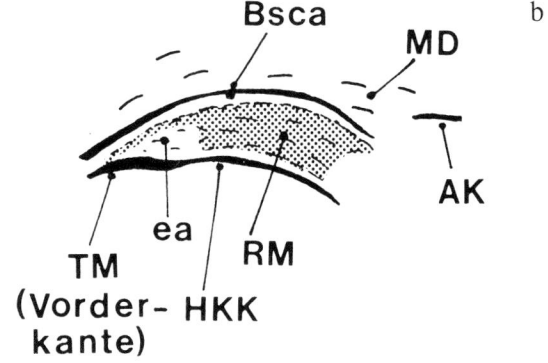

b

Abb. 4-38. Position S ca. 45° IR: a Bild, b Schema: Ähnliches Phänomen wie in Abb. 4-37; zusätzlich Echoarmut der proximalen Rotatorenmanschette

Diese Echogenitätsverminderung darf nicht ausgewertet werden, da sie in einem Bereich liegt, in dem der Ultraschall nicht annähernd orthograd auftrifft. Das Fehlen einer zum Gelenk hin konvexen Einziehung der Grenzzone ist ein weiterer Hinweis dafür, daß hier kein Rotatorenmanschettendefekt vorliegt

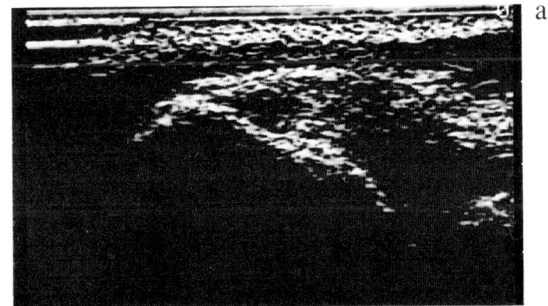

a

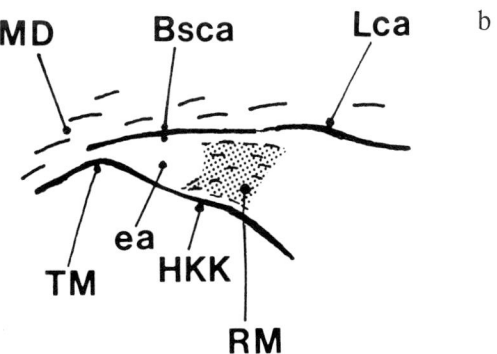

b

Zu berücksichtigen ist, daß die lange Bizepssehne in den verschiedenen Standardbildern je nach Größe der Schulter, mehr zentraler oder lateraler Lage des Schallkopfes, individueller Retrotorsion und Lage des Sulcus bicipitalis unterschiedlich liegen kann: Einerseits kann sie in Neutralstellung und Position I unmittelbar neben dem Korakoid sichtbar sein und bereits bei geringer Innenrotation aus dem Bild verschwinden, andererseits auch bei 60°-Innenrotation in Position I noch im deutlichem Abstand zum Korakoid erscheinen.

Ein sehr häufiger Interpretationsfehler ist die Diagnose eines Rotatorenmanschettendefektes aus dargestellten echoarmen Zonen. Während echoreiche Bezirke nicht als Artefakte entstehen können, ist dies bei echoarmen Zonen durch den Winkel zwischen Schallkopfauflage und gewölbt laufender Rotatorenmanschette möglich. Zudem entstehen ähnliche Artefakte auch durch leichte Kippung des Schallkopfes bei unveränderter Auflageposition. Im Unterschied zur idealen Einstellung werden hierbei oft die Konturen unscharf, z. B. ist die Grenze zwischen Bursa und Rotatorenmanschette verwischt und nur schwer zu identifizieren. Die Humeruskopfkontur verliert dabei meistens ebenfalls an Schärfe und verbreitert sich.

Es empfiehlt sich deshalb auch bei exakt aufgesetztem Schallkopf, vor der Dokumentation noch leichte Kippbewegungen durchzuführen, um die Idealstellung des Schallkopfes zu finden.

Der Prozeß degenerativer und reaktiver Veränderungen in den periartikulären Geweben der Schulter läuft fließend ab. Dementsprechend kann erwartet werden, daß die sonographisch darzustellenden, korrelierenden Veränderungen ebenfalls kontinuierliche Übergänge zwischen einzelnen Stadien zeigen. Hier fehlen derzeit noch weitgehend verbindliche Kriterien. Insbesondere die Bedeutung der als „Inhomogenität" klassifizierten Veränderungen muß in ihrer Beziehung zu (partial-)rupturverdächtigen Bildern noch weiter aufgeklärt werden.

Bei der Beurteilung echogener, die Rotatorenmanschette weitgehend durchsetzender Herde als (Partial-)Defekte muß in ca. 10 % der Fälle mit einem falsch-positiven Befund (mit der makroskopischen, intraoperativen Beurteilung als Referenzmethode) gerechnet werden. Die Treffsicherheit

ist sicher höher, wenn gezielt auf intratendinöse oder vom Gelenkraum ausgehende degenerative Prozesse untersucht wird.

Die sonographisch als Inhomogenitäten imponierenden Veränderungen der Rotatorenmanschette können nicht immer von diskreten Verkalkungen differenziert werden, wenn diese keinen „Schallschatten" verursachen. Schon aus diesem Grund sollte die Sonographie keinen Ersatz für die Röntgenuntersuchung darstellen – nicht zu vergessen die nur im Röntgenbild darzustellenden knöchernen Veränderungen bis hin zu tumorösen Prozessen.

Als Anhaltsregel kann gelten, daß mehr sichelförmige oder bizarr geformte, stark echogene Strukturen meistens Verkalkungen entsprechen, während die degenerativen Veränderungen mehr flächenförmig ausgebildet sind. Bei starker Reduktion der unteren Grauwerte mit dem Kontrastregler verschwinden die Kalkechos meistens erst mehrere Stufen nach der Rotatorenmanschette aus dem Bild.

Der häufigste Fehler bei der Ultraschalluntersuchung der Schulter ist sicher die mangelhafte Einstellung der pathologisch veränderten Gewebsstrukturen im korakoakromialen Fenster. Hier hilft im Einzelfall nur das minutiöse Absuchen der Rotatorenmanschette in verschiedenen Gelenkstellungen.

Gedoppelte Bizepssehnenanlage ist eine Rarität und wurde von uns nur einmal beobachtet. Ebenso ist eine abgrenzbare Darstellung des Lig. glenohumerale superius nur in Ausnahmefällen zu erwarten. Beides kann zu Fehlinterpretationen führen.

Die Bedeutung der dynamischen Untersuchung kann an der Schulter nicht hoch genug veranschlagt werden. Der Informationsgehalt der Schultersonographie ergibt sich mindestens zur Hälfte aus der dynamischen Untersuchung. Es gibt Befunde, die überhaupt nur dynamisch zu klären sind. Deshalb kann die Dokumentation im statischen Bild die tatsächlichen Verhältnisse nur begrenzt wiedergeben.

Therapeutische Konsequenzen. Die Ultraschalluntersuchung der Schulter bietet sich als frühzeitige, nichtinvasive Untersuchungsmethode bei dem vielgestaltigen Krankheitsbild der sog. Periarthropathia humeroscapularis an. Sie ist vor allem hilfreich in der raschen Diagnose der Rupturen bzw. degenerativen Rotatorenmanschettendefekte und der Entscheidung zur Fortsetzung einer konservativen oder evtl. operativen Therapie.

Die Sensibilität (korrekte Erfassung des pathologischen Befundes) in der Diagnostik von Rotatorenmanschettenpartial- und Totaldefekten bis zu einer Größe von ca. 1 cm liegt nach eigenen Untersuchungen bei 83,3 %, die Spezifität (korrekte Erfassung des negativen Befundes) bei 88,7 % [13].

In der Operationsplanung kann zuverlässig der Ort der Läsion vorherbestimmt und damit der günstigste Zugang gewählt werden. Außerdem kann approximativ die Größe des Defekts vorhergesagt werden, und damit können entsprechende Rekonstruktionsmaßnahmen geplant werden. Weitere Möglichkeiten, die auch schon bei der ultraschallgezielten Punktion tumoröser Prozesse erprobt wurden, sind gezielte Punktionen, z. B. der Bursa subcoracoacromialis. Nach einer Punktion ist sonographisch eine korrekte Bursainjektion mühelos zu überprüfen.

4.2 Schultersonographie nach Harland und Hien

unter Mitarbeit von
Karl-Joachim Himmer

4.2.1 Einleitung

Wie in Abschn. 4.1.3 bereits ausgeführt, werden in der amerikanischen Literatur unterschiedliche Untersuchungstechniken beschrieben. Aber auch in deutschsprachigen Veröffentlichungen werden verschiedene Untersuchungsabläufe angegeben. Da die Diskussion über den „optimalen" Untersuchungsablauf zur systematischen Erfassung aller am Schultergelenk wichtigen Befunde noch nicht abgeschlossen ist, sollen im folgenden die von Harland und Hien verwendeten Schnittebenen ergänzend vorgestellt werden [2, 3, 4, 5].

4.2.2 Geräte und Dokumentation

Verwendet werden ebenfalls hochauflösende Real-time-Scanner mit einer 5-MHz- bzw. 7,5-MHz-Linearsonde. Während Harland das Schultergelenk ausschließlich mit einer Wasservorlaufstrecke untersucht, wird eine solche von Hien nur wahlweise benutzt. Die definitiven dorsalen, lateralen und ventralen Schnitte werden mit einer Einzelbild- oder einer Multiformatkamera festgehalten.

4.2.3 Methode, Schallkopfposition und Untersuchungstechnik

Die Schulter wird ebenfalls am sitzenden Patienten untersucht. Der Oberarm liegt in Neutralstellung dem Thorax an, das Ellenbogengelenk wird in 90° Beugestellung gehalten. Im Unterschied zu den anderen Untersuchern steht Hien hinter dem Patienten, der dem Ultraschallgerät gegenübersitzt. Die Untersuchung erfolgt stets in gleicher Reihenfolge.

Sowohl Harland als auch Hien beginnen mit einem dorsalen Horizontalschnitt, der in der Fossa infraspinata liegt und nach lateral etwas zum Humeruskopf ansteigt. Neben der Erfassung der Befunde der periartikulären Weichteile eignet sich dieser sonographische Schnitt besonders gut zur Stabilitätsprüfung des Schultergelenkes, indem der von Gerber und Ganz 1984 beschriebene vordere Schubladentest (Apprehensiontest) durchgeführt wird. Hien weist darauf hin, daß auch bei klinisch völlig beschwerdefreien Personen ein leichtes Federn der gelenkbildenden Anteile zueinander sonographisch feststellbar ist. Ist aber eine Instabilität, z. B. nach Schulterluxation, vorhanden, so kann am Monitor eine Ventralverschiebung des Humeruskopfes beobachtet werden. Nach der Dokumentation wird der dorsale Skapularand mit einer Linie verlängert, der Abstand zwischen dieser und der Humeruskopfkontur gemessen und mit den Aufnahmen der gesunden Seite verglichen.

Harland arbeitet noch mit einem dorsalen Vertikalschnitt, der senkrecht zum dorsalen Horizontalschnitt gelegt wird und der Richtung der Oberarmschaftachse entspricht.

Nach der dorsalen Schulterregion schließt sich die Untersuchung mit einem Frontalschnitt an. Bei Harland wird der Transducer von kranial auf das Akromion aufgelegt. Der Schnitt gestattet eine gute Darstellung der Supraspinatussehne, wobei durch geringes Verschieben des Schallkopfes nach ventral und dorsal sowie durch Rotationsbewegung des Armes der einzusehende Bereich vergrößert wird. Hien benutzt in der Frontalebene zwei Schnittführungen. Ein Schnitt liegt frontal über dem Akromion, dieser Schnitt entspricht weitgehend dem von Harland angegebenen. Der zweite Schnitt in der Frontalebene wird vor dem Akromion angefertigt.

Zur Darstellung der ventral gelegenen Strukturen arbeiten sowohl Hien als auch Harland mit zwei Schnittebenen. Der ventrale Vertikalschnitt zwischen Tuberculum minus und Tuberculum majus dient zur Abbildung der langen Bizepssehne.

Die von Hien angegebene Transversalebene a.p. entspricht ziemlich exakt dem ventralen Horizontalschnitt von Harland mit den knöchernen Bezugspunkten des medial gelegenen Processus coracoideus und der Humeruskopfkontur mit dem Sulcus intertubercularis.

Zur Bestimmung des Retrotorsionswinkels, einer Untersuchung, die von Harland [3] erarbeitet wurde, liegt der Patient auf dem Rücken. Auf einem ventralen Horizontalschnitt wird eine Linie senkrecht auf die Tangente im tiefsten Punkt des Sulcus intertubercularis eingezeichnet. Der zweite Schnitt wird ventral am distalen Humerus so gelegt, daß radial das Capitulum humeri und ulnar die Trochlea humeri abgebildet werden. Die Trochleatangente und das Lot im Sulcus intertubercularis bilden nach Harland die Schenkel des Retrotorsionswinkels.

4.2.4 Sonoanatomie der Standardebenen

Dorsaler Horizontalschnitt. Der dorsale Horizontalschnitt oder der Schnitt in der Transversalebene p.a. (posteroanterior) in der Fossa infraspinata zeigt die knöchernen Konturen der Skapula und des Humeruskopfes. Aus der Fossa infraspinata zieht der M. infraspinatus nach lateral und umgreift mit seinem sehnigen Anteil den Humeruskopf. Dorsal davon bildet sich der M. deltoideus ab (Abb. 4-39).

Dorsaler Vertikalschnitt. Die dargestellten Strukturen im hinteren Vertikalschnitt sind abhängig von der Rotationsstellung des Humerus. Bei Innenrotation stellt sich unter dem Schallkopf neben dem Schaft- und der halbrunden Kopfkontur von kranial nach kaudal der M. supraspinatus, der M. infraspinatus und der M. teres minor dar (Abb. 4-40). Bei starker Außendrehung des Oberarmes rotiert das Tuberculum majus in die Schnittebene. Dies führt zu einer veränderten Konturdarstellung des Humeruskopfes. Über dem Tuberculum majus liegt der M. deltoideus auf, während Teres minor und M. infraspinatus aus der Schnittebene gedreht sind und nicht mehr eingesehen werden können (Abb. 4-41).

Frontalschnitt. Im Frontalschnitt bilden medial das Akromion und lateral die Humeruslinie die knöchernen Leitstrukturen. Auf dem Humeruskopf liegt lateral die spitz zulaufende Supraspinatussehne auf, die sich gut durch den Echosprung der Bursa subdeltoidea und der Faszie von dem aufgelagerten M. deltoideus abgrenzen läßt (Abb. 4-42). Bei Abduktionsbewegung des Armes kann das Gleiten der Supraspinatussehne unter das Akromion verfolgt werden (Abb. 4-43).

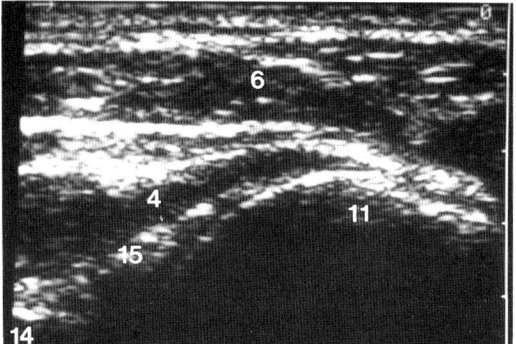

Abb. 4-39. Dorsaler Horizontalschnitt
Knöcherne Bezugspunkte sind die Humeruskopfkontur (11) sowie die Skapula (14); der M. deltoideus (6) ist quergeschnitten, der M. infraspinatus (4) ist längsgeschnitten; dorsaler Pfannenerker (15)

Abb. 4-40. Dorsaler Vertikalschnitt in Innenrotation
Darstellung des M. supraspinatus (2), des M. infraspinatus (4) sowie des M. teres minor (5). Darüber liegt der M. deltoideus (6). Knöcherne Bezugspunkte stellen das Akromion (8) sowie die Kontur des Humeruskopfes und der proximalen Schaftanteile (11) dar

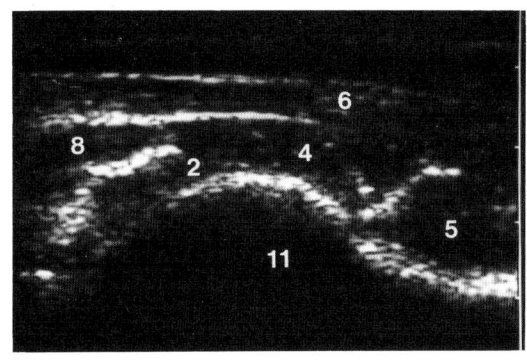

Abb. 4-41. Dorsaler Vertikalschnitt in Außenrotation
Beachte im Vergleich mit Abb. 4-40 die unterschiedliche Darstellung der Humeruskopfkontur (11) mit dem jetzt dargestellten Tuberculum majus (12). Darüber hinweg zieht der M. deltoideus (6). Die in Abb. 4-40 dargestellten Außenrotatoren sind in dieser Schnittebene nicht mehr vorhanden

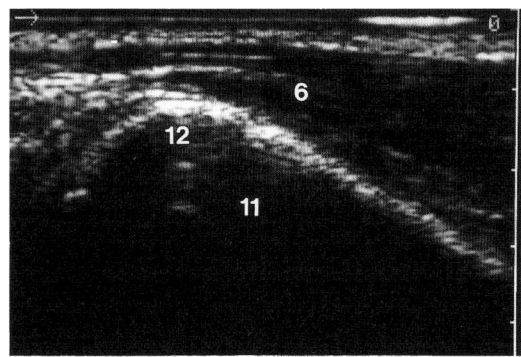

Abb. 4-42. Frontalschnitt in Adduktionsstellung des Oberarmes
Die Orientierung erfolgt an den knöchernen Reflexen des Akromions (8) sowie an der Humeruskopfkontur (11) mit dem Tuberculum majus (12). Die Supraspinatussehne (3) ist durch den Impedanzsprung zwischen Fascia subdeltoidea und längsgeschnittenem M. deltoideus (6) gut abgrenzbar

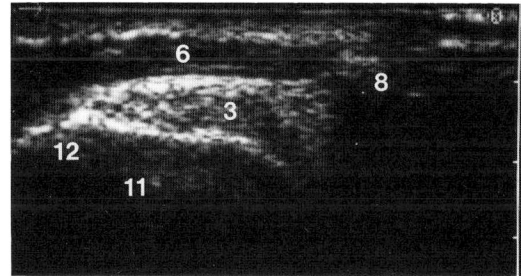

Abb. 4-43. Frontalschnitt in Abduktionsstellung des Armes
Man erkennt, wie die Supraspinatussehne (3) in Abduktionsstellung des Armes unter das Akromion (8) gleitet. Darüber stellt sich der M. deltoideus (6) dar; Tuberculum majus (11)

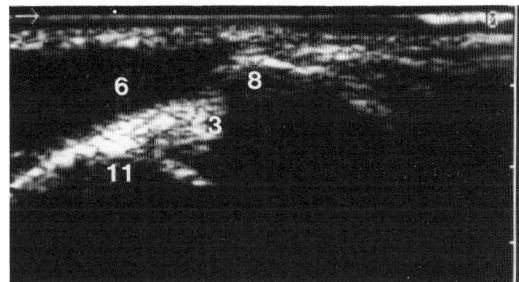

Ventraler Vertikalschnitt. Dieser Schnitt dient zur Darstellung der langen Bizepssehne im Sulcus intertubercularis. Verläuft die Schallrichtung orthograd zur Sehne, so kommt diese reflexreich zur Darstellung (Abb. 4-44). Bei schrägem Schallverlauf zur Sehne stellt sich diese echoarm dar (Abb. 4-45).

Ventraler Horizontalschnitt. Das Bild des vorderen Horizontalschnittes wird geprägt durch den medial gelegenen Processus coracoideus und die Humeruskopfkontur mit Tuberculum minus und Tuberculum majus. Der M. subscapularis verläuft unter dem Processus coracoideus herauf an das Tuberculum minus. Die im Sulcus intertubercularis liegende lange Bizepssehne stellt sich in Abhängigkeit vom Winkel, in der sie angeschallt wird, echoreich bis echoarm dar (Abb. 4-46).

Die folgenden Aufnahmen zeigen Sonogramme in den Standardebenen nach Hien. Für die Überlassung der Abb. 4-47 bis Abb. 4-52 danken wir Herrn Hien.

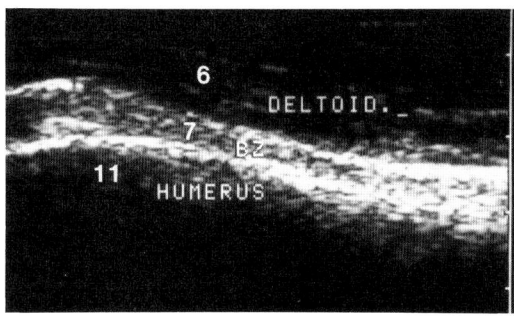

Abb. 4-44. Ventraler Vertikalschnitt
In dieser Aufnahme ist die lange Bizepssehne (7) orthograd durch den Schallimpuls getroffen und stellt sich daher reflexreich dar. In die Tiefe wird das Bild durch den starken Reflex des Humerus (11) begrenzt. Über der Sehne liegen die Muskelfasern des M. deltoideus (6)

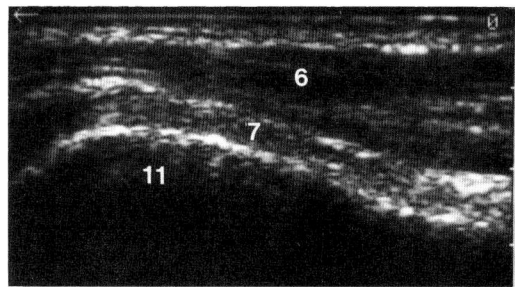

Abb. 4-45. Ventraler Vertikalschnitt
Im Vergleich mit Abb. 4-44 trifft der Schallimpuls jetzt nicht orthograd auf die lange Bizepssehne (7), diese erscheint daher im Bild reflexärmer; M. deltoideus (6), Humeruskopfkontur (11)

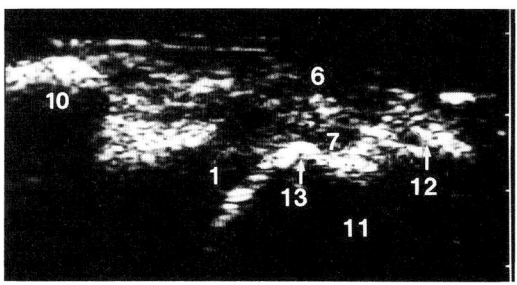

Abb. 4-46. Ventraler Horizontalschnitt
Der ventrale Horizontalschnitt ist an den knöchernen Reflexen des Processus coracoideus (10) sowie denen des Humeruskopfes (11) mit dem Tuberculum majus (12) und dem Tuberculum minus (13) zu erkennen. Im Sulcus intertubercularis liegt die quer getroffene lange Bizepssehne (7). An muskulären Strukturen sind der M. subscapularis (1) sowie der M. deltoideus (6) abgebildet

**Abb. 4-47. Darstellung der Standardschnittebene zur sono-
graphischen Diagnostik am Schultergelenk nach Hien**

1 Transversalebene a.-p.: vorderer Horizontalschnitt
2 Frontalebene vor dem Akromion
3 Frontalebene im Akromionbereich
4 Longitudinalebene im Sulcus intertubercularis
5 Transversalebene p.-a.: dorsaler Horizontalschnitt

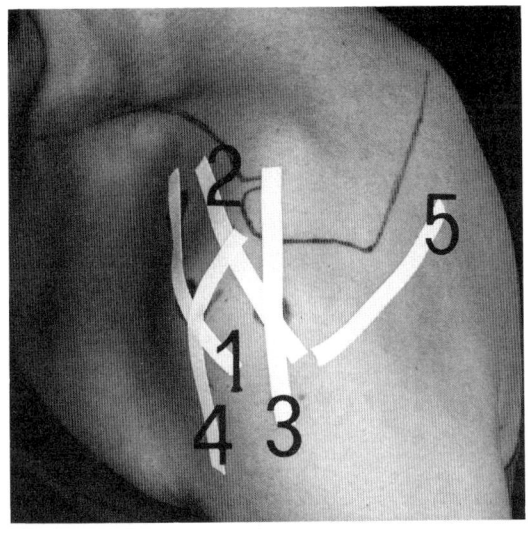

**Abb. 4-48. Darstellung der Strukturen in der Transversal-
ebene p.-a.**

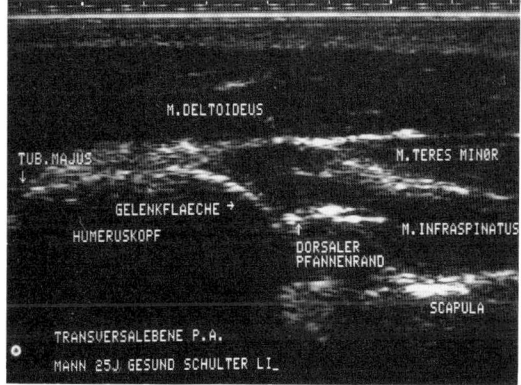

**Abb. 4-49. Frontalebene im Akromionbereich entspre-
chend Schnitt 3 aus Abb. 4-47**

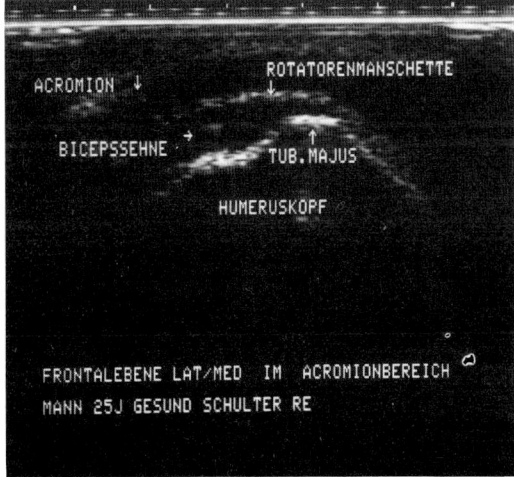

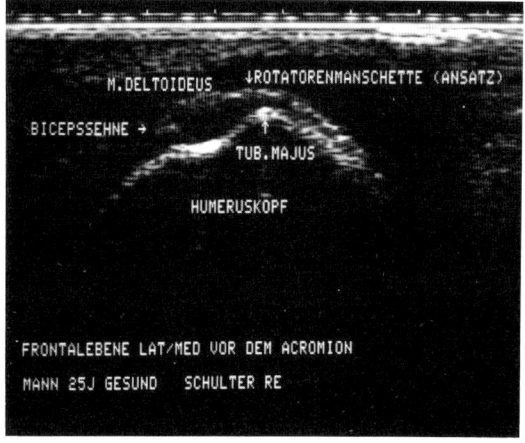

Abb. 4-50. Frontalebene vor dem Akromion entsprechend Schnitt 2 der Abb. 4-47

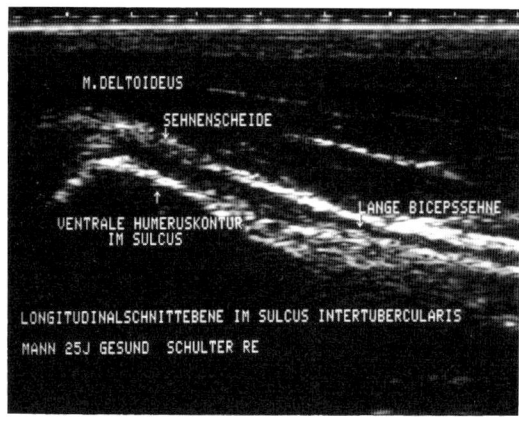

Abb. 4-51. Longitudinalebene im Sulcus intertubercularis mit echoarm dargestellter langer Bizepssehne

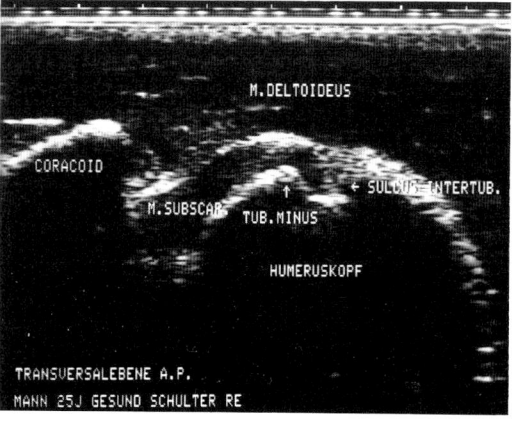

Abb. 4-52. Transversalebene a.-p. entsprechend Schnitt 1 aus Abb. 4-47

4.2.5 Spezielle Befunde

Bei der Zusammenstellung der folgenden Befunde wurde besonderer Wert auf Veränderungen gelegt, die im Rahmen der Schulterdiagnostik über die Beurteilung der Rotatorenmanschette hinaus gefunden werden können.

Stabilitätsprüfung. Zur Überprüfung der Stabilität wird primär ein dorsaler Horizontalschnitt (posteroanteriore Transversalebene) herangezogen. Unter Druckbelastung oder durch Führung des Armes in Abduktions-/Außenrotationsstellung (Apprehensiontest) wird die Stellung des Humeruskopfes zum dorsalen Skapularand beobachtet. Ist der Schubladentest positiv, so wird die Separation der Gelenkflächen an einem bogenförmigen Verziehen der umgebenden Weichteile sowie am veränderten Abstand des dorsalen Skapularandes von der Humeruskopfkontur sichtbar (Abb. 4-53). Die Extremstellungen der dynamischen Untersuchung werden dokumentiert. Zur genauen Beurteilung ist ein Vergleich mit der gesunden Gegenseite unerläßlich (Abb. 4-54).

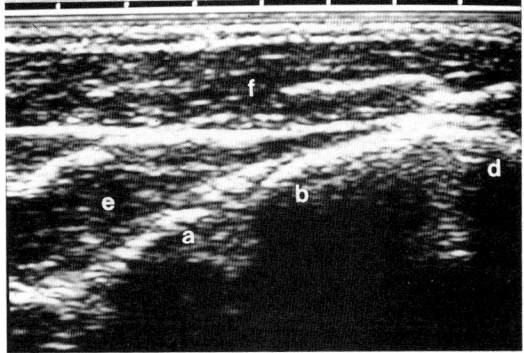

Abb. 4-53. Sonographische Stabilitätsprüfung am rechten Schultergelenk durch einen Transversalschnitt p.-a.
a Regelrechte Stellung der dorsalen Humeruskopfgelenkfläche (b) zum dorsalen Pfannenerker (a)

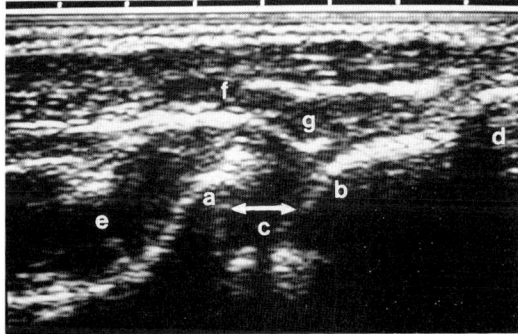

b Beim vorderen Schubladentest ventrale Subluxation des Humeruskopfes mit Separation der Gelenkflächen (Strecke c) und bogenförmigen Verziehen der dorsalen Schultermuskulatur (g) um den dorsalen Pfannenerker (a).
Tuberculum majus (d), M. infraspinatus (e), M. deltoideus (f)

Abb. 4-54. Dorsaler Horizontalschnitt und sonographische Überprüfung der Stabilität
Anamnestisch bekannt ist eine habituelle Schulterluxation rechts (linke Bildhälfte). Im Vergleich mit der gesunden linken Seite, die eine regelrechte Stellung des Humeruskopfes zum dorsalen Pfannenrand zeigt, ist rechts zu erkennen, daß durch Abduktion und Außenrotation des Armes und gleichzeitigen Druck auf den Humeruskopf der Kopf nach ventral aus der Pfanne subluxiert
M. infraspinatus (4), M. deltoideus (6), Humeruskopf (11), dorsaler Pfannenerker (15)

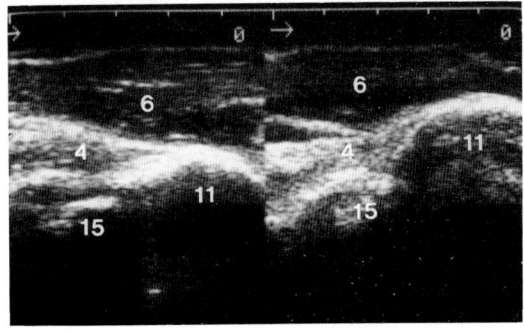

Hill-Sachs-Delle. Sie treten nach Schulterluxationen auf und können gut in der dorsalen Transversalebene dargestellt werden. Meist erscheinen sie als kerbenförmige Einbuchtung in der dorsalen, halbkreisförmigen Humeruskopfkontur (Abb. 4-55).

Da es im dorsalen Horizontalschnitt bei einem ausgeprägten Collum anatomicum zu Verwechslungen mit Hill-Sachs-Defekten kommen kann, sollte man neben einem Vergleich mit der gesunden Gegenseite den Defekt in einer 2. Ebene darstellen. Dazu eignet sich der dorsale Vertikalschnitt. Beim Vorliegen einer Hill-Sachs-Delle stellt sich die normalerweise halbkreisförmige Humeruskopfkontur abgeflacht dar.

Sulkusosteophyt. Häufige Ursache von Tendopathien der langen Bizepssehne sind degenerative Veränderungen im Sulcus intertubercularis. Diese sogenannten Sulkusosteophyten können sonographisch im ventralen Horizontalschnitt dargestellt werden. Der Sulkus erscheint dann nicht mehr abgerundet, die Tubercula fallen eckig mit Schallauslöschung in den Sulkus ab (Abb. 4-56).

Retrotorsionsmessung. Bei der Entstehung von habituellen Schulterluxationen spielen neben traumatischen Veränderungen (Hill-Sachs-Defekt, Bankart-Läsion) auch angeborene Fehlbildungen der Pfanne und des Kopfes eine Rolle. Zur Entscheidung, ob stabilisierende Eingriffe am Kapsel-Band-Apparat und der Pfanne (Putti-Platt, Bankart, Eden-Hybinette-Lange) oder eine Rotationsosteotomie nach Weber durchgeführt werden soll, ist die Bestimmung des Retrotorsionswinkels unerläßlich. Im Vergleich zur röntgenologischen Winkelbestimmung nach Pieper [7] und der Darstellung im CT nach Gebauer [1] ermöglicht die Sonographie eine Messung mit einer nichtinvasiven Methode [3]. In Abbildung 4-57 sind die dazu notwendigen Schnitte sowie die Linien zur Bestimmung des Retrotorsionswinkels dargestellt.

Gelenkergüsse, Bursitiden. Veränderungen im Bereich der Gelenkhöhle und der Bursae findet man am häufigsten bei Erkrankungen des rheumatischen Formenkreises. Gelenkergüsse stellen sich gut durch Vorwölbung der Kapsel vor allem im dorsalen Horizontal- und Vertikalschnitt dar.

Chronische Entzündungen gehen häufig mit einer Verbreiterung der Bursae mit unterschiedlichen Binnenechos einher. Adhäsionen können gut bei der dynamischen Untersuchung durch Verziehungen der angrenzenden Gewebe dargestellt werden. Der Recessus der langen Bizepssehne kann als einziger Schultergelenkrezessus dargestellt werden. Im ventralen Vertikalschnitt läßt sich die Bursa coraco-brachialis, die vom Korakoid nach lateral über die lange Bizepssehne hinwegzieht, vom Rezessus der langen Bizepssehne abgrenzen. Besonders die äußere Wand der langen Bizepssehne läßt eine gute Trennung der beiden Strukturen zu (Abb. 4-58). Im ventralen Horizontalschnitt kann ebenfalls ein Erguß der Bursa coracobrachialis dargestellt werden. Durch ergußbedingte, dorsale Schallverstärkung ist eine Beurteilung der daruntergelegenen Strukturen erschwert (Abb. 4-59).

Tumoren. Auch tumoröse Veränderungen im Schultergelenksbereich können sonographisch dargestellt werden. Die standardisierten Schnittebenen werden im Regelfall verlassen, und es wird versucht, den Tumor in seiner gesamten Ausdehnung in verschiedenen Schnittebenen darzustellen. Da im Kap. 10 auf die besondere Problematik der sonographischen Tumordarstellung eingegangen wird, sollte hier exemplarisch nur ein Beispiel vorgestellt werden. Mit Abb. 4-60 wird ein Lipom im Bauch des M. biceps brachii gezeigt. Dieses imponierte klinisch wie eine Ruptur der langen Bizepssehne mit Distalisierung des Muskelbauches. Mit einem ventralen Horizontal- und Vertikalschnitt konnte eindeutig eine intakte Bizepssehne abgebildet werden. Durch die weitere schrittweise Untersuchung mit Longitudinalschnitten über dem gesamten Biceps brachii konnte dann die tumoröse Veränderung im Muskelbauch verifiziert werden.

Akromioklavikulargelenk (s. Abschn. 5.5.1). Die auch klinisch sicher zu diagnostizierende Stufenbildung bei Bandverletzungen des Akromioklavikulargelenkes läßt sich sonographisch gut objektivieren (Abb. 4-61). Vor allem bei leichteren Verletzungen (Tossy I) mit nur geringer Instabilität kann durch die Vorwölbung der Gelenkkapsel eine Hämatombildung gesichert werden.

Abb. 4-55. a Man erkennt den Hill-Sachs-Defekt (17), der zu einer kerbenförmigen Einziehung an der sonst normalerweise halbrunden Humeruskopfkontur geführt hat
M. infraspinatus (4), M. deltoideus (6), dorsaler Pfannenrand (15)

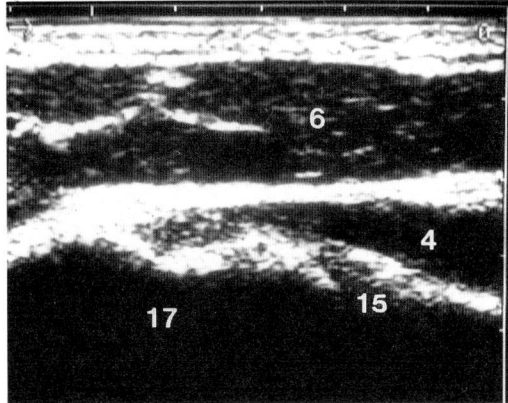

Abb. 4-55 b. Diese Aufnahme zeigt mit identischen dorsalen Transversalschnitten den Hill-Sachs-Defekt rechts bei Normalbefund am linken Humeruskopf

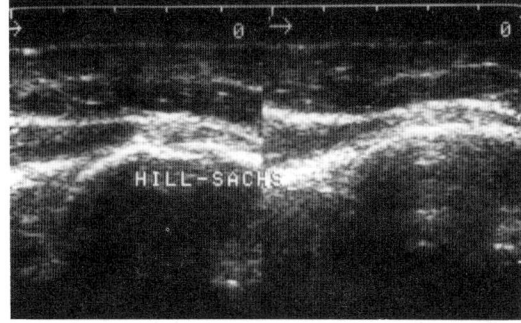

Abb. 4-56. a Ventraler Horizontalschnitt zur Darstellung des Sulkusosteophyten
Im Vergleich mit Abb. 4-46 ist zu erkennen, daß die Tuberkula nicht mehr gerundet in den Sulkus einlaufen, sondern kantig ausgezogen sind. Dieses Phänomen führt über den Tuberkula zur dorsalen „Schallschattenbildung". Die Bizepssehne in dieser Aufnahme ist schräg angeschallt und daher echoarm

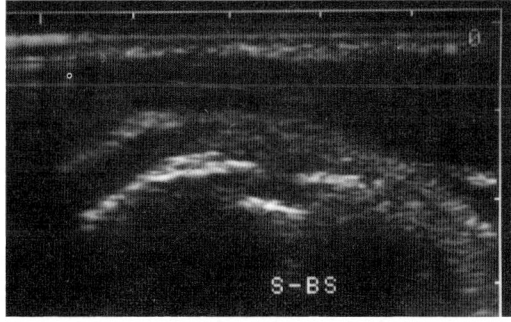

b Operationssitus mit Darstellung eines Sulkusosteophyten (Pfeil)
Die lange Bizepssehne (1) wird durch einen großen Kanalosteophyten im Sulkus eingeengt

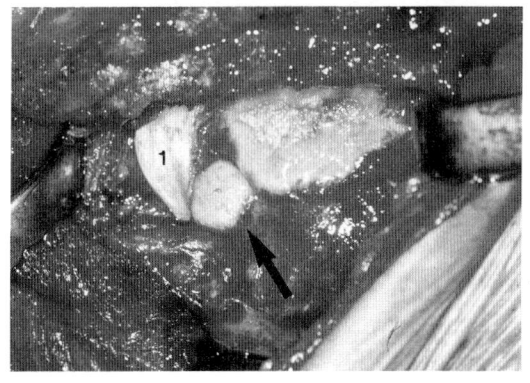

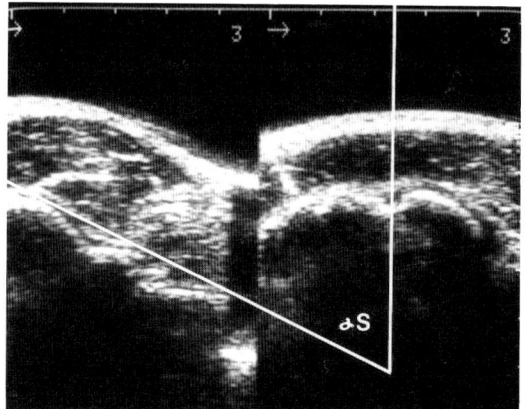

Abb. 4-57. Bestimmung des Retrotorsionswinkels (α s nach Harland)
Das Lot im Sulcus intertubercularis (rechte Bildhälfte) und die volare Trochleatangente (linke Bildhälfte) schließen den Retrotorsionswinkel (α s) ein

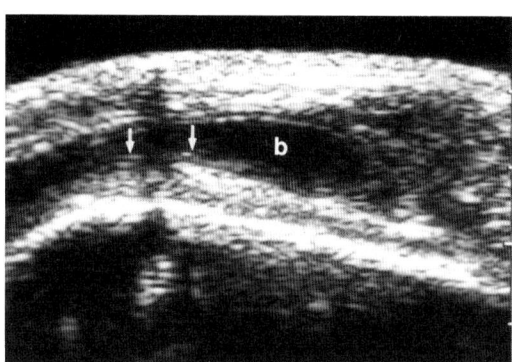

Abb. 4-58. Ventraler Vertikalschnitt mit Ergußdarstellung in der Bursa coracobrachialis
Die Bursa coracobrachialis (b) ist mit einem echoarmen Material ausgefüllt und zeigt nur schwache Binnenechos. Der Recessus der langen Bizepssehne (↓) ist durch seine äußere Wand gut von der Bursa abgrenzbar

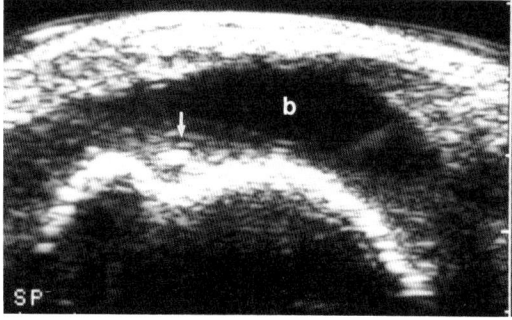

Abb. 4-59. Ventraler Horizontalschnitt bei einer Bursitis coracobrachialis
Die Bursa coracobrachialis (b) ist aufgeweitet und mit einem echoarmen Material ausgefüllt. Die dorsale Schallverstärkung läßt eine sichere Beurteilung der daruntergelegenen Strukturen nicht mehr zu. Im Sulcus intertubercularis ist die lange Bizepssehne (↓) dargestellt

Abb. 4-60. Weichteiltumor im M. biceps brachii, der klinisch wie eine Ruptur der langen Bizepssehne imponierte; a ventraler Horizontalschnitt, b ventraler Vertikalschnitt zur Darstellung der langen Bizepssehne
Man erkennt in beiden Aufnahmen eine regelrechte Lokalisation und einen normalen Verlauf der langen Bizepssehne. Sonographisch konnte eine Sehnenruptur in diesem Bereich sicher ausgeschlossen werden

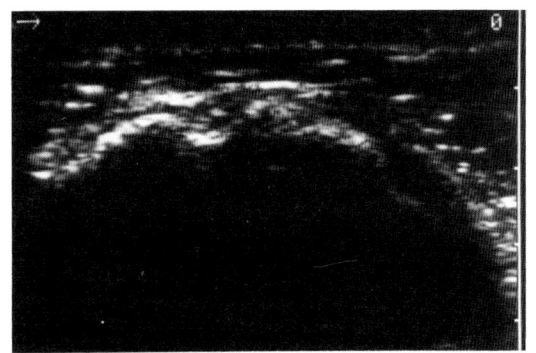

a

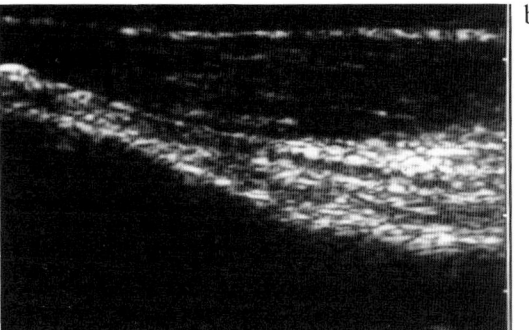

b

c bis e systematischer Untersuchungsvorgang durch einen Longitudinalschnitt exakt im Verlauf des Muskelbauches
Man erkennt in **c** zunächst den Übergang vom proximalen Sehnenanteil in den aufgetriebenen Muskelbauch. Die tumoröse Auftreibung mit inhomogenem Binnenmuster ist in **d** zu erkennen, während **e** das distale Ende des Tumors mit dem Übergang in den intakten Muskelbauch zeigt

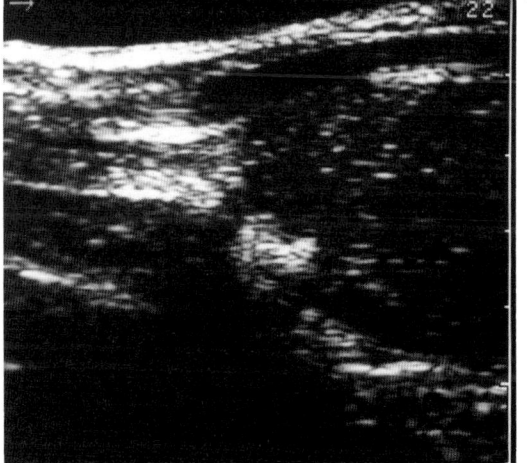

c

d

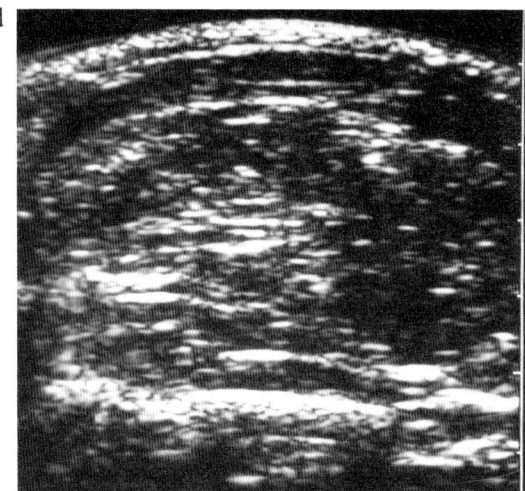

e

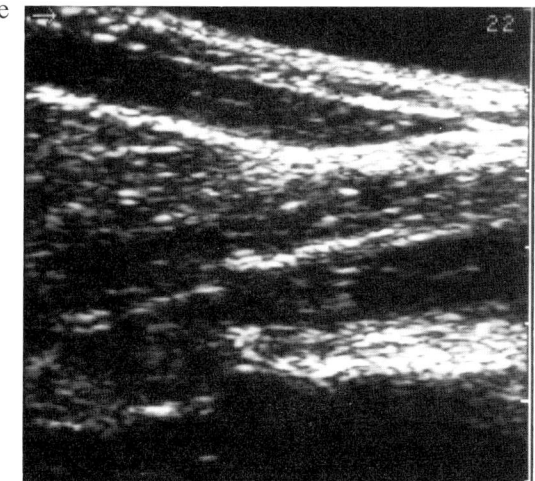

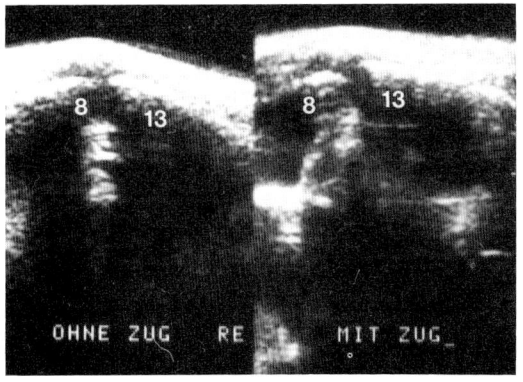

Abb. 4-61. Frontalschnitt über dem Akromioklavikular-gelenk zur Stabilitätsprüfung
Akromion (8), Klavikula (13)
Die Darstellung zeigt ein verletztes Akromioklavikular-gelenk. In der linken Bildhälfte ohne Zug zeigt sich lediglich eine leichte Vorwölbung der Gelenkkapsel ohne Dislokation. In der rechten Bildhälfte sieht man die Situation unter Zug am Arm. Das laterale Klaviku-laende luxiert um eine halbe Schaftbreite nach kranial (Tossy II)

4.2.6 Diskussion und klinische Relevanz

Die Sonographie bietet als nichtinvasive Untersuchungsmethode einen guten Überblick über das Schultergelenk. Mit der Darstellung in der dorsalen, lateralen, kranialen und ventralen Standardebene sind ein Großteil der pathologischen Veränderungen am Schultergelenk zu erfassen.

Zur sicheren Beurteilung des Schultergelenkes empfiehlt sich ein standardisierter Untersuchungsgang unter besonderer Berücksichtigung von Veränderungen der knöchernen Oberflächen, der Weichteile, der Gelenkhöhle und der Bursae. Durch die knöchernen Bezugspunkte gelingt eine gute anatomische Zuordnung der dargestellten Strukturen. Es soll nochmals darauf hingewiesen werden, daß zur sicheren Diagnostik sowie zum Ausschluß von Artefakten pathologische Veränderungen möglichst in zwei Ebenen dargestellt werden.

Bei der Diagnostik der habituellen Schulterluxation bietet die Sonographie durch die Erfassung der Instabilität und der Darstellung eines Hill-Sachs-Defektes, wie von Harland, Hedtmann und Hien beschrieben, wertvolle Dienste. Zur Op.-Planung kann ohne großen technischen Aufwand in der Methode nach Harland der Retrotorsionswinkel bestimmt werden.

Für die Beurteilung der Gelenkhöhle und der Bursae des Schultergelenkes kann die Sonographie ebenfalls wichtige Zusatzinformationen liefern.

Eine zunehmend sichere Einschätzung von pathologischen Veränderungen der Rotatorenmanschette wurde durch die inzwischen weitgehend standardisierten Untersuchungstechniken ermöglicht. Es haben sich dabei zwei unterschiedliche Vorgehensweisen herauskristallisiert. Während Hedtmann durch Rotation des Armes die für die Beurteilung wichtigen Strukturen mit einer überwiegend statischen Schallkopfposition einstellt, führen Harland und Hien den Schallkopf über die jeweilige anatomische Struktur. Ergänzt wird die Untersuchung durch die dynamische Erfassung der Stabilität.

Es ist zu erwarten, daß mit zunehmender Erfahrung der Untersucher, insbesondere auch im Erkennen und Interpretieren von möglichen Artefakten, in Verbindung mit einer zu erwartenden technischen Weiterentwicklung der Geräte, die Sonographie des Schultergelenkes sich von einer jetzt aussagekräftigen Zusatzmethode zu einem zentralen Element in der Schultergelenksdiagnostik entwickeln kann.

5 Akromioklavikulargelenk, Ellbogen- und Handgelenk

5.1 Einleitung und Literaturüberblick

Kapselbandverletzungen an der oberen Extremität zählen im Sport zu den häufigsten Gelenkverletzungen. Nach der klinischen Untersuchung wird in der Regel präoperativ das Verletzungsausmaß durch herkömmliche Röntgenfunktionsaufnahmen diagnostiziert. Hien [1] berichtete über die Möglichkeit, sonographisch bei besonderen Fragestellungen Stabilitätsuntersuchungen durchzuführen.

5.2 Geräte

Mit einem 5-MHz-Transducer kommt man in der Regel zurecht. Diese sollten jedoch, wie bei allen Instabilitätsuntersuchungen, von genügender Länge sein, da sich kurze Schallköpfe hierfür nicht eignen. Besteht keine Möglichkeit, durch Bildschirmschwenk aufrecht stehende Bilder zu bekommen, so werden sie liegend dokumentiert, wobei am Monitor und Bildrand links kranial ist, d. h., beim Ellbogengelenk ist das Capitulum humeri am Bild links, ebenso das Os metacarpale I bei der Sonographie des Metakarpophalangealgelenks I.

5.3 Methode und Schallkopfposition

Die Untersuchung des Akromioklavikulargelenks erfolgt in der Frontalebene (Abb. 5-1). Das rechte Akromion befindet sich am Bildschirm links (ähnlich einem Koronarschnitt). Für Untersuchungen am Ellbogengelenk werden Frontalebenen im radioulnaren und ulnoradialen Strahlengang verwendet. Als 2. Ebene bietet sich ein longitudinaler Schnitt durch die Fossa cubitalis an.

Am Daumengrundgelenk und an den Fingergelenken ist in der Regel eine Wasservorlaufstrecke notwendig.

5.4 Anatomie und Sonoanatomie
(Abb. 5-2)

Am Akromioklavikulargelenk werden die Konturen des Akromions und der Klavikula dargestellt; die Bandstrukturen kommen, ähnlich wie am Knie- und Sprunggelenk, nur undeutlich zur Darstellung, so daß sonographisch Bandrupturen auf direktem Wege nur schwierig oder unsicher diagnostiziert werden können. Im Bereich des Ellbogengelenks ist z. B. bei Verdacht auf Radiusköpfchenluxation bei Kindern die Humeruskontur als Leitstruktur mit starker Echogenität einwandfrei zu lokalisieren.

Das Capitulum humeri als hyalinknorpelig präformierte Struktur mit einem zentralen Knochenkernreflex bietet in der Regel ebenfalls keine diagnostischen Schwierigkeiten. Zusätzlich kommt das Radiusköpfchen mit seinem echoarmen hyalinen Anteil bzw. bei stärkerer Verknöcherung bereits die Epiphysenkontur zur Darstellung. Die umhüllende Gelenkkapsel mit stärkerer Echogenität grenzt den Gelenkraum mit eventuell vorhandenen echoarmen Ergüssen ab.

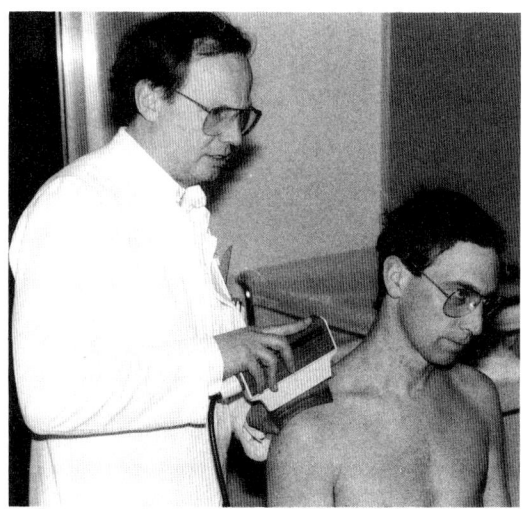

Abb. 5-1. Untersuchung des rechten Akromioklavikulargelenks unter Zuhilfenahme eines Silikonpolsters

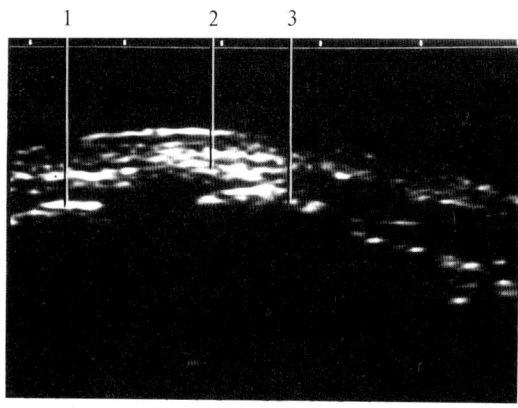

Abb. 5-2. Sonogramm des rechten Akromioklavikulargelenks, ähnlich der Position in Abb. 5-1
1 Akromion
2 Kapselbandapparat
3 Akromiales Ende der Klavikula

5.5 Spezielle Befunde

5.5.1 Akromioklavikuläre Verrenkung
(Abb. 5-3, 5-4)

Schultereckgelenkverrenkungen sind der sonographischen Funktionsdiagnostik gut zugänglich. Durch Zug und Druck auf den Arm bzw. auf die Klavikula kann das maximale Bewegungsausmaß im Gelenk dokumentiert werden.

Meßtechnik. Die akromiale Kontur wird mit einer Hilfslinie verlängert und der Abstand zwischen dieser Hilfslinie und dem akromialen Klavikulaende gemessen. Während Tossy-I-Verletzungen überhaupt kein oder nur ein unwesentliches Höhertreten der distalen Klavikula im Belastungssonogramm zeigen, tritt bei Tossy-II-Verrenkungen die Klavikula unter Zugbelastung des Armes deutlich höher.

Nach Hien [1] beträgt die Dislokation jedoch niemals mehr als 7–8 mm und weist einen deutlichen Anschlagstopp auf. Fehlt bei der dynamischen Untersuchung der ligamentäre Anschlag, und beträgt die absolute Distanzänderung mehr als 7–8 mm, so handelt es sich nach Hien um eine Sprengung des Schultereckgelenkes vom Typ Tossy III (Abb. 5-2a, b).

Abb. 5-3 und 5-4. 42jähriger Patient nach Fahrradsturz; Druckschmerz und Schwellung über dem rechten Akromioklavikulargelenk, frontaler Längsschnitt über der distalen Klavikula

5-3. Druck auf die Klavikula
Zuerst wird der minimale Abstand (c) der kranialen Kontur des distalen Klavikulaendes (b) von der Verlängerung der kranialen Akromionkontur (a) bestimmt

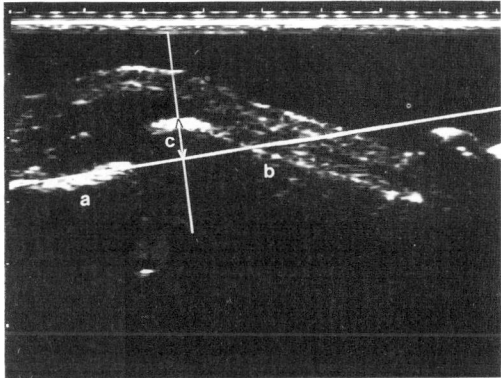

5-4. Belastung durch Zug am Arm
Anschließend wird die maximal erreichbare Zunahme der Strecke c bestimmt. Neben dem Absolutbetrag der Abstandsänderung wird beurteilt, ob beim Höhertreten der Klavikula ein ligamentäres Anschlagphänomen beobachtet werden kann. Fehlt, wie hier, ein ligamentärer Anschlag, und beträgt die absolute Distanzänderung über 7 mm, so handelt es sich um eine Sprengung des Schultergelenks Typ III nach Tossy
(Abb. 5-3 u. 5-4 stammen von N. M. Hien)

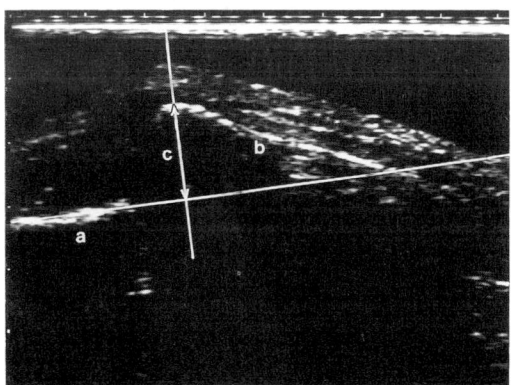

5.5.2 Ellbogengelenk (Abb. 5-5)

Die Untersuchung erfolgt im Kubital-longitudinal-Schnitt oder im Frontalschnitt mit radioulnarer bzw. ulnoradialer Einstrahlrichtung. Die Abb. 5-6 und 5-7 zeigen die Verhältnisse in Pro- und Supination bei einem gesunden Kind mit radioulnarem Strahlengang, die Abb. 5-8 und 5-9 zeigen das sonographische Bild einer Radiusköpfchenluxation, dokumentiert mittels eines kubitalen Längsschnittes über dem Radiusköpfchen rechts; Röntgenkontrollen in Abb. 5-10 und 5-11.

Bei der Pronatio dolorosa des Säuglings und des Kleinkindes kann diese sonographische Untersuchungstechnik hilfreich sein. Es ist dadurch möglich, die Reposition eines luxierten Radiusköpfchens zu überprüfen. In Abb. 5-12 a, b sind die Verhältnisse nach reponierter Radiusköpfchenluxation dargestellt, wobei das abgelaufene Trauma noch deutlich an der Ergußbildung bei bereits regelrechter Stellung des hyalinen Radius-

köpfchens zu erkennen ist. Auch in Abb. 5-13 stellt sich ein Gelenkerguß dar, hier bei Verdacht auf Ellbogenempyem.

5.5.3 Kollateralbandinstabilität am Daumengrundgelenk

Sie tritt bei Sportverletzungen sehr häufig auf (Skidaumen) und kann sonographisch im ulnaren Strahlengang problemlos diagnostiziert werden (Abb. 5-14). Die Konturen von Metacarpale I und Grundphalanx des Daumens heben sich ohne periartikuläre Schwellung deutlich ab (Abb. 5-15, 5-16). Bei ulnarer Kollateralbandruptur kann bereits in der Neutralaufnahme im Bereich der periartikulären Zone ein kleines Hämatom diagnostiziert werden. Unter Streßsituationen kommt es zur deutlichen Diastase der gelenkbildenden Anteile (Abb. 5-17, 5-18).

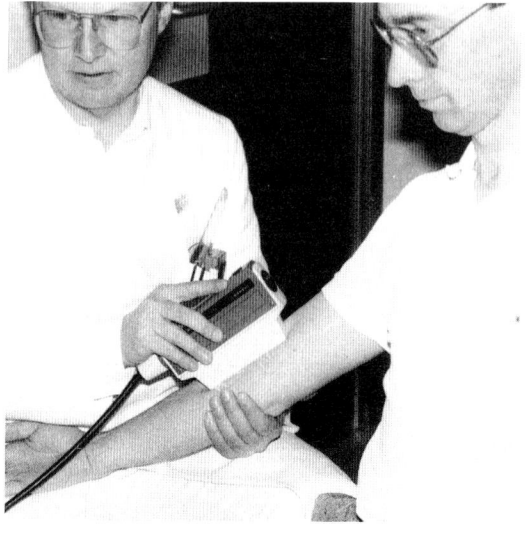

Abb. 5-5. Untersuchung des re. Ellbogengelenks im Kubitalschnitt

Abb. 5-6. Das rechte Ellbogengelenk im Kubitalschnitt, Pronationsstellung
1 Capitulum humeri
2 Gelenkspalt
3 Radius
4 Pronator teres

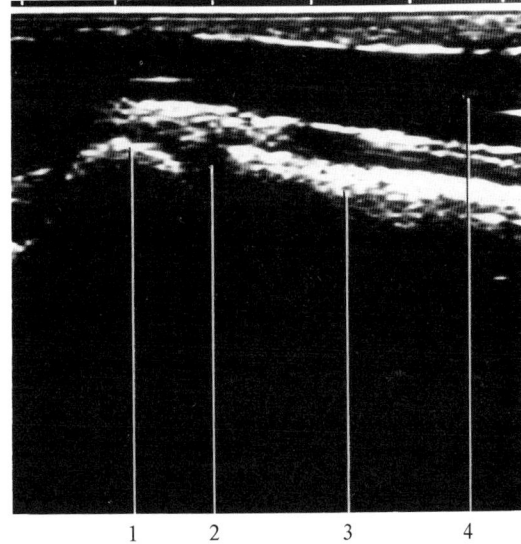

Abb. 5-7. Rechtes Ellbogengelenk im Kubitalschnitt, Supinationsstellung
Die Rotation des Radiusköpfchens ist im Vergleich zu Abb. 5-6 deutlich sichtbar. Bezeichnungen wie in Abb. 5-6

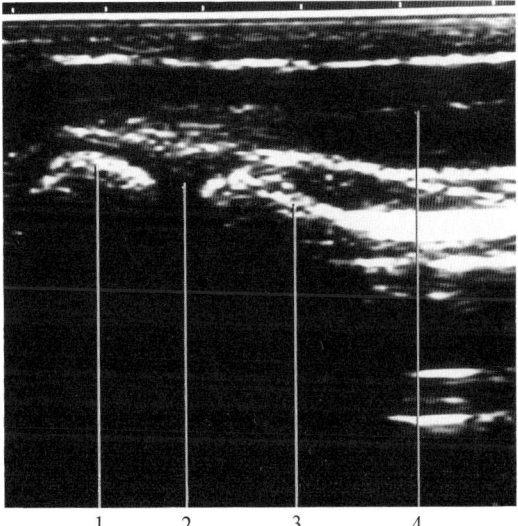

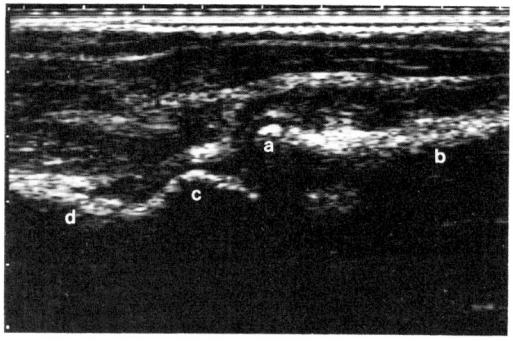

Abb. 5-8 bis 5-11. 11 Jahre alter Junge mit habitueller Luxation des Radiusköpfchens rechts, kubitaler Längsschnitt über dem Radiusköpfchen

5-8. Situation in Pronation (Bezeichnung wie Abb. 5-9)

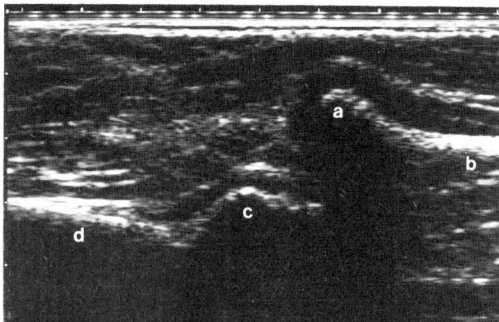

5-9. Situation bei Supination
(a) Radiusköpfchenepiphyse, (b) volare Radiusschaftkontur, (c) ventrale Kontur des Capitulum humeri, (d) ventrale Humerusschaftkontur

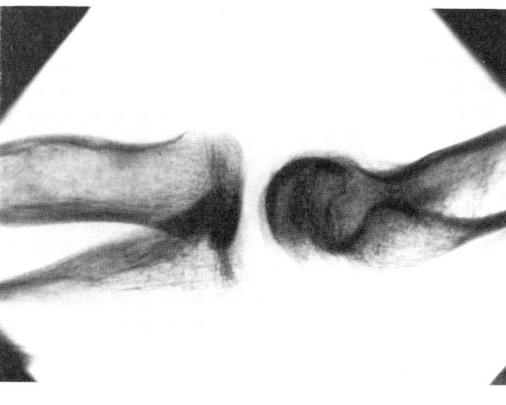

5-10. Seitliches Röntgenbild in Pronation

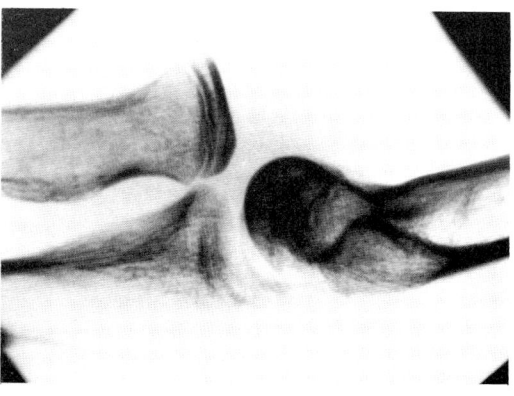

5-11. Seitliches Röntgenbild in Supination

Abb. 5-12. 9 Monate alter Säugling mit Pronatio dolorosa links, kubitaler Längsschnitt über dem Radiusköpfchen in Supination

a Regelrechte Stellung des hyalinen Radiusköpfchens (v) zum Capitulum humeri (w), unauffälliger distaler Gelenkrecessus (z) rechts

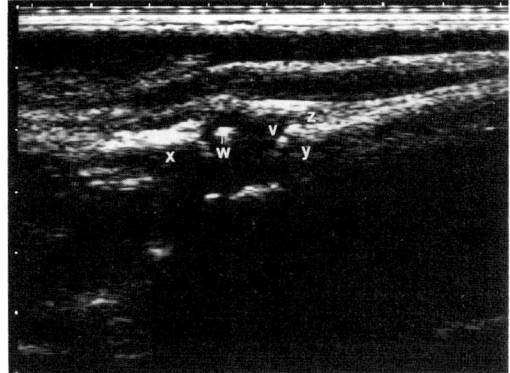

b Links ebenfalls regelrechte Stellung des Radiusköpfchens, jedoch schmerzhafte Ergußbildung im distalen Gelenkrecessus (z) als Hinweis auf Z.n. Radiusköpfchenluxation;
(x) ventrale Humeruskontur, (y) ventrale Radiuskontur

(Abb. 5-8 bis 5-12 stammen von N. M. Hien)

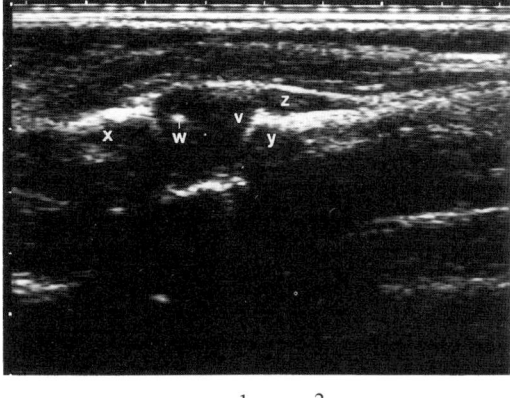

Abb. 5-13. Kubitalschnitt rechtes Ellbogengelenk bei einem 18jährigen Patienten bei Verdacht auf Ellbogenempyem
Ein deutlicher Gelenkerguß (2) ist erkennbar, der sich kubitalwärts entlang dem Radius (1) ausbreitet

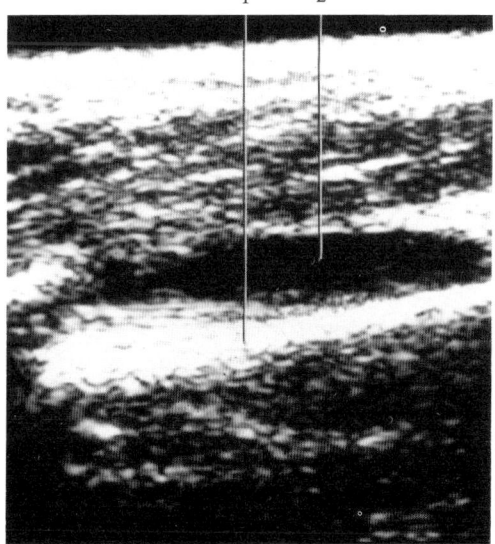

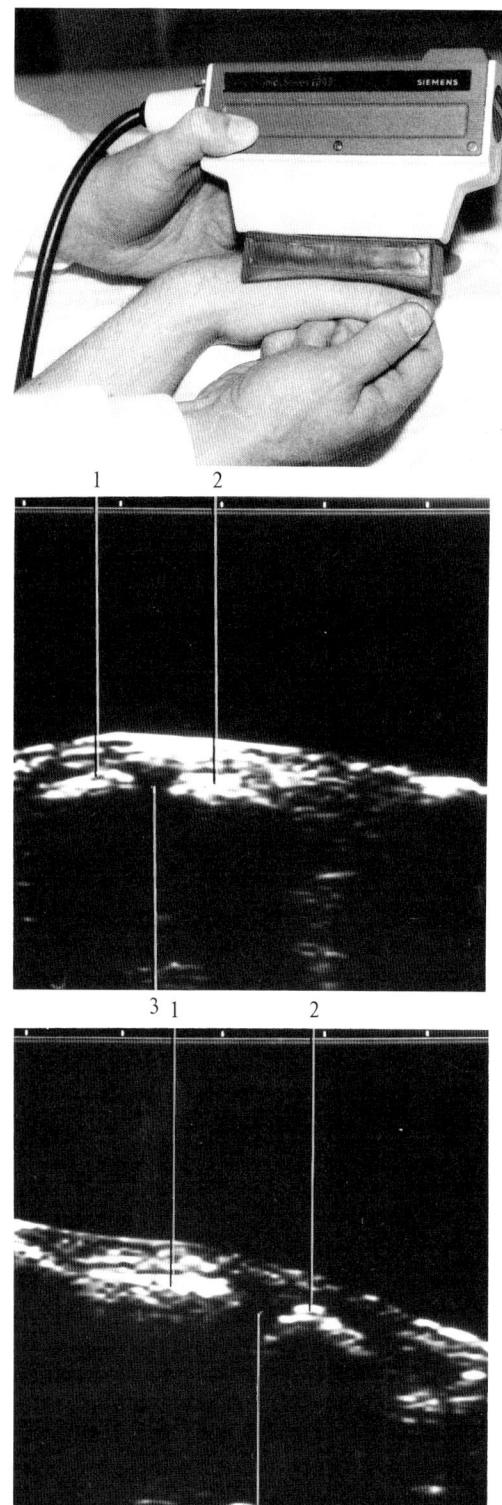

Abb. 5-14. Untersuchung des linken Daumengrundgelenks im ulnoradialen Strahlengang

Abb. 5-15. Daumengrundgelenk links, ähnlich der Position in Abb. 5-14
1 Os metacarpale I
2 Grundphalanx
3 Gelenkspalt

Abb. 5-16. Derselbe Patient wie in Abb. 5-15 mit Stabilitäts-prüfung. Bezeichnungen wie in Abb. 5-15. Eine Aufklapp-barkeit ist nicht nachweisbar

Abb. 5-17. Deutliche Instabilität bei Bandruptur nach Skiunfall, entsprechend Abb. 5-18
Im Vergleich zu Abb. 5-15 und 5-16 ist das Auseinanderweichen der gelenkbildenden Anteile deutlich sichtbar
1 Os metacarpale I
2 Grundphalanx
3 Haut

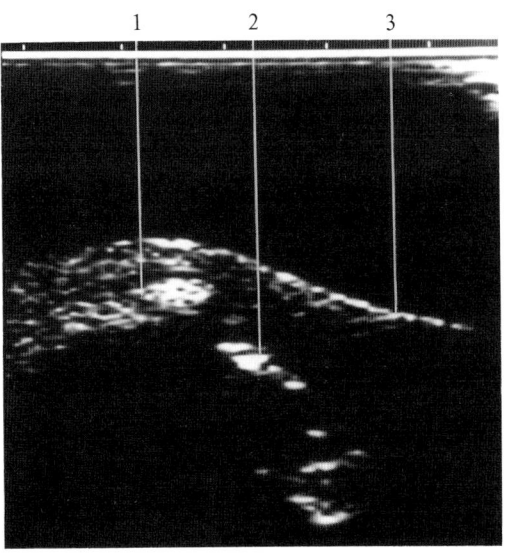

Abb. 5-18. Gehaltene Röntgenaufnahme zum Nachweis der Bandstabilität entsprechend Abb. 5-17

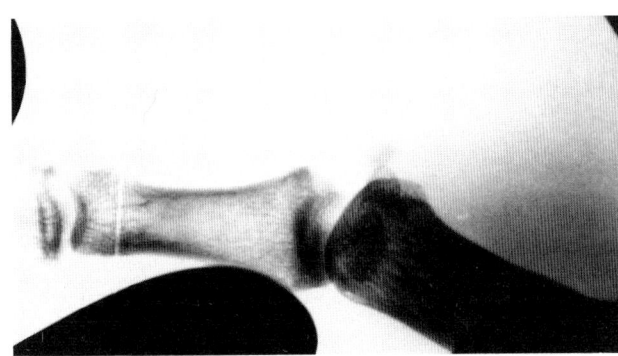

Abb. 5-19 und 5-20. 46jährige Patientin nach Skiverletzung des rechten Daumengrundgelenks, ulnarer Längsschnitt über dem Gelenk
5-19. In Neutralstellung kleines Hämatom über dem Metakarpalköpfchen I (c)

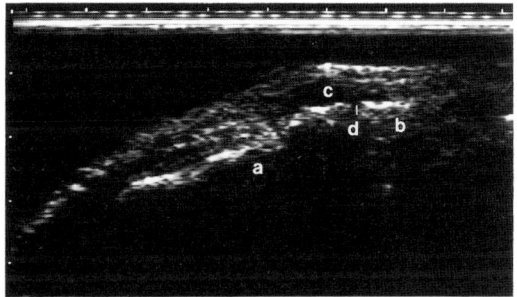

5-20. Bei manueller Radialabduktion im Daumengrundgelenk ulnare Aufklappbarkeit des Gelenkes (d) als Zeichen einer Ruptur des ulnaren Kollateralbandes
(a) Metacarpale I, (b) Grundphalanx I, (c) Hämatom, (d) Metakarpophalangealgelenkspalt
(Abb. 5-19 u. 5-20 stammen von N. M. Hien)

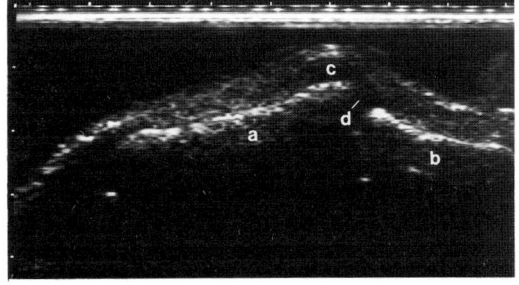

5.6 Methodische Probleme und klinische Relevanz

Die sonographische Stabilitätsprüfung am Akromioklavikulargelenk ist einfach durchzuführen und relativ gut meßbar. Schwierigkeiten kann es lediglich bereiten, die Meßhilfslinien in der Verlängerung des Akromions einzuzeichnen, da die akromiale Kontur verhältnismäßig kurz ist. Bei unserem eigenen, geringen Krankengut haben wir die Hilfslinie durch die verhältnismäßig lange Klavikulakontur gelegt, und die Distanz von dieser Hilfslinie zur akromialen Spitze gemessen.

Allerdings scheinen kleinere Meßfehler durch die Möglichkeit der dynamischen Direktbeobachtung der Instabilität keine größere Rolle zu spielen. Durch diese dynamische Untersuchung ist ein Vergleich mit der gesunden Seite nicht immer unbedingt notwendig. Dieser Umstand führt zu einer eindeutigen Röntgeneinsparung, da der radiologische Vergleich mit der gesunden Seite bei herkömmlicher Röntgendiagnostik wegfällt.

Auch die Untersuchung am Ellbogengelenk ist in der Regel problemlos möglich, wobei die Möglichkeit der Darstellung der noch hyalinknorpelig präformierten Anteile bei der Radiusköpfchenluxation des Kleinkindes ein wesentlicher Vorteil gegenüber herkömmlichen Röntgentechniken ist. Die sonographische Untersuchung bei der Pronatio dolorosa kann uneingeschränkt befürwortet werden.

Die Untersuchung des Daumengrundgelenkes hat, wie alle sonographischen Instabilitätsuntersuchungen, den Vorteil der Schmerzfreiheit, da Streßsituation und Krafteinwirkung unter Monitorsicht genau beobachtet werden können. Wir glauben, daß diese Untersuchungstechnik der herkömmlichen radiologischen Technik mit der Dokumentation der starren Aufklappbarkeit des Gelenkes überlegen ist.

Zur Sonographie der Hand s. Kap. 12.

6   Hüftgelenk

Einleitung. Die ersten sonographischen Untersuchungen am Hüftgelenk wurden von Kramps und Lentschow an Hüftgelenken Erwachsener durchgeführt [zitiert nach 21]. Durch das akustische Reflexions- und Absorptionverhalten des Knochens waren bei Erwachsenenhüftgelenken sonographisch nur begrenzte Aussagen möglich. Dies änderte sich erst, als mit der sonographischen Untersuchung von Säuglingshüftgelenken eine wesentliche Indikation zur Ultraschalluntersuchung etabliert werden konnte [8].

Die danach einsetzende stürmische Weiterentwicklung und Verbreitung der Hüftsonographie wurde begünstigt, weil nachgewiesen werden konnte, daß die sonographische Hüftgelenkuntersuchung bei vielen Fragestellungen, insbesonders bei Säuglingen innerhalb der ersten 3 Lebensmonate, den bislang zur Verfügung stehenden diagnostischen Methoden überlegen ist [1, 6, 7]. Eigenartigerweise bedurfte es der Hüftsonographie, um den Beweis anzutreten, daß die Sonographie auch am Stütz- und Bewegungsapparat sehr wohl einsetzbar ist. Die Hüftsonographie war es, die das Interesse – vor allem der orthopädisch tätigen Kollegen – entfachte, so daß neben der sonographischen Hüftgelenkdysplasie- und Luxationsdiagnose die Sonographie auch zunehmend beim Erkennen von Weichteilerkrankungen und Weichteilverletzungen Anwendung fand. Auch im Hüftgelenkbereich hat die Sonographie bei der Ergußdiagnostik und Antetorsionsmessung den Stellenwert einer Routineuntersuchung erreicht (s. Abschn. 6.2/6.3). Noch nicht völlig abgeklärt ist die Wertigkeit der Sonographie beim M. Perthes und der Epiphysiolysis capitis femoris.

Der Aufbau der folgenden Abschnitte berücksichtigt diese Entwicklung und behandelt schwerpunktartig die Sonographie der Säuglingshüfte.

Ergänzend werden Beispiele für weitere Anwendungsmöglichkeiten demonstriert und zur Diskussion gestellt. Sie zeigen, daß die Sonographie am Hüftgelenk nicht nur die Dysplasie- und Luxationsdiagnostik umfaßt, sondern auch eine Reihe nützlicher echomorphologischer Befunde bei anderen Hüftgelenkerkrankungen liefert und sich auch in dieser Hinsicht als bildgebendes Verfahren bewährt.

6.1   Hüftdysplasie und Hüftluxation

6.1.1   Literaturüberblick

Die ersten annähernd brauchbaren Hüftgelenkssonogramme bei Kindern wurden 1980 publiziert [8]. Diese Anfänge waren ausgesprochen bescheiden, mußten doch erst die Echomuster mühsam den einzelnen anatomischen Strukturen zugeordnet werden [9, 12, 19]. Weitere Publikationen berichten über die sonographische Identifizierung der anatomischen Strukturen, Typeneinteilung und Meßtechnik [8, 13, 14, 15].

Besonders der Wert der Hüftsonographie für die Frühestdiagnose von Hüftreifungsstörungen ist unbestritten [1, 3, 4, 6, 7, 30]. Mit zunehmender Verbreitung und Anwendung der Methode durch viele Untersucher traten auch die Schwächen der Methode deutlich zu Tage [16, 20, 24, 27]. Verschiedene Varianten der Meßtechnik und Typisierungsversuche waren die natürliche Folge [41, 44, 45].

6.1.2 Geräte und Dokumentationsart

Ultraschallgeräte. Die Verwendung der handelsüblichen Ultraschallgeräte ermöglicht den Einsatz der Sonographie zur Diagnose von Hüftdysplasien und Luxationen auf breiter Basis. Allerdings sollten diese Geräte den speziellen Anforderungen entsprechen und einen gewissen technischen Stand aufweisen. Es sind prinzipiell Lineartransducer zu verwenden. Auf die Möglichkeit der Verzeichnung der Winkel durch Schallkopfpositionen und Gewebsdichte mit Sektorscannern wurde bereits im Abschn. 1.4.4 und 1.6 hingewiesen.

Bei Linearscannern treffen die Schallstrahlen senkrecht auf das Gewebe auf. Durch die parallele Einstrahlung der Schallstrahlen treten hinter schallundurchlässigen Grenzflächen, wie am Knochen, deutliche Schallschatten auf. Diese Schallabschattungen an bestimmten Punkten (z. B. knöcherner Erker oder Umschlagpunkt) sind für den Aufbau der Diagnose und zur Identifizierung anatomischer Strukturen an der Säuglingshüfte von großer Wichtigkeit.

Die längliche Bauweise des linearen Schallwandlers ermöglicht an der Säuglingshüfte während des Abtastvorganges eine einfachere Handhabung als der meist winkelig gebaute Sektorscan. Der Untersucher kann sich beim Linearscan bereits während der Untersuchung übersichtsmäßig von außen über die zu erwartende Schnittebene im Gewebe orientieren. Eine standardisierte Abtasttechnik wird dadurch erleichtert.

Eine Wasservorlaufstrecke, die das Handling an der kleinen Säuglingshüfte zusätzlich erschwert, ist bei Linearscannern nicht erforderlich. Bei der Erstellung der Winkelwerte für die knöcherne und die knorpelige Ausprägung der Hüftgelenkpfanne wurde von parallel einfallenden Schallstrahlen ausgegangen.

Kleine Transducer sind unserer Meinung nach kein Vorteil. Je länger der Schallkopf, desto leichter und exakter läßt er sich mit beiden Händen dirigieren („Hebel-und-Übersetzungsverhältnis"!!!). Empfohlen wird die Verwendung eines 5-MHz-Transducers. Dieser Schallkopf stellt hinsichtlich Auflösungsvermögen und Eindringtiefe einen Kompromiß dar. Einerseits können Neugeborenenhüften mit genügend hoher Auflösung untersucht werden, andererseits reicht die Eindringtiefe auch für die Untersuchung von Hüften größerer Kinder. Außerdem kann der 5-MHz-Schallkopf auch für andere Fragestellungen in der Orthopädie oder bei Mehrfacheinsatz des Gerätes in verschiedenen Fachdisziplinen verwendet werden.

Die Anzahl der Grauwertstufen, die das Gerät aufweist und die hauptsächlich zur Differenzierung feinster Weichteilstrukturen notwendig sind, sind bei der Hüftsonographie von geringerer Wichtigkeit. Werden ausschließlich Neugeborenenhüften oder Säuglingshüften unter dem 3. Lebensmonat untersucht, so empfehlen wir einen 7-MHz-Schallkopf. Durch seine höhere Auflösung eignet er sich besonders zur Darstellung der feinen Strukturen der Neugeborenenhüfte. Der durch die höhere Frequenz bedingte Verlust an Eindringtiefe kann bei Neugeborenenhüften, die in geringem Abstand unter der Haut liegen, in Kauf genommen werden. Auch 10-MHz-Schallköpfe wurden getestet; einen wesentlichen Vorteil und eine wesentlich bessere Auflösung gegenüber 7-MHz-Transducern konnten wir nicht feststellen. Manche Gerätehersteller erzeugen bereits Geräte, bei denen der Monitor über einem Winkelarm geschwenkt werden kann. Dies ermöglicht bereits während der Untersuchung die Betrachtung von „rechts projizierten" Sonogrammen (s. Dokumentation).

Geräteabstimmung. Die speziellen Anforderungen der Hüftsonographie machen eine Konturendarstellung notwendig. Es werden daher bei der Dysplasie- und Luxationsdiagnose möglichst scharfe, kontrastreiche Bilder bevorzugt. Das Gerät sollte für diesen Anwendungszweck mit Hilfe des Intensitätsreglers und des Tiefenausgleichsreglers so eingestellt werden, daß der hyalinknorpelig präformierte Hüftkopf echoarm oder sogar echofrei ist. Einen Bildvergleich zeigen die Abb. 6-1 bis 6-3. Hüftsonogramme von Neugeborenen müssen wegen des erhöhten Wassergehaltes des Weichteilmantels mehr verstärkt werden als bei größeren Säuglingen. Bei diesen ist die Reflextätigkeit aufgrund der stärkeren Fibrosierung höher. Dementsprechend genügt eine geringere Grundverstärkung.

Abb. 6-1. Gut abgestimmtes Hüftsonogramm
Die Echostrukturen von der Oberfläche (li. Bildrand) bis
in die Tiefe (re. Bildrand) kommen gut und gleichmäßig
zur Darstellung

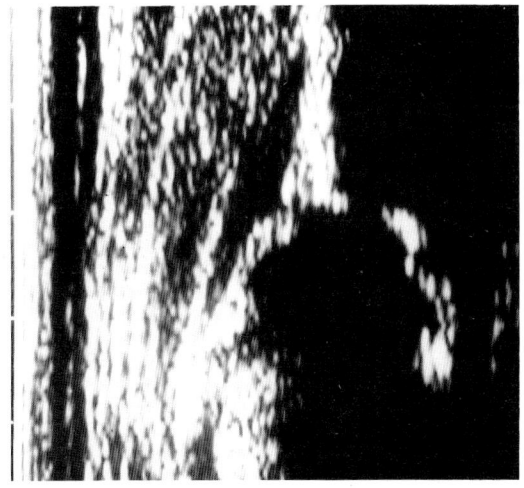

**Abb. 6-2. Dasselbe Sonogramm wie in Abb. 6-1, die Grund-
verstärkung ist jedoch zu hoch eingestellt**
Das gesamte Bild ist überstrahlt, die Echostrukturen
sind nicht mehr klar abgrenzbar

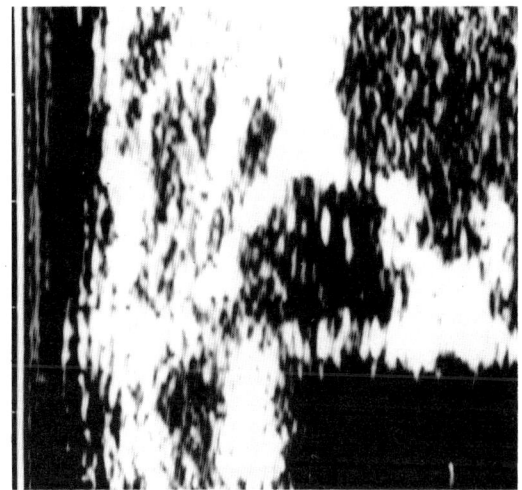

**Abb. 6-3. Dasselbe Hüftgelenk wie in Abb. 6-1 und 6-2, der
Tiefenausgleich ist nicht korrekt eingestellt**
Die oberflächlichen Strukturen (li. Bildrand) sind etwas
überstrahlt

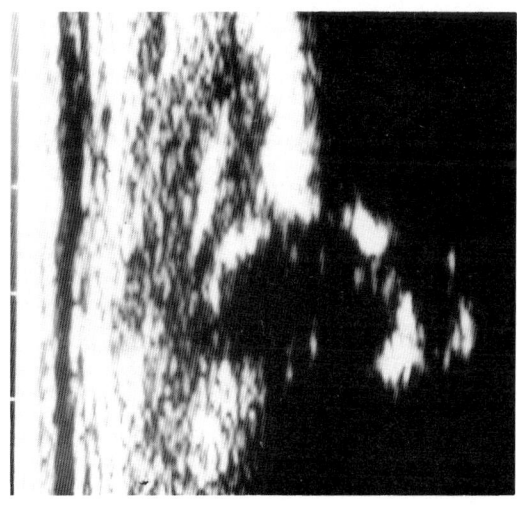

Dokumentationsart. Obwohl der Geübte bereits während der Untersuchung die Typisierung des Hüftgelenkes direkt am Monitor durchführt und somit die Diagnose stellt, ist es notwendig, das Hüftsonogramm so zu dokumentieren, daß eine einwandfrei reproduzierbare Befundung anhand des dokumentierten Bildes möglich ist. Die Voraussetzung dafür ist eine genügende Bildgröße und eine einwandfreie Bildqualität. Die bildliche Dokumentation umfaßt folgende Kriterien:

a) Zwei sonographische Schnitte in der Standardebene [19, 21]
b) Rechtsprojektion des Sonogrammes, ähnlich einem rechten a.-p.-Röntgenbild eines Hüftgelenkes, gleichgültig ob es sich um rechte oder linke Hüftgelenke handelt [21]
c) Abbildungsmaßstab von mindestens 1 : 1
d) Klare Darstellung vom Unterrand des Os ilium, knöchernen Erker, Labrum acetabulare sowie der Standardschnittebene

e) Bei dynamischen Untersuchungen die Endstellung unter Zug und Druck

Bei einigen Ultraschallgeräten ist es durch spezielle Adaptation des Gerätes an die Hüftsonographie bereits möglich, Winkelmessungen durchzuführen. Wird ein derartiges Gerät benutzt, so soll das erste Hüftsonogramm mit Meßlinien dokumentiert werden. Das zweite Bild derselben Hüfte bleibt meßlinienfrei, um wichtige Bezugspunkte nicht durch die Meßpunkte und Linien abzudecken (Abb. 6-4a, b).

Ein sonographisch korrekt dokumentierter Hüftgelenkbefund umfaßt folgende Punkte:

a) Zwei Sonogramme pro Gelenk, Altersangabe und Untersuchungstag, Untersuchung nach den obigen Kriterien
b) Deskriptive Befundung (s. 6.1.5.1)
c) Angabe des sonographischen Hüfttyps
d) Winkelangabe zur Befundabsicherung
e) Therapeutische Konsequenz

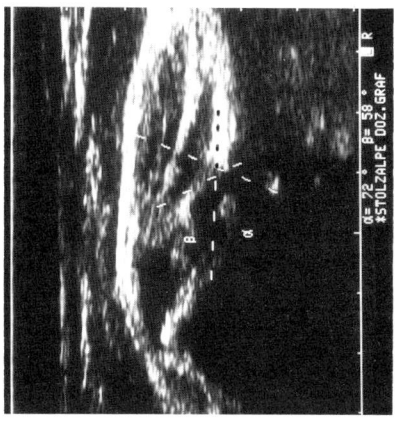

Abb. 6-4a. Hüftsonogramm, ausgemessen mit der Winkelmeßeinrichtung des Ultraschallgerätes
Die Winkelwerte für α und β sind am rechten Bildrand eingeblendet

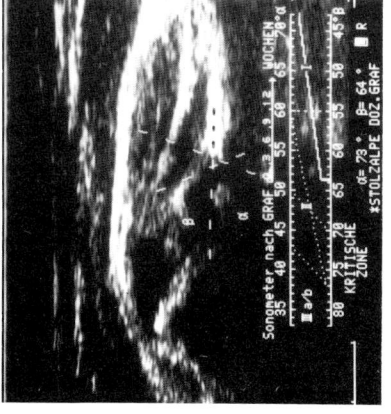

Abb. 6-4b. Hüftsonogramm, ausgemessen mit der Winkelmeßeinrichtung des Ultraschallgerätes mit gleichzeitiger Einblendung des Sonometers und der Winkelwerte am re. Bildrand

Um die Befunderhebung im deutschsprachigen Raum zu standardisieren, hat der **Arbeitskreis für Sonographie am Stütz- und Bewegungsapparat** der DGOT (Deutsche Gesellschaft für Orthopädie und Traumatologie) ein einheitliches Untersuchungsblatt ausgearbeitet, das allen an der Hüftsonographie Interessierten zur Verfügung steht. Es ermöglicht nicht nur die sonographische Be-

fundung, sondern es kann damit ein gesamter Hüftgelenkstatus komplett dokumentiert werden (Abb. 6-5a). Für die deskriptive Befundung haben sich bestimmte Termini bewährt. Sie werden wegen ihrer Bedeutung für die Typisierung bei der Besprechung der Luxationsgrade in Abschnitt 6.1.5.1 angeführt.

```
UNTERSUCHUNGSDATUM:     H Ü F T S O N O G R A P H I E    STEMPEL DES ANWENDERS
                        ===============================
 _ _ _ _ _ _            P R O T O K O L L
 T T M M J J            ==================

Anwender-Nr.   _ _ _ _               Pat.-Name:      _____
Patienten-Nr.  _ _ _ _
Geburtsdatum:  _ _ _ _ _ _           Geschlecht:   □ männl.  □ weibl.
               T T M M J J           Vorbehandelt durch anderen Arzt?:
                                                   □ ja    □ nein

FAMILIENANAMNESE:          □    negativ          □    positiv

RISIKOFAKTOREN GEBURT:
 □ Beckenendlage        □ Steisslage      □ Schiefhals
 □ Sectio               □ Sichelfuß       □ WS.-Deformität
 □ Frühgeburt im □ Monat □ Klumpfuß       □ sonst. Fehlbildungen

RISIKOFAKTOREN KLINISCHER BEFUND:
Faltenasymmetrie:    □ ja    □ nein       Gradzahl von Mittellinie
Abspreizhemmung:     □ re   □ li   □ beid   _ _   _ _
Instabilität:
    re  li                           re  li
    □   □    locker                  □   □    verrenkt, nicht einrenkbar
    □   □    subluxierbar (Ortolani) □   □    unspez. Knackgeräusche
    □   □    aus- einrenkbar
SONOGRAPHIEBEFUND:
    re  li                     re  li
1) knöcherne Formgebung:       _   _     4) Kopfkern
    □   □    gut
    □   □    ausreichend                  5) sonographisch
    □   □    mangelhaft        _   _         instabil
    □   □    schlecht
2) knöcherner Erker:
    □   □    eckig/geschw.                6) Winkel nach Graf:
    □   □    rund
    □   □    flach            _ _   _ _      Alphawinkel
3) Knorpeldach:
    □   □    spitzzipfelig     _ _ _  _ _ _   Betawinkel
    □   □    verbreitert
  □ □     □ □ verdrängt
  a b     a b

TYP NACH GRAF:       rechts  links    LUXATIONSGRAD NACH TÖNNIS:
                                                        re   li
1a / 1b                               1 - 4            _    _
2a+ / 2a- / 2b / 2g                   Hüftkopfnekrose:
2d                   _ _ _   _ _ _     1 - 4           _    _
3a / 3b                               Röntgen-Pfannendach
4                                     (Gradzahl)       _ _  _ _

BEHANDLUNG:                  _ _ (1-16)

1 keine Behandlung  4 Spreizhose      7 verring. Lorenz-Stell. 10 Pavlikbandage  13 Extensionsrepos.
2 Behandlungsende   5 Rosenschiene    8 Fettweisschiene        11 HD - Bandage    14 Overhead-Extension
3 Breitwickeln      6 Lorenz-Stellung 9 Düsseldorfer Schiene   12 Fettweisgips    15 operative Einstellung
                                                                                  16 andere Behandlung

Behandlungswechsel:     □ ja □ nein   _ _  _ _  _ _  _ _
                                      1.   2.   3.   4.
                                      Methode

KONTROLLUNTERSUCHUNG:

 □ keine   □ 4-6 Wochen   □ 8-10 Wochen   □ 3 Monate   □ 6 Monate
                                          Reservefeld     _ _  _ _
```

Abb. 6-5a. Befundprotokoll, entsprechend der Empfehlung des Arbeitskreises für Sonographie am Stütz- und Bewegungsapparat der DGOT

Empfehlung. Die Hüftsonographie erfordert eine Konturendarstellung. Harte und kontrastreiche Sonogramme werden bevorzugt. Es empfiehlt sich, die Hüftsonogramme auf hellem Bildhintergrund mit dunklen Reflexen (Weichteilsonogramme umgekehrt!) zu dokumentieren. Die Sonogramme werden durch Eliminierung und Reduzierung von Grauwertstufen kontrastreicher. Das Einzeichnen von Meßlinien auf hellem Bildhintergrund ist einfacher (Abb. 6-5b). Eine Grauwertkompression und Digitalisierung von Hüftsonogrammen kann die Bildschärfe und Brillanz zusätzlich verbessern [27] (Abb. 6-5c, d).

6.1.3 Methode, Schallkopfpositionen und Untersuchungstechnik

Das Beurteilungssystem für die Hüftpfanne am Sonogramm ist lageunabhängig [13]. Es ist daher prinzipiell gleichgültig, wie der Säugling gelagert wird, oder welche Stellung das koxale Femurende einnimmt. Es hat sich aber bewährt, den Säugling seitlich zu lagern, und den Schall in frontaler Richtung einzustrahlen, wobei die Region des Trochanter major als ungefährer Ankoppelungspunkt dient.

Es ist nicht gleichgültig, wie lange der Untersuchungsvorgang dauert. Mit zunehmender Untersuchungszeit wird der Säugling unruhig und die Führung des Schallkopfes schwieriger, die Einstellung einer optimalen Schnittebene mit Darstellung sämtlicher bildwichtiger Kriterien kann mißlingen. Die Schnelligkeit der Untersuchung kann natürlich nicht ein Qualitätsmaßstab sein. Untersuchungszeiten inkl. Befundung und Winkelmessung bis zu 20 min [43] sind dennoch sicherlich auch organisatorisch im Routinebetrieb unvorstellbar.

Sämtliche Fixationsvorrichtungen, die den Säugling in einer Zwangsstellung halten, sind ungeeignet. Aus praktischen Gründen sollte der Säugling zuerst sonographisch und danach klinisch untersucht werden. Nur mit einer Lagerungsschale ist ein exakter und streng standardisierter Abtastvorgang möglich.

Lagerung. Es wird eine Lagerungsschale verwendet, die nach dem Hängemattenprinzip mit elastischer Einklemmung des Säuglings funktioniert. In der hängemattenartigen Vorrichtung liegt der Säugling und wird durch die beweglichen Randwülste federnd eingeklemmt[1].

Je nach Größe des Säuglings kann die Mulde durch die darüberliegende Windel vertieft werden. Dadurch ist die zu untersuchende Hüfte immer in Höhe der Randwülste. Die Untersuchung soll im Stehen, nicht im Sitzen durchgeführt werden. Ein der Größe des Untersuchers angepaßtes Tischchen oder Säuglingsbettchen, auf das die Lagerungsvorrichtung gelegt wird, eignet sich am besten (Abb. 6-6a,b).

Die Spontanhaltung des Säuglings darf nicht verhindert werden. Keinesfalls soll an den Beinchen gezogen werden (Abb. 6-7). Eine übermäßige Streckung und die Fixation der Beinchen irritieren nicht nur den Säugling und provozieren Unruhe, sondern es wird auch der Ankoppelungsvorgang am Trochanter major wesentlich schwieriger. Ein leicht gebeugtes Beinchen mit Innenrotation erleichtert dagegen den Abtastvorgang.

Drückt der Untersucher die Kniegelenke des Säuglings etwas in die Lagerungsschale, so kommt es zur dezenten Innenrotation des Hüftgelenkes. Dadurch dreht der Trochanter major mit dem Schenkelhals in die Frontalebene und stellt sich im Sonogramm gut dar. Die Bildinformation wird besser, der Abtastvorgang exakter.

Schallkopfposition und Abtasttechnik. Die Hüftsonographie erfordert eine spezielle Abtasttechnik. Der systematisierte Abtastvorgang liefert bei korrekter Lagerung ein optimales Hüftsonogramm. Es empfiehlt sich, beide Hände auf den Randwülsten der Haltevorrichtung abzustützen. Eine sichere Transducerführung ist dadurch möglich. Die meist geschicktere rechte Hand („Rechtshänder") dirigiert den Schallkopf, während der linken Hand hauptsächlich die Fixierung des Beinchens zukommt (Abb. 6-10a,b). Es ist daher günstiger, wie in Abb. 6-8 und 6-9a,b gezeigt, **von rechts** an den Untersuchungstisch heranzutreten.

---

[1] Pat. gesch. Hersteller: Fa. Radl KG, Luthergasse 4, A-8010 Graz

---

Abb. 6-5b. 4 Wochen alter Säugling, li. Hüftgelenk, Typ IIIa
Die Dokumentation der Hüftsonogramme auf hellem
Bildhintergrund läßt die Sonogramme klarer und kontrastreicher wirken, das Einzeichnen von Meßlinien
wird erleichtert

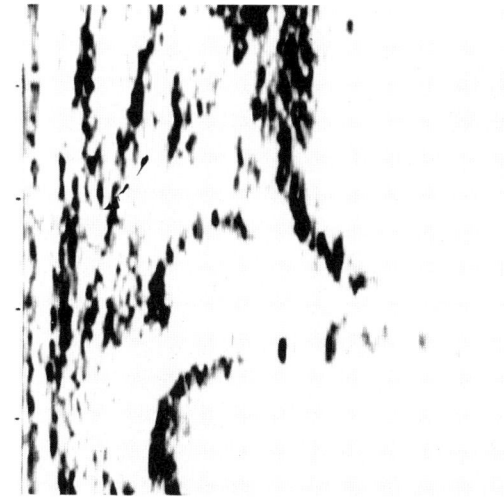

Abb. 6-5c. Li. Hüftgelenk, 9 Monate alt
Ausgangssituation für die Digitalisierung wie in Abb.
6-5d ersichtlich

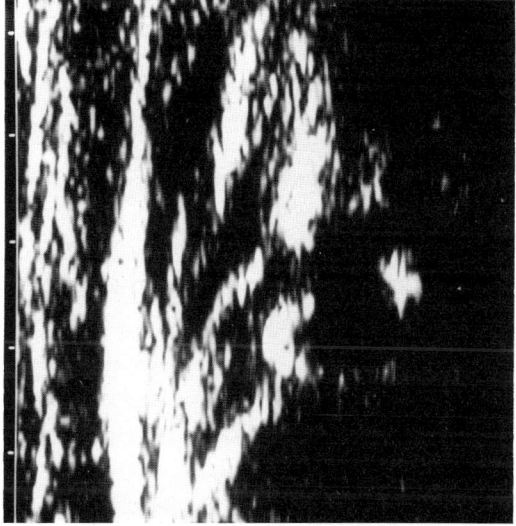

Abb. 6-5d. Dasselbe Bild wie in Abb. 6-5c
Digitalisierung und Reduzierung auf 4 Grauwertstufen.
Die bildwichtigen Strukturen können dadurch besser
hervorgehoben werden

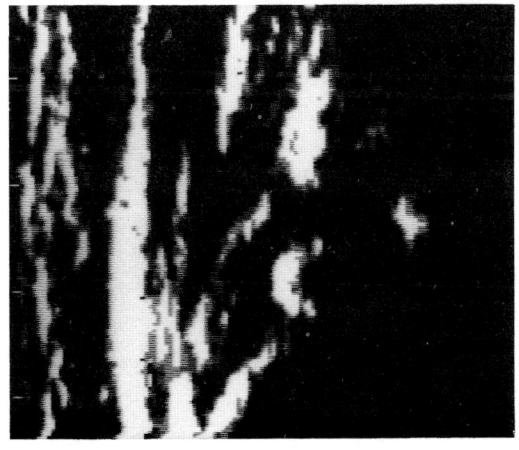

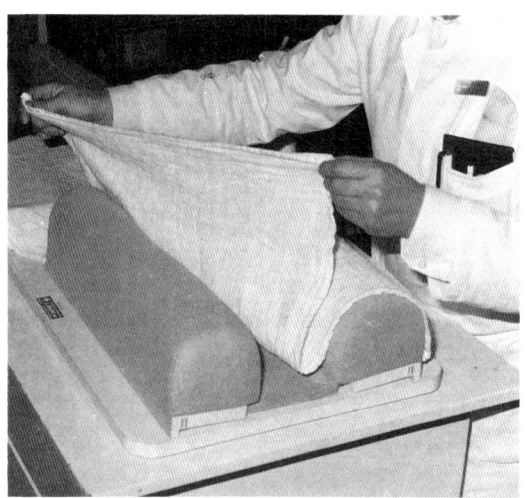

Abb. 6-6a. Lagerung des Säuglings
Die Windel wird über die Randwülste der Halteschale so darübergelegt, daß eine hängemattenartige Mulde entsteht

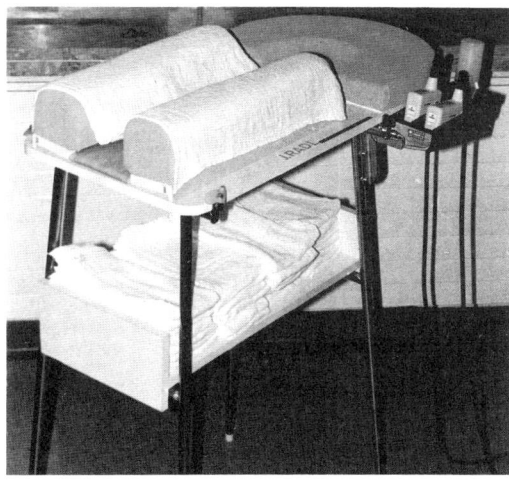

Abb. 6-6b. Höhenverstellbares Untersuchungstischchen mit Lagerungsschale und Haltevorrichtung für die Schallköpfe

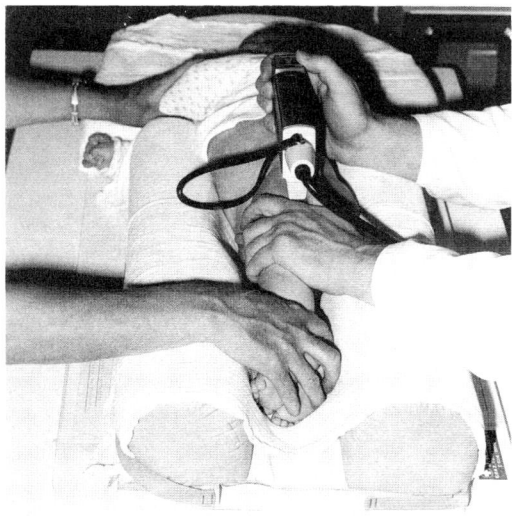

Abb. 6-7. Falsche Lagerung und Fixierung des Säuglings
Das Beinchen darf durch die li. Hand des Untersuchers nicht umklammert werden, die Hilfsperson darf am Beinchen nicht ziehen

Abb. 6-8. Grundposition beim Abtastvorgang
Die Beinchen des Säuglings sind leicht gebeugt, die li.
Hand des Untersuchers drückt das Kniegelenk in die
Halteschale. Der Transducer wird mit beiden Händen
umfaßt

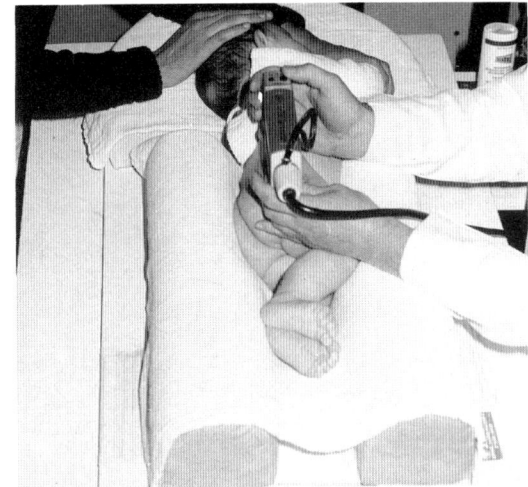

Abb. 6-9a. Durch Rotation des Schallkopfes über dem
Unterrand des Os ilium wird die ventrale Schnittebene eingestellt

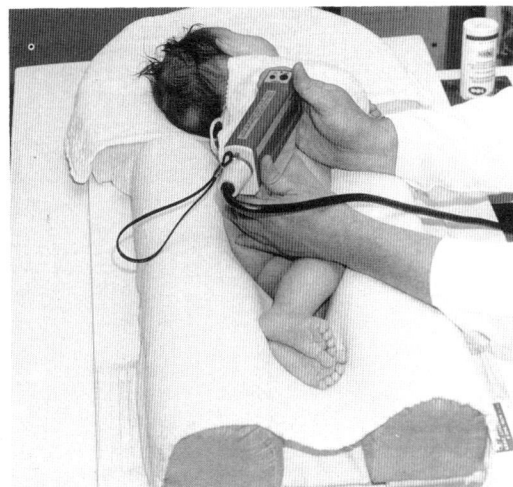

Abb. 6-9b. Durch Rotation des Schallkopfes über dem
Unterrand des Os ilium wird die dorsale Schnittebene eingestellt

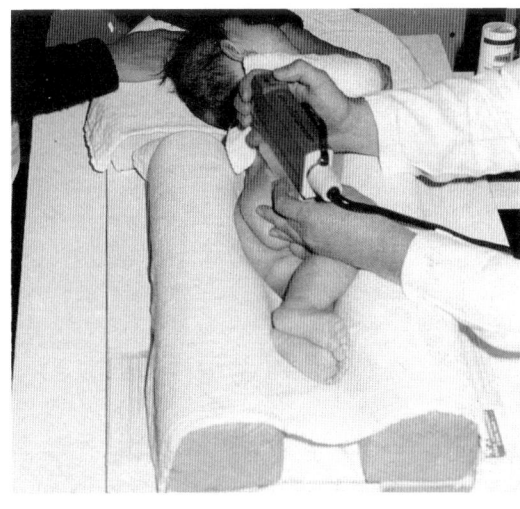

a) Grundposition (Abb. 6-8)

Der Schallkopf wird auf die Säuglingshüfte zu allen Raumebenen rechtwinkelig aufgesetzt. Keinesfalls darf der Transducer gekippt werden. Meist bildet sich sofort die Standardebene ab. Ist dies nicht der Fall, oder muß der Pfannendachbereich tomogrammartig untersucht werden, beginnt ein systematischer Abtastvorgang.

b) Abtastvorgang parallel zur Frontalebene („Suchlauf")

Der senkrecht gehaltene Schallkopf wird, ohne zu kippen, parallel zur Frontalebene nach ventral oder dorsal leicht verschoben, bis der Unterrand des Os ilium im Azetabulum dargestellt ist. Zunächst ist es nur wichtig, den Unterrand des Os ilium darzustellen. Dieser markiert das Zentrum der Hüftpfanne. Der 1. Untersuchungsschritt dient daher nur dazu, das Zentrum der Hüfte aufzusuchen, und vermittelt keine Information über die korrekte Schnittebene am Pfannendachbereich. Ist das Pfannendach zu weit ventral oder zu weit dorsal getroffen, erfolgt die Schnittebenenkorrektur.

c) Schnittebenenkorrektur

Die hintere, mittlere und vordere Schnittebene wird eingestellt (Abb. 6-9a, b), wobei der Transducer um den Unterrand des Os ilium als Drehpunkt rotiert. Wie bereits bei der Standardschnittebene ausgeführt, empfiehlt es sich, zuerst die hintere Ebene durch die Fossa glutealis einzustellen, und die Untersuchung durch Drehen des Schallkopfes aus der Fossa glutealis heraus fortzusetzen. Durch die Stellung des Lineartransducers

kann sich der Untersucher schon von außen über die zu erwartende Schnittebene orientieren.

d) Fehler beim Schallen

Bei Position des Untersuchers links vom Untersuchungstisch muß die linke, meist ungeschicktere Hand den Schallkopf dirigieren (Abb. 6-11). Das Beinchen sollte richtig fixiert werden und nicht aus der Lagerungsschale herausschlüpfen (Abb. 6-12). Der Transducer darf nicht gekippt werden (Abb. 6-13).

Dynamische Untersuchung. Bei der dynamischen Untersuchung wird prinzipiell dieselbe Schallkopfführung und Grundposition eingenommen. Zunächst wird die Standardebene eingestellt. Danach wird der Transducer mit der rechten Hand fixiert, wobei es unbedingt notwendig ist, das Handgelenk am Randwulst der Halteschale abzustützen, um die Schnittebene nicht zu verlieren. Die linke Hand bewegt das Beinchen (Abb. 6-14, a–c). Besonders das Verhalten des Hüftkopfes bei unausgereiften Hüftpfannen gibt wesentliche Aufschlüsse über das weitere therapeutische Vorgehen.

Bei der wohl wichtigsten Untersuchung, der Exploration der Hüfte unter Druck, wird versucht, den Hüftkopf in dorsokranialer Richtung aus der Hüftpfanne zu drängen (Abb. 6-14a, b). Selbstverständlich ist es auch möglich, einen Repositionsversuch direkt am Monitor zu beobachten, und die Stellung des Hüftkopfes in Ab- und Adduktion sowie Außen- und Innenrotation zu dokumentieren (Abb. 6-14c).

Abb. 6-10a. Untersuchung des linken Hüftgelenkes
Beide Arme werden vom Untersucher auf den Randwülsten abgestützt, um eine sichere Fixierung des Transducers zu ermöglichen, die li. Hand fixiert das Beinchen
und drückt das Kniegelenk sanft in die Halteschale

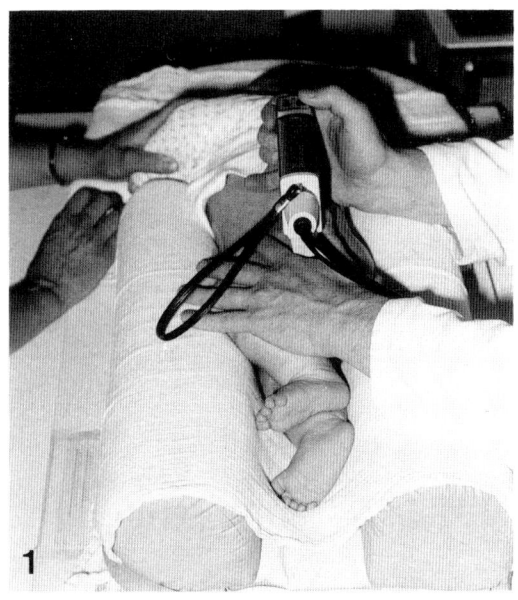

**Abb. 6-10b. Einstellung der dorsalen Schnittebene am
linken Hüftgelenk**
Die Finger dürfen das Beinchen nicht umklammern, da
es dadurch automatisch zu einer unerwünschten Strek-
kung der unteren Extremität kommt

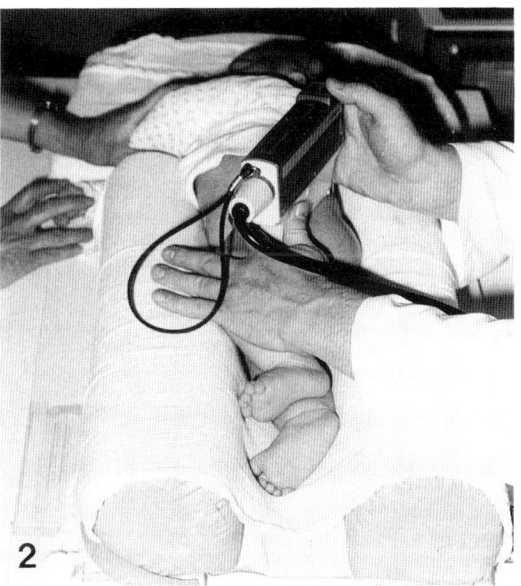

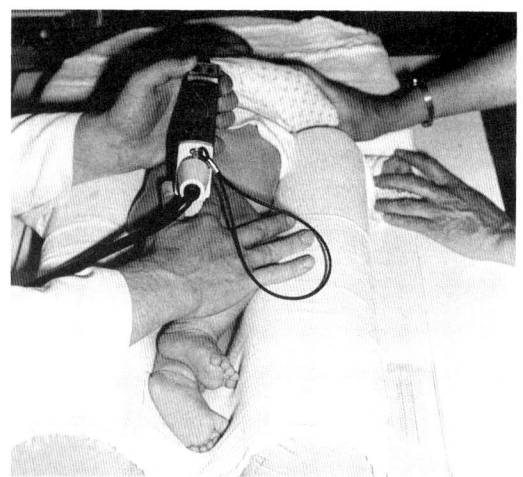

Abb. 6-11. Die Untersuchung von der li. Seite her ist für Rechtshänder ungeeignet
Die ungeschicktere li. Hand muß nun den Schallkopf dirigieren

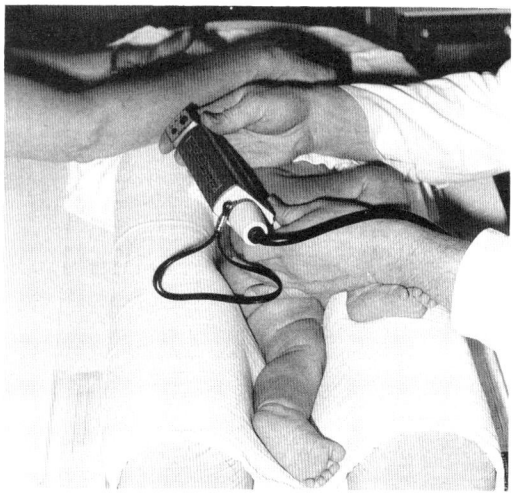

Abb. 6-12. Falsche Lagerung des Beins
Das Beinchen schlüpft aus der Lagerungsschale heraus, der Transducer wird gekippt, die Reflexionsverhältnisse verschlechtern sich

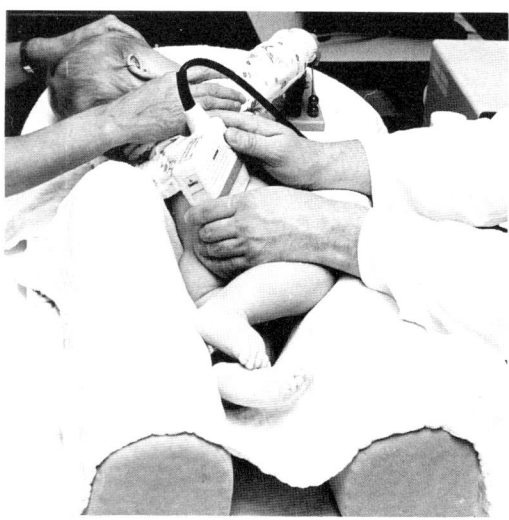

Abb. 6-13. Transducerkippung vermeiden
Auch bei innenrotierten Beinchen verschlechtern sich die Reflexionsverhältnisse durch den gekippten Transducer

Abb. 6-14. Dynamische Untersuchung

a Der re. Arm führt den Transducer sicher, indem der Unterarm auf den Randwülsten der Halteschale abgestützt wird. Die linke Hand übt zur Überprüfung der Stabilität in kraniodorsale Richtung einen Druck auf das Hüftgelenk aus

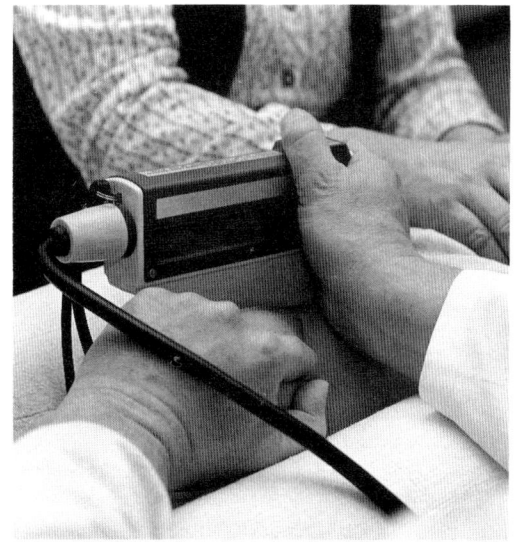

b Repositionsversuch durch Abduktion und Zug am Beinchen

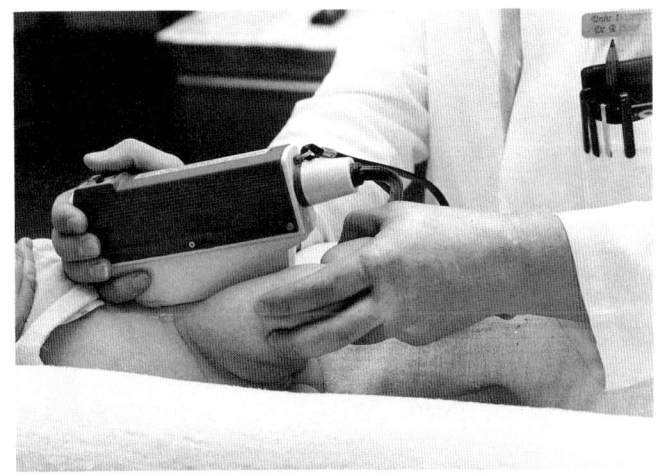

c Rep.-Versuch am re. Hüftgelenk durch Zug und leichte Innenrotation, ausgeführt durch die li. Hand, während die re. Hand den Transducer sicher am Hüftgelenk dirigiert

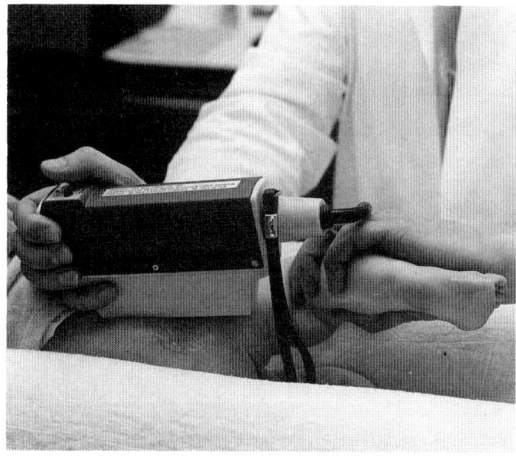

6.1.4 Anatomie und Sonoanatomie

Grundlagen. Zur Darstellung des Säuglingshüftgelenkes mit Ultraschall liefern erst die besonderen anatomischen Verhältnisse des weitgehend hyalinknorpelig präformierten Säuglingshüftgelenkes die Voraussetzungen. Zum besseren Verständnis und zur exakten sonographischen Diagnostik ist es notwendig, auf spezielle anatomische Gegebenheiten besonders hinzuweisen, die die Identifizierung mancher Echostrukturen im Sonogramm schwierig machen können.

Hyalinknorpelige Strukturen sind sonographisch echoarm oder völlig reflexfrei und werden aufgrund fehlender Echogenität als „Schalloch" bezeichnet. Echofreie Zonen hinter total reflektierenden Grenzflächen (Knochen), die durch komplette Schallauslöschung entstehen, nennt man „Schallschatten" (s. Abb. 6-23).

Die Ultraschalluntersuchung erfolgt mit einer Schalleinstrahlung in der Frontalebene. Einstrahlebenen von dorsal oder durch die Adduktorenplatte bei abduzierten Beinchen sind zwar möglich, haben sich aber in der Routine nicht bewährt und bringen keinen zusätzlichen Informationsgewinn [29]. Auch die Einstrahlrichtung von ventral ist für die Dysplasiediagnostik unbrauchbar. Bei dieser Einstrahlrichtung, die wir bei der Ergußdiagnose verwenden, wird nur der ventrale und dorsale Pfannenrand dargestellt; die Dysplasie befindet sich aber am kranialen Pfannendachrand!

Bei der heute standardisierten Untersuchungstechnik mit Frontalschnitten durchdringt der Ultraschall von lateral (links) nach medial (rechts) zuerst die Haut, dann die Subkutis, die Fascia lata, die Glutealmuskulatur mit den dazwischenliegenden Septen, bevor er auf das Hüftgelenk trifft. Die kollagenfaserigen intermuskulären Septen sind stärker echogen als die dazwischenliegende Muskulatur (Abb. 6-15).

Koxales Femurende. Durch die Knorpel-Knochen-Grenze wird der Schenkelhals in einen haubenförmig aufsitzenden, hyalinknorpelig präformierten Anteil und in einen knöchernen Anteil geteilt. Durch die verschieden starke Wachstumspotenz des medialen und lateralen Anteils der Knorpel-Knochen-Grenze am Schenkelhals ändert sich die Verlaufsrichtung der Knorpel-Knochen-Grenze in Abhängigkeit vom Alter. Es resultieren daraus, je nach Alter des Säuglings, verschiedene Formen des Schenkelhalses. Der altersabhängige Verlauf der Knorpel-Knochen-Grenze am proximalen Femurende hat sonographische Bedeutung: Die Knorpel-Knochen-Grenze stellt besonders in schwierigen Fällen eine Orientierungshilfe zur Identifizierung des Schenkelhalses dar und kann dem Untersucher die Interpretation des Ultraschallbefundes bei stark dislozierten Hüften wesentlich erleichtern.

Bei Neugeborenen ist die Knorpel-Knochen-Grenze bogenförmig aufsteigend und kann bis in die Tiefe des Azetabulums verfolgt werden. Winkelt sich die Knorpel-Knochen-Grenze mit zunehmendem Alter ab, so wird der mediale Anteil, der die Grenze zum hyalinen Hüftkopf darstellt, nur tangential durch den einfallenden Schallstrahl getroffen, so daß einzelne, palisadenartig nebeneinander stehende Echostreifen zur Darstellung gelangen (Abb. 6-16). Nicht zu verwechseln sind die Schallpalisaden mit Echos, die dem Vakatgewebe der Fossa acetabuli bei dezentrierten Gelenken zugehören (Abb. 6-17). Bei größeren Kindern, bei denen sich die Knorpel-Knochen-Grenze bereits im medialen Anteil stark abgewinkelt hat, gerät dieser Teil in den Schallschatten des davor liegenden knöchernen Anteiles des Schenkelhalses und kann nicht mehr zur Darstellung gebracht werden (Abb. 6-18).

Der Trochanter major sowie der hyalinknorpelig präformierte Anteil des Schenkelhalses imponieren als Schalloch [21]. Der Trochanter major wird durch die echogenen Strukturen der einstrahlenden Sehne peripherwärts abgegrenzt. In Abhängigkeit von der Position des koxalen Femurendes gelangt im Idealfall der Schenkelhals ebenfalls in die Frontalebene, so daß die hyalinknorpelig präformierten Anteile gut zur Darstellung kommen.

Die fehlende Echogenität medial der Knorpel-Knochen-Grenze kommt durch Blockade der Schallwellen an der Knorpel-Knochen-Grenze zustande. In dieser Schallschattenzone befinden sich die knöchernen Anteile.

Im Bereich des **Hüftkopfes** trifft der Schallstrahl zuerst auf die echogene, kollagenfaserige Gelenk-

Abb. 6-15. Darstellung des Weichteilmantels
1 Glutaeus maximus
2 Intermuskuläres Septum
3 Glutaeus medius
4 Glutaeus minimus
5 Trochanter major
6 Knorpel-Knochen-Grenze
7 Septum intermusculare

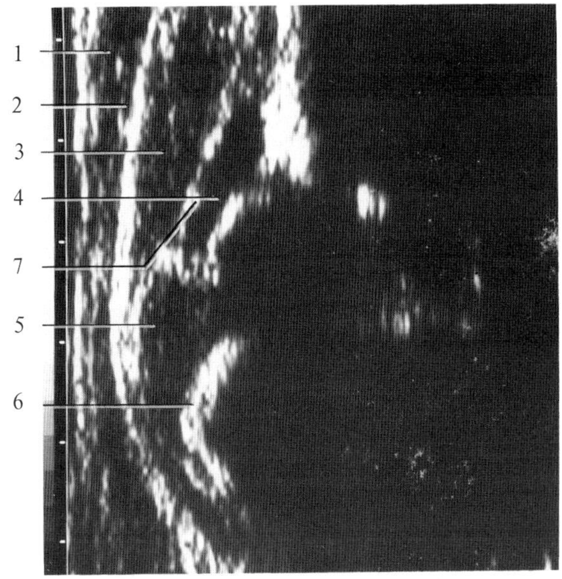

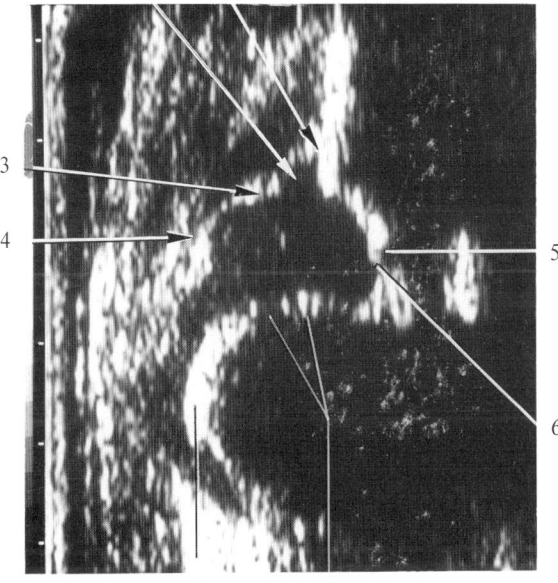

Abb. 6-16. Hüftsonogramm eines 2 Monate alten Säuglings
Die Schallpalisaden (7) des medialen Anteiles der Knorpelgrenze (8) sind deutlich sichtbar
1 Oberster Knorpelerker
2 Knorpelig präformiertes Pfannendach
3 Labrum acetabulare
4 Gelenkkapsel
5 Unterrand des Os ilium
6 Gewebe der Fossa acetabuli

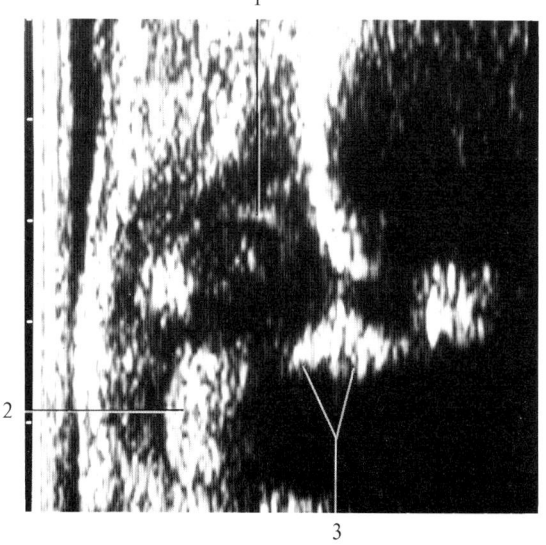

Abb. 6-17. Dezentriertes Hüftgelenk vom Typ III a
1 Labrum acetabulare
2 Knorpel-Knochen-Grenze
3 Vakatgewebe in der Tiefe der Fossa acetabuli

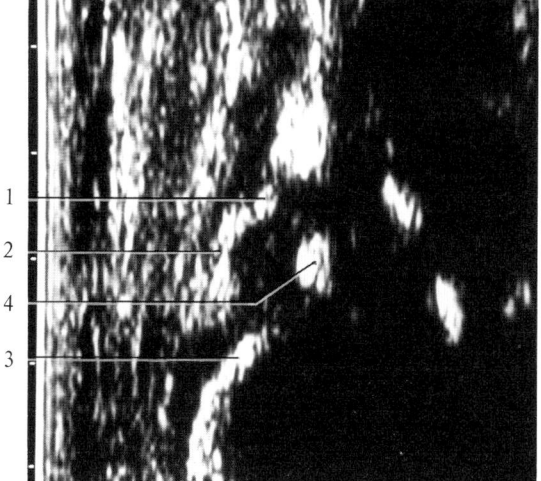

Abb. 6-18. 7 Monate altes rechtes Hüftgelenk
1 Labrum
2 Gelenkkapsel
3 Lateraler Anteil der Knorpelgrenze, der mediale Anteil ist nicht mehr sichtbar
4 Hüftkopfkern

kapsel, die den knorpelig präformierten Hüftkopf peripher abgrenzt. Die Gelenkkapsel schmiegt sich kaudal an den proximalen Anteil des hyalin präformierten Schenkelhalses und bildet am Übergang zum Trochanter major eine Umschlagfalte. Es liegen dadurch Gelenkkapsel bzw. Perichondrium des Trochanter major im Bereich der Umschlagfalte eng nebeneinander. Dadurch kommt es zu zwei parallel nebeneinanderliegenden, stark echogenen Reflexzonen (Abb. 6-19).

Der Hüftkopfkern ist im Sonogramm 14–21 Tage früher zu erkennen als im Röntgenbild.

Bildet sich der Hüftkopfkern aus, so kommt es zur Konzentration von Knorpelzellen an der Stelle des zukünftigen Hüftkopfkernes. Sonographisch ist der hyaline Knorpel im Stadium dieser Zellinhomogenität uneinheitlich und zeigt Reflexeinsprengungen, so daß bereits in diesem Frühstadium die Anlage des Hüftkopfkernes erkannt werden kann.

Keinesfalls dürfen die Echos vom Hüftkopfkern als Zentrum des Hüftkopfes angesehen werden. Dies ist nur dann zulässig, wenn der Hüftkopf noch klein ist. Ossifiziert er weiter und wird größer und stärker echogen, so prallt die Schallwelle auf

Abb. 6-19. 9 Monate altes rechtes Hüftgelenk
An der Umschlagfalte (1) kommt es zu 2 parallel liegenden Echostreifen
2 Knorpel-Knochen-Grenze
3 Hüftkopfkern

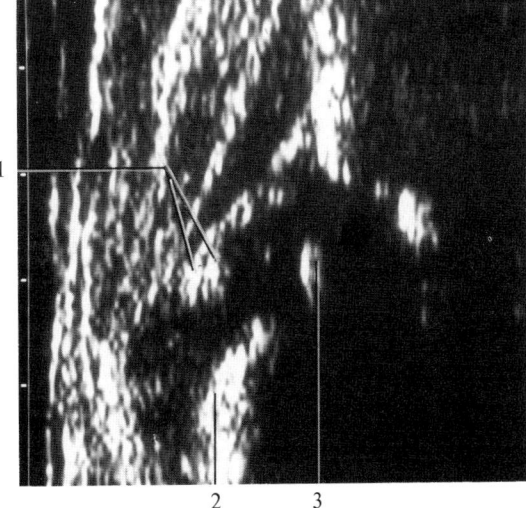

**Abb. 6-20. 10 Monate altes rechtes Hüftgelenk mit deutli-
chem Halbmondphänomen**
1 Labrum acetabulare
2 Gelenkkapsel
3 Halbmondphänomen des Hüftkopfkernes
4 Unterrand des Os ilium

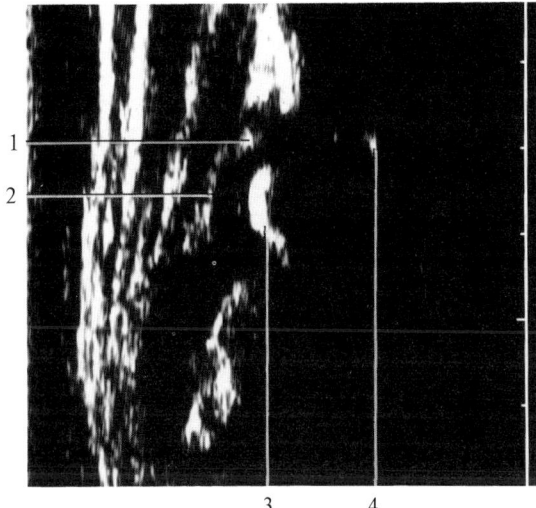

die laterale Zirkumferenz des großen Hüftkopfkernes. Sie wird an der Oberfläche blockiert, so
daß die medialen Anteile in den Schallschatten
des lateralen Hüftkopfkernanteiles geraten. Große
Hüftkopfkerne können daher nur als lateral
liegende, halbmondförmige Gebilde dargestellt
werden. Wir sprechen in diesem Zusammenhang
vom „Halbmondphänomen" (Abb. 6-20).

Werden in diesem Stadium fälschlicherweise Röntgenparameter zur Diagnose herangezogen und die Hilgenreiner-Linie mit dem Erkerlot zur Diagnose verwendet, so kommt es zwangsläufig zu einer Fehlinterpretation, da im Stadium des Halbmondphänomens der nur lateral abgebildete Hüftkopfkern stets lateralisiert erscheint. Der Hüftkopfkern wird daher nicht zur Dysplasiediagnose herangezogen, sondern lediglich als Reifezeichen mit beurteilt.

Große Hüftkopfkerne können den Einblick in die Tiefe der Fossa acetabuli verwehren. Am kranialen Pol eines großen Hüftkopfkernes kann die Schallwelle die Hüftkopfkernkalotte auch bei großem Hüftkopfkern relativ gut durchdringen. Dieser Umstand ist wichtig, da der Unterrand des Os ilium, der den kranialsten Anteil der Fossa acetabuli bildet, der wichtigste Punkt für die Zuordnung der Schnittebene ist.

Ist der Hüftkopfkern bereits so groß, daß auch der Unterrand des Os ilium in der Fossa acetabuli nicht mehr dargestellt werden kann, so ist eine topographische Zuordnung des Schnittes und eine Klassifizierung des Gelenkes zur Dysplasiediagnose nicht mehr möglich.

Die Sonographie eignet sich zur Dysplasiediagnose im Zeitraum von der Geburt bis etwa zum 12. Lebensmonat sehr gut. Mit zunehmender Größe des Hüftkopfkernes nimmt die Anwendbarkeit der Methode allmählich ab, so daß ab diesem Zeitraum Röntgenverfahren zur Anwendung kommen müssen.

Pfannendachbereich. Dem hyalinknorpelig präformierten Pfannendach kommt in der Hüftsonographie eine zentrale Bedeutung zu. Alle Formen von Hüftreifungsstörungen hinterlassen ihre Spuren am Pfannendach. Unter Beachtung und Klassifizierung der knöchernen und der knorpelig präformierten Pfannendachanteile ist sonographisch eine Klassifizierung jeder Hüftpfanne möglich. Die frontalen Einstrahlebenen genügen daher zur Darstellung des Pfannendaches.

Dem knöchernen Pfannendach sitzt der dreieckige, den Hüftkopf nach laterokaudal umgreifende Pfannendachknorpel auf. Laterokaudal wird der Pfannendachknorpel durch das faserknorpelige und daher sonographisch echogene Labrum acetabulare begrenzt. Lateral wird das Schalloch des knorpelig präformierten Pfannendaches durch einen Reflexstreifen begrenzt, der anatomisch dem Perichondrium entspricht. Proximal des Perichondriums ist der Reflexstreifen als Periost dem Darmbein anliegend. Kaudal des Perichondriums geht die echogene Zone fließend in die Gelenkkapsel über.

Im Perichondriumbereich (Abb. 6-21) verhält sich diese Struktur anatomisch und sonographisch verschieden. Im proximalen Anteil, am Übergang von Periost zu Perichondrium, ist der Übergang fließend. Das Perichondrium ist noch relativ dick und im oberen Drittel stark echogen. Wir haben diesen reflexreichen proximalen Anteil des Perichondriums als „proximales Perichondrium" bezeichnet. Kaudal des proximalen Perichondriums wird das Perichondrium anatomisch ausgesprochen dünn. Bei standardisierter Geräteeinstellung kann es sein, daß dieser dünne Perichondriumstreifen nicht mehr zur Darstellung gelangt, und die laterale Begrenzung des unteren Anteiles des knorpelig präformierten Pfannendaches scheinbar fehlt. Diese fehlende Begrenzung wurde als „Perichondriumloch" bezeichnet. Das Labrum acetabulare liegt somit immer kaudal des Perichondriumlochs.

Der erste Schritt zur Diagnosefindung ist die Lokalisierung des Labrum acetabulare. Das Labrum acetabulare ist in der Regel dreieckig, aber nicht bei jeder Säuglingshüfte gleich groß und nicht immer gleich gut sonographisch darstellbar. Obwohl bei pathologischen Fällen das Labrum acetabulare nicht immer als klares Echo dargestellt werden kann, ist es notwendig, mit Hilfe der umliegenden Strukturen das Labrum zu lokalisieren.

Hilfsdefinitionen zur Lokalisierung des Labrum acetabulare:

a) Das Labrum acetabulare ist immer jener Echokomplex („Echoknötchen"), der laterokaudal des Schallochs des hyalinen Pfannendachknorpels der Gelenkkapsel innen anliegt.

b) Das Labrum acetabulare liegt immer kaudal des Perichondriumlochs (Abb. 6-21).

c) Das Labrum acetabulare behält immer Hüftkopfkontakt. Es muß ausdrücklich darauf hingewiesen werden, daß die Gelenkkapsel die Begrenzung des Hüftkopfes darstellt, und daß das

Labrum acetabulare daher immer nur der Gelenk-kapsel innen anliegen kann. Der häufigste Fehler in diesem Zusammenhang ist, daß die reflexreiche Zone des proximalen Perichondriums fälschlich als Labrum acetabulare identifiziert wird. Diese Fehlinterpretation wird vermieden, wenn die topographischen Beziehungen von proximalem Perichondriumdrittel, Perichondriumloch und Hüftkopf zueinander beachtet werden.

d) Das Labrum acetabulare kann immer nur an jener Stelle liegen, an der sich die Hüftkopfkontur von der Gelenkkapsel trennt. Diese Definition ist besonders bei den später zu besprechenden III-b-Hüften wichtig, bei denen die Struktur des hyalinknorpelig präformierten Erkers dieselbe Echogenität wie das Labrum acetabulare aufweist (Abb. 6-22).

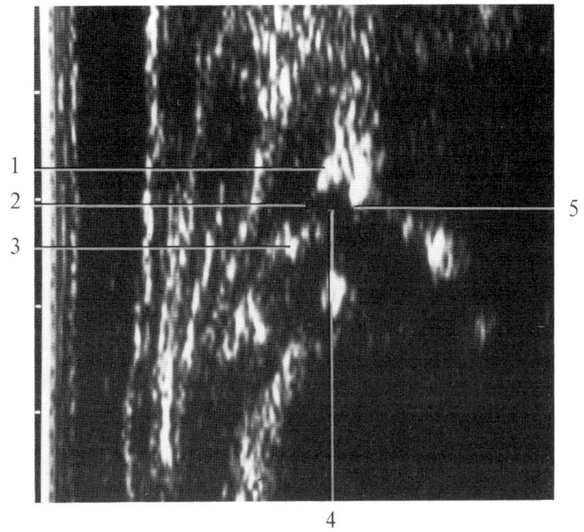

Abb. 6-21. Feinbau des Pfannendachs
1 Proximales Perichondrium
2 Perichondriumloch
3 Labrum acetabulare
4 Knorpelig präformiertes Pfannendach
5 Knöcherner Erker

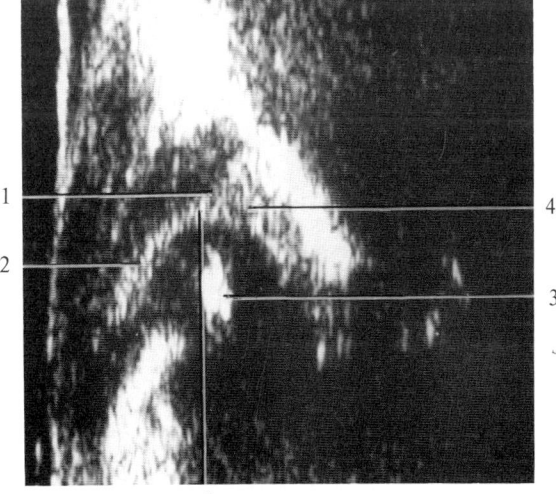

Abb. 6-22. Hüfttyp III b
1 Proximales Perichondrium
2 Gelenkkapsel
3 Hüftkopfkern
4 Verdrängtes knorpeliges Pfannendach mit Strukturstörungen
Das Labrum acetabulare ist echomäßig nicht von dem strukturgestörten Knorpel zu trennen. Es ist am Punkt 5 zu lokalisieren

Fossa acetabuli. Die Strukturen der Fossa acetabuli sind bei der topographischen Zuordnung des Schnittes von Bedeutung. Prinzipiell entsteht im kaudalen Anteil der Fossa acetabuli eine 3schichtige Echogenität, wenn sie nicht durch große Hüftkopfkerne verdeckt ist. Diese 3 Schichten entsprechen (Abb. 6-23a, b):

- dem Ligamentum capitis femoris (starke Echogenität)
- dem Fettgewebe der Fossa acetabuli (geringe Echogenität)
- dem Pfannenboden (Os ischii, Y-Fuge, Os pubis; starke Echogenität der Knochen, fehlende Echogenität der Y-Fuge)

Bei stark dezentrierten Hüften nimmt die Echogenität durch Zunahme des Fettgewebes am Pfannenboden zu.

Taktisches Vorgehen bei schwierigen Fällen und „Standardsituationen": Besonders bei pathologischen Fällen kann es Orientierungsschwierigkeiten im Sonogramm geben. Es ist daher unbedingt empfehlenswert, bei der Bildanalyse systematisch vorzugehen. Der erste Schritt auf dem Wege zur richtigen Diagnose ist die anatomisch korrekte Zuordnung der Echostrukturen. Hier sollte konsequent in genau festgelegter Reihenfolge vorgegangen werden.

Als Leitstruktur dient zunächst die stark echogene Knorpel-Knochen-Grenze am Schenkelhals.

Sie erleichtert das Aufsuchen des Schallochs, das dem hyalinen Hüftkopf entspricht. Unter Berücksichtigung der Tatsache, daß der Hüftkopf im Sonogramm nach lateral durch die Gelenkkapsel begrenzt ist, ist der erste Bezugspunkt nach der Umschlagfalte, der für die Diagnose wichtig ist, immer das Labrum acetabulare.

Unter Kenntnis der Definitionen des Labrums und der topographischen Zuordnung zu den besonderen Echostrukturen seiner Umgebung ist das Labrum eindeutig zu identifizieren. Die Echoverdichtung, die dem Labrum acetabulare entspricht, kann dabei natürlich immer nur der Gelenkkapsel medial anliegen.

Die nächste Struktur, die sich dem Labrum acetabulare nach medial hin anschließt, ist das knorpelig präformierte Pfannendach. Auch wenn schwere Deformierungen des Pfannendaches bestehen, liegt es doch immer an der Zirkumferenz des Hüftkopfes. Noch weiter medial, im wesentlichen der Hüftkopfkontur folgend, schließt sich an das knorpelig präformierte Pfannendach der knöcherne Erker mit dem noch weiter mediokaudal liegenden Unterrand des Os ilium an.

Wird die anatomische Identifizierung der Strukturen in der empfohlenen Reihenfolge von lateral nach medial von der Knorpel-Knochen-Grenze aus durchgeführt, so ändert sich von lateral nach medial die Reihenfolge der Strukturen entlang der Zirkumferenz des Hüftkopfes nicht (Abb. 6-24a, b).

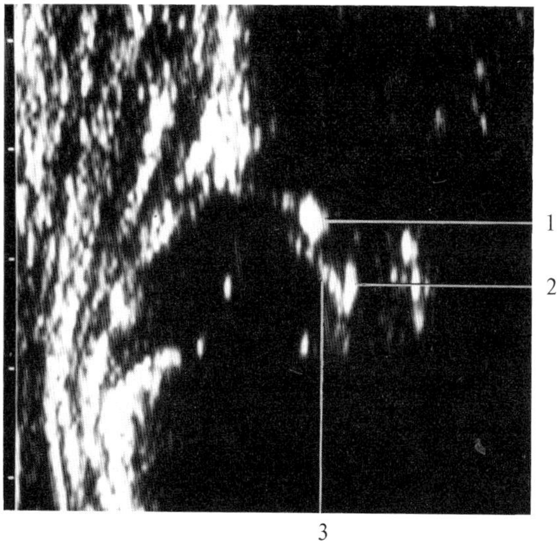

Abb. 6-23 a. Echomuster in der Tiefe der Hüftpfanne
1 Os ilium
2 Os ischiadicum
3 Gewebe der Fossa acetabuli

Abb. 6-23 b. Sonogramm eines Leichenpräparates der Hüftpfanne

1 Pfannenerker
2 Facies lunata
3 Os ilium
4 Y-Fuge
5 Os ischiadicum
6 Bindegewebe, die Fossa acetabuli auskleidend

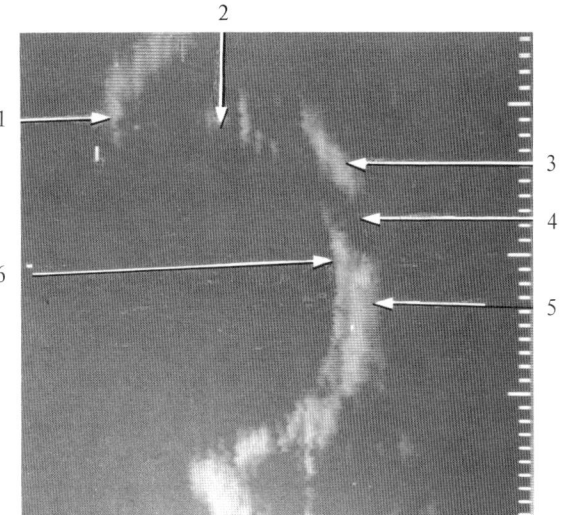

Abb. 6-24 a. Rechtes Hüftgelenk, 6 Monate, Demonstration der Standardsituation

Von lateral nach medial ist die erste Struktur das Labrum acetabulare (1), die zweite das knorpelig präformierte Pfannendach (2), die dritte die knöchernen Strukturen

3 Knöcherner Erker
4 Unterrand des Os ilium (Hüfttyp I)

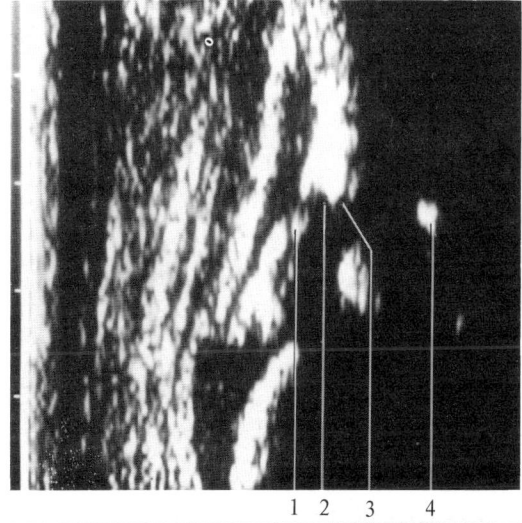

Abb. 6-24 b. Standardsituation bei einem dezentrierten Hüftgelenk vom Typ III a von lateral nach medial

1 Labrum acetabulare
2 Knorpelig präformiertes Pfannendach
3 Knöcherne Strukturen

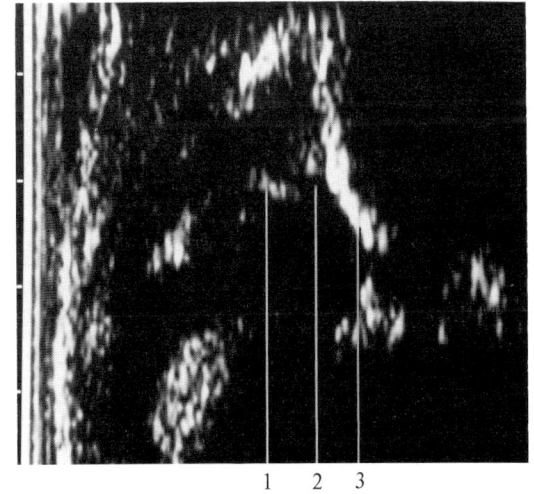

Es folgen aufeinander:

1. Labrum acetabulare
2. Knorpelig präformiertes Pfannendach (Knorpeldach)
3. Knöchernes Pfannendach (knöcherner Erker und Unterrand des Os ilium)

Diese Reihenfolge, die sich auch bei pathologischen Hüften nicht ändert, haben wir daher als „Standardsituation" bezeichnet. Gerade in schwierigen Fällen empfiehlt es sich nicht, die anatomische Zuordnung mit der Lokalisation des knöchernen Pfannendaches zu beginnen. Vielmehr sollen der Vorteil der Standardsituation genutzt und die Bezugspunkte in der vorgenannten Reihenfolge identifiziert werden: Knorpel-Knochen-Grenze – Gelenkkapsel – Labrum – Knorpeldach – knöcherner Erker.

In den meisten Fällen liegt der Hüftkopf dem knorpeligen Pfannendach so dicht an, daß der schmale Gelenkspalt sonographisch nicht abgrenzbar ist. Bedingt durch physiologische Inkongruenzen bei dynamischen Untersuchungen kann der Gelenkspalt durch vermehrte Flüssigkeit (sog. „Flüssigkeitsfilm") anhand feiner Echolinien zur Darstellung gebracht werden. Durch die Abbildungen des Gelenkspaltes können im Sonogramm die anatomischen Verhältnisse der Hüfte noch plastischer verdeutlicht werden.

Sind sehr große knorpelige Pfannenerker vorhanden, und ist die knöcherne Ausformung des Pfannendaches mangelhaft (Hüfttyp II), so ist sonographisch bei Bewegungsvorgängen oder bei Zug- und Druckauswirkungen auf die Hüfte ein leichtes Auf- und Abfedern der knorpeligen Pfannendachanlage zu beobachten. In diesen Fällen klappt der Gelenkspalt mehr auf als bei einem völlig starren System, wie es eine ausgereifte Hüfte darstellt. Es sind daher die „Flüssigkeitsfilme" besonders bei leichten Verknöcherungsverzögerungen (Typ II-Hüften) gut darzustellen.

Am Zustandekommen dieser sonographischen Trennlinien ist aber nicht nur der Flüssigkeitsfilm beteiligt. Durch besondere histologische Strukturierung der Knorpelzellen an der Hüftkopfoberfläche und der ihr zugewandten Gelenkfläche erzeugt die geänderte Oberflächenstrukturierung ebenfalls Echos, die zur Darstellung der Trennlinie

zwischen Hüftkopf und Pfanne beitragen. Auch das Vakuumphänomen trägt zur Darstellung des Gelenkspaltes bei.

Standardebene. Die Ultraschallbildtechnik ermöglicht die tomogrammartige Untersuchung der gesamten Zirkumferenz des Pfannendachbereiches. Dadurch ist eine genaue Beurteilung der knöchernen und knorpeligen Pfannendachverhältnisse im vorderen, mittleren und hinteren Pfannendachbereich möglich. Die Ausbildung der knöchernen und knorpeligen Pfannendachanteile und ihr Verhältnis zueinander sind im vorderen, mittleren und hinteren Pfannendachanteil verschieden [21]. Bei Unkenntnis dieser Tatsache können durch nicht repräsentative Schnittführung falsch-positive oder falsch-negative Diagnosen gestellt werden.

Prinzipiell ist ein Sonogramm nur verwertbar, wenn der Unterrand des Os ilium in der Fossa acetabuli als klares und eindeutiges Echo zu identifizieren ist. Der Unterrand des Os ilium dient als Drehpunkt für alle Schnitte, die die Zirkumferenz des Pfannendachbereiches überstreichen.

Von allen denkbaren und möglichen Schnitten ist lediglich der Schnitt über dem hinteren Pfannendachwulst sicher zu identifizieren und reproduzierbar. Er zeichnet sich dadurch aus, daß im Sonogramm der hintere knöcherne Pfannendachwulst als deutliche Rundung zur Darstellung kommt, und sich die Darmbeinkontur konkav nach dorsal wölbt. Die Konkavität entspricht der Fossa glutealis. Meist ist in diesen Fällen auch der breite M. glutaeus minimus deutlich zu erkennen.

Als standardisierte Meßebene darf nur ein genau definierter Schnitt akzeptiert werden. Diesen erhält man, indem man die dorsale, über den hinteren Pfannendachwulst und in die Fossa glutealis ziehende Schnittebene einstellt und diese mit dem Unterrand des Os ilium als Drehpunkt nach ventral rotiert, bis die Schnittebene die Fossa glutealis verlassen hat. Dies ist dann der Fall, wenn die charakteristisch konkave Form der Darmbeinkontur der Fossa glutealis in einen geraden Verlauf übergeht (Abb. 6-25, a–c).

Abb. 6-25. Rechtes Hüftgelenk, 3 Monate

1 Darmbeinsilhouette
2 Knöcherner Erker
3 Unterrand des Os ilium

a Standardschnitt: Die Darmbeinsilhouette verläuft gestreckt und gerade

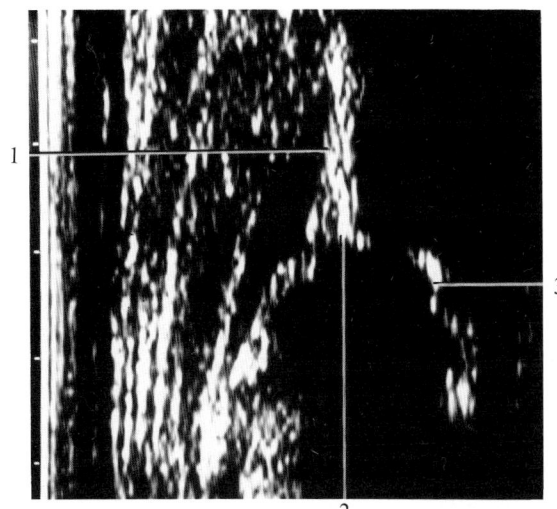

b Dorsaler Schnitt: Die Darmbeinsilhouette verläuft muldenförmig konkav nach medial (Schnitt durch die Fossa glutaealis)

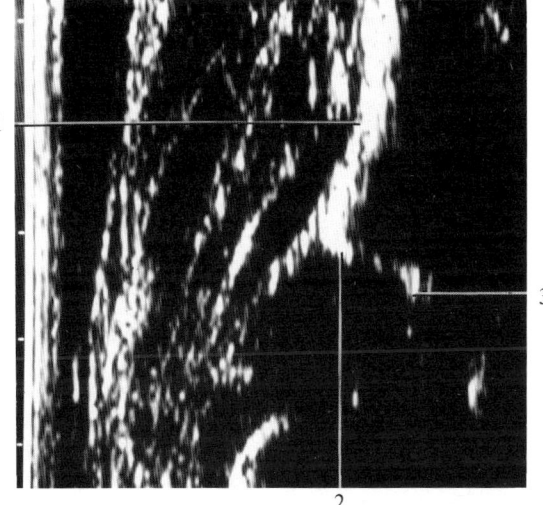

c Ventraler Schnitt: Die Darmbeinsilhouette neigt sich nach lateral, am Bildschirm nach links (Zeichen der Beckenausladung im ventralen Anteil des Darmbeines)

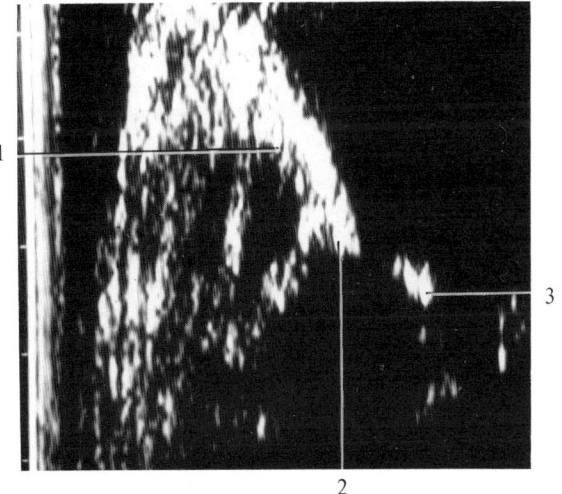

Definition der Standardebene. Die Standardebene (Meßebene) ist erreicht, wenn nach Einstellung der dorsalen Schnittebene, die durch die Fossa glutealis zieht, der sonographische Schnitt aus der Fossa glutealis nach ventral rotiert wird, bis die sonographischen Charakteristika der Fossa glutealis verschwunden sind. Sonographisch ist das daran erkenntlich, daß die konkave Kontur der Fossa glutealis in einen geraden Verlauf übergeht.

Meistens verläuft die Darmbeinkontur dadurch parallel zum Bildschirmrand! Dies ist aber nicht zwangsläufig die Standardebene. Bei schweren Dysplasien (schiefe Ebene!) ist es oft gar nicht möglich, eine parallel zum Bildschirmrand eingestellte Darmbeinkontur zu erhalten [21, 43].

Durch die Darstellung des Unterrandes vom Os ilium und des Labrum acetabulare sowie durch die exakte Schnittführung durch den obersten Pfannendachbereich wird die Meßebene unabhängig von der Lagerung des Säuglings und unabhängig von der Stellung des koxalen Femurendes ohne Fehlprojektion festgelegt.

Morphometrie. Im Unterschied zu den bisher gewohnten Röntgenbildern, bei denen die Meßlinien an scharfen Konturen angelegt werden, existieren im Sonogramm diese scharfen Konturen nicht. Unter Beachtung bestimmter Eigenheiten des Hüftsonogrammes sind die Meßlinien an den scheinbar unscharfen Echolinien jedoch mit genügender Genauigkeit anzulegen. Durch Einzeichnung der Pfannendachlinie, der Grundlinie und der Ausstellungslinie werden die knöchernen und die knorpeligen Verhältnisse weitgehend unabhängig voneinander charakterisiert [12]. Die knöcherne und knorpelige Ausformung des Pfannendaches stehen in einem bestimmten Verhältnis zueinander, solange das Hüftkopf-Pfannen-System zentriert ist.

Die **Pfannendachlinie** (Abb. 6-26) wird am Unterrand des Os ilium als Drehpunkt tangential an den knöchernen Erker angelegt. Meßfehler entstehen meist dadurch, daß der Unterrand des Os ilium nicht klar und eindeutig dargestellt oder im Sonogramm falsch lokalisiert wird. Lateral des Os ilium, im Bereiche der Fossa acetabuli, liegt Binde- und Fettgewebe. Sonographisch wird durch dieses echogene Fettgewebe die Begrenzung des Os ilium unscharf und scheinbar nach kaudal ver-lagert. Die Beachtung folgender Hinweise erleichtert die Auffindung des Unterrandes des Os ilium:

1. Echosprung. Das Knochenecho des Os ilium ist stärker reflexogen als das zarte Fettgewebe der Fossa acetabuli.
2. Taillierung. Das Gewebe der Fossa acetabuli liegt im Schnittbild lateral (vor dem Unterrand des Os ilium). Kaudal des Knochenechos des Os ilium ist die echoarme Zone der Y-Fuge, die aus hyalinem Knorpel besteht, sichtbar. Es erscheint daher sonographisch der Echostreifen des Os-ilium-Gewebes der Fossa acetabuli von medial durch die echoarme Zone der Y-Fuge eingeschnürt, "tailliert". Verschiedene Echomuster am Unterrand des Os ilium wurden beschrieben [18, 20, 25, 27].

Die **Grundlinie** ist die Basislinie des knorpeligen Pfannendaches an der Knochenlamelle des Os ilium. Sie wird vom proximalsten Punkt des hyalinen Knorpels – das ist die Kontaktstelle zwischen Perichondrium, Periost und Darmbein – von lateral her an die knöcherne Darmbeinlamelle angelegt (Abb. 6-27). Der proximale Meßpunkt, nämlich dieser Kontaktpunkt zwischen Periost, Perichondrium und Os ilium, kann nicht immer eingesehen werden, da der Übergang vom Periost zum Darmbein entweder gerätebedingt überstrahlt oder durch Nachverknöcherung nicht exakt lokalisierbar sein kann.

In diesen Fällen wird die sogenannte "hintere Schallauslöschung" zu Hilfe genommen [21]. Durch Totalreflexion an der äußeren Kortikalis kommt es zu einer parallel zur äußeren Kortikalis liegenden gleichmäßigen Schallauslöschung. Diese ist parallel zum vorderen Kortikalisrand und kann somit als **Grundlinien-Hilfslinie** verwendet werden. Es darf nur jene Meßstrecke zur Verwendung kommen, welche kaudal des proximalen Meßpunktes liegt. Keinesfalls darf über den Kontaktpunkt Perichondrium-Periost-Darmbein nach kranial gegangen werden.

Abb. 6-26. Die Pfannendachlinie wird vom Unterrand des Os ilium tangential an den knöchernen Erker angelegt (1) Gewebsanteile der Fossa acetabuli (2) müssen dabei abgeschnitten werden

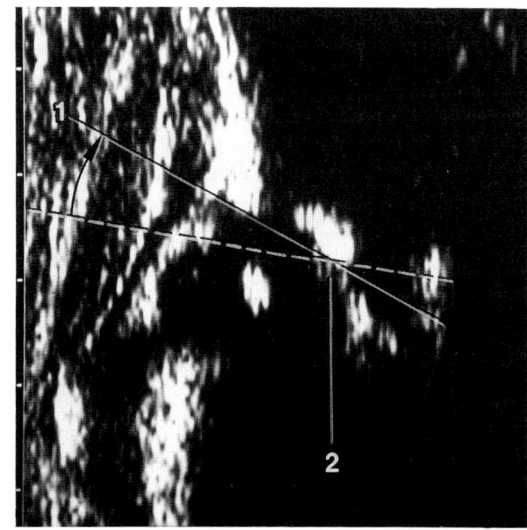

Abb. 6-27. Die Grundlinie (1) liegt parallel zur Hilfslinie durch die hintere Schallauslöschung (2)

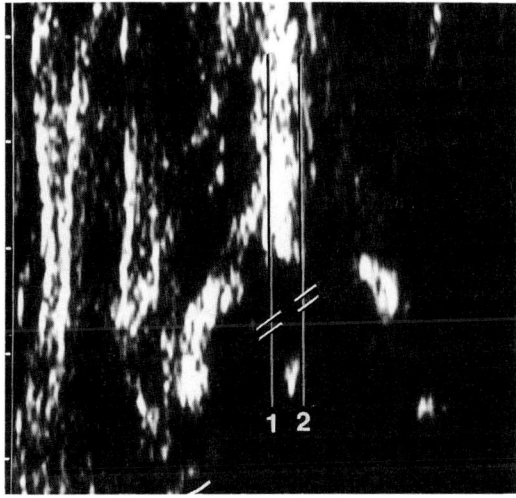

Besonders schwierig ist die Festlegung der Grundlinie bei Hüften vom Hüfttyp II mit gleichzeitiger Nachverknöcherung, wodurch der kraniale Anteil des Pfannendachknorpels echogen wird. Dadurch kann der proximale Meßpunkt, die Ecke Perichondrium-Periost-Darmbein, nicht mehr genau identifiziert werden. In diesen Fällen leistet die Hilfslinie entlang der hinteren Schallauslöschung, die unverändert gut erkennbar ist, gute Dienste.

Pfannendachlinie und Grundlinie begrenzen den Knochenwinkel α, der ein Maß für die Ausformung der knöchernen Pfanne darstellt. Mit zunehmender knöcherner Pfannendachausbildung (zunehmender „knöcherner Formgebung") wird der Knochenwinkel α größer.

Die **Ausstellungslinie** verbindet den knöchernen Erker mit dem Zentrum des Labrum acetabulare. Mit der Grundlinie schließt sie den Ausstellungswinkel β (Knorpelwinkel) ein und charakterisiert dadurch die knorpeligen Verhältnisse des Pfannendachs (Abb. 6-28).

Folgende Probleme treten auf:

1. Gemessen an den anatomischen Verhältnissen wäre es richtig, die Ausstellungslinie durch die Spitze des Labrum acetabulare zu legen. Die Spitze des Labrum acetabulare ist aber sonographisch nicht immer eindeutig zu identifizieren. Aus diesem Grunde wird vereinbarungsgemäß das Hauptecho des Labrum acetabulare als Zentrum des Labrums angesehen [23].
2. Nach dem Labrum acetabulare ist der 2. Meßpunkt der knöcherne Erker. Ist dieser eckig und scharf konturiert, kann der Meßpunkt definitionsgemäß verwendet werden. Ist der knöcherne Erker aber abgerundet oder flach, ist das Äquivalent des knöchernen Erkers der lateralste Punkt der knöchernen Pfanne. Dies ist der Umschlagpunkt der konkaven Azetabulumkontur in die gegensinnig gekrümmte Darmbeinkontur.

Bei parallel einfallenden Schallstrahlen kommt es an jenem Punkt, an dem die Kontur der Urpfanne in die gegensinnige Darmbeinkontur übergeht, zu einer kleinen Schallauslöschung (Abb. 6-29a, b). Dadurch kann der Meßpunkt leicht fixiert werden. Es schneiden sich daher die 3 Meßlinien nicht automatisch in einem Punkt.

6.1.5 Spezielle Befunde

Das Hüftkopf-Pfannen-System beeinflußt sich gegenseitig, so daß der Hüftkopf seine Spuren beim Luxationsvorgang an der Hüftpfanne hinterläßt. Die Beurteilung der Hüftpfanne ist somit durch die Klassifizierung ihrer knorpeligen und knöchernen Anteile möglich.

Es ist sonographisch im Unterschied zur Röntgentechnik nicht notwendig, das koxale Femurende mit dem Hüftkopfkern in das diagnostische Konzept mit einzubeziehen. Sämtliche vom Röntgenprojektionsbild bekannten stellungs- und lagerungsbedingten Fehler, die zu Fehldiagnosen Anlaß geben, haben im Ultraschallschnittbild keine Relevanz.

Für das praktische Vorgehen ist es ratsam, sich vor allem den normal ausgereiften Hüfttyp I einzuprägen. Sämtliche Abweichungen im knorpeligen und knöchernen Anteil fallen dadurch dem geübten Untersucher sofort auf. Der Untersucher gewinnt immer denselben Bildeindruck und findet sich in der Vielzahl der Hüftreifungsvarianten wesentlich leichter zurecht.

Luxationsgrade im Sonogramm, Befundbeschreibung und Quantifizierung. Um eine Einteilung der Luxationsgrade zu treffen, wurden 4 sonographische Hüftgelenkstypen als Grundtypen eingeführt [10, 11, 13]. Diese 4 Grundtypen wurden mit zunehmender Entwicklung und Verfeinerung der Methode erweitert. Die Klassifikation berücksichtigt die Ausformung der knöchernen und knorpeligen Pfannendachanteile und setzt sie in Relation zum Alter des Säuglings [4, 7, 21, 40].

Befundbeschreibung. Es werden grundsätzlich die knöchernen und knorpeligen Verhältnisse des Pfannendachs getrennt beschrieben. Bestimmte sonographische Termini haben sich bewährt (Tabelle 6-1). Bei korrekter Beschreibung des knorpeligen und knöchernen Pfannendaches ergibt sich zwangsweise auch der korrekte Hüfttyp. Beschrieben wird in folgender Reihenfolge:

1. Knöcherne Ausformung der Pfanne (die „knöcherne Formgebung"; „Formsicherung")
2. Knöcherner Erker
3. Form und Struktur des knorpeligen Pfannendachs

Abb. 6-28. Die Ausstellungslinie (1) zieht vom knöchernen Erker (Umschlagpunkt) durch die Mitte des Labrum acetabulare und schließt mit der Grundlinie (2) den Knorpelwinkel β ein

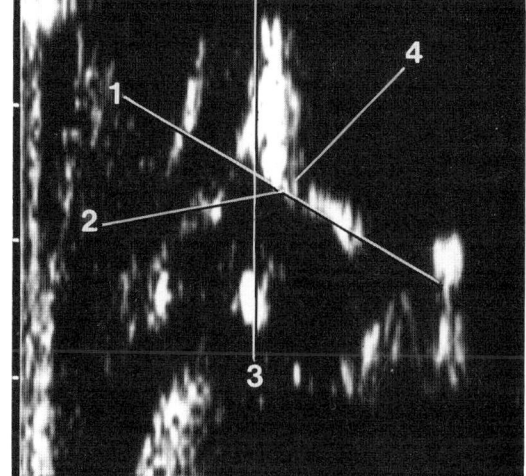

Abb. 6-29 a. Die Meßlinien schneiden sich nicht zwangsläufig in einem Punkt
1 Pfannendachlinie
2 Ausstellungslinie
3 Grundlinie
4 Schallauslöschung am Übergang der Konkavität zur Konvexität, den knöchernen Erker (Umschlagpunkt) markierend

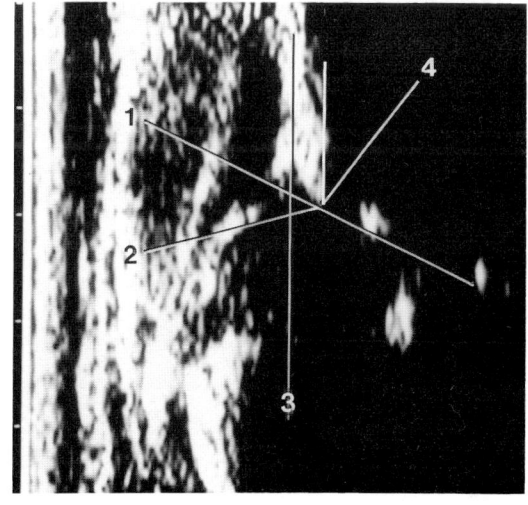

Abb. 6-29 b. 4 Wochen altes Hüftgelenk
Pfannendachlinie (1), Grundlinie (3) und Ausstellungslinie (2) schneiden sich nicht in einem Punkt. Der Schallschatten (4) hinter dem knöchernen Erker ist nicht zwangsläufig Ausdruck einer guten knöchernen Überdachung

Tabelle 6-1. Deskriptive Befundbeschreibung und verwendete Termini

Typ	Knöcherne Formgebung (Formsicherung)	Knöcherner Erker	Knorpeliger Erker	Knochenwinkel α	Knorpelwinkel β
Ia Ausgereifte Hüfte (jedes Lebensalter) Ib	Gut	Eckig	Schmal Weit – übergreifend (spitzzipfelig)	>60°	<55°
Ib	Gut	Meist geschweift („stumpf")	Breitbasig Kurz – übergreifend	>60°	>55°
Physiologische Verknöcherungsverzögerung bis 3. Lebensmonat Altersgemäß II a (+)	Ausreichend	Rund	Breit – übergreifend	50°–59°	>55°
II a mit Reifungsdefizit II a (−)	Mangelhaft	Rund	Breit – übergreifend		
II b Verknöcherungsverzögerung (ab 3. Lebensmonat)	Mangelhaft	Rund	Breit – übergreifend	50°–59°	>55°
II g oder c Gefährdete oder kritische Hüfte (jedes Lebensalter)	Mangelhaft	Rund bis flach	Breit – noch übergreifend	43°–49° Gefährdungsbereich	70°–77°
D Hüfte am Dezentrieren (jedes Lebensalter)	Hochgradig mangelhaft	Rund bis flach	Verdrängt	43°–49° Gefährdungsbereich	>77° Dezentrierungsbereich
Dezentrierte Hüften III a	Schlecht	Flach	Verdrängt, ohne Strukturstörung	<43°	>77°
III b	Schlecht	Flach	Verdrängt, mit Strukturstörung		
IV	Schlecht	Flach	Verdrängt (evtl. mit Strukturstörung)	<43°	>77°

Die zu verwendenden Termini sind aus Tabelle 6-1 ersichtlich.

Die Erkerkonturierung geht nicht zwangsweise mit der Ausformung der knöchernen Pfanne einher. Meistens ist ein eckig konturierter knöcherner Erker mit einer guten Ausformung der Pfanne (großer Pfannendachwinkel ≙ gute knöcherne Formgebung) kombiniert. Im Extremfall kann eine schlechte knöcherne Formgebung (röntgenologische Flachpfanne) bei Ausheilung bereits eine eckige Erkerkonturierung zeigen. Es beginnt sich ein Knochenerker zu konturieren, obwohl noch immer eine flache Pfanne besteht. Die zunehmende Erkerkonturierung ist ein prognostisch günstiges Zeichen [21, 40].

Abb. 6-30 a. 6 Monate altes rechtes Hüftgelenk
Die knöcherne Formgebung ist gut, der knöcherne Erker ist eckig, das knorpelige Pfannendach ist schmal, den Hüftkopf gut übergreifend
α 74°
β 50°   Hüfttyp I a

Abb. 6-30 b. 4 Wochen altes linkes Hüftgelenk
Die knöcherne Formgebung ist gut, der knöcherne Erker ist geschweift, das knorpelige Pfannendach ist ebenfalls übergreifend
α 72°
β 70°   Hüfttyp I b

Die deskriptive Befundbeschreibung fixiert den Hüfttyp. Die Meßtechnik rangiert erst an 2. Stelle und dient lediglich der Diagnoseabsicherung, niemals jedoch primär zur Festlegung des Hüfttyps.

Zentrierte Hüftgelenke

Der **Hüfttyp I** (Abb. 6-30 a,b) entspricht der ausgereiften Hüfte. Sowohl klinisch als auch röntgenologisch besteht ein gesundes Hüftgelenk. Als Ausdruck einer guten knöchernen Formgebung mißt der Knochenwinkel α 60° oder mehr. Ein α-Winkel von 60° gilt als unterer Grenzwert der Typ-I-Hüfte, der mittlere α-Wert der Typ-I-Hüften beträgt 64°.

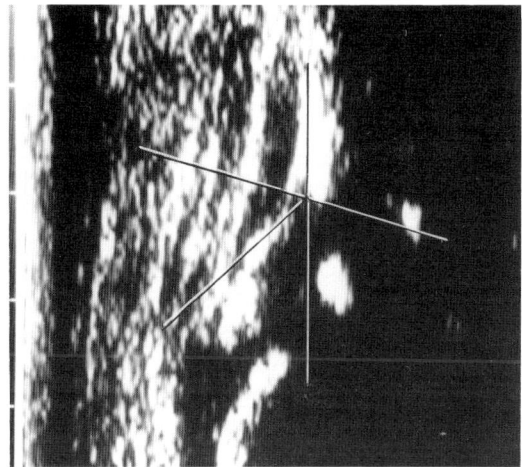

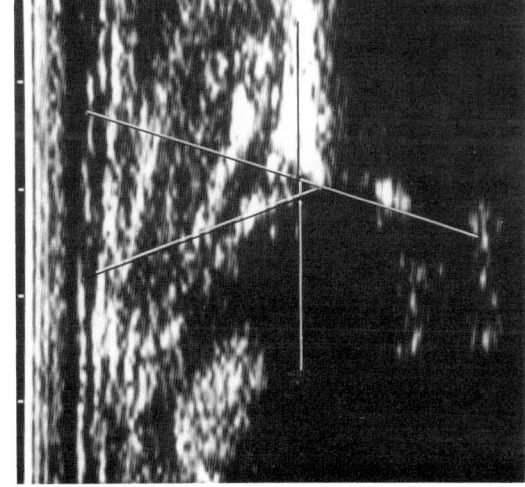

1. Variante (Hüfttyp Ia). Die knorpeligen Verhältnisse können bei korrekter knöcherner Überdachung durchaus variabel sein. Finden sich schmale, breit übergreifende und weit nach lateral distal über den Hüftkopf reichende Pfannendachknorpel, und haben diese Hüften einen β-Winkel unter 55°, werden sie als Hüfttyp Ia bezeichnet. Der schmale Pfannendachknorpel findet seinen Ausdruck in einem kleinen β-Winkel (Abb. 6-30a).

2. Variante (Hüfttyp Ib). Diese Variante hat bei ebenfalls guter knöcherner Formgebung einen breit auf dem Hüftkopf aufsitzenden, eher kurzen Pfannendachknorpel. Meßtechnisch ist der Knorpelwinkel β größer als 55° (s. Sonometer). Der geschweifte knöcherne Erker wird ergänzt durch ein breites knorpeliges Pfannendach, der β-Winkel wird größer. Daher sind Hüften mit geschweiftem knöchernen Erker eher Typ-Ib-Hüften (Abb. 6-30b).

Neue Untersuchungen haben ergeben, daß Ib-Hüften 7–8mal häufiger als Ia-Hüften sind. Beide Hüfttypen sind nach heutigem Wissensstand Variationen einer gesunden, ausgereiften Hüftpfanne, obwohl nach Wachstumsende möglicherweise zwei verschieden tiefe Hüftpfannen entstehen [28].

Der Hüfttyp I, gleichgültig ob Ia oder Ib, muß im 3., spätestens im 4. Lebensmonat als Ausdruck einer ausgereiften Hüfte vorhanden sein. In manchen Fällen kann auch bereits bei der Geburt ein Typ I vorhanden sein. Der sonographische Nachweis eines Hüftkopfkernes hat für die Klassifizierung und Typisierung des Pfannendachbereiches keine Bedeutung und muß extra beschrieben werden.

Beim **Hüfttyp II** (Abb. 6-31, a–c) ist das Hüftkopf-Pfannen-System ebenfalls noch geschlossen. Die Verhältnisse zwischen knöcherner und knorpeliger Überdachung ändern sich aber zugunsten des weichen, verformbaren Knorpels. Die knöcherne Formgebung kann ausreichend oder mangelhaft sein. Der knöcherne Erker rundet sich deutlich ab. Dementsprechend wird das knorpelig präformierte Pfannendach breit, obwohl es den Hüftkopf noch gut übergreift.

Wir haben diesen Hüfttyp als „Verknöcherungsverzögerung" bezeichnet. Die verschiedenen Varianten des Hüfttyps II in Abhängigkeit von Alter und Überdachungsverhältnis sind am Sonometer abzulesen. Daß ein fehlender Hüftkopfkern nicht automatisch mit „Dysplasie" gleichzusetzen ist, zeigt der Bildvergleich (Abb. 6-31c, d).

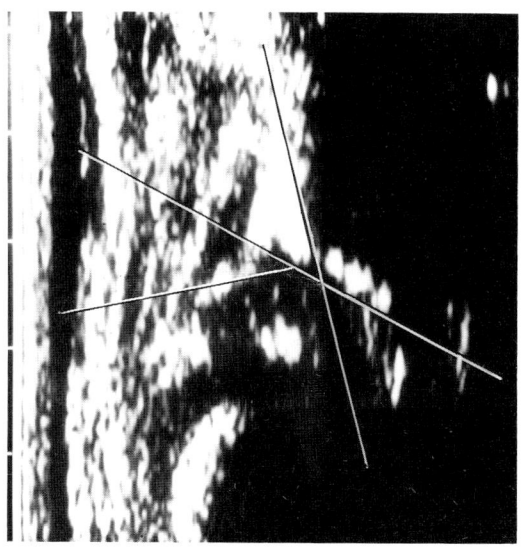

Abb. 6-31 a. 3 Monate altes rechtes Hüftgelenk
Die knöcherne Formgebung ist mangelhaft, der knöcherne Erker abgerundet, das knorpelige Pfannendach breit übergreifend. Die Grundlinie wurde durch die hintere Schallauslöschung gelegt
α 52°
β 90°   Hüfttyp II b

Abb. 6-31 b. Röntgenbild zum Sonogramm in 6-31 a

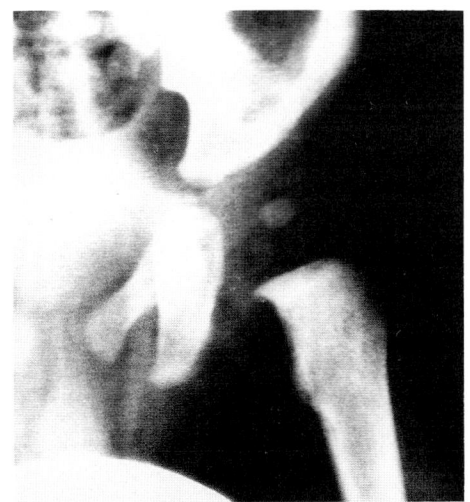

Abb. 6-31 c. 6 Wochen altes Hüftgelenk
Die knöcherne Ausformung ist aufgrund des Alters aus-
reichend, der knöcherne Erker ist rund, das knorpelige
Pfannendach ist breit übergreifend, der Hüftkopfkern
vorhanden
Hüfttyp II a+

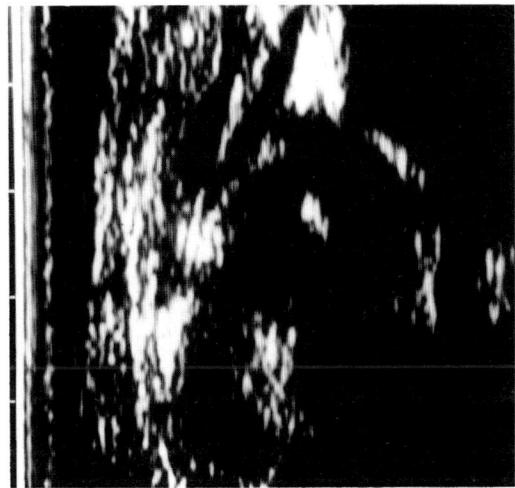

**Abb. 6-31 d. Derselbe Patient wie in 6-31 c, jedoch das
andere Hüftgelenk**
Die knöcherne Formgebung ist gut, der knöcherne
Erker ist eckig, das knorpelige Pfannendach ebenfalls
übergreifend, der Hüftkopfkern jedoch im Gegensatz
zum Hüftgelenk in Abb. 6-31 c noch fehlend, obwohl die
knöcherne Pfannenüberdachung wesentlich besser als
in Abb. 6-31 c ist

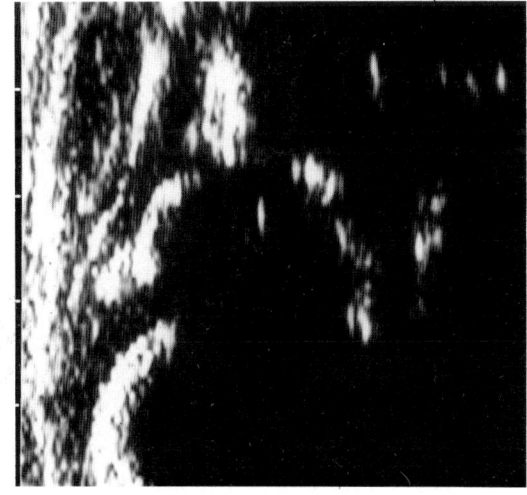

Dezentrierte Hüftgelenke

1. Hüfttyp IIIa. Nimmt die Ausformung des knöchernen Pfannendaches weiter ab, so wird die knöcherne Formgebung des Pfannendaches als schlecht bezeichnet. Das knorpelig präformierte Pfannendach gerät unter Druck und kann das System Hüftkopf-Pfanne nicht mehr geschlossen halten. Der Hüftkopf drängt das weiche, knorpelig präformierte Pfannendach nach kraniolateral, der Hüftkopf dezentriert (Abb. 6-32, a–d). Diesen Hüfttyp mit kraniolateral verbogenem knorpeligen Pfannendach bei noch normaler Echostruktur des Knorpeldaches bezeichnet man als Hüfttyp IIIa.

Befundbeschreibung: Knöcherne Formgebung schlecht, knöcherner Pfannenerker abgeflacht, knorpeliges Pfannendach verbreitert, nach kranial verdrängt, von echoarmer Struktur.

2. Hüfttyp IIIb. Durch zunehmenden Druck auf das knorpelige Pfannendach können histologisch Umbauzonen im hyalinen Knorpeldach nachgewiesen werden. Die regelmäßige Knorpelzellarchitektonik geht besonders am Übergang vom Knorpel zur knöchernen Grenzlamelle, dem Wachstumsbereich der Pfanne, verloren. Diese Strukturstörung ist verantwortlich für die sonographische Strukturtransformation des hyalinen Pfannendaches, der Knorpel wird echogen (echodicht). Dezentrierte Hüften vom Hüfttyp III mit echogenem, deformiertem knorpeligem Pfannendach werden als Hüfttyp IIIb bezeichnet.

Befundbeschreibung: Knöcherne Formgebung schlecht, knöcherner Erker abgeflacht, knorpeliges Pfannendach verbreitert, nach kranial verdrängt, echogen (s. Abb. 6-22).

Wichtig ist, darauf hinzuweisen, daß der Hüfttyp IIIb nicht einer hohen Luxation entspricht, sondern eine Sonderform der dezentrierten Hüfte darstellt. Oft liegen nur geringe Dezentrierungen vor. Der Hüftkopf bleibt auf seinem Luxationsweg nach kraniodorsal im Wachstumsbereich des ehemaligen knöchernen Pfannenerkers stehen, drückt auf das bereits deformierte knorpelige Pfannendach und zerstört seine histologische Struktur.

Röntgenologisch kann eine Typ-IIIa- von einer Typ-IIIb-Hüfte nicht differenziert werden. Typ-IIIb-Hüften sind im Vergleich zu Typ-IIIa-Hüften prognostisch ungünstiger zu beurteilen. So ist es bei Typ-IIIb-Hüften nicht nur zu einer Dezentrierung, sondern auch zu einer erheblichen histologischen Gefügestörung und Beeinträchtigung der Wachstumszone der Hüftpfanne gekommen.

Werden Typ-IIIb-Hüften behandelt, so ist sonographisch zunächst eine Verminderung der Echogenität des Pfannendachknorpels als Zeichen des Übergangs von Typ IIIb zu Typ IIIa zu beobachten [23]. Erst nach dem Verschwinden der histologischen Umbauzonen im Knorpeldach kehrt das deformierte Knorpeldach zu seiner ursprünglichen Form zurück. Durch die teilweise Zerstörung der Wachstumszone neigen Typ-IIIb-Hüften zu Restdysplasien.

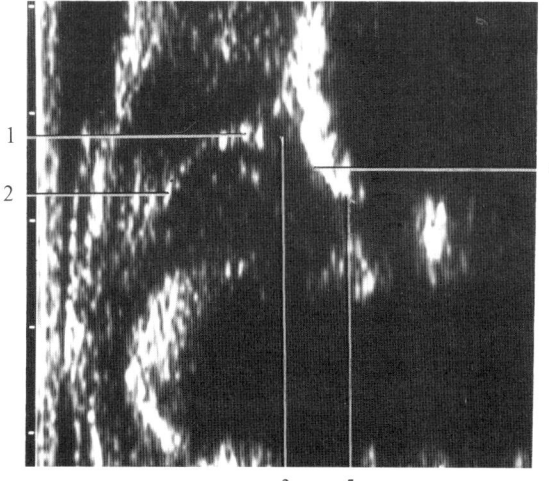

Abb. 6-32 a. 6 Wochen altes rechtes Hüftgelenk
Die knöcherne Ausformung ist schlecht, der knöcherne Erker (4) ist flach, das knorpelige Pfannendach (3) ist nach kranial verdrängt, echoarm
Hüfttyp IIIa
1 Labrum
2 Gelenkkapsel
5 Unterrand des Os ilium

Abb. 6-32 b. 4 Wochen altes linkes Hüftgelenk
Der Hüftkopf hat das knorpelige Pfannendach leicht
nach oben außen abgedrängt, dadurch erscheint auch
das Labrum (1) angehoben
2 Umschlagfalte
3 Unterrand des Os ilium

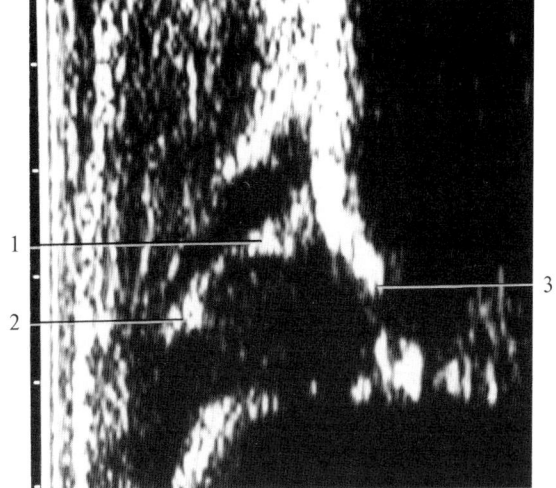

Abb. 6-32 c. 11 Tage alter Patient, linkes Hüftgelenk
Der Hüftkopf (6) hat das Labrum (2) mit dem knorpelig
präformierten Pfannendach (1) nach kranial abgedrängt.
Die Struktur des knorpeligen Pfannendaches ist
echoarm
Hüfttyp III a
3 Umschlagfalte
4 Knorpel-Knochen-Grenze
5 Unterrand des Os ilium

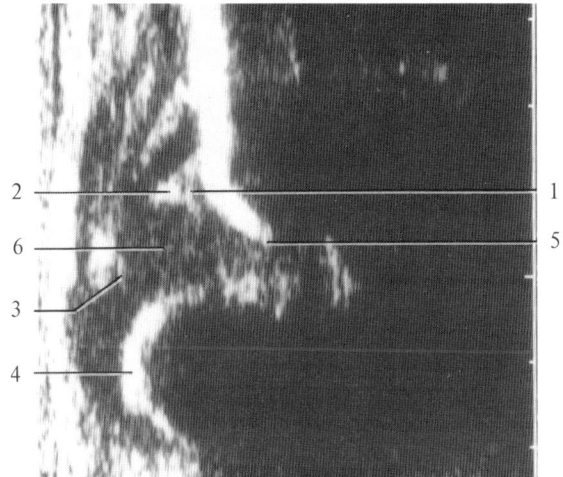

Abb. 6-32 d. Röntgenbild zu Abb. 6-32 c

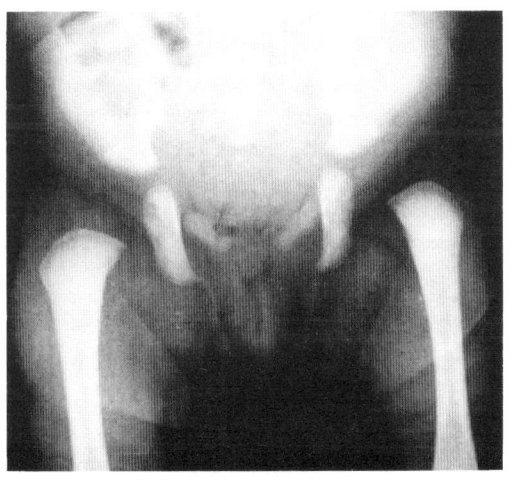

3. Hüfttyp IV. Beim Hüfttyp IV luxiert der Hüftkopf weiter nach dorsokranial und schiebt nicht mehr, wie bei der Typ-III-Hüfte, den Pfannendachknorpel vor sich her, sondern der Pfannendachknorpel rutscht vom Hüftkopf vollständig in mediokaudaler Richtung herunter. Kranial des Hüftkopfes kann der Pfannendachknorpel nicht mehr lokalisiert werden. Die gesamte knorpelige Pfannendachanlage ist zwischen Hüftkopf und Os ilium eingequetscht und in mediokaudaler Richtung zur Urpfanne hinuntergedrückt (Abb. 6-33a,b).

Strukturbeurteilung des Pfannendachknorpels. Will man die Echostruktur des knorpeligen Pfannenerkers beurteilen, so muß eine Referenzregion zur vergleichenden, intraindividuellen Analyse herangezogen werden. Der hyaline Anteil des Hüftkopfes eignet sich hierzu besonders, da er direkt dem Pfannendachknorpel anliegt und sich im gleichen Tiefenausgleichsbereich des Ultraschallgerätes befindet. Selbstverständlich können im hyalinen Hüftkopf ebenfalls Echos festgestellt werden. Sie entstehen durch Gefäße im Hüftkopf (Oelkers, zitiert nach [31]).

Dabei gilt es, artifizielle Echostrukturen im hyalinen Hüftkopf u. a. durch Verstärkerrauschen (bei Hochregelung der Intensitäts- oder Tiefenausgleichseinstellung) gegen echte Reflexionen abzugrenzen. Von Echogenität im knorpeligen Pfannendachbereich darf nur dann gesprochen werden, wenn eindeutig mehr Echos, als im darunterliegenden hyalinen Hüftkopfanteil registriert werden.

Pathologische und physiologische Echogenität. Sonographisch ist es nur möglich festzustellen, ob Echogenität im hyalinen Knorpel vorliegt oder nicht. Die Beurteilung der Echogenität im Pfannendachknorpel, ob physiologisch oder pathologisch, muß der Untersucher vornehmen.

Pathologische Echogenität. Bei dezentrierten Hüften kommt es unter bestimmten Voraussetzungen zur Demaskierung der kollagenen Fasern und Fibrillen im deformierten Pfannendachknorpel (Typ-IIIb-Hüften). Der Terminus „Strukturstörungen" (Pathologie!) kann nur im Zusammenhang mit einer dezentrierten Hüfte verwendet werden. Sie kommen bei Typ III als Typ IIIb, aber auch bei Typ-IV-Gelenken, konsequenterweise dann als Typ IVb bezeichnet, vor.

Physiologische Echogenität. Der knorpelig präformierte Pfannenerker verknöchert physiologischerweise, indem das knorpelige Pfannendach aufgebraucht wird. Sonographisch kann beobachtet werden, daß bei Hüftpfannen mit Verknöcherungsverzögerung (Typ-II-Hüften) unter zunehmender physiologischer Verknöcherung der breite Pfannendachknorpel eine von proximal nach kaudal zunehmende Echogenität aufweist.

Das Schalloch wird von proximal nach distal immer kleiner, der knorpelige Erker wird aufgebraucht. Die zunehmende Echogenität im Pfannendachknorpel entspricht einem physiologischen Prozeß, sie wird daher „physiologische Nachverknöcherung" genannt. Der Terminus „physiologische Nachverknöcherung" für die Echogenität im Knorpeldach kann nur bei zentrierten Hüften verwendet werden.

Bei völlig ausgereiften Pfannendachverhältnissen ist lediglich um den knöchernen Erker ein kleines, U-förmiges Schalloch sichtbar, das den Resten des hyalinen Knorpels entspricht. Dieses sogenannte „physiologische U" (Abb. 6-34a,b), das dem Wachstumsbereich der Pfanne entspricht, bleibt auch bei späteren Untersuchungen als Ausdruck der physiologischen Wachstumszone, als kleines Schalloch, bestehen.

Abb. 6-33 a. 4 Wochen alter Patient, linkes Hüftgelenk
Die knöcherne Formgebung ist schlecht, der knöcherne
Erker ist flach, der Hüftkopf hat das knorpelige Pfannendach nicht nach kranial verdrängt, sondern zwischen
sich und dem Os ilium eingequetscht und nach kaudal
gedrückt
1 Kapselhaube
2 Verdrängtes Knorpeldach
3 Gewebe in der Tiefe der Fossa acetabuli

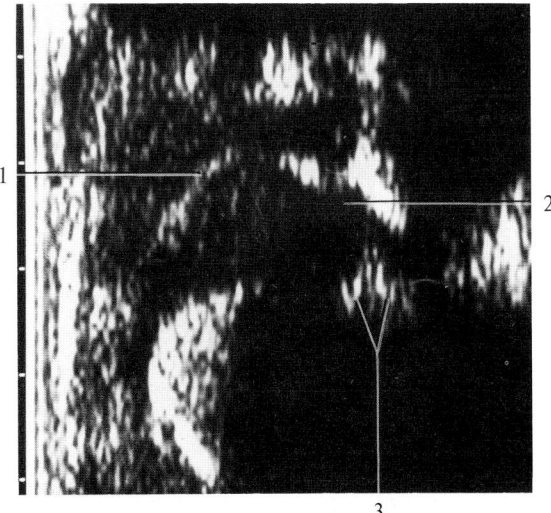

Abb. 6-33 b. Röntgenbild, entsprechend 6-33 a

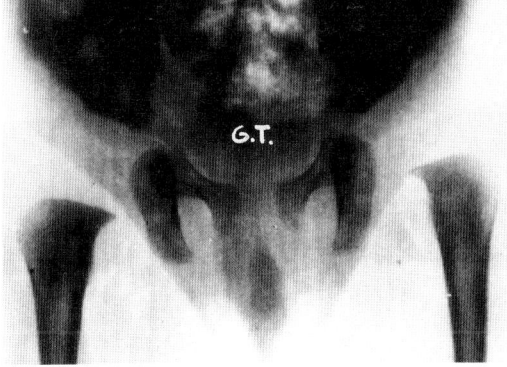

Falsch wäre es, den physiologisch dichten Knorpelerker mit dem Restschalloch als „Strukturstörung" im Sinne eines pathologischen Befundes zu bezeichnen. Die Strukturechoverdichtung im knorpeligen Pfannendach bei zentrierten Hüften muß als Ausdruck der fortschreitenden physiologischen Ossifikation, und somit als prognostisch günstiges Zeichen, gedeutet werden.

Zusammenfassend kann festgestellt werden:

1. Eine sonographische Strukturbeurteilung des hyalinen Pfannendachknorpels darf nur im Vergleich mit der Echogenität des hyalinen Hüftkopfanteils erfolgen.

2. Der Terminus „Strukturstörung" bei Echogenität im knorpeligen Pfannendach darf nur bei dezentrierten Hüften verwendet werden.

3. Liegt eine Verknöcherungsverzögerung (Typ II) vor, so ist die Strukturechoverdichtung als prognostisch günstiges Zeichen im Sinne einer physiologischen Nachverknöcherung zu bewerten.

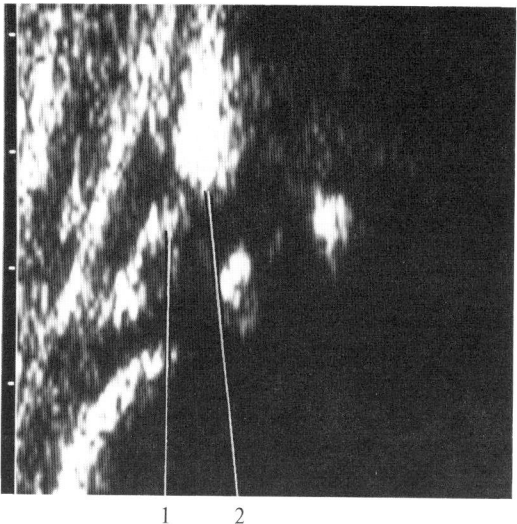

1   2

Abb. 6-34 a. 7 Monate altes, rechtes Hüftgelenk
Das „physiologische U" als Rest des knorpeligen Pfannendaches ist als echoarme Zone zwischen dem Labrum (1) und dem knöchernen Erker (2) sichtbar

1

Abb. 6-34 b. 9 Monate altes, linkes Hüftgelenk
Der knorpelige Pfannendachanteil ist bis auf das „physiologische U" (1) völlig ossifiziert

Sonographische Hüftreifungsbestimmungen mit dem Sonometer (Abb. 6-35). Durch Vergleich sonographischer und arthrographischer Hüftgelenkbefunde in verschiedenen Altersstufen bei gesunden und erkrankten Hüftgelenken wurden die normalen und pathologischen Werte für den Knochen- und Knorpelwinkel ermittelt [13]. Die α-Werte sind in linearer Anordnung den β-Werten der einzelnen Hüfttypen (Typ I bis III) gegenübergestellt.

Diese graphische Anordnung wurde als „Sonometer" bezeichnet. Dabei ist es wichtig zu erwähnen, daß für die Klassifizierung der Hüfte nur solche Sonogramme verwendet werden, bei denen die Untersuchung ohne Druck oder Zug auf das Gelenk erfolgte. Durch Gegenüberstellung der entsprechenden α- und β-Werte resultieren aus dieser Anordnung im wesentlichen 3 große Teilbereiche:

a) Auf der rechten Seite des Sonometers die ausgereiften Hüften (Typ I)

b) Am linken Ende des Sonometers stehen die dezentrierten Hüften (Typ IIIa und IIIb, Typ IV) Es können nur Typ IIIa und IIIb gemessen werden, weil bei Typ-IV-Hüften in der Regel die Bezugspunkte, vor allem der Unterrand des Os ilium, fehlen. Eine Quantifizierung der Typ-IV-Hüften ist auch nicht notwendig. Der nach mediokaudal in die Urpfanne hinuntergequetschte Pfannendachanteil gibt wesentlich bessere prognostische und therapeutische Hinweise – ähnlich einer Arthrographie –, als eine Messung der knöchernen Ausformung der Pfanne.

c) Der mittlere Bereich ist Typ II zugehörig. Dieser beinhaltet die verschiedenen Schweregrade der Verknöcherungsverzögerung. Durch die Charakterisierung der Hüfte mittels ihrer α- und β-Werte ergeben sich eine Vielfalt an verschiedenen Reifungsvarianten der Hüfte.

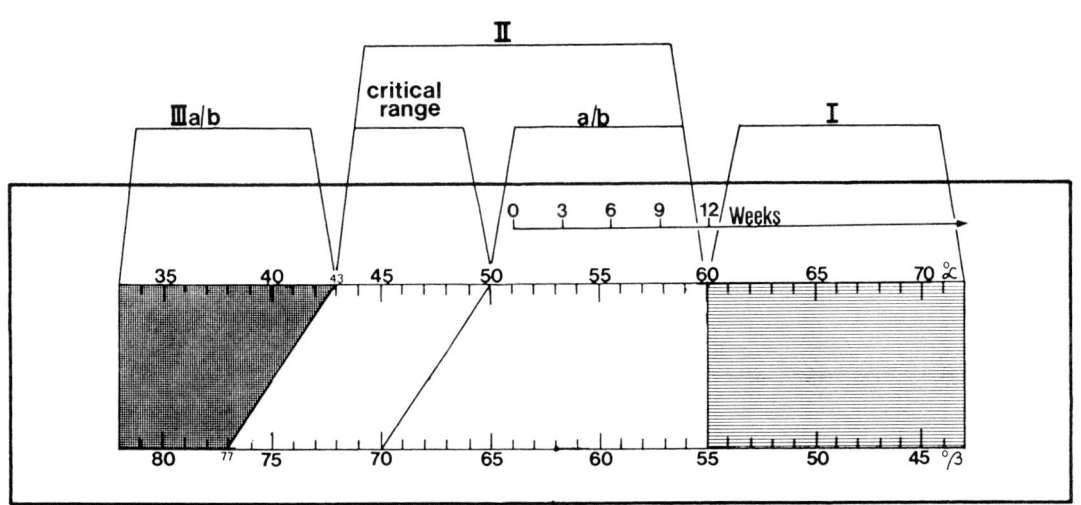

Abb. 6-35. Sonometer

I Hüfttyp I
II Hüfttyp II
III Hüfttyp III und Hüfttyp IV
Die Werte für den Knochenwinkel α sind auf der oberen Linie, die β-Werte auf der unteren Linie eingetragen

Feindifferenzierung der Hüfttypen

1. Hüfttyp Ia und Hüfttyp Ib. Es wurde bereits darauf hingewiesen, daß im 3., spätestens im 4. Lebensmonat eine ausgereifte Hüfte vom Hüfttyp I vorliegen muß. Der Unterschied zwischen dem Typ Ia und dem physiologischen Typ Ib wurde bereits erläutert. Daraus ergibt sich, daß die alleinige Beurteilung der knöchernen Verhältnisse, wie sie im normalen Übersichtsröntgen erfolgt, keine Aussagen über die tatsächliche Pfannenform zuläßt. Nach heutigem Wissensstand sind beide Pfannendachformen, sowohl die dem Typ Ia als auch dem Typ Ib zugehörigen Hüften, physiologisch.

2. Neugeborenenhüften und Hüften unter dem 3. Lebensmonat (Hüfttyp IIa). Auch bei Neugeborenen können bereits voll ausgereifte Hüften vom Hüfttyp I nachgewiesen werden. In der Regel muß einer Neugeborenenhüfte jedoch ein bestimmtes Maß an physiologischer Unreife zugestanden werden. Das knöcherne Pfannendach ist bis zu einem bestimmten, altersabhängigem Grad unvollständig ausgebildet, dafür ist ein breiter knorpeliger Erker vorhanden. Meßtechnisch gehören diese Hüften zum Hüfttyp II.

Um ihrer besonderen Stellung als physiologisch unreife Hüften gerecht zu werden, bezeichnet man diese Hüften als „physiologisch verknöcherungsverzögert" (Abb. 6-36a,b). Die Hüftunreife kann jedoch nicht in beliebigem Ausmaß toleriert werden. Die Neugeborenenhüfte muß bei der Geburt ein Mindestmaß an Reife erreicht haben (α 50–51°, β 70°).

Am Sonometer steht daher der Winkel α 50–51° gegenüber dem Nullpunkt (Geburtstermin) auf der Zeitskala. Hat die Neugeborenenhüfte dieses Mindestmaß an knöcherner Ausformung nicht erlangt, so muß davon ausgegangen werden, daß

sie unbehandelt schlechter wird und im ungünstigsten Fall luxiert.

Diese Hüfte liegt in der linken Hälfte des Typ-II-Bereiches auf dem Sonometer. Daher wurde dieser Bereich auf dem Sonometer als Typ-II-Gefährdungsbereich oder „kritische Zone" (Typ IIc) gesondert definiert. Typ-IIg-Hüftgelenke kommen in jedem Alter vor (Typ IIg $\cong$ „critical range").

Zeigt die Neugeborenenhüfte nur das geforderte Mindestmaß an Reife (α 50–51°), so muß sie doch spätestens im 3. Lebensmonat den Hüfttyp I erreicht haben. Diese Hüften sollten kurzfristig in 4wöchigen Abständen kontrolliert werden. Sie sollten in ihren α-Werten gemäß der Zeitskala ausreifen. Ist dies der Fall, wird die Hüfte als physiologisch unreife, aber altersentsprechende Hüfte (Hüfttyp IIa, altersentsprechend) bezeichnet. Liegt sie aber bei den Kontrollen hinter der Zeitskala zurück, so befindet sich diese Hüfte noch in der Klassifizierung Hüfttyp IIa, sie hat aber das geforderte Mindestmaß an altersgemäßer Entwicklung nicht erreicht. Diese Hüfte wird als „Hüfttyp IIa mit Reifungsverzögerung" bezeichnet.

3. Hüfttyp IIb („Verknöcherungsverzögerung"). Hüftgelenke, die 3 Monate oder älter sind und eine mangelnde knöcherne Formgebung entsprechend α-Winkelwerten von 50–59° haben, werden als Hüften vom Typ IIb bezeichnet. Der Hüfttyp I sollte im 3., spätestens im 4. Lebensmonat erreicht sein. Dieser Zeitraum berücksichtigt die physiologischen Reifungsschwankungen.

Hat eine Hüfte bei einer Kontrolle im 3. Lebensmonat gerade geringfügig den Hüfttyp I verfehlt, und sind die klinischen Befunde unauffällig, so kann unter Berücksichtigung der physiologischen Schwankungsbreite die Hüfte in einem 4–6wöchigen Abstand kontrolliert werden. Spätestens bei der Kontrolle im 4. Lebensmonat muß das Gelenk jedoch ausgereift sein. Ist dies nicht der Fall, muß therapiert werden.

Abb. 6-36 a. Hüftgelenk eines Neugeborenen

α 57°
β 80°   Hüfttyp II a+

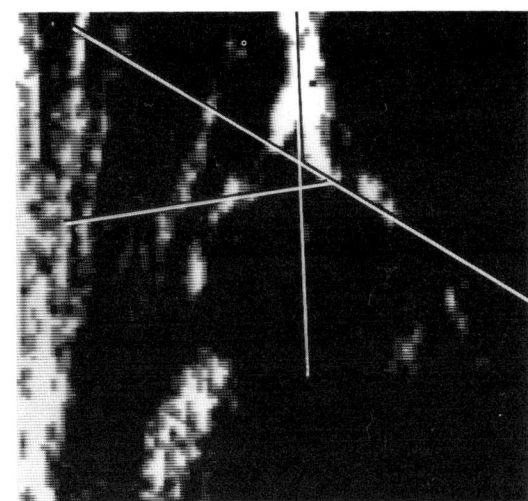

Abb. 6-36 b. 4 Wochen altes Hüftgelenk
Die knöcherne Formgebung ist ausreichend, der knöcherne Erker rund, das knorpelige Pfannendach breit
übergreifend, Hüftkopfkern noch fehlend

α 57°
β 85°   Hüfttyp II a+

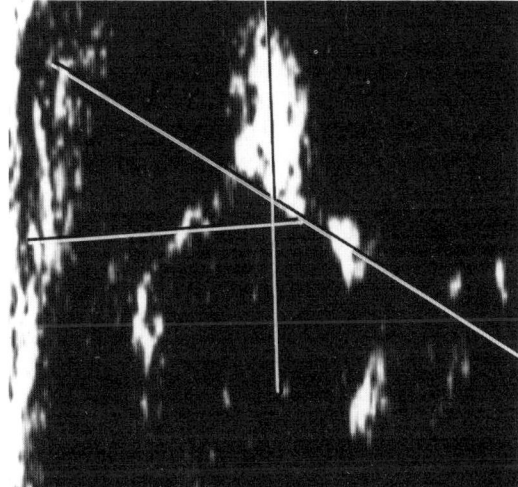

4. Typ-II-Gefährdungsbereich (Hüfttyp IIg) und „dezentrierende" Hüften (Hüfttyp D). Hüften im Typ-II-Gefährdungsbereich (Hüfttyp IIc) gehören der übergeordneten Gruppe Typ II an. Sie sind knöchern so schlecht ausgeformt (α 43–50°), daß sie unabhängig von ihrem Alter behandelt werden müssen.

Sie sind sonographisch instabil. Versucht man, während der Untersuchung den Hüftkopf nach kranial zu drängen, gelingt dies unter Abdrängen des knorpelig präformierten Pfannendaches. Wird in diesem Stadium das Sonogramm vermessen, so sind die α-Werte noch im Gefährdungsbereich, die β-Werte aber bereits im Dezentrierungsstadium (77° und größer).

Ist der α-Wert dem Gefährdungsbereich zuzurechnen, der Winkel β dem Dezentrierungsbereich, so werden diese Hüften entsprechend dem pathodynamischen Gleitprozeß als „dezentrierende" Hüften (Typ D) klassifiziert. Hüfttyp D bezeichnet einen eigenen sonographischen Hüfttyp und ist eine Übergangsform von noch zentrierten, aber bereits instabilen Gelenken (Typ IIg) zu eindeutig dezentrierten Gelenken (Hüfttyp III) (Abb. 6-37, 6-38). Hüfttyp D ist somit die leichteste Form eines dezentrierten Hüftgelenkes.

5. Hüfttyp IIIa, IIIb. Dezentrierte Hüften vom Hüfttyp IIIa oder IIIb haben α-Werte unter 43° und sind meßtechnisch oft identisch. Die Typ-IIIa-Hüfte durchläuft bei Verschlechterung in Richtung auf eine Typ-IV-Hüfte nicht regelmäßig das Stadium des Hüfttyps IIIb. Die Hüfte vom Typ IIIb stellt mit ihrem deformierten echogenen Pfannendach eine besonders schwerwiegende Form einer dislozierten Hüfte dar. Das Unterscheidungsmerkmal zu anderen dezentrierten Hüften ist nicht der Grad der Dislokation, sondern einzig der histologische Umbau des knorpeligen Pfannendaches.

6. Typ-IV-Hüften. Diese Hüften zeichnen sich dadurch aus, daß kranial des Hüftkopfes nur noch der den Hüftkopf umhüllende Kapselstreifen sichtbar ist. Labrum und knorpelig präformiertes Pfannendach sind in mediokaudaler Richtung in die Urpfanne hineingequetscht. Luxierter Hüftkopf und Urpfanne liegen nicht mehr in einer Schnittebene, so daß in der Regel nur der Hüftkopf, nicht aber die gesamte Urpfanne auf demselben Schnitt lokalisiert werden können. Da die Bezugspunkte fehlen, ist es auch nicht möglich, den Hüfttyp IV auszumessen.

Wertigkeit der Winkel α und β. Prinzipiell bestimmt der α-Wert aufgrund seiner höheren Wertigkeit den Hüfttyp am Sonometer. Bei identischen knöchernen Verhältnissen können die knorpeligen Überdachungsverhältnisse grundsätzlich verschieden sein. Aus diesem Grunde wird mit Hilfe des β-Wertes eine Feindifferenzierung der Hüften gleicher knöcherner Ausformung möglich. So ist es möglich, bei ausgereiften Hüften die verschiedenen Pfannendachformen in Hüfttyp Ia und Ib zu unterscheiden.

Bei mangelnder knöcherner Ausprägung (Hüfttyp II) kommt der knorpeligen Überdachung wesentliche Bedeutung zu. Bei Hüften mit gleichen α-Werten ist die Hüfte mit dem höheren β-Wert hinsichtlich der Gelenkstabilität schlechter zu beurteilen. Sie hat die kleinere Gesamtüberdachung [21].

Beispielsweise ist eine Hüfte mit den Winkelwerten α 55°, β 65° prognostisch besser zu beurteilen als eine Hüfte mit α 55°, β 90°. In beiden Fällen sind die Hüften durch ihre α-Werte dem Typ II zuzuordnen. Der hohe β-Wert der 2. Hüfte (90°) führt zur Beurteilung „Hüfttyp II mit Tendenz zum Schlechteren". Der hohe β-Wert zeigt einen kurzen, kalottenförmig aufsitzenden knorpeligen Pfannenerker an.

Abb. 6-37. 2 Monate altes, linkes Hüftgelenk
Die knöcherne Formgebung ist schlecht, der knöcherne
Erker hochgradig abgerundet, das knorpelige Pfannendach wurde vom Hüftkopf gerade eine Spur nach kranial
abgedrängt
α 45°
β 95°   Hüfttyp D

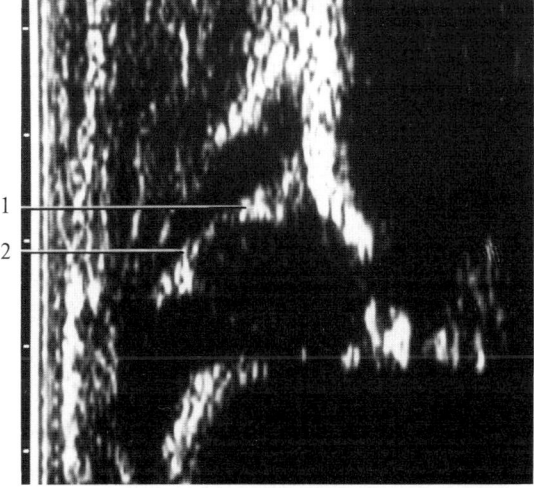

Abb. 6-38 a. 4 Wochen altes, rechtes Hüftgelenk
Der Hüftkopf ist nur ungenügend von der knöchernen
Pfanne überdacht, das knorpelige Pfannendach mit dem
Labrum (1) ist bereits etwas nach kranial abgedrängt
2 Gelenkkapsel
Hüfttyp III a

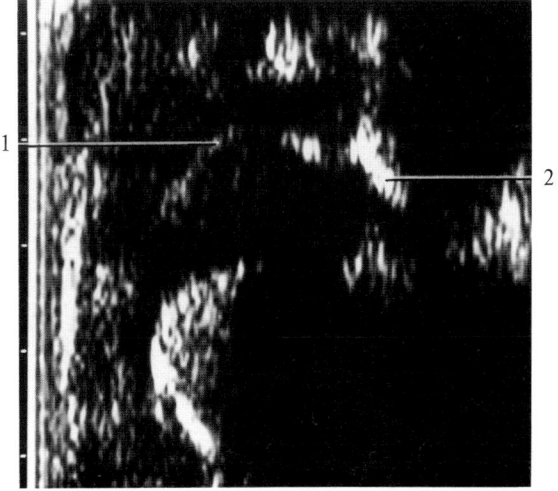

Abb. 6-38 b. Dasselbe Hüftgelenk wie in Abb. 6-38 a
Unter starkem Druck dezentriert der Hüftkopf weiter
nach kranial, der Pfannendachknorpel rutscht vom Hüftkopf herunter, und es entsteht ein Hüfttyp IV
1 Kapselhaube
2 Knöcherne Pfanne

Spezielle Befunde bei der dynamischen Untersuchung

Das Verhalten des Hüftkopfes im Azetabulum unter Zug und Druck und Ab- und Adduktion und die Außen- und Innenrotation können direkt am Monitor beobachtet werden. Die wohl wichtigste dynamische Untersuchung ist das Verhalten des Hüftkopfes unter Druck und Zug. Im wesentlichen ist bei der dynamischen Untersuchung die Frage der sonographischen Instabilität von Interesse. Grundsätzlich muß zwischen dem Phänomen der elastischen Federung und der sonographischen Instabilität unterschieden werden.

Elastische Federung. Auch bei völlig ausgereiften Hüften kann unter der Bewegung des koxalen Femurendes sonographisch ein leichtes Hochfedern (elastische Federung) des Labrum acetabulare beobachtet werden. Dieses Hochfedern des Labrum acetabulare ist ein Anpassungsvorgang an die physiologische Inkongruenz der gelenkbildenden Anteile, die durch die akzessorischen Gelenkanteile der Pfanne ausgeglichen werden. Eine Dislokation des Hüftkopfes ist nicht möglich. Das Gelenk bleibt im sonographischen Typ.

Sonographische Instabilität. Hüftgelenke, bei denen die knöcherne Ausformung des Azetabulums hochgradig mangelhaft ist, die aber einen noch breiten und weit übergreifenden knorpeligen Erker besitzen, weisen in der Regel eine sonographische Instabilität auf. Meßtechnisch befinden sich diese Hüften mindestens im Gefährdungsbereich.

Werden diese Hüften bei der sonographischen Untersuchung unter Druck gesetzt, so kann demonstriert werden, wie der Hüftkopf in dorsokranialer Richtung aus der primären Pfannendachanlage gleitet und das breite knorpelige Pfannendach nach dorsokranial verdrängt. Läßt die Druckeinwirkung auf das koxale Femurende nach, geht der Hüftkopf wieder in seine Ausgangsposition zurück. Die sonographisch instabile Hüfte wechselt während der dynamischen Untersuchung ihren sonographischen Typ (Typ IIc→II D).

Selbstverständlich gilt dies nicht mehr für Typ D, III, IV, da diese von Haus aus als luxierte Gelenke instabil sind. Selbstverständlich kann bei bereits dezentrierten Hüftgelenken das Verhalten des Hüftkopfes unter Zug und Druck beobachtet werden (s. Abb. 6-38, a, b). Besonders in Grenzbereichen kann die dynamische Stabilitätsuntersuchung dem Arzt wertvolle diagnostische Hinweise geben.

Die sonographische Instabilität geht nicht mit der klinischen Instabilität konkordant. Die sonographische Instabilität ist wesentlich sensibler und direkt am Monitor zu verfolgen, während eine klinische Stabilitätsuntersuchung von der Erfahrung und dem Tastsinn des Untersuchers abhängig ist. Es ist daher notwendig, bei allen Hüftgelenken, die sonographisch mindestens dem Typ-II-Gefährdungsbereich angehören, die sonographische Stabilitätskontrolle durchzuführen und zu dokumentieren.

6.1.6 Methodische Probleme

Wie bei jedem Verfahren in der Medizin treten auch bei der Hüftsonographie methodische Probleme auf. Fehldiagnosen bei der sonographischen Beurteilung der Säuglingshüfte resultieren gewöhnlich aus einer fatalen Kette von Unzulänglichkeiten. Unzulänglichkeiten, die letztlich der Methode angelastet werden, die aber nicht nur durch die Schwachstellen der Methode, sondern auch beim Untersucher zu finden sind. Die Grundprinzipien der Hüftsonographie sind in der Literatur ausreichend diskutiert [8, 9, 10, 11, 12, 13, 14, 15, 17, 21, 23].

Subsumiert könnte man als die 4 häufigsten und fatalsten Fehler die folgenden bezeichnen:

1. Die Verwendung eines untauglichen Ultraschallgerätes (Abb. 6-39a,b)
2. Schlechte bildliche Dokumentation (Abb. 6-40)
3. Aufnahmefehler (Abb. 6-41 bis 6-43a,b)
4. Interpretationsfehler

Abb. 6-39 a. Hüftgelenk mit Sektorscanner aufgenommen
Der Unterrand des Os ilium ist nicht korrekt dargestellt,
der Mindestabbildungsmaßstab wurde nicht erreicht

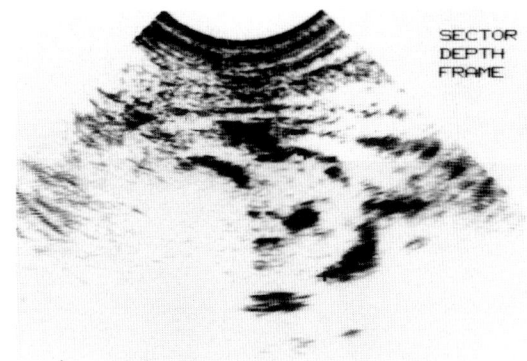

Abb. 6-39 b. Sektorbild von völlig ungenügender Auf-nahmequalität

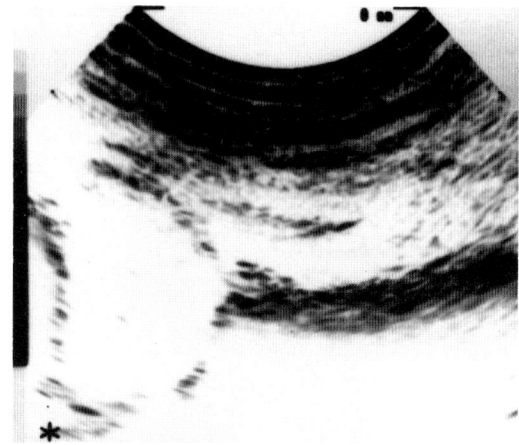

Abb. 6-40. Die **Linksprojektion** erschwert die Interpretation des Sonogrammes vom Monitor wesentlich

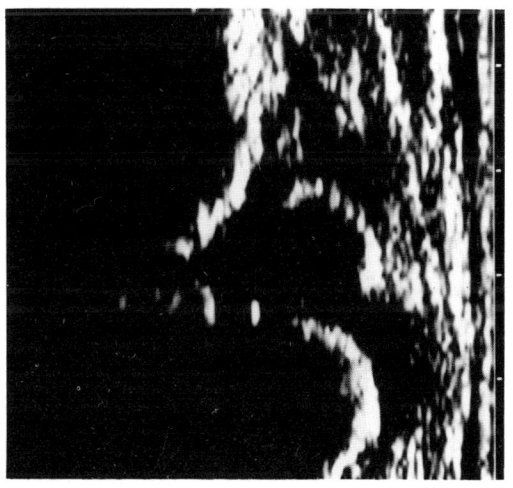

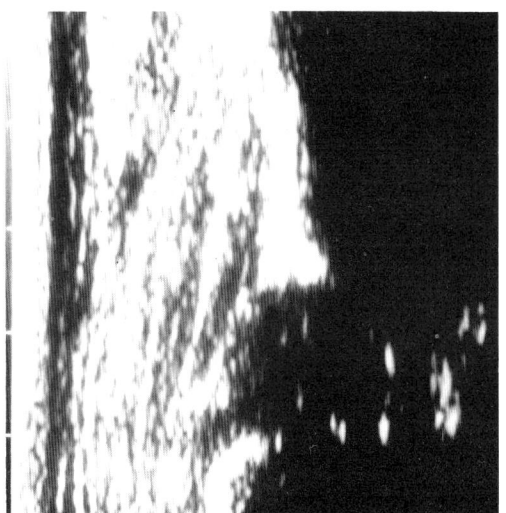

Abb. 6-41. Völlig unbrauchbares Hüftsonogramm
Der Unterrand des Os ilium ist nicht identifizierbar

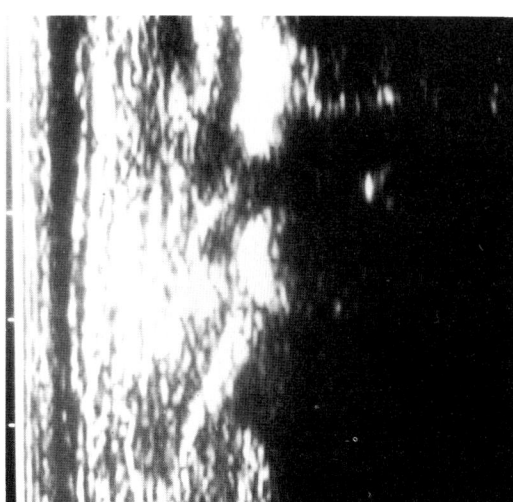

Abb. 6-42. Unbrauchbares Hüftsonogramm
Der Unterrand des Os ilium ist nicht mit genügender
Deutlichkeit identifizierbar

Abb. 6-43 a. Der **Unterrand des Os ilium** ist identifizierbar, auch die Schnittebene scheint korrekt, das Labrum acetabulare ist ungenügend dargestellt

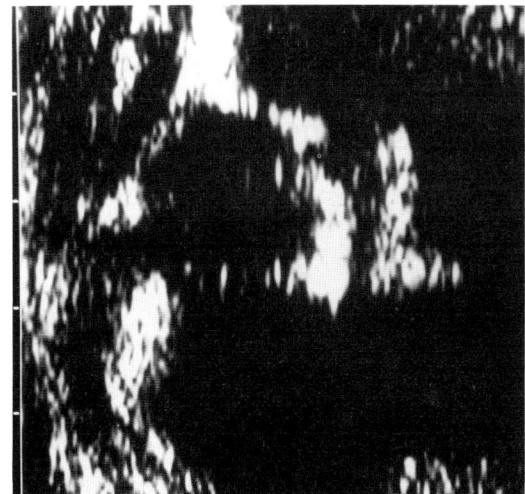

Abb. 6-43 b. Der **Unterrand des Os ilium** ist gut identifizierbar, die Schnittebene jedoch zu weit ventral, das Labrum acetabulare nicht sichtbar

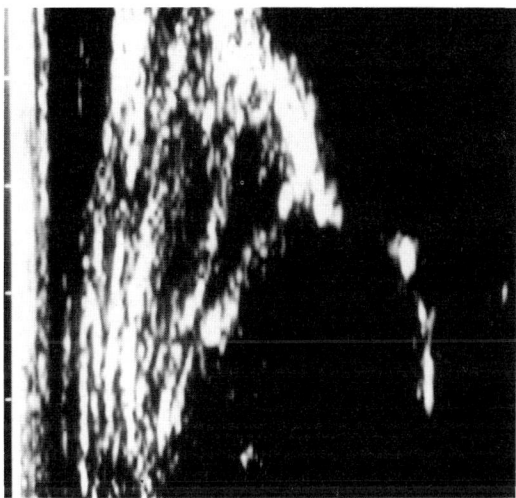

Die Abbildungen 6-44 bis 6-46 zeigen Beispiele von Hüftgelenksonogrammen in verschiedenem Lebensalter und Vergleiche mit den entsprechenden Röntgenaufnahmen. Eine Verlaufsbeobachtung eines Typ-IIIa-Hüftgelenkes zeigen die Aufnahmen des Patienten K. C. (Abb. 6-71 bis 6-75).

Auf die Verwendung von Linearscannern mit der nötigen Mindestauflösung und die Vorteile des Linearscanners wurde ausreichend hingewiesen [16, 18, 22].

Die Verwendung von Sektorscannern halten wir an der Säuglingshüfte wegen der Winkelverzeichnung für nicht korrekt, obwohl andere Autoren die Sektorscanner durchaus für brauchbar halten [1, 21].

Daß es bei Sektorscannern keine Winkelverzeichnungen gibt [43], trifft nur bei gleichbleibender Schallaufgeschwindigkeit bei Geweben mit akustisch ähnlicher Dichte, nicht aber bei hoch differenten Schallaufgeschwindigkeiten – wie am Hüftgelenk – zu.

Dokumentationsmöglichkeiten und Anforderungen sind eindeutig festgelegt [20, 25, 26, 27].

Das derzeit benützte Meßsystem ist eines von 24 Meßsystemen, das von 1980 bis 1982 getestet wurde und sich allen anderen als überlegen erwies. Von Wiese [44] und Zieger [45] wird die Brauchbarkeit des derzeitigen Meß- und Typisierungssystems angezweifelt. Dem gegenüber stehen Publikationen von Moppes [34] und de Jong [32], die bei inter- und intrapersonellen Untersuchungen die Variabilität der Meßwinkel testeten und für α und β bei ungeübten Untersuchern einen Korrelationsquotienten von 0,87–0,98 fanden. Moppes [34] berichtet über eine Spezifität von 95 % und eine Sensitivität von 100 % im Vergleich mit Röntgenbildern.

Die Korrelation der sonographischen Befunde mit arthrographischen Befunden wurde unter anderem auch von Lang et al. [33] demonstriert. Die Praktikabilität des Einsatzes der Sonographie am Säuglingshüftgelenk wurde hinreichend bestätigt und publiziert [3, 4, 5, 37, 38, 40].

Immer wieder sind es aber nach wie vor methodische Probleme, wie Fehlen des Unterrandes des Os ilium, fehlerhafte Einstellung der Standardebene und fehlerhafte Meßtechnik, die sehr deutlich die vielen Fehlermöglichkeiten der Methode aufzeigen. Zusätzlich kommen noch durchaus differente Auffassungen in Terminologie und Klassifikationsfragen, dokumentations- und aufnahmetechnische Probleme dazu [36, 41, 42].

Wie intensiv bereits das Problem im deutschsprachigen Raum diskutiert wird, zeigen auch die Veröffentlichungen der Kongreßmitteilungen von Henche [31]. Die extrem günstigen Werte von Sensitivität 100 % und Spezifität von 95 % im Vergleich zur Röntgenaufnahme durch Moppes [34] dürfen nicht darüber hinwegtäuschen, daß die Hüftsonographie in ihrer derzeitigen Form, die zweifellos durch die technischen Möglichkeiten beschränkt ist, ihre Tücken und Fallstricke besitzt. Wie rasch die Ansprüche an die Aussagekraft der Methode steigen, soll das Beispiel von Moppes zeigen:

Die geringere Spezifität in dieser Studie [34] ist dadurch erklärbar, daß der Hüfttyp IIa nicht weiter unterteilt ist. Daher wurden mehr gesunde, aber physiologisch unreife Typ-IIa+-Gelenke unter „krank" eingestuft. Dieselben Autoren berichten auch, daß in ihrem Kollektiv in 21 % der Fälle radiologisch keine sichere Diagnose gestellt werden konnte, während sonographisch die Diagnose in allen Fällen richtig und eindeutig war.

Das Beispiel zeigt, daß eine Diagnose „Typ IIa" keine Aussage über die Therapiebedürftigkeit zuläßt und daher heute keine ausreichende Diagnose mehr ist. Eine entscheidende Verbesserung der Methode und Reduzierung der Fehlerquellen ist nur durch eine technologische Verbesserung der Ultraschallgeräte zu erwarten.

Abb. 6-44 a, b. 4 Monate alter Patient
a Rechtes Hüftgelenk. Die knöcherne Formgebung ist gut, der knöcherne Erker ist eckig, das knorpelige Pfannendach ist übergreifend, der Hüftkopfkern fehlt
Hüfttyp I
1 Labrum
2 Knöcherner Erker
3 Unterrand des Os ilium

b Derselbe Patient wie in **a**
Linkes Hüftgelenk, die knöcherne Formgebung ist schlecht, der knöcherne Erker ist flach, das knorpelige Pfannendach ist nach kranial verdrängt und echoarm
Hüfttyp III a

Abb. 6-44 c. Dasselbe Hüftgelenk wie in 6-44 b nach 8 Wochen Behandlung
Der Hüftkopf steht gut zentriert, die knöcherne Ausformung der Pfanne ist aber noch mangelhaft, das knorpelige Pfannendach noch sehr breit, aber bereits gut übergreifend
1 Labrum acetabulare
2 Sog. Flüssigkeitsfilm
3 Unterrand des Os ilium

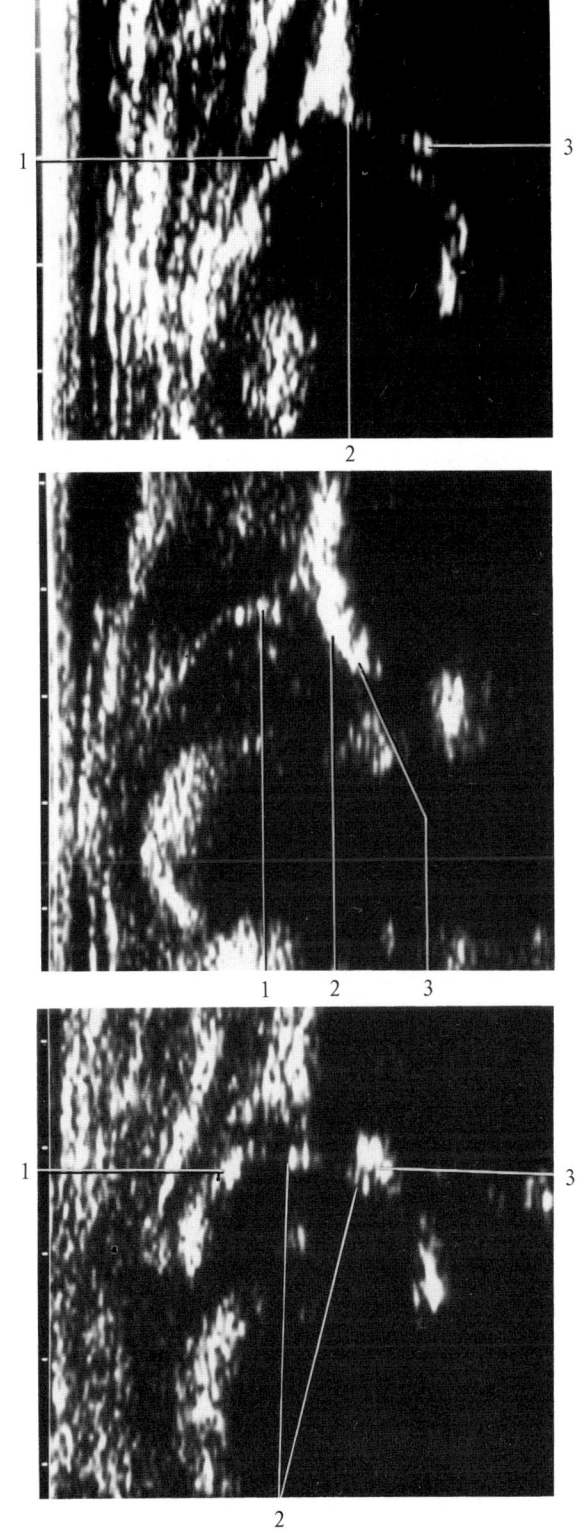

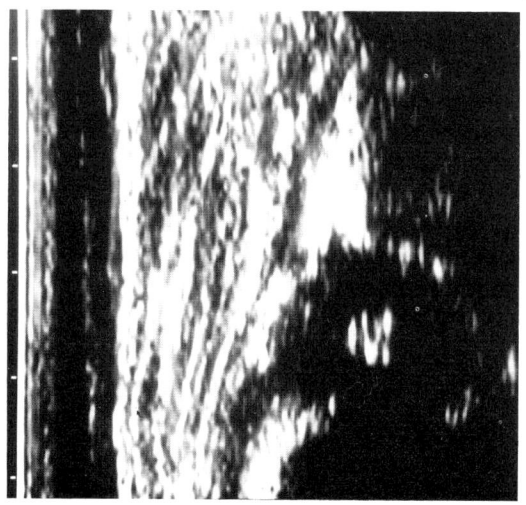

Abb. 6-45, a-c. 4 ½ Monate alter Patient

a Die knöcherne Formgebung ist gut, der knöcherne Erker eckig, das knorpelige Pfannendach übergreifend, der Hüftkopfkern ist vorhanden, Hüfttyp I

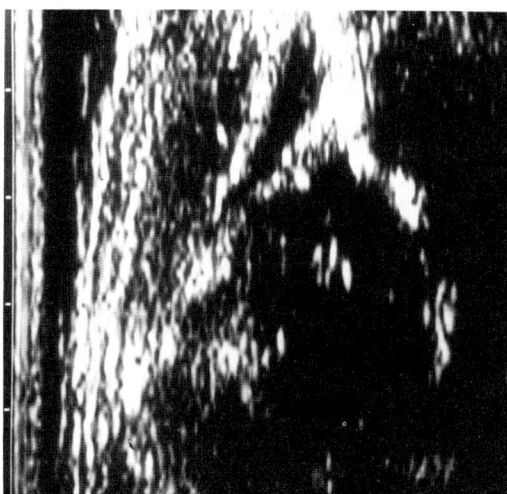

b Schlechte Bildqualität, die Formsicherung ist mangelhaft, der knöcherne Erker rund, das knorpelige Pfannendach breit, der Hüftkopfkern ebenfalls angedeutet Hüfttyp II b

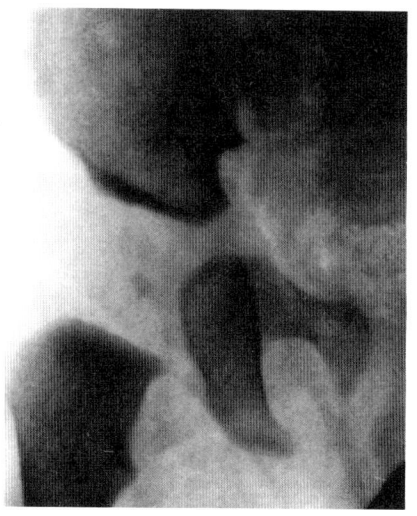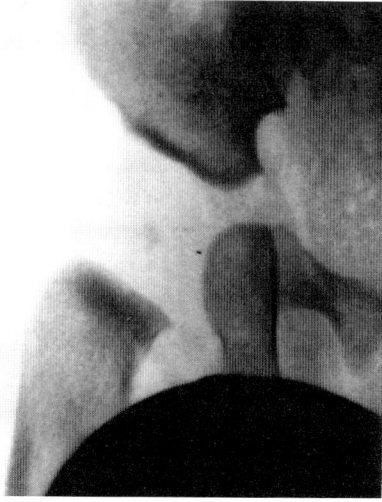

c Röntgenbilder, korrespondierend zu Abb. 6-45 a,b

Abb. 6-46, a-c. 2 Monate alter Säugling

a Rechtes Hüftgelenk. Die knöcherne Formgebung ist gut, der knöcherne Erker ist geschweift, das knorpelige Pfannendach übergreifend
Hüfttyp I

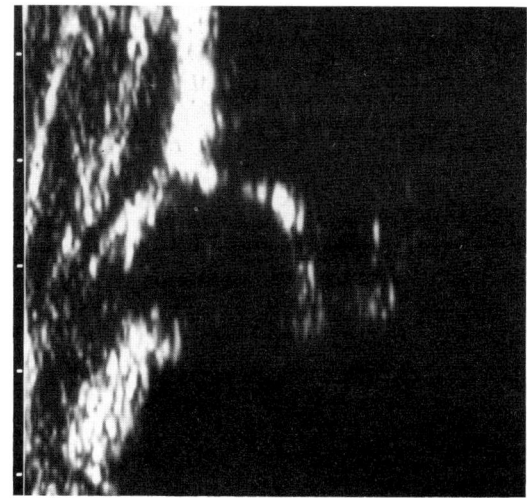

b Linkes Hüftgelenk. Die knöcherne Ausformung ist mangelhaft, der knöcherne Erker stark gerundet, das knorpelige Pfannendach sehr breit, gerade noch übergreifend
Hüfttyp II a−
α 51°
β 90°

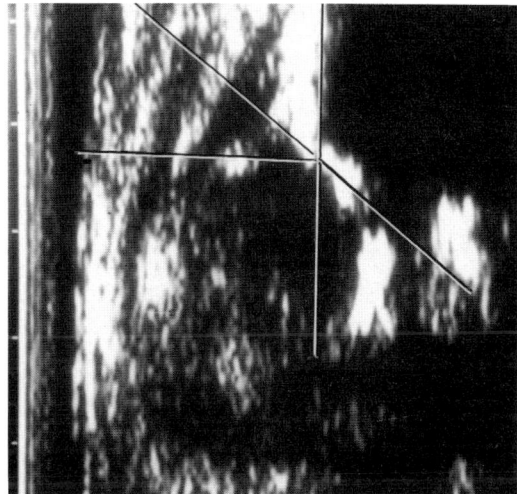

c Röntgen zu 6-46 a und 6-46 b

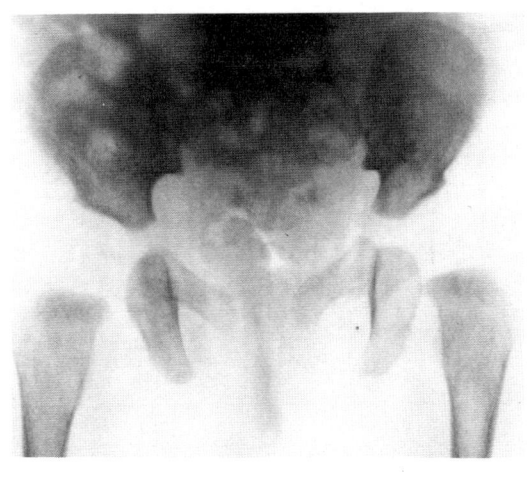

6.1.7 Klinik, Statistik und Konsequenzen

Wie in den Abschnitten 6.1.4 und 6.1.5 ausgeführt, kann mit Hilfe der Sonographie die Ausformung des knöchernen und knorpeligen Pfannendachs beurteilt und die Hüftentwicklung in Relation zum jeweiligen Lebensalter des Säuglings bestimmt werden. Der Spontanverlauf der Hüftentwicklung bei „physiologisch unreifen Hüften" sowie der Therapieerfolg bei behandelten Hüften können problemlos kontrolliert werden.

Eine Aufgabe der Vorsorgeuntersuchung ist es, Hüftreifungsstörungen möglichst früh zu erkennen, da weitgehende Übereinstimmung besteht hinsichtlich der besseren Therapierbarkeit und Prognose von früh erkannten Hüftreifungsstörungen. Nach den bisherigen Erfahrungen mit der Hüftsonographie ist eine möglichst frühzeitige Untersuchung wünschenswert [3, 7, 21]. In diesem Zusammenhang stellt sich nun die Frage, ob die Hüftsonographie bei allen Säuglingen oder nur bei anamnestischen oder klinischen Hinweiszeichen erfolgen soll [30, 31, 32]. Im folgenden Abschnitt sollen daher die Ergebnisse einer prospektiven Studie vorgestellt werden, die einen Vergleich der gefundenen klinischen und anamnestischen Risikofaktoren mit dem jeweiligen sonographischen Befund zum Ziele hatte.

Hüftsonographie und Wertigkeit der Risikofaktoren[2]

Die Befunde der anamnestischen und klinischen Untersuchung wie familiäre Dysplasiebelastung, Geburt aus Beckenendlage, Abspreizbehinderung, Faltenasymmetrie sowie Fuß- und Wirbelsäulenveränderungen wurden dem sonographischen Befund gegenübergestellt.

Es wurden 2000 sonographische Hüftuntersuchungen bei 650 Säuglingen durchgeführt. Wegen der strengen Bewertungskriterien hinsichtlich Qualität und Auswertbarkeit der einzelnen Sonogramme sowie der Dokumentation wurden 2,8 % der untersuchten Kinder nicht in die Studie miteinbezogen, so daß die Ergebnisse sich auf die Erstuntersuchung von 1264 Hüften bei 632 Patienten stützen.

Das Durchschnittsalter betrug bei weiblichen Patienten 216 Tage, bei männlichen 236 Tage, gesamt 224 Tage, 34 % der untersuchten Kinder waren unter, 66 % der Kinder über dem 3. Lebensmonat.

Das Gesamtkollektiv setzt sich aus 40 % Jungen und 60 % Mädchen zusammen. Dies entspricht einem Verhältnis von Jungen zu Mädchen von 1:1,5.

Die Häufigkeit der einzelnen sonographischen Hüfttypen ergibt sich aus Abb. 6-47.

Eine Übereinstimmung des Hüfttyps der linken Seite mit dem der rechten Seite zeigte sich bei physiologischen Hüfttypen in ca. 65 %, bei pathologischen Hüfttypen in ca. 26 % (Abb. 6-48).

Die Meßergebnisse für die knöcherne und die knorpelige Überdachung ergaben die bekannten Ergebnisse (Abb. 6-49).

---

[2] Die Nachuntersuchungsergebnisse stammen aus der Dissertation (in Vorbereitung) von Herrn E. Feltes, Marburg/Lahn

Abb. 6-47

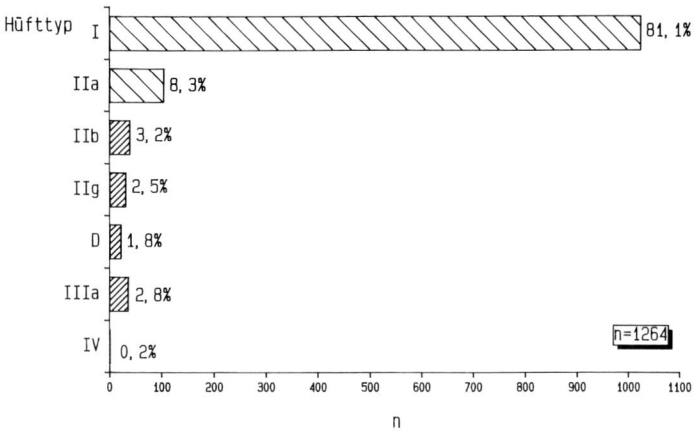

Abb. 6-48

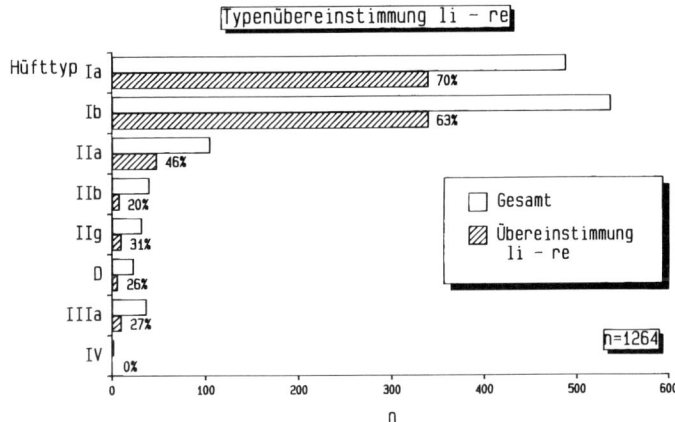

Abb. 6-49

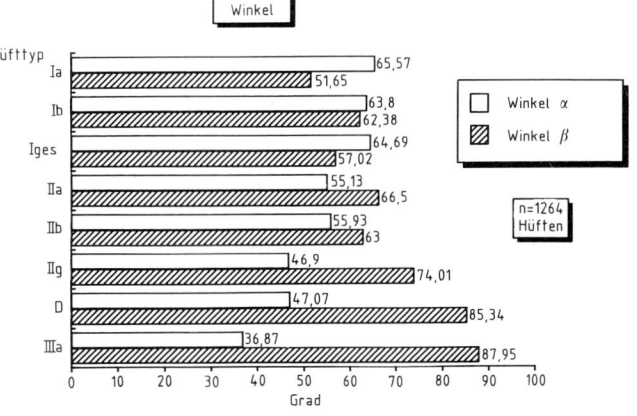

6.1   Hüftdysplasie und Hüftluxation   169

Insbesondere zeigt sich auch bei dieser Untersuchung, daß die Typ-I-Hüfte mit ca. 65° deutlich über der Mindestanforderung von 60° liegt, so daß eine Hüfte mit α 60° nur das absolute Minimum der von ihr geforderten Reife erreicht hat.

Das Gesamtkollektiv von 1264 Hüften setzt sich aus 89 % gesunden und 11 % pathologischen Hüfttypen zusammen.

In der Altersverteilung befinden sich die pathologischen Hüften in 46 % unter, in 54 % über dem 3. Lebensmonat.

Die Aufschlüsselung der Geschlechtsverteilung nach verschiedenen sonographischen Hüfttypen zeigt Abb. 6-50.

Bei den pathologischen Hüfttypen ergibt sich hier ein eindeutiges Verhältnis zu Lasten der Mädchen von 1:3,5 (Abb. 6-51).

Eine signifikante Seitenbevorzugung wurde bei einer Verteilung der pathologischen Hüfttypen in 53 % links und 47 % rechts nicht gesehen.

Die untersuchten Patienten wurden in 44 % der Fälle vom Pädiater, in 26 % vom Hausarzt, in 20 % von der Neugeborenenabteilung der Universitäts-Frauenklinik, in 6 % von anderen Krankenhäusern und in 4 % vom Orthopäden zur Hüftsonographie überwiesen. Direkt kamen 0,4 % zur Untersuchung.

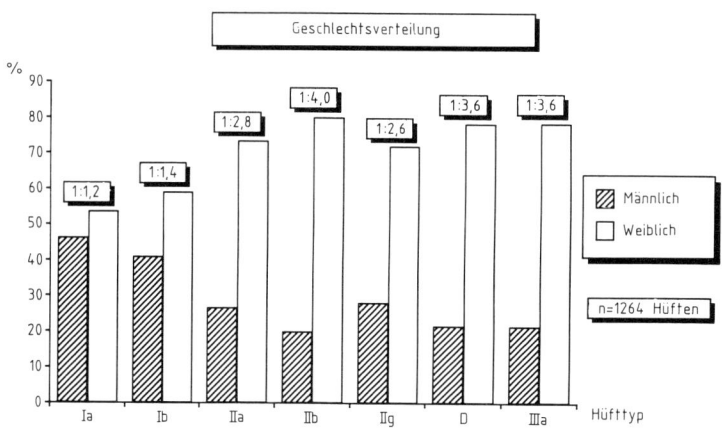

Abb. 6-50

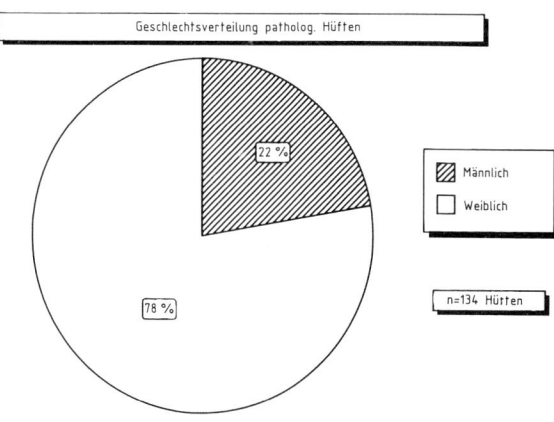

Abb. 6-51

Die verschiedenen Indikationsstellungen, die zur Sonographie führten, zeigt Abb. 6-52.

Eine Übereinstimmung von Zuweisungsdiagnosen und bei uns erhobenem klinischem Befund zeigte sich bei der Abspreizhemmung in 58 %. Hier kommt die unterschiedliche Interpretation der Adduktionskontraktur, abhängig vom jeweiligen Alter des Kindes, zum Tragen (Abb. 6-53).

Bei der Faltenasymmetrie ergab sich eine Übereinstimmung in 42 %. Auch hier ist sicher eine extrem differente Betrachtung und Beurteilung des Hautfaltenreliefs anzunehmen.

Übereinstimmungen bei Fuß- und Wirbelsäulenveränderungen sowie bei instabilen Hüften

lagen unter 40 %, wobei die instabile Hüfte als positives Ortolani-Phänomen beim Erstuntersucher durchaus positiv sein kann, wohingegen wir das Zeichen zu einem späteren Zeitpunkt nicht mehr nachweisen konnten. Insgesamt zeigt sich hier deutlich die Problematik in der Diagnostik der sogenannten Risikozeichen bei der Hüftreifungsstörung im Säuglingsalter.

Dies kommt ferner zum Tragen durch die Tatsache, daß in fast 50 % der Zuweisungen die Indikation zur Sonographie – Dysplasieausschluß – ohne weitere Angabe von anamnestischen und klinischen Befunden gestellt wurde.

Hier schlägt sich die Unsicherheit der einzelnen klinischen Zeichen in einer pauschalen Annahme

Abb. 6-52

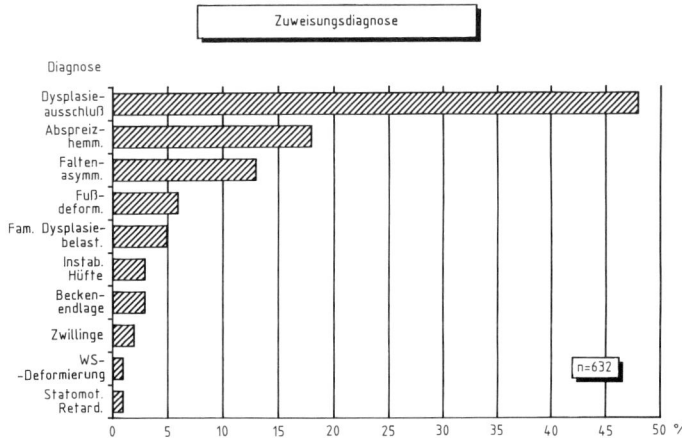

Abb. 6-53

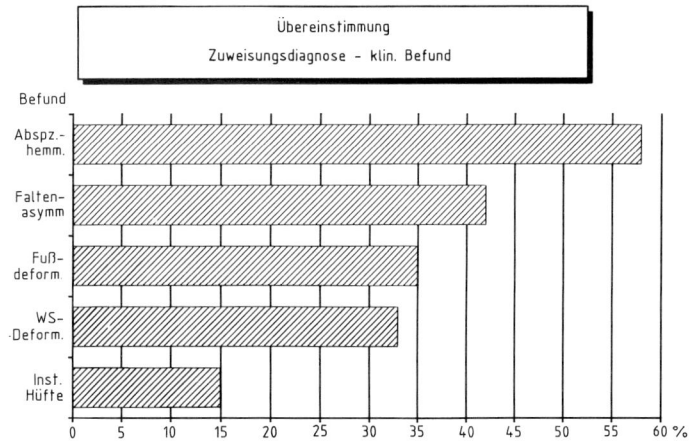

des Verdachts auf Hüftreifungsstörungen nieder.

Der niedergelassene Arzt sucht die sichere und objektivierende, risikolos einsetzbare Methode zum Nachweis oder Ausschluß der Hüftdysplasie; er stellt somit die Indikation zur Sonographie bei fehlenden, fraglichen und relativ sicheren Zeichen gleichermaßen.

Es bleibt noch die Frage zu beantworten, ob dies dem einzelnen Erstuntersucher überlassen werden soll, oder ob ein generelles Neugeborenenscreening zu fordern ist. Im Gesamtkollektiv der untersuchten Kinder waren bei 42 % keine, bei 58 % Risikofaktoren vorhanden (Abb. 6-54).

Bei den Kindern mit Risikofaktoren lag in 59 % der Fälle ein isolierter Risikofaktor, in 41 % lagen mehrere Risikofaktoren in Kombination vor.

Die Häufigkeit der einzelnen Risikofaktoren zeigen Abb. 6-55 und 6-56.

Von den Patienten, bei denen Risikofaktoren gefunden wurden, hatten nur 20 % einen therapiebedürftigen Hüftbefund. Bei 80 % konnten sonographisch trotz Risikofaktoren völlig altersentsprechende, physiologische Hüfttypen klassifiziert werden.

Patienten, bei denen kein Risikofaktor vorlag, mußten in 6 % einer Therapie zugeführt werden.

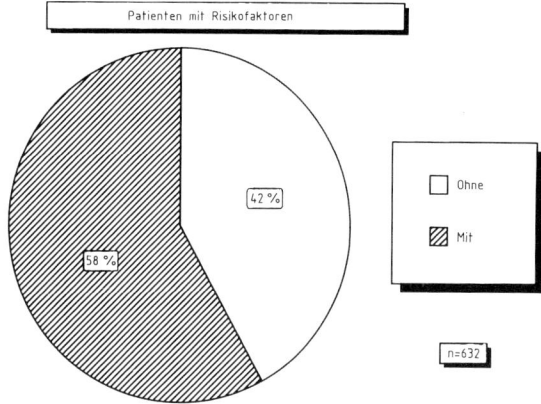

Abb. 6-54

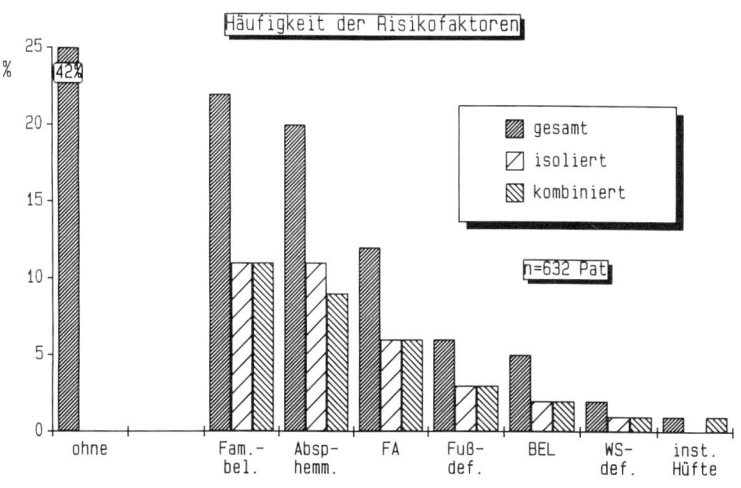

Abb. 6-55

Beim Vorliegen von einem isolierten Risikofaktor wurde in 18 % therapiert, bei mehreren Risikofaktoren in 22 %. Die Therapiehäufigkeit bei den einzelnen Risikofaktoren zeigt Abb. 6-57.

Da jedoch die Wertigkeit des einzelnen Risikofaktors bei gleichzeitigem Vorliegen von weiteren, anderen Risikofaktoren nicht eindeutig beurteilt werden kann, muß man die Therapiehäufigkeit bei den isoliert vorkommenden Risikofaktoren zur Bewertungsgrundlage machen.

Therapiebedürftige Befunde fanden wir bei Patienten mit isoliert vorliegenden Risikofaktoren, wie Abb. 6-58 zeigt.

Betrachtet man nun die Häufigkeit der einzelnen Risikofaktoren im Kollektiv der therapierten Patienten, ergibt sich folgendes Bild: In 17 % der therapierten Fälle lagen keine Risikofaktoren vor. Bei 45 % der Therapierten wurde ein isolierter Risikofaktor gefunden, und in 38 % der behandelten Kinder lagen mehrere Risikofaktoren in Kombination vor (Abb. 6-59).

Abb. 6-56

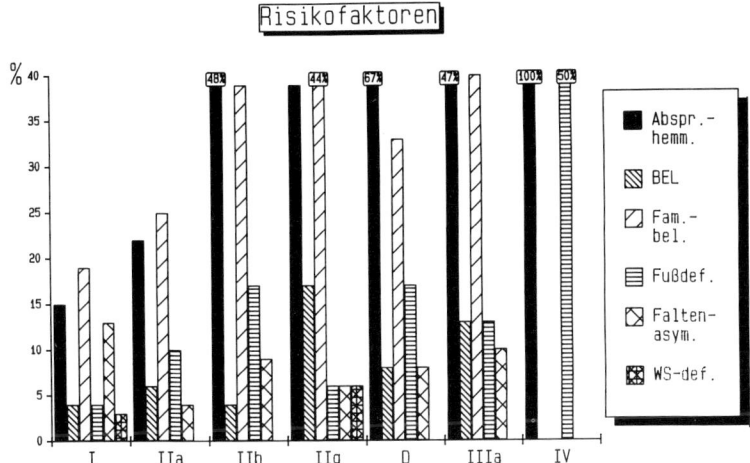

Abb. 6-57

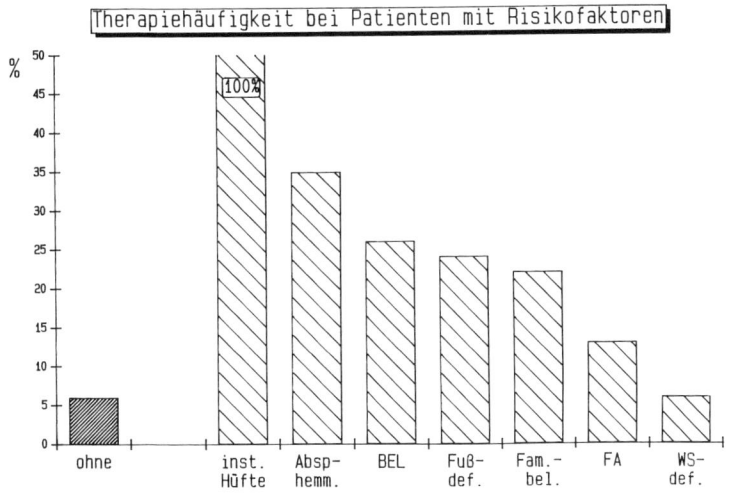

Hier ist besonders hervorzuheben, daß insgesamt 15 von 87 Kindern mit behandlungsbedürftigen Hüftbefunden keinerlei anamnestische oder klinische Hinweiszeichen auf eine Hüftreifungsstörung zeigten, und nur mittels der Sonographie einer adäquaten, rechtzeitigen Therapie zugeführt werden konnten.

Von Bedeutung ist auch die Aufschlüsselung der Typenverteilung bei den therapierten Patienten mit Risikofaktoren (Abb. 6-60).

Hierbei muß beachtet werden, daß 17 % der Typ-IIIa-Patienten, also Kinder mit hochpathologischen, dezentrierten Hüften, ohne sonogra-

phische Untersuchung nicht zu erfassen waren, da ohne jegliche klinischen Befunde auch keine Indikation zur Röntgenuntersuchung bestand.

Ein Grund für die unsichere Qualität der sogenannten Risikofaktoren ist ihre zum Teil relative Altersabhängigkeit. So fanden wir, wie auch in der Literatur beschrieben, daß die Abspreizbehinderung erst mit zunehmendem Alter an Häufigkeit gewinnt. Bei den untersuchten Kindern fand sich in 126 Fällen, dies entspricht 20 %, eine Abspreizhemmung.

Die Verteilung der Abspreizhemmung bei den einzelnen sonographischen Typen zeigt Abb. 6-61.

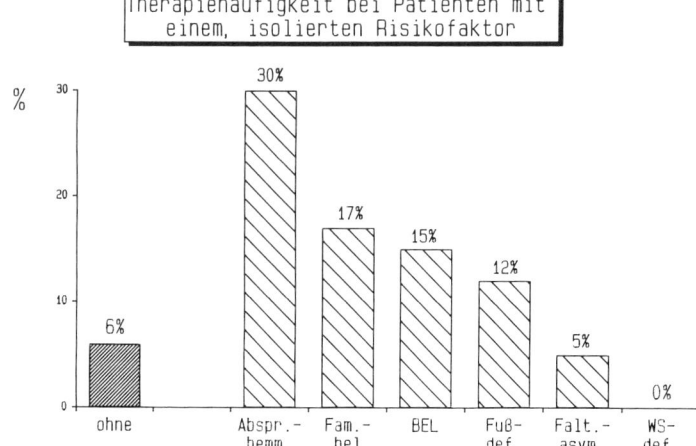

Abb. 6-58

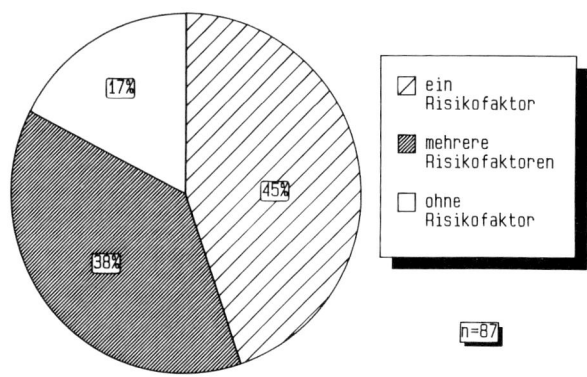

Abb. 6-59

174   6 *Hüftgelenk*

Da 63 % unserer Typ-IIIa-Patienten bei der Diagnose jünger als 3 Monate waren, das Durchschnittsalter liegt hier bei 75 Tagen, ist in vielen Fällen keine Abspreizhemmung zu erwarten, was die relativ hohe Zahl der klinisch unauffälligen Typ-IIIa-Patienten erklärt (Abb. 6-62).

Die Untersuchung der Entwicklung der Hüftkopfkerne zeigt, daß im untersuchten Kollektiv ab dem 7. Lebensmonat in über 90 % der Fälle ein Kopfkern erwartet werden kann, so daß eine weitere Kontrolle wegen noch fehlender Kopfkerne

nach der obligaten Kontrolle in der 12. Lebenswoche, frühestens nach weiteren 3–4 Monaten indiziert erscheint (Abb. 6-63).

Zusammenfassend bleibt hervorzuheben, daß bei 6 % von 632 untersuchten Kindern, dies entspricht 17 % aller Therapierten, therapiebedürftige Hüftbefunde, insbesondere auch schwere Reifungsstörungen mit Dezentrierung gefunden wurden, die nur durch die sonographische Untersuchung zu erfassen waren.

Abb. 6-60

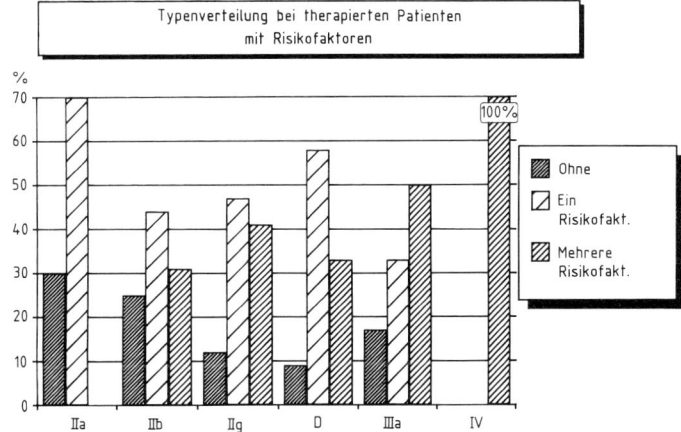

Abb. 6-61

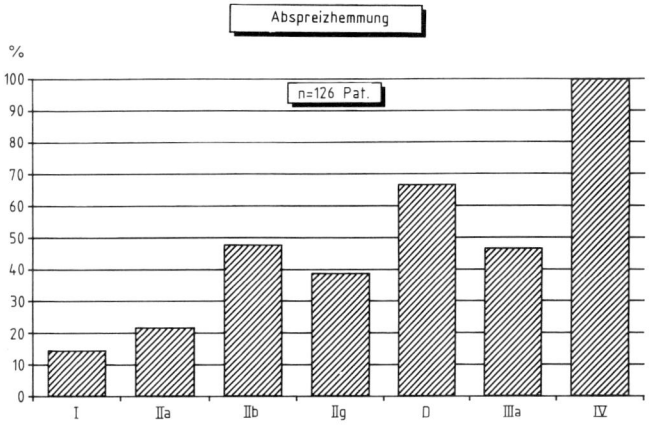

Ferner zeigte sich, daß die Therapiehäufigkeit bei sogenannten Risikofaktoren, insbesondere bei der Faltenasymmetrie und den Wirbelsäulenveränderungen, sich nicht von der bei Patienten ohne Risikofaktoren unterschied, insbesondere beim isolierten Vorliegen von nur einem Risikofaktor.

Nur relative Wertigkeit kann der Geburt aus der Beckenendlage und den Fußveränderungen, auch hier insbesondere beim Vorliegen in Kombination mit anderen Risikofaktoren, zugemessen werden. Ebenso der Abspreizhemmung, da diese erst in höherem Alter an Bedeutung gewinnt. Die familiäre Dysplasiebelastung muß auch weiterhin als Risikofaktor mit Bedeutung gelten.

Verfolgt man das Ziel, Hüftreifungsstörungen zu einem möglichst frühen Zeitpunkt und möglichst vollständig zu diagnostizieren, so ist die konsequente Erfassung aller Neugeborenen durch ein sonographisches Neugeborenenscreening zu fordern. Nur auf diesem Wege kann bei der Unsicherheit der klinischen Risikofaktoren die unbehandelte Hüftreifungsstörung mit all ihren schwerwiegenden Konsequenzen, sowohl für das betroffene Individium als auch langfristig, in Anbetracht der notwendig werdenden therapeutischen Maßnahmen für das soziale Gemeinwesen vermieden werden.

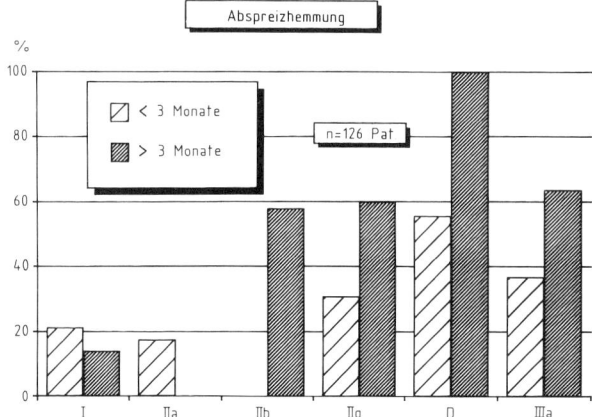
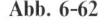

Abb. 6-62

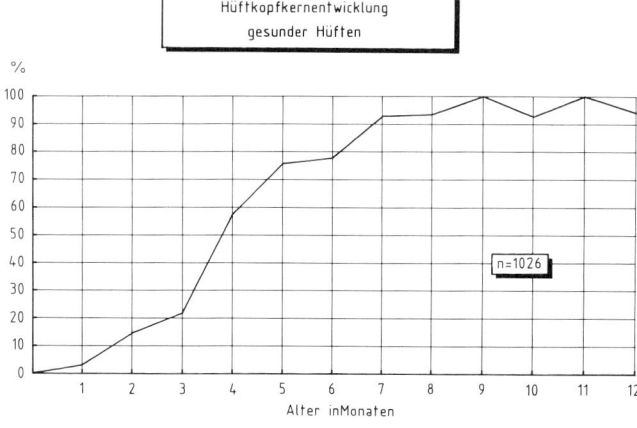

Abb. 6-63

Kasuistik

Patient K. C. (Abb. 6-64 bis 6-68)

Im Alter von 4 Wochen fiel an beiden Hüftgelenken bei der sonographischen Routineuntersuchung eine ausgeprägte Hüftreifungsstörung auf. Bei der klinischen Untersuchung keine Instabilitätszeichen, keine Abspreizhemmung (Abb. 6-64a,b).

Sonographisch ist am rechten Hüftgelenk der knöcherne Erker stark abgeflacht, die knöcherne Formgebung schlecht. Das echoarme knorpelige Pfannendach ist als Zeichen der beginnenden Dezentrierung bereits nach oben außen aufgebogen. Sonographisch liegt ein Hüfttyp IIIa vor. Bei fehlender Abspreizhemmung wurde die Therapie mit einer Spreizhose eingeleitet.

Bei diesem Kind wurden engmaschige Kontrollen mit dem Ziel durchgeführt, sowohl das Ansprechen auf die Therapie zu kontrollieren, als auch die große Heilungspotenz bei frühzeitiger Therapie nachzuweisen. Es erfolgte daher die 1. Kontrollsonographie bereits 10 Tage später (Abb. 6-65). Dabei konnte nachgewiesen werden, daß der Hüftkopf nun zentriert ist. Das knorpelige Pfannendach zieht nun wieder übergreifend über den Hüftkopf hinweg. Obwohl die knöcherne Form noch schlecht ist, ist im Vergleich mit der Erstuntersuchung eine leichte Besserung bereits nachweisbar. In Hüftkopfmitte zeigt sich eine zarte Echogenität als Hinweis auf die beginnende Kopfkernentwicklung.

Im Alter von 8 Wochen (Abb. 6-66) erholt sich das Hüftgelenk bei noch bestehendem Reifungsdefizit weiter. Der Kopfkern ist nun deutlich sichtbar. Bei der Nachuntersuchung nach weiteren 4 Wochen (Abb. 6-67), das Kind ist jetzt gerade 3 Monate alt, ist der knöcherne Erker noch abgerundet, die knöcherne Formgebung mangelhaft. Das knorpelige Pfannendach ist noch verbreitert.

Im Alter von 5 Monaten ist am rechten Hüftgelenk bei guter knöcherner Formgebung der knöcherne Erker noch geschweift, das knorpelige Pfannendach ist noch gering verbreitert (Abb. 6-68).

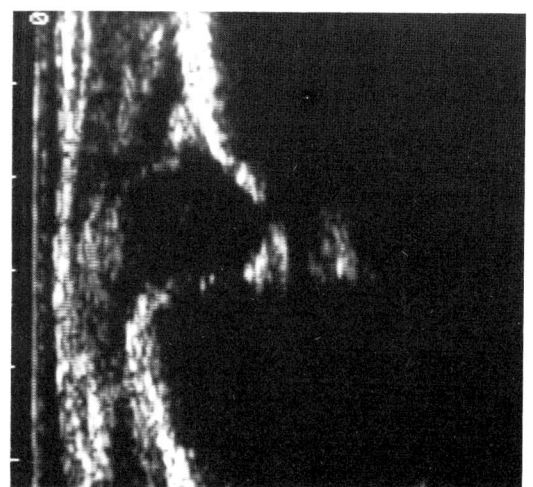

Abb. 6-64 a. K. C., 4 Wochen alt, rechtes Hüftgelenk
Schlechte Ausformung des knöchernen Pfannendaches, abgeflachter knöcherner Pfannenerker, nach oben außen abgedrängtes, echoarmes knorpeliges Pfannendach. Knochenwinkel α 35°, Knorpelausstellwinkel β 90°
Hüfttyp III a

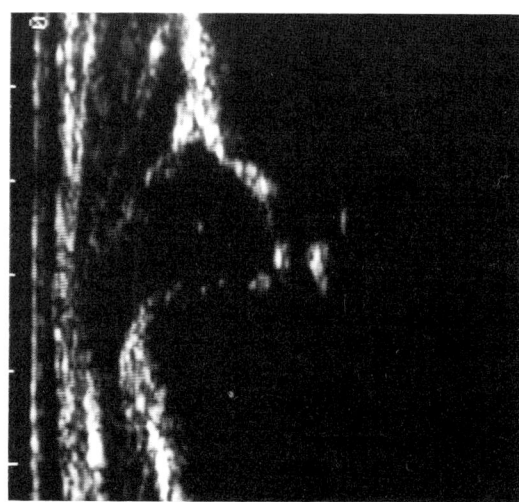

Abb. 6-64 b. K. C. Dasselbe Hüftgelenk wie in a, aber unter Zug. Es gelingt, den Hüftkopf nahezu zentrisch einzustellen

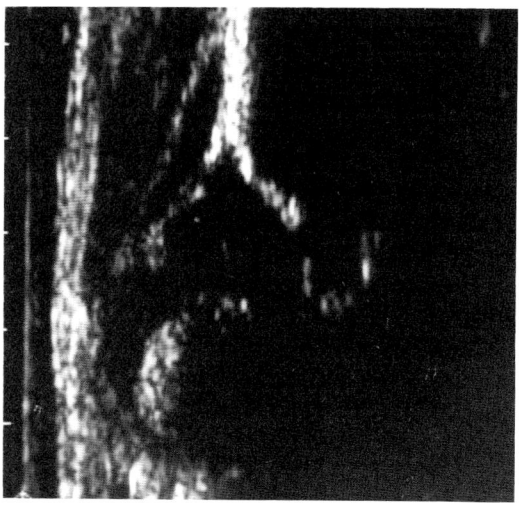

Abb. 6-65. K. C., 10 Tage später als in Abb. 6-64 a, mit Spreiztherapie
Im Vergleich mit Abb. 6-71 a nahezu unveränderte knöcherne Formgebung und Erkerentwicklung. Das knorpelige Pfannendach zieht jetzt übergreifend über den Hüftkopf hinweg (Zeichen der guten Zentrierung)

Abb. 6-66. K. C., 8 Wochen alt, rechtes Hüftgelenk
Mangelhafte knöcherne Formgebung mit noch stark abgerundetem knöchernen Pfannenerker. Das knorpelige Pfannendach ist in der Struktur echoarm, übergreifend. Durch den großen knöchernen Defekt im Erkerbereich ist das knorpelige Pfannendach kompensatorisch verbreitert. Knochenwinkel α 52°, Knorpelausstellwinkel β 70°
Hüfttyp II a mit deutlichem Reifungsdefizit (II a−)

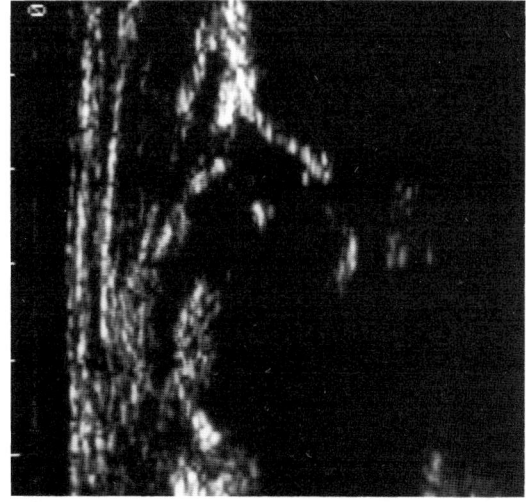

Abb. 6-67. K. C., 12 Wochen alt, rechtes Hüftgelenk
Mangelhafte knöcherne Formgebung bei abgerundetem knöchernen Pfannenerker. Verbreitertes, übergreifendes knorpeliges Pfannendach. Knochenwinkel α 50°
Hüfttyp II b

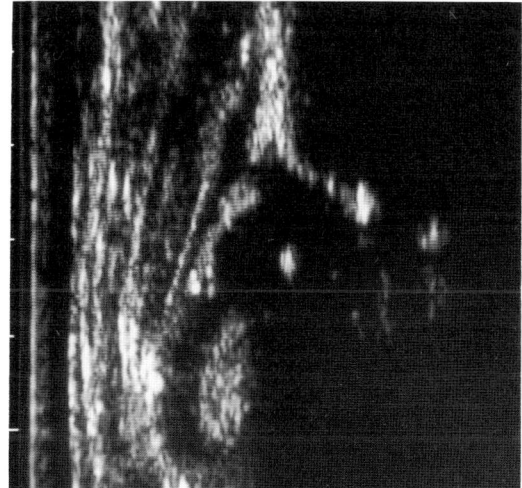

Abb. 6-68. K. C., 20 Wochen alt, rechtes Hüftgelenk
Gute knöcherne Formgebung bei noch deutlich geschweiftem knöchernen Pfannenerker. Übergreifendes, echoarmes knorpeliges Pfannendach. Knochenwinkel α 61°, Knorpelausstellwinkel β 57°
Hüfttyp I b

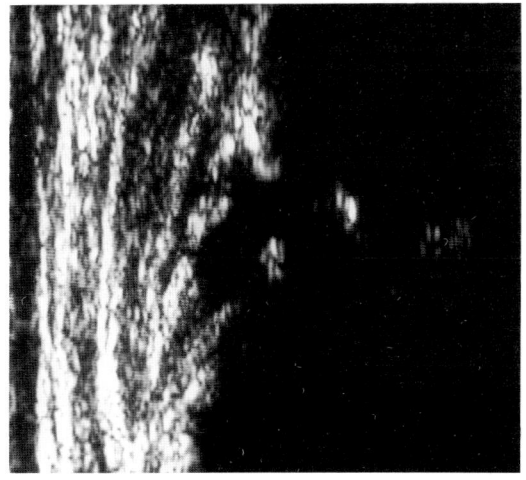

Patient F. S. (Abb. 6-69, 6-70)

Im Alter von 4 Monaten wurde die Patientin erstmals vorgestellt. Sonographisch fand sich eine Luxationshüfte Typ IV links bei regelrechter Hüftreifung rechts (Abb. 6-69 a). Einleitung einer Extensionstherapie mit wöchentlichen sonographischen Kontrollen, auf denen im Vergleich mit dem Ausgangsbefund keine wesentliche Änderung nachweisbar war. Den sonographischen Befund nach 4 Wochen Extensionstherapie zeigt Abb. 6-69 b.

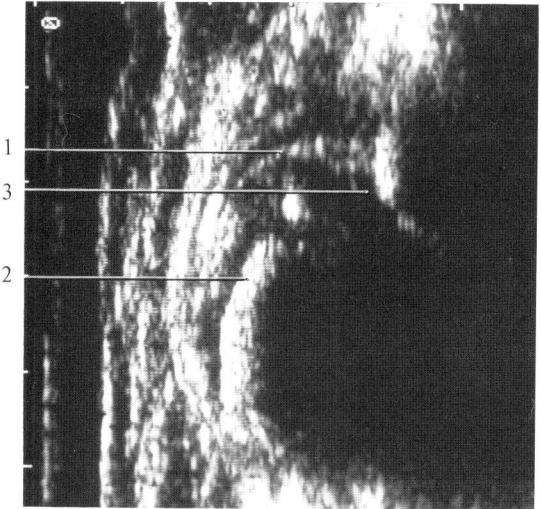

Abb. 6-69 a. F. S., 4 Monate alt, linkes Hüftgelenk
Die knöcherne Formgebung ist schlecht, der knöcherne Erker ist flach, das knorpelige Pfannendach ist nach kaudal verdrängt
1 Kapselhaube
2 Knorpel-Knochen-Grenze
3 Verdrängter Pfannendachknorpel

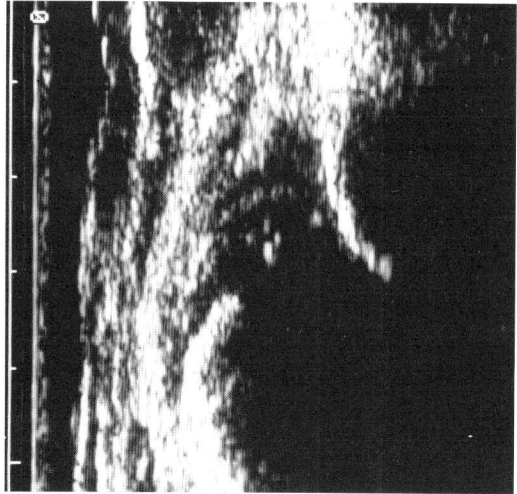

Abb. 6-69 b. Dasselbe Hüftgelenk wie in Abbildung 6-69 a nach 4 Wochen Extensionstherapie mit dem sonographisch unveränderten Befund einer Typ-IV-Hüfte

Abb. 6-70 a. Röntgenbild zu Abb. 6-69 a, b
b Linkes Hüftgelenk in Vergrößerung, entsprechend der
Abb. 6-69 a
Die Höhe der Dislokation täuscht über die Schwere der
pathologischen Veränderung hinweg

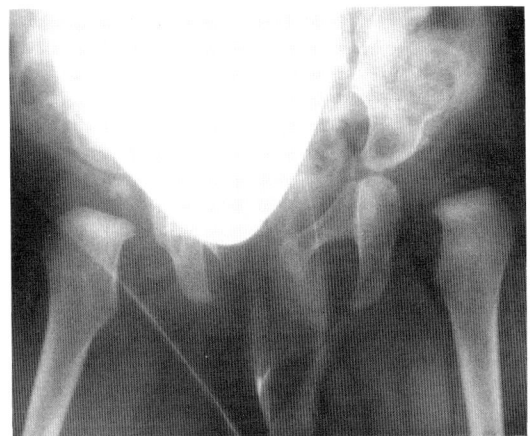

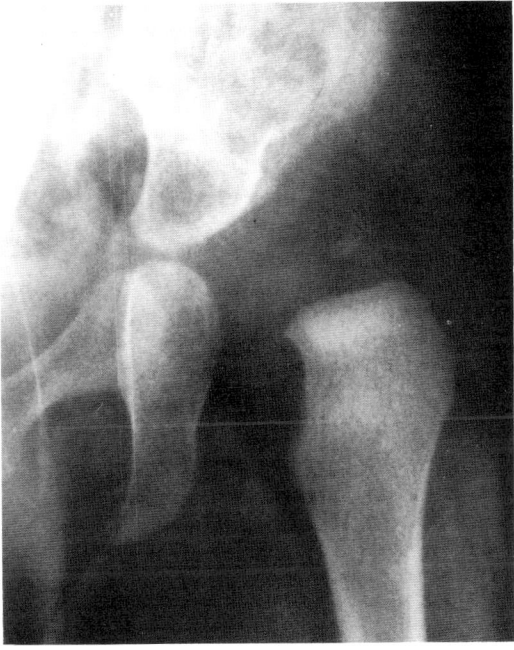

Patient O. M., 13 Monate alt (Abb. 6-71 bis 6-73)

Die Patientin wurde erstmals mit 13 Monaten mit den eindeutigen Zeichen einer Hüftluxation links zugewiesen. In Abb. 6-71a bietet sich das Bild eines sonographischen Hüftgelenktyps IV am linken Hüftgelenk. Am rechten Hüftgelenk (Abb. 6-71b) wurde ein Hüftgelenk-

typ I festgestellt. Die Sonogramme korrespondieren mit den Röntgenbildern Abb. 6-72 a, b. Bei den folgenden sonographischen Kontrolluntersuchungen konnte der schrittweise Repositionsvorgang unter einer Extensionstherapie verfolgt und nachgewiesen werden (Abb. 6-73 a, b, c).

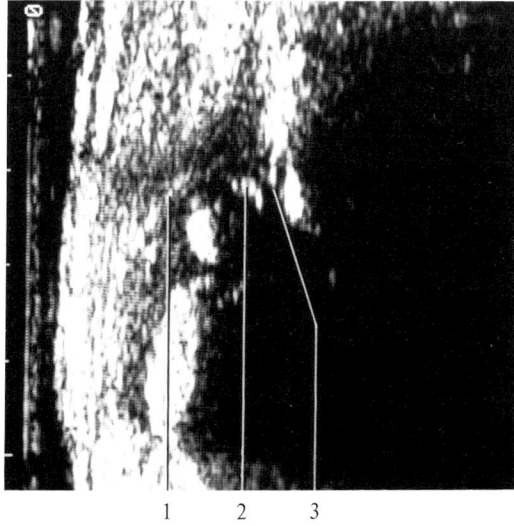

1   2   3

Abb. 6-71 a. O. M., 5 Monate, linkes Hüftgelenk
Der Hüftkopf ist völlig dezentriert und hat das knorpelige Pfannendach zwischen sich und dem Os ilium nach kaudal gedrängt. Hüftgelenktyp IV
1 Gelenkkapsel
2 Labrum acetabulare
3 Knorpelig präformiertes Pfannendach

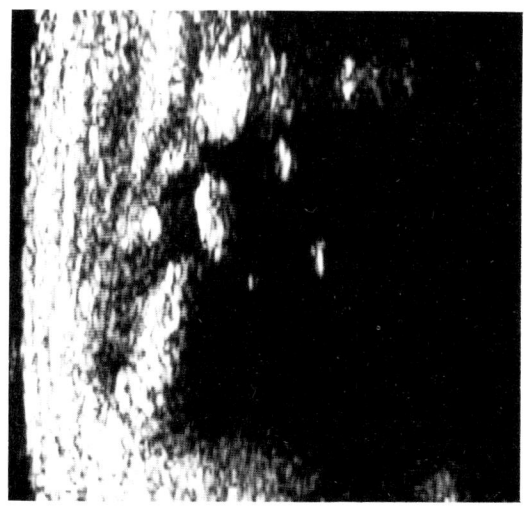

Abb. 6-71 b. Derselbe Patient wie in Abb. 6-71 a, rechtes Hüftgelenk, Hüftgelenktyp I

Abb. 6-72 a. Röntgenbild, korrespondierend zu den Abb. 6-71 a, b; Hüftluxation links

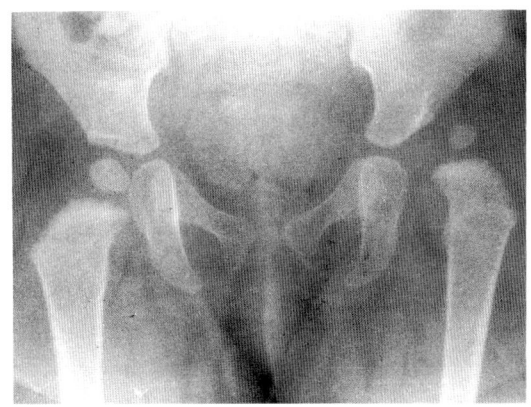

Abb. 6-72 b. Vergrößerung des linken Hüftgelenkes von Abb. 6-72 a zum Vergleich der Höhendislokation mit dem Röntgenbild des linken Hüftgelenkes in Abb. 6-70 b

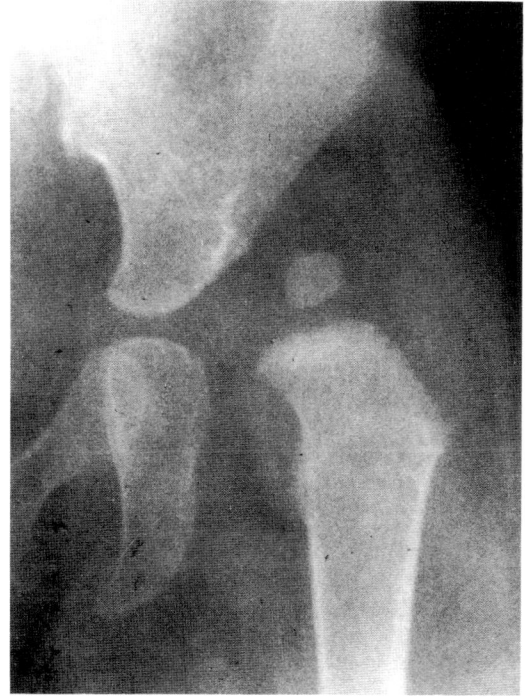

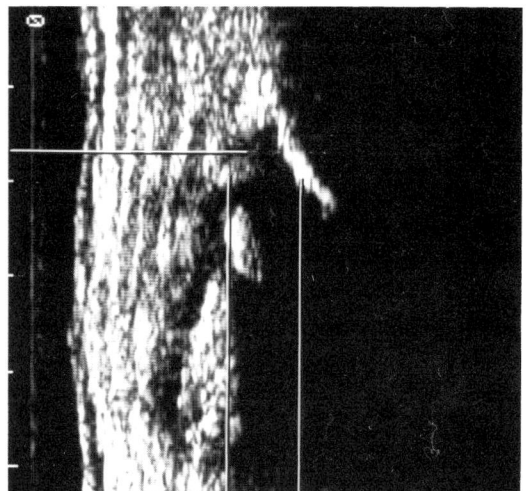

Abb. 6-73 a. O. M., linkes Hüftgelenk nach 4 Wochen Extensionsbehandlung

Die knöcherne Formgebung ist schlecht, der knöcherne Erker (3) ist flach, das knorpelige Pfannendach ist noch immer nach kranial verdrängt (2), aber echoarm
Hüfttyp III a
1 Labrum acetabulare

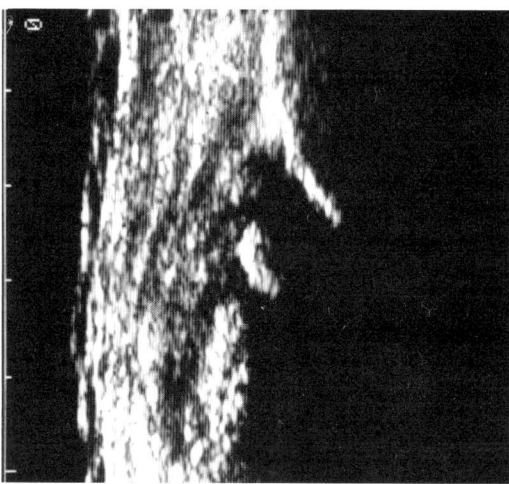

Abb. 6-73 b. O. M., linkes Hüftgelenk nach 7 Wochen Extensionsbehandlung

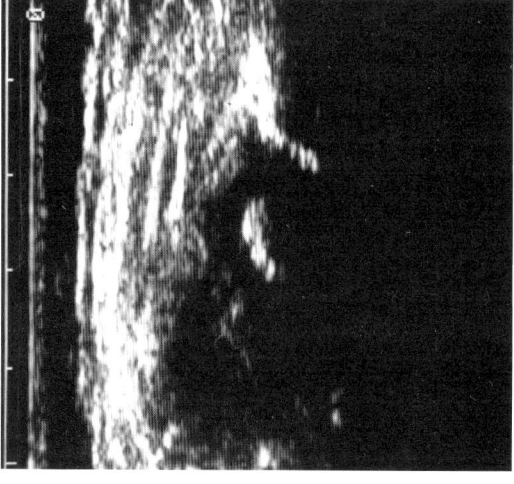

Abb. 6-73 c. O. M., linkes Hüftgelenk nach 11 Wochen Extensionsbehandlung mit einem guten Repositionsergebnis

6.2 Antetorsionsmessung

unter Mitarbeit von Ulrich Dorn

6.2.1 Einleitung und Literaturüberblick

Die Verdrehung des koxalen Femurendes gegenüber dem distalen Femurende wird als Femurantetorsion bezeichnet. Die geometrische Definition des Antetorsionswinkels (AT-Winkels) ist uneinheitlich [4, 8, 14], zudem werden auch unterschiedliche, meist radiologische Untersuchungsverfahren angewandt. Rippstein [14] hat eine Methode angegeben, die in unserem Sprachraum weit verbreitet ist. Im angloamerikanischen Sprachraum wurden von mehreren Autoren [4, 10, 15] Methoden angegeben, die ebenfalls Röntgenaufnahmen in zwei Ebenen zur Bestimmung des AT-Winkels verwenden.

Nachteilig ist bei allen Methoden die damit verbundene Strahlenbelastung. Außerdem ist bei allen Methoden eine präzise Lagerung nötig, die Beibehaltung derselben während der Exposition erweist sich besonders bei Kleinkindern oft als schwierig. Bei kritischer Betrachtung muß ein nicht unbedeutender Prozentsatz an Aufnahmen ausgeschieden werden. Bei manchen Methoden [14] werden projizierte Winkel dargestellt, so daß eine Umrechnung nach Tabellen erforderlich ist, um den reellen AT- bzw. CCD-Winkel zu errechnen.

Die computertomographische Bestimmung der Antetorsion [12, 17] verspricht hohe Präzision, allerdings erfordert sie eine absolut unveränderte Lagerung über längere Zeit und ist daher bei Kleinkindern problematisch. Zudem schließen Strahlenbelastung und Kostenaufwand die Computertomographie derzeit als Standardmethode aus. Letzteres gilt vorläufig auch noch für die Kernspintomographie.

Zur Bestimmung der Schenkelhalsantetorsion bietet sich als bildgebendes, unschädliches und daher besonders für Verlaufskontrollen geeignetes Verfahren die Sonographie in ähnlicher Weise an, wie zur Diagnostik der Hüftdysplasie [6]. Auch andere Autoren wandten sich dem Problem der sonographischen Schenkelantetorsionsmessung zu [11, 13, 16] und führten experimentelle und klinische Arbeiten durch.

6.2.2 Geräte und Dokumentationsart

Geräte. Die Untersuchung wird mit einem 5-MHz-Lineartransducer durchgeführt. Auf diesen ist eine kleine Wasserwaage geklebt, um den Schallkopf in exakter Horizontalposition zu justieren (Abb. 6-74, 6-75). Möglichst lange Schallköpfe sind, um die Gesamtlänge des Schenkelhalses abzubilden, vorteilhaft.

Dokumentation. Vom Bildcharakter soll das Sonogramm bei der Antetorsionsmessung ein hartes, kontrastreiches sein. Die Projektionsrichtung des Hüftkopfes ist durchaus nicht einheitlich. Clarac (Weiterführende Lit. [1]) verwendet einen modifizierten Körperquerschnitt, d. h. beim rechten Hüftgelenk ist der Hüftkopf am Monitor rechts, beim linken Gelenk am Monitor links. Dieser Abbildungsmodus wird auch von Moulton [11] beibehalten. Andere Autoren [16] sehen den Hüftkopf als kraniale Struktur am modifizierten Körperlängsschnitt und bevorzugen den Hüftkopf prinzipiell am linken Monitorrand.

Eigene Empfehlung. Wir schließen uns Clarac und Moulton an und empfehlen die Projektion als modifizierter Körperquerschnitt. Bei ventraler Einstrahlrichtung (Koxitissonogramm, Epiphysiolysis, Antetorsionsmessung) gilt:

Rechtes Hüftgelenk – Hüftkopf am Monitor rechts
Linkes Hüftgelenk – Hüftkopf am Monitor links

6.2.3 Methode, Schallkopfposition und Untersuchungstechnik

Die Untersuchung erfolgt in Rückenlage, die Unterschenkel hängen bei gebeugten Kniegelenken frei über die Tischkante (Abb. 6-74). Die Einstellung der Kniekondylenachse ist dadurch automatisch in einer annähernd horizontalen Ebene gegeben. Diese Körperposition hemmt erfahrungsgemäß den Patienten, aktive Rotationsbewegungen des Oberschenkels während der Untersuchung durchzuführen, dies ist besonders bei der Untersuchung von Kleinkindern vorteilhaft.

Der Schallkopf wird in einer schräg transversalen Ebene über der gedachten Linie des Schenkelhalses aufgesetzt (Abb. 6-75). Auf dem Bildschirm werden die ventrale Begrenzung des Femurkopfes bzw. der Kopfepiphyse, Schenkelhals und der Trochanter major als mehrfach gekrümmte Echolinie sichtbar (Abb. 6-76, 6-77). Um sicherzugehen, daß der Schallkopf zum Zeitpunkt der Bildfixierung richtig über dem Schenkelhals positioniert ist, muß zuvor das koxale Femurende dynamisch durchgemustert werden (Abb. 6-78, 6-79). Die „unrichtigen" Schallkopfpositionen und damit Sonographieschnitte sind durch einen unterschiedlichen Verlauf der Echolinie (ventrale Konturlinie) charakterisiert (s. 6.2.4). Ist die richtige Schnittebene gefunden (6.2.5), muß mit Hilfe der Wasserwaage der Transducer exakt horizontal eingestellt werden.

6.2.4 Anatomie und Sonoanatomie

Durch die Schallkopfposition, die identisch ist mit der bei der Koxitisdiagnose, sind folgende Strukturen zu erkennen:

Stark reflexreich kommt die meist doppelt gekrümmte Schenkelhalskontur zur Darstellung (Abb. 6-77). Bei kleinen Kindern ist die Kopfepiphysenfuge als Unterbrechung der Kontur gut sichtbar. Kranial davon ist als zarte Struktur die Gelenkkapsel mit dem meist echoarmen Gelenkraum darstellbar.

6.2.5 Spezielle Befunde

Bei zu valgischer Schallkopfposition (Abb. 6-78b, 6-79b, 6-80b) sieht man an das Kopfecho anschließend eine sehr gestreckt und horizontal verlaufende Echolinie. Ein zu kleiner Radius des Kopfechos mit anschließend gestreckter Echolinie verrät die zu distale und varische Position des Schallkopfes (Abb. 6-78c bis 6-80c). Wird der Schallkopf zu weit proximal (Abb. 6-78d bis 6-80d) aufgesetzt, erkennt man zwischen dem Kopfecho und dem Echo des Trochanter major eine deutliche Einziehung.

Hat man auf diese Art, unter optischer Kontrolle, auf dem Bildschirm die repräsentative Schnittebene erreicht, muß vor dem Einfrieren des Bildes sichergestellt sein, daß der Schallkopf in einer exakten horizontalen Ebene über dem Schenkelhals gehalten wird, um damit auch parallel zur Kniekondylenebene zu sein (Abb. 6-81). Nur bei paralleler Führung des Schallkopfes zur Kniekondylenebene wird auch die Antetorsion der ventralen Kontur gegenüber der Kniekondylenachse korrekt wiedergegeben. Zur Kontrolle der horizontalen Schallkopfführung wird die Libelle einer handelsüblichen Wasserwaage, die am Schallkopf montiert ist, benützt.

Je steiler die ventrale Konturlinie auf dem Bildschirm verläuft, um so größer ist die AT der ventralen Kontur. Natürlich entspricht die AT der ventralen Kontur nicht exakt der AT der Schenkelhalsachse, da ventrale Kontur und Schenkelhalsachse divergieren (Abb. 6-82). Die Divergenz kann besonders bei Kopfdeformierungen (z. B. nach M. Perthes) erhöht sein.

Sonographisch wird also nicht die AT der Schenkelhalsachse, sondern die AT der ventralen Kontur gemessen; beide stehen jedoch, abgesehen von wenigen Ausnahmen, in fester Korrelation zueinander. Zur Messung des sonographischen AT-Winkels legt man eine Tangente an die ventrale Konturlinie und schneidet sie mit der Horizontalen (Abb. 6-83). Gewertet wird der Durchschnittswert der Messungen von zwei Schnitten.

Abb. 6-74. Lagerungstechnik
Die Unterschenkel hängen senkrecht über die Tischkante herunter. Demonstriert wird die Schallkopfposition bei der Untersuchung des linken Schenkelhalses

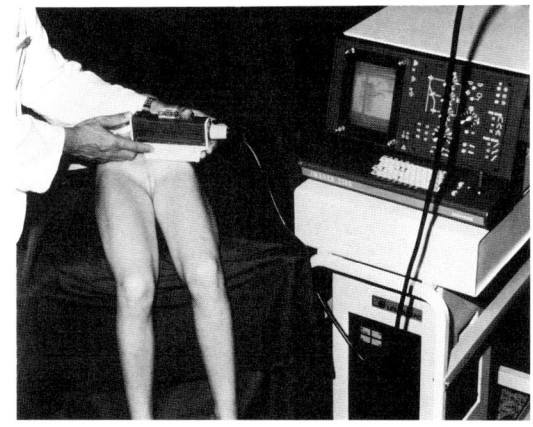

**Abb. 6-75. Transducerposition bei der Untersuchung des
rechten Schenkelhalses**
Die Wasserwaage mit korrekt eingestellter Libelle ist
deutlich am Schallkopfgehäuse sichtbar

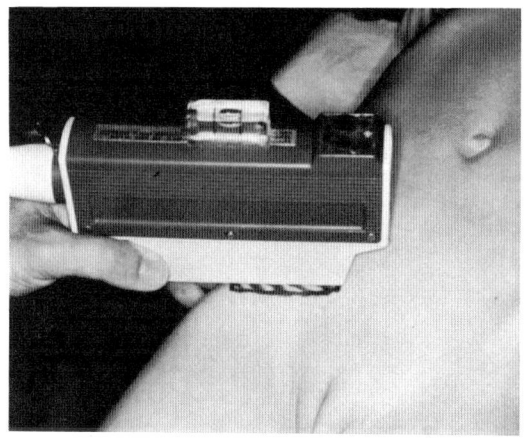

**Abb. 6-76. Schematische Darstellung der Schallkopffüh-
rung über dem Schenkelhals eines Knochenmodells**
Ventrale Konturlinie schwarz markiert

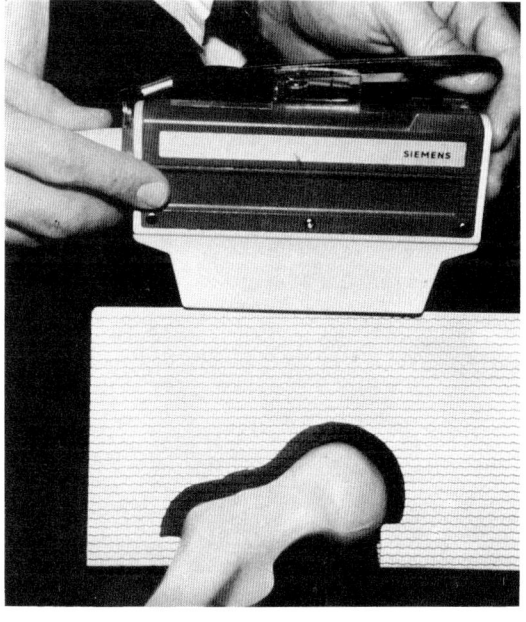

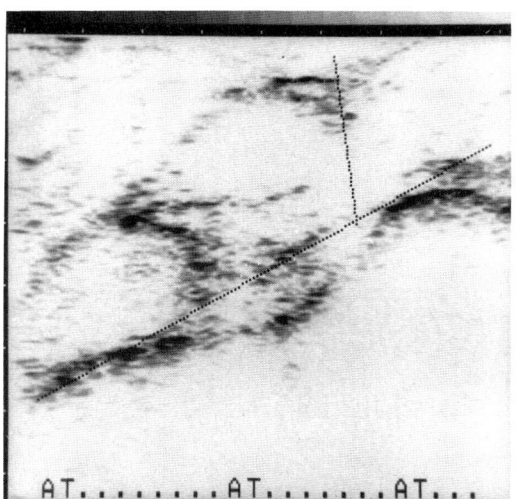

Abb. 6-77. Mehrfach gekrümmte, ventrale Konturlinie auf dem Bildschirm

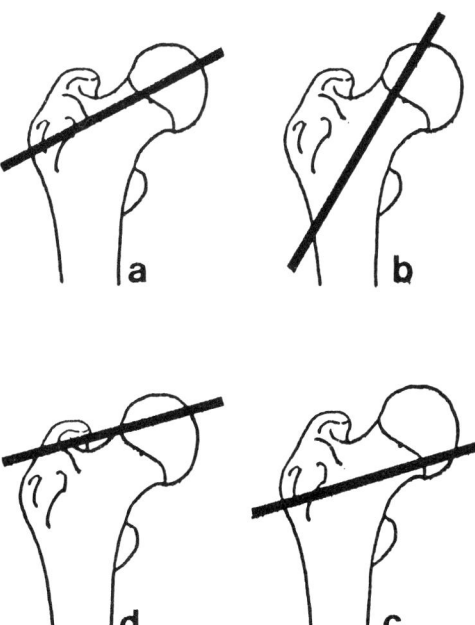

Abb. 6-78 a. Richtige Schnittebene, b-d Fehlschnitte

Abb. 6-79. a Richtige Schnittebene, **b-d** Fehlschnitte

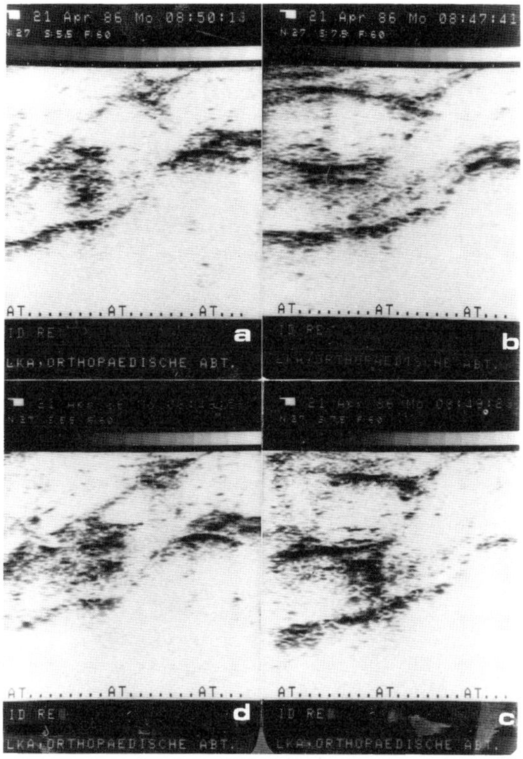

Abb. 6-80. a Richtige Schnittebene, **b-d** Fehlschnitte

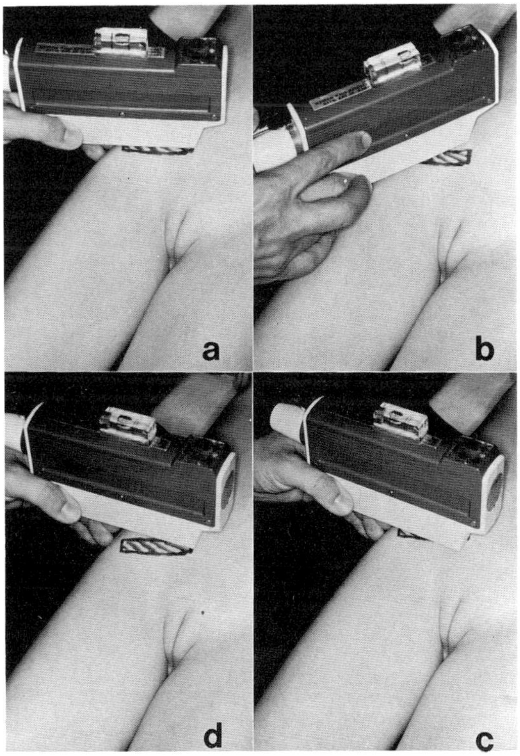

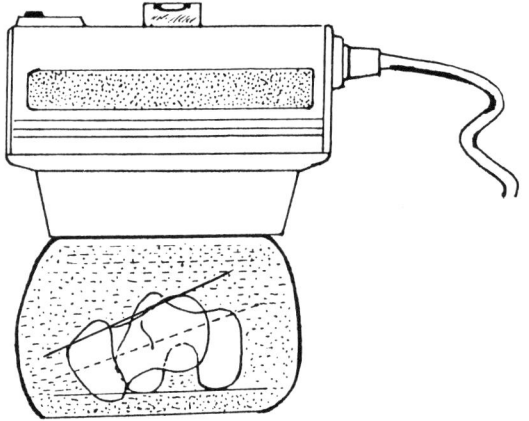

Abb. 6-81. Schematische Darstellung der sonographischen Antetorsionsmessung
Leichte Divergenz zwischen der Schenkelhalsachse und der ventralen Konturlinie

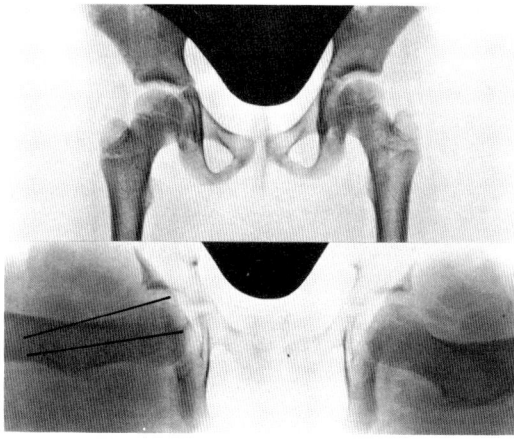

Abb. 6-82. Tangente an der ventralen Kontur und Schenkelhalsachse divergieren in individuell unterschiedlichem Ausmaß

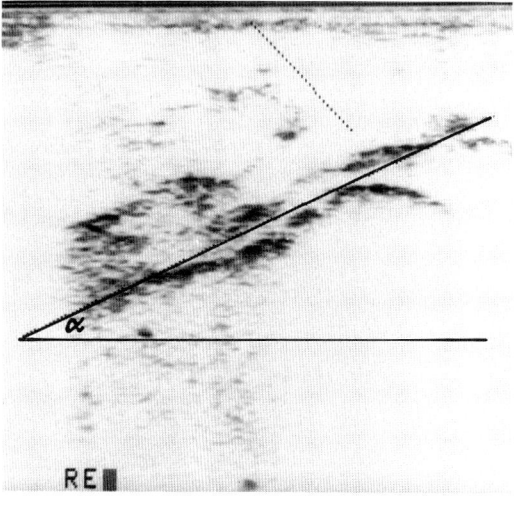

Abb. 6-83. Sonogramm zu Abb. 6-82, rechtes Hüftgelenk mit eingezeichnetem Antetorsionswinkel α

Auf diese Weise wird der Winkel zwischen der Tangente der ventralen Konturlinie und der lotrechten Projektion dieser Tangente auf die Horizontal- oder Kniekondylenebene (Abb. 6-84) gemessen. Dieser reelle Winkel entspricht der geometrischen Definition des AT-Winkels von König [8].

Der Vergleich sonographischer Messungen und röntgenologisch nach Rippstein [14] bzw. nach König [8] ermittelter Winkel (Abb. 6-85a–c) zeigt eine durchaus brauchbare Annäherung an jene reellen Winkelwerte, die nach der König-Umrechnung zu ermitteln sind.

Abb. 6-84. Modellhafte Darstellung des Antetorsionswinkels nach König

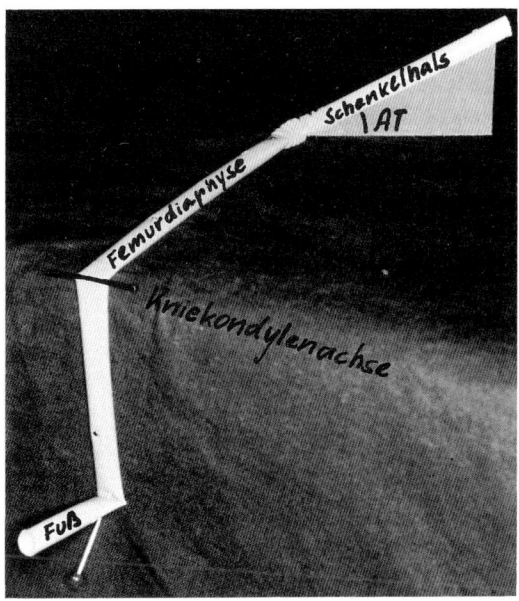

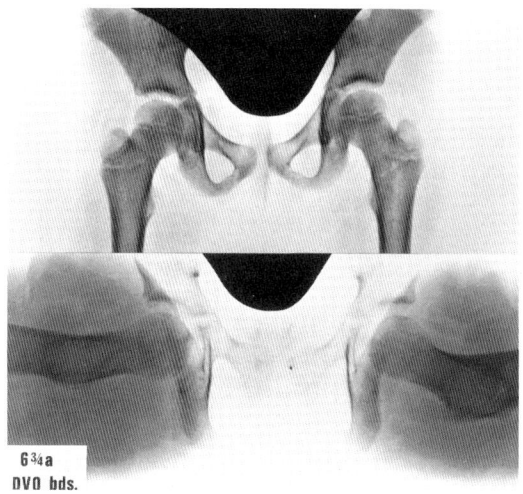

6¾a
DVO bds.

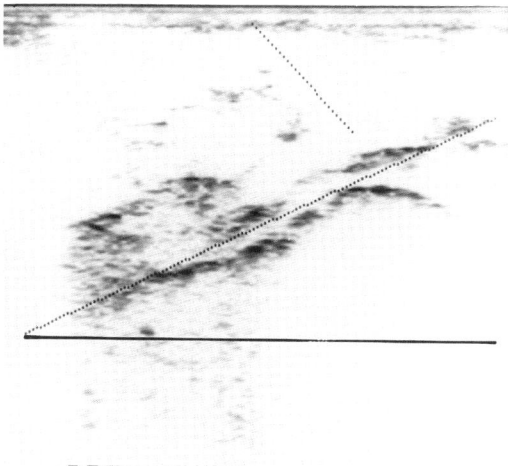

RE⫼

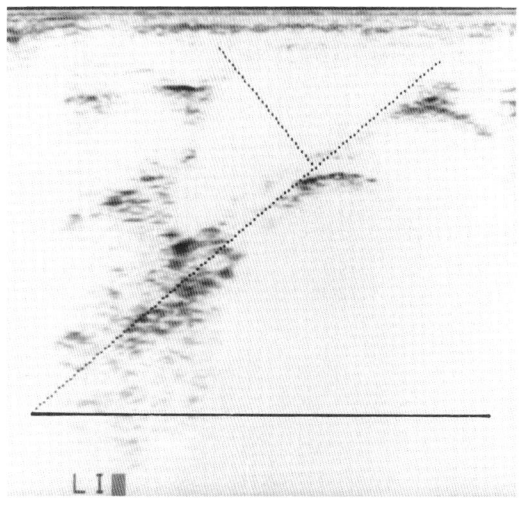

LI⫼

Abb. 6-85. 6¾ Jahre altes Mädchen
Sonographisch und radiologisch rechts kleinerer AT-Winkel als links, **a** Röntgenbild zu **b** und **c, b** rechtes Hüftgelenk, **c** linkes Hüftgelenk zum besseren Vergleich ausnahmsweise auf rechts projiziert. (Nach Dorn [1])

6.2.6 Methodische Probleme und klinische Relevanz

Die Methode kann zur sonographischen Beurteilung der Schenkelhalsantetorsion bei Kleinkindern von $1^1/_2$ Jahren bis ins Erwachsenenalter angewendet werden. Wie bei allen anderen Methoden der AT-Winkelbestimmung gestaltet sich die Untersuchung bei Kindern unter 3 Jahren wegen der Unruhe oft schwierig; der Untersucher kann aber während der Sonographie Lagerungsfehler etc. sofort korrigieren und nötigenfalls die Untersuchung wiederholen.

Bei der Untersuchung größerer Schulkinder und Jugendlicher muß ein Schallkopf mit langer Auflagefläche verwendet werden, um den interessierenden Bereich mit einem Schnitt erfassen zu können. Bei Kindern mit Hüftbeugekontrakturen (z. B. bei infantiler Zerebralparese) kann der Schallkopf oft nicht exakt horizontal geführt werden, weil dabei sein kraniales Ende schmerzhaft in den Unterbauch gedrückt werden muß und eine Gegenwehr des Kindes auslöst.

Bei deutlich erhöhtem Antetorsionswinkel ($> 45°$) ist die sonographische Darstellbarkeit der ventralen Konturlinie erschwert, da der in diesen Fällen weit dorsal liegende Trochanter major nur undeutlich abgebildet wird. Auf dieses Problem wurde bereits hingewiesen [13]. Genaue Messungen scheinen auch uns nur bei Winkeln möglich, die $< 45°$ sind.

Die Zahl der Untersuchungen ist derzeit noch zu gering, um statistische Normalwerte für die sonographisch meßbare AT der ventralen Kontur des koxalen Femurendes in verschiedenen Lebensjahren aufzustellen. Ebenso kann derzeit noch kein gültiger Vergleich zwischen dem sonographisch ermittelten ventralen Konturwinkel und radiologisch ermittelten Antetorsionswinkel (z. B. nach Rippstein) angestellt werden, da natürlich sonographische Reihenuntersuchungen realisierbar, radiologische Serienuntersuchungen aber nicht vertretbar sind.

Im klinischen Routinebetrieb eignet sich die Methode derzeit besonders bei den häufig wegen Einwärtsgang zugewiesenen Klein- und Schulkindern zum Ausschluß einer deutlich vermehrten AT und bei Bestehen einer vermehrten AT zur Verlaufskontrolle.

Auch zur Planung und postoperativen Verlaufskontrolle nach Korrektureingriffen am koxalen Femurende eignet sich die Methode. Die Frequenz der Röntgenuntersuchung zur Bestimmung der Schenkelhalsantetorsion konnte deutlich gesenkt werden; zusätzliche radiologische Kontrollen in Einzelfällen sind selbstverständlich manchmal notwendig. Die Unschädlichkeit der Methode erleichtert es, die Indikation zur Abklärung der AT-Verhältnisse zu stellen, auch wenn nur geringe klinische Anomalien bestehen.

6.3 M. Perthes und Epiphysiolysis capitis femoris

6.3.1 Einleitung

Bei einem sonographisch nachgewiesenen intra-artikulären Erguß halten wir eine schnelle Punktion und Entlastung des Hüftgelenkes für zwingend notwendig. Wir teilen die Meinung von Kemp [10], daß jeder Gelenkerguß das Auftreten einer vaskulären Nekrose durch Reduzierung der blutzuführenden Gefäße begünstigt. Da aber nicht nur in den Anfangsstadien eines M. Perthes, sondern auch bei akutem Hüftkopfgleiten im Initialstadium Ergüsse auftreten, ist neben der Fahndung nach Ergüssen auch nach eventuell charakteristischen sonographischen Zeichen dieser beiden Erkrankungen zu suchen.

Inwieweit sich aus dem Sonogramm im Vergleich zum Röntgenbild zusätzliche Informationen ableiten lassen, ist im Augenblick noch nicht klar erkennbar. Es wäre z. B. von Vorteil, daß sich das für die Therapie des M. Perthes so wichtige „Containment" durch eine zusätzliche sonographische Untersuchung besser beurteilen läßt, als mit dem Röntgenbild allein. Obwohl für eine repräsentative Aussage und Wertung der Methode sonographische Verlaufskontrollen im Vergleich mit arthrographischen Befunden noch nicht in genügender Anzahl zur Verfügung stehen, sind mögliche Rückschlüsse für die anstehende Therapie zu erwarten. Ansätze zur Lösung des diagnostischen Problems wurden von Harland [7] geliefert.

Ähnlich ist auch im Moment noch die Situation bei der Epiphysiolysis capitis femoris. Auch hier liegen noch keine größeren, statistisch relevanten Aussagen vor, die einen wertenden Vergleich von Sonogramm und Röntgenbild erlauben. Hier ist natürlich ein besonderes Augenmerk auf die Empfindlichkeit der Methode zu richten, denn der Beginn des Hüftkopfgleitens muß zu einem möglichst frühen Zeitpunkt erkannt werden können, um eine weitere Verschlechterung durch eine schnelle Therapie zu verhindern.

Die Beurteilung erfordert vom Untersucher ein gewisses Umdenken. Das Ausmaß des Hüftkopf-gleitens wird nicht in Winkelgraden ausgedrückt, sondern kann nun direkt in Millimeter angegeben werden. Auch auf die Möglichkeit der sonographischen Diagnose bei Hüftkopfgleiten hat Harland [7] hingewiesen.

6.3.2 Geräte und Dokumentationsart

Wie zur Diagnostik der Koxitis ist die Verwendung eines Transducers mit einer Frequenz von 5 MHz anzuraten. Eine Wasservorlaufstrecke ist nicht notwendig. Sektor- oder Linearscanner sind gleichermaßen möglich. Wir ziehen Linearscanner vor. Dokumentiert wird entsprechend einem Körperquerschnitt das rechte Hüftgelenk mit Hüftkopf rechts und umgekehrt (vgl. 6.2.2), wenn es sich um ventrodorsale Einstrahlrichtungen handelt. Bei frontaler, lateromedialer Einstrahlrichtung erfolgt die Dokumentation ähnlich wie bei der Dysplasiediagnostik.

6.3.3 Methode, Schallkopfposition und Untersuchungstechnik

Sowohl beim Vorliegen eines M. Perthes als auch bei einer Epiphysiolysis capitis werden sowohl Schnittbilder im ventrodorsalen Strahlengang entlang der Schenkelhalsachse als auch Schnittbilder in der Frontalebene angefertigt. Die Untersuchungsebenen entsprechen somit denen der Sonographie der Koxitis bzw. der Standardebene der Hüftsonographie. Als Groborientierung dient die Leistenbeuge bei ventrodorsaler Einstrahlrichtung. Der Schallkopf wird nahezu 90° gedreht zur Leistenbeuge aufgesetzt.

Bei der Sonographie der Hüftkopfkappen-lösung kann mit diesen beiden Schnitten die Verschiebung des Schenkelhalses gegenüber der Kopfkalotte dargestellt werden, wobei insbesondere der Schnitt in ventrodorsaler Richtung das Abgleiten der Kopfkalotte nach dorsal und kaudal zum Ausdruck bringt. Gleichzeitig läßt sich mit dieser Schnittführung sowohl beim M. Perthes als auch bei der Epiphysiolysis capitis femoris ein intraartikulärer Erguß aufdecken. Es müssen immer, auch im Routinebetrieb, beide Hüftgelenke zum Vergleich untersucht werden.

6.3.4 Anatomie und Sonoanatomie

Bei ventraler Einstrahlrichtung ist, bedingt durch die im ventralen Anteil den Hüftkopf etwas schlechter bedeckende Hüftpfanne, ein relativ großer Anteil des Hüftkopfes darstellbar. Der Schenkelhals kann weit nach lateral bis über die Linea intertrochanterica hinaus dargestellt werden. Die Schenkelhalskontur kommt als klare Linie gut zur Darstellung, ebenso kann die Kontur der ventralen Hüftkopfkalotte klar abgegrenzt werden.

Wichtig ist die Darstellung der Epiphysenfuge, besonders bei Verdacht auf Epiphysenlösung. Geachtet werden sollte auch auf die einwandfreie Darstellung der Gelenkkapsel, um evtl. gleichzeitig auftretende Ergüsse nicht zu übersehen (Abb. 6-86a). Der vordere Pfannendachrand kommt kranial der Kontur des Hüftkopfes als heller Reflex zur Darstellung.

6.3.5 Spezielle Befunde

Morbus Perthes. Als wohl wichtigstes Merkmal muß die Reduzierung der Höhe der Epiphyse angeführt werden (Abb. 6-86a, b, Abb. 6-87). Es ist daher immer wichtig, die gesunde Seite mit der kranken zu vergleichen. Im Anfangsstadium bleibt die sonographische Konturlinie der Epiphyse noch glatt. Im Stadium des scholligen Zerfalles verschwindet die glatte Oberflächenkontur, und entsprechend der inhomogenen Struktur der Kopfepiphyse kommt es zu einem unregelmäßigen Echomuster im Bereich der gesamten Kopfepiphyse (Abb. 6-88a). Die Epiphyse ist nicht mehr homogen echoarm, sondern zeigt gleichermaßen echoarme und unregelmäßig begrenzte echoreiche Bezirke.

Auch bei dem Formenkreis der enchondralen Dysostosen, wie M. Fairbanks und M. Ribbing, können ähnliche Echomuster wie bei M. Perthes beobachtet werden. Ob sich M. Perthes oder M. Ribbing aufgrund ihres sonographischen Echomusters eindeutig trennen lassen, muß vorläufig dahingestellt werden [7].

Epiphysiolysis capitis femoris. In 90 % der Fälle ist eine Hüftkappenlösung durch das Abrutschen der Hüftkopfepiphyse in dorsokaudale Richtung gekennzeichnet. Dementsprechend ist der Ansatzpunkt der sonographischen Diagnostik im Bereich der Epiphysenfuge zu suchen. Kommt es zur Dislokation der Epiphyse, so entsteht eine Stufe im Bereich der Epiphysenfuge.

Liegt die Schnittebene in der Ebene des Abrutschens, so ist in diesen Fällen die Stufe im Bereich der Epiphysenfuge am deutlichsten sichtbar. Es empfiehlt sich daher, mehrere tomogrammartige Schnitte anzulegen, um eine eventuelle Stufenbildung im Bereich der Epiphysenfuge sicher auszuschließen bzw. zu bestätigen.

Harland berichtet über eine Stufenbildung von 2 mm bis 1,2 cm, wobei die höhergradigen Dislokationen auch mit einem bis zu 60gradigen Abrutschwinkel radiologisch verifiziert wurden [7]. Gleichzeitig mit der Stufenbildung kommt es auch zu einer sonographischen Höhenverminderung der Epiphysenkontur.

Ob gleichzeitig mit der Epiphysenlösung auch ein Erguß sonographisch nachgewiesen werden kann, hängt sicherlich nicht vom Grad der Dislokation ab, sondern vielmehr von der Akutheit des Geschehens. So konnten wir bei einer $^3/_4$ Jahr bestehenden Epiphysiolysis capitis femoris lenta mit einem 50gradigen Abrutschwinkel keinen Erguß feststellen, während bei einem Patienten nach einem Sportunfall bei einer Epiphysiolysis capitis femoris acuta mit einem Abrutschwinkel von 12° ein massiver Erguß nachweisbar war.

Eine schematische Zusammenstellung der wichtigsten sonographischen Parameter bei M. Perthes und Epiphysiolysis zeigt Abb. 6-101. Die Abb. 6-89 bis 6-100 zeigen weitere Anwendungsbeispiele bei M. Perthes und Epiphysiolysis capitis femoris.

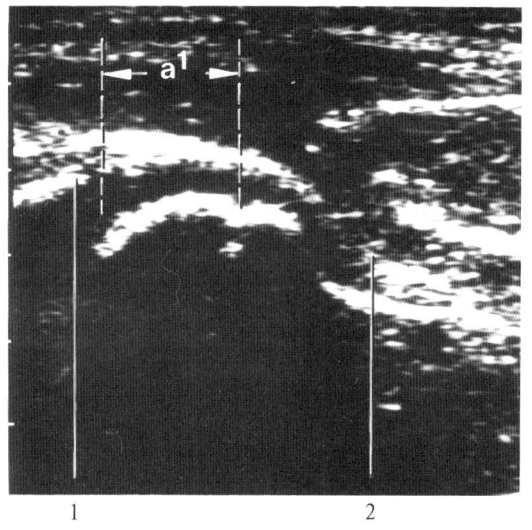

1   2

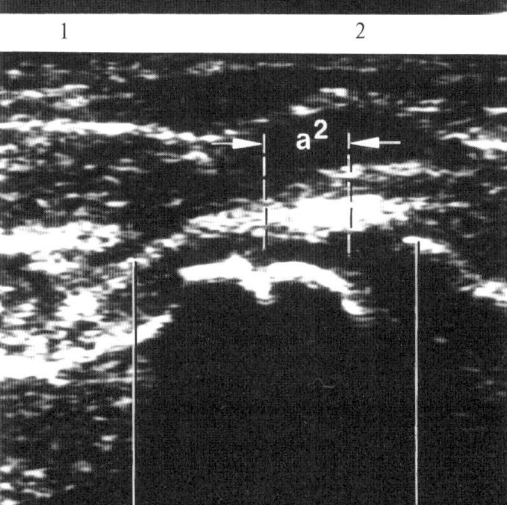

2   1

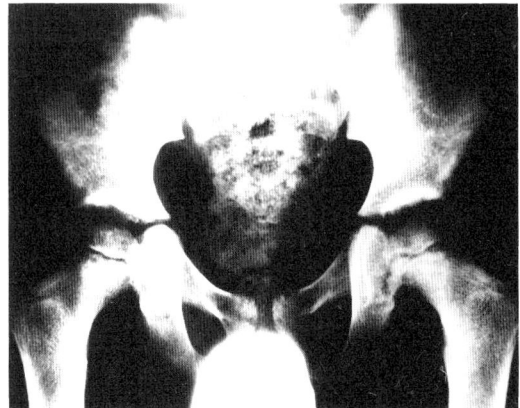

Abb. 6-86.
a Gesundes linkes Hüftgelenk
Schenkelhalskontur und Gelenkkapsel sind ungenügend dargestellt, ein Gelenkerguß liegt jedoch nicht vor; die Epiphysenkontur ist glatt und scharf begrenzt
1 Vorderer Pfannenrand
2 Gelenkkapsel
a^1 Höhe der Kopfepiphyse

b Rechtes Hüftgelenk bei M. Perthes im Frühstadium
Ein sicherer Gelenkerguß kann aufgrund des insuffizienten Sonogrammes von der linken Seite nicht diagnostiziert werden. Die Kopfepiphyse ist in ihrer Höhe jedoch deutlich gegenüber dem gesunden Hüftgelenk reduziert (vgl. a1 mit a2)
1 Vorderer Pfannenrand
2 Gelenkkapsel
a^2 Höhe der Kopfepiphyse

Abb. 6-87. Röntgenbild zu 6-61 a und b
Diskrete Zeichen eines M. Perthes rechts; im Vergleich zu den Sonogrammen konnte die Höhenreduktion der Kopfepiphyse rechts sonographisch wesentlich besser dargestellt werden als radiologisch

Abb. 6-88. 4jähriger Patient mit M. Perthes links
a Sonogramm mit scholligem Zerfall des Epiphysen-
kerns (1)

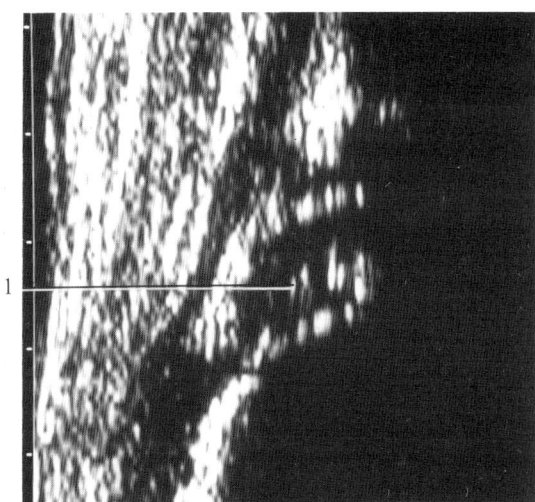

b Röntgenologisches Korrelat bei M. Perthes links zum
Sonogramm 6-88 a

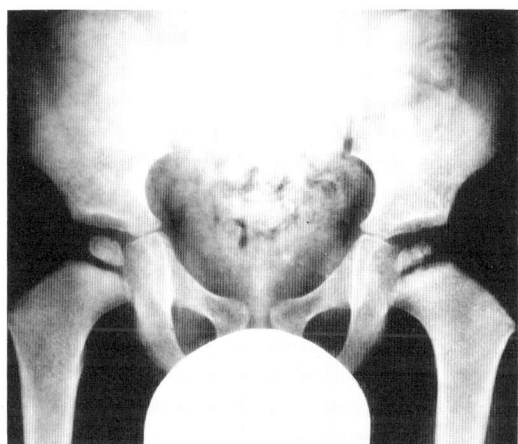

**Abb. 6-89. B. M., 5 Jahre, M. Perthes links, Frontalschnitt,
rechtes Hüftgelenk**
Eckiger knöcherner Pfannenerker mit guter Ausformung der knöchernen Pfanne. Das knorpelige Pfannendach ist bis auf einen kleinen U-förmigen Anteil aufgebraucht. Distal davon das Labrum acetabulare. Die
Gelenkkapsel zieht vom Trochanter major, der im kranialen Anteil noch aus dem echoarmen hyalinen Knorpel besteht, zum Periost des Os ilium. Der laterale Anteil
des Schenkelhalses und die Trochanterapophyse sind in
der Aufnahme deutlich erkennbar. Der Hüftkopfkern ist
schon weitgehend verknöchert, erkennbar am Halbmondphänomen mit einer schmalen Auflage aus hyalinem Knorpel. Die Silhouette des Kopfkernes ist scharf
begrenzt. Sonographisch insgesamt unauffälliger Befund

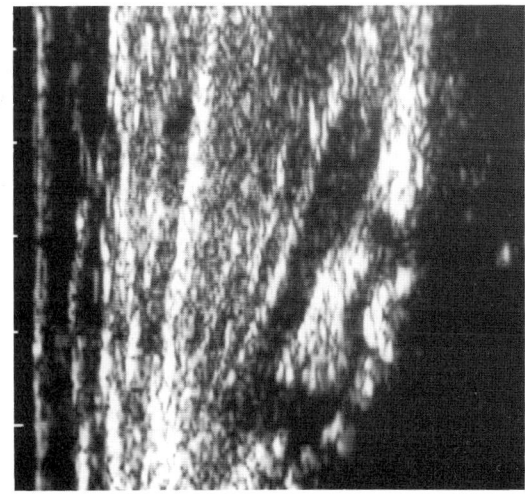

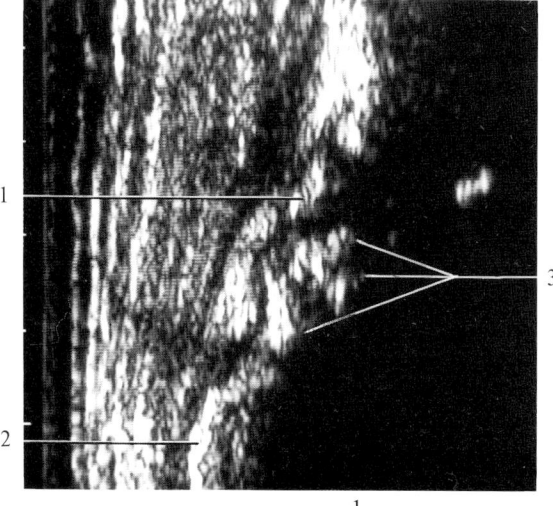

Abb. 6-90. B. M., 5 Jahre, linkes Hüftgelenk

Im Sonogramm ist wiederum ein eckig entwickelter knöcherner Pfannenerker bei ebenfalls guter knöcherner Formgebung erkennbar. Kapselstreifen, Labrum acetabulare (1) sowie der kleine Rest des hyalinen Pfannendaches sind gut abgrenzbar.

Im Vergleich mit Abb. 6-89 zeigt der Hüftkopf jedoch ein verändertes Reflexverhalten. Auffallend ist die fehlende totale Reflexion an der lateralen Begrenzung des Hüftkopfes mit fehlendem Halbmondphänomen. Bedingt durch die Ossifikationsstörung kommt es zu einem Nebeneinander von unterschiedlich echoreichen bis echoarmen Bezirken. Durch die gleichzeitige Deformierung des Hüftkopfes (3) kommt die laterale Begrenzung des Hüftkopfes im Vergleich mit der gesunden Seite deutlich lateral zu liegen.

2 Knorpel-Knochen-Grenze

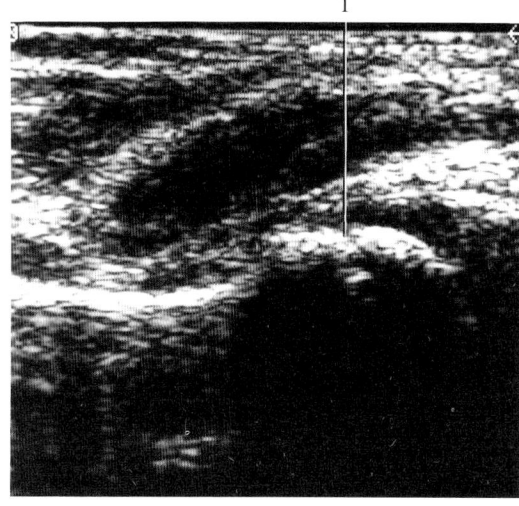

Abb. 6-91. B. M., rechtes Hüftgelenk entsprechend Abb. 6-89

Ventrodorsaler Schnitt zur Darstellung der ventralen Kopfkonturen mit Epiphysenfuge und Schenkelhals sowie der Gelenkkapsel; sonographisch unauffälliger Befund mit glatter Reflexionsfront und Schallschattenbildung an den knöchernen Strukturen. Die Epiphysenfuge ist klar erkennbar (1). Sonographisch kein Hinweis für das Vorliegen eines intraartikulären Ergusses

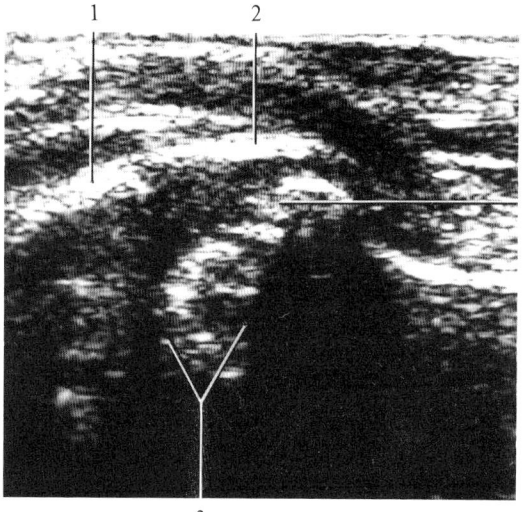

Abb. 6-92. B. M., linkes Hüftgelenk entsprechend Abb. 6-90

Auch im ventralen Schnitt entlang des Schenkelhalses lassen sich die für einen fortgeschrittenen M. Perthes typischen Veränderungen nachweisen. Verfolgt man vom linken Bildrand aus die ventrale Kontur des Azetabulums (1), so stößt man auf die durch das Ligamentum iliofemorale verstärkte Gelenkkapsel (2), erkennbar an dem kräftigen Reflexband über dem Hüftkopf. Im Vergleich mit der gesunden Seite ist auch hier die pilzförmige Deformierung (3) des Hüftkopfes durch Abdrängung der Gelenkkapsel nach ventral zu erkennen. Ein intraartikulärer Erguß ist sonographisch nicht nachweisbar

4 Epiphysenfuge

Abb. 6-93. B. M., röntgenologisches Korrelat zu den Abb. 6-89 bis 6-92

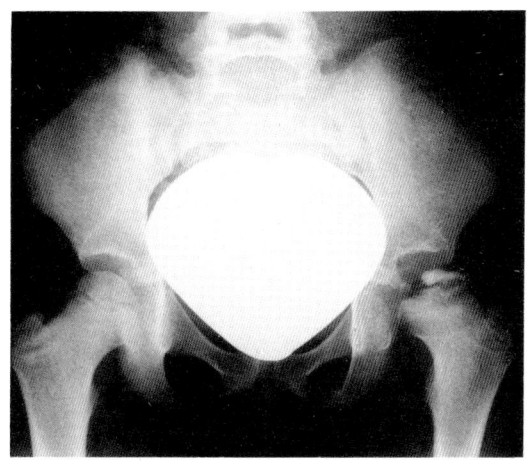

Abb. 6-94. W. T., 13 Jahre, Hüftkopflösung links, rechtes Hüftgelenk
In der frontalen Schnittebene ist von lateral nach medial neben dem schwach dargestellten subkutanen Fettgewebe das kräftige Reflexband des Tractus iliotibialis (1) dargestellt. Es folgen die zarten Echos des M. glutaeus medius und des M. glutaeus minimus mit dem Septum intermusculare, das zur Spitze des Trochanter major zieht. Die Trochanterapophyse ist schon weitgehend verknöchert, erkennbar an der Schallschattenbildung. Vom Trochanter ausgehend zieht die Gelenkkapsel (2) über die laterale Begrenzung des Hüftkopfes (3) hinweg zum Periost. Zwischen Gelenkkapsel und Hüftkopf erkennt man einen kräftigen Reflexstreifen, der dem Labrum acetabulare (4) entspricht. Die Epiphysenfuge ist in dieser Darstellung nicht sicher nachweisbar. Sonographisch insgesamt unauffälliger Befund

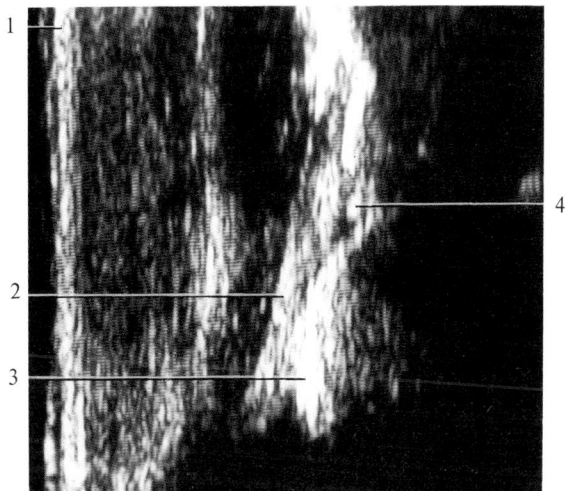

Abb. 6-95. W. T., linkes Hüftgelenk, Frontalschnitt
Von lateral nach medial gleiche Darstellung der Weichteile bis zur Gelenkkapsel (1) wie in Abb. 6-94. Durch die extreme Außenrotation ist der Trochanter major nicht in der Schnittebene, so daß, bedingt durch die fehlende Schallschattenbildung, die laterale Begrenzung des Schenkelhalses (2) gut zu erkennen ist. Verfolgt man die Echos des Schenkelhalses nach kranial zum Hüftkopf, so findet man in Höhe der Epiphysenfuge (3) eine Konturunterbrechung mit Stufenbildung von etwa 5 mm als Ausdruck der Kopfkappenlösung. Zwischen Hüftkopf und dem lateralen Rand des Azetabulums liegt das Labrum acetabulare (4)

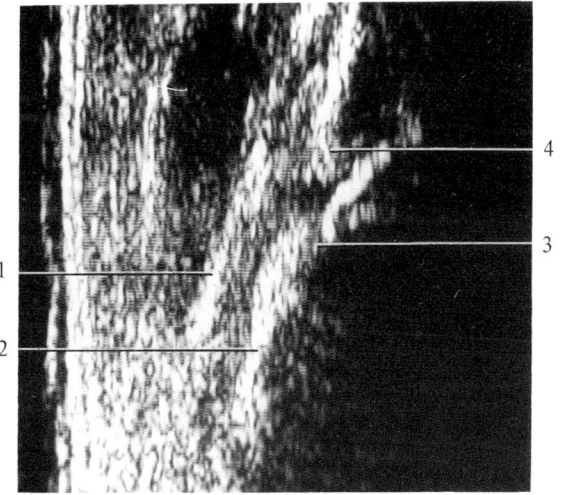

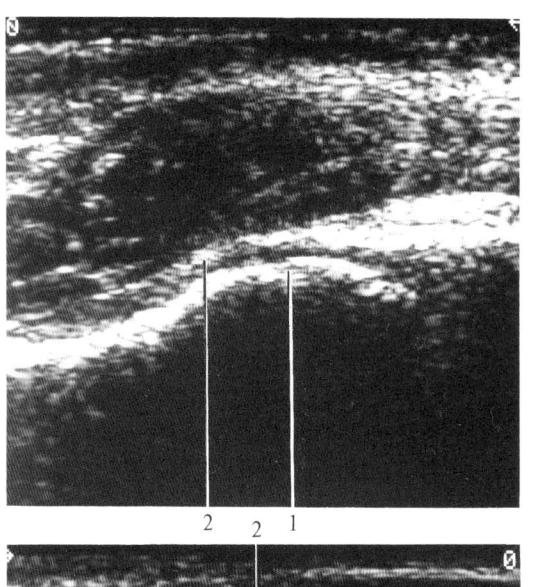

2   2   1

Abb. 6-96. W. T., rechtes Hüftgelenk, Ventrodorsalschnitt
Sonographisch unauffällige Darstellung des Hüftgelenkes ventrodorsal im Verlauf des Schenkelhalses. Im Sonogramm ist die Epiphysenfuge klar erkennbar (1). Die Metaphyse geht ohne Stufenbildung in die Epiphyse über. Die Gelenkkapsel (2) schmiegt sich dem Verlauf des Hüftkopfes und des Schenkelhalses an, so daß eine intraartikuläre Ergußbildung ausgeschlossen werden kann

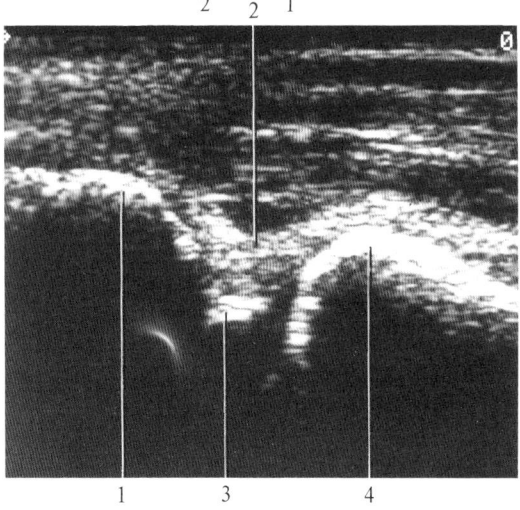

1   3   4

Abb. 6-97. W. T., linkes Hüftgelenk, Ventrodorsalschnitt
Sonographisches Bild einer hochgradigen Hüftkopfkappenlösung. Am linken Bildrand erkennt man wiederum die ventralen Anteile des Azetabulums (1). Darüber hinweg zieht die Gelenkkapsel (2) mit einer ausgeprägt nach dorsal konvexen Einziehung über dem Hüftkopf. Die Epiphysenfuge kann weit nach dorsal dargestellt werden mit einem deutlich klaffenden Spalt zwischen Epiphyse (3) und Metaphyse (4). Die Stufenbildung zwischen den ventralen Konturen der Epi- und Metaphyse beträgt nahezu 1 cm

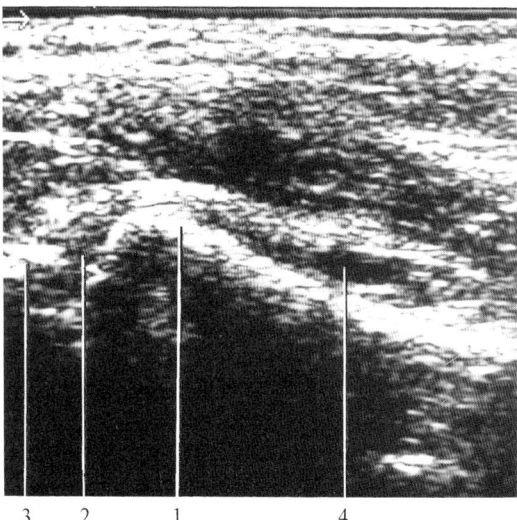

3   2   1   4

Abb. 6-98. W. T., linkes Hüftgelenk, Ventrodorsalschnitt
Gleiche Schnittebene wie Abb. 6-97 etwas weiter kaudal. Der gesamte Schenkelhalsbereich (1) bis zur Epiphysenfuge (2) kommt im Sonogramm zur Darstellung. Dabei fällt der echoarme bis echofreie Bezirk als Hinweis für das Vorliegen eines intraartikulären Ergusses auf (4). Die unterschiedliche Abbildung des subkapsulären Bereiches wird im Vergleich mit Abb. 6-97 deutlich
3 Epiphyse

Abb. 6-99. W. T., röntgenologisches Korrelat zur Abb. 6-94
bis 6-98, (axiale Aufnahme)

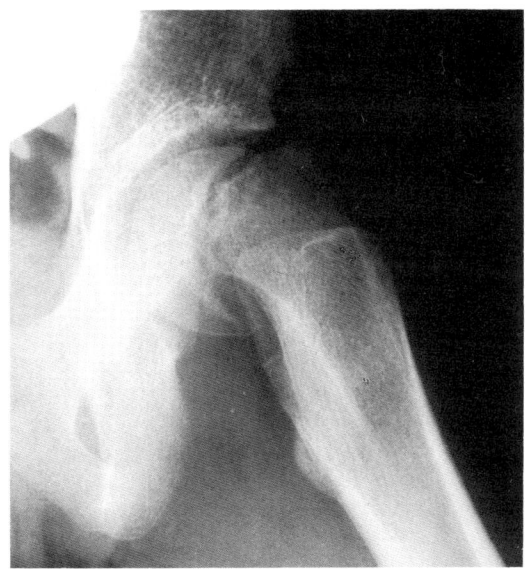

Abb. 6-100. W. T., röntgenologisches Korrelat zur Abb. 6-94
bis 6-98, (a.-p.-Aufnahme)

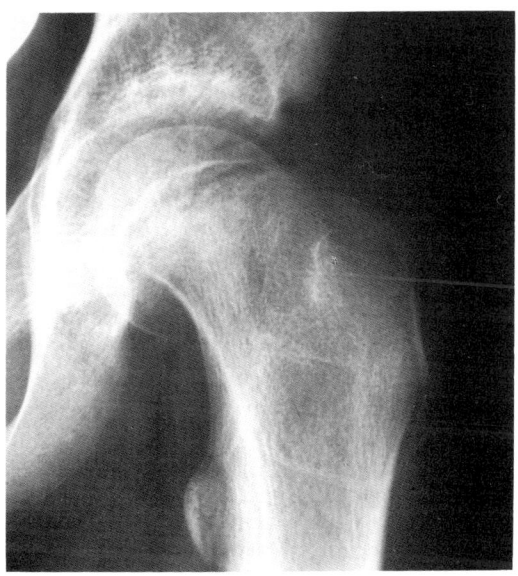

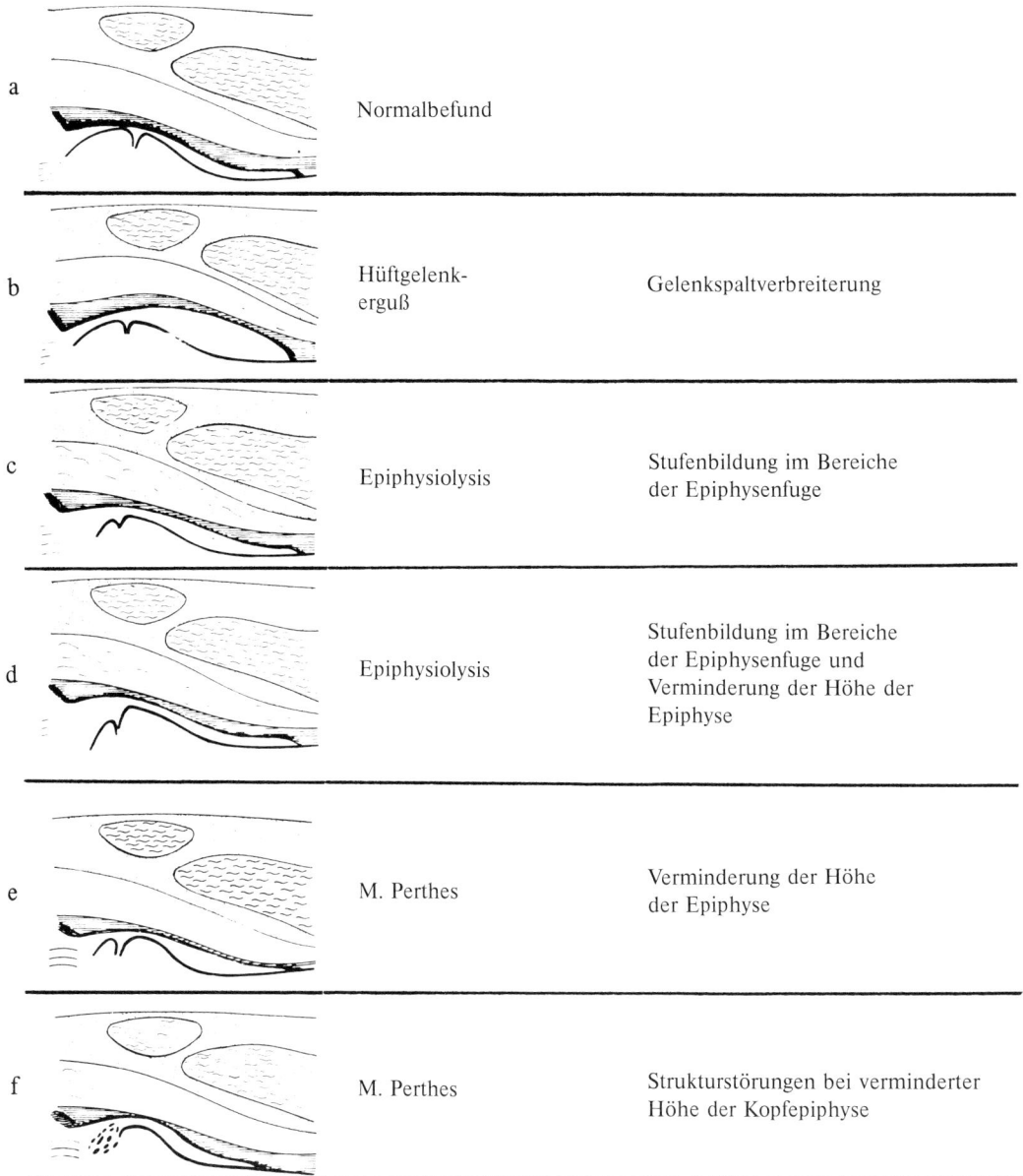

a	Normalbefund	
b	Hüftgelenk-erguß	Gelenkspaltverbreiterung
c	Epiphysiolysis	Stufenbildung im Bereiche der Epiphysenfuge
d	Epiphysiolysis	Stufenbildung im Bereiche der Epiphysenfuge und Verminderung der Höhe der Epiphyse
e	M. Perthes	Verminderung der Höhe der Epiphyse
f	M. Perthes	Strukturstörungen bei verminderter Höhe der Kopfepiphyse

Abb. 6-101. Schematische Darstellung sonographischer Charakteristika verschiedener Hüftgelenkbefunde. (Nach Harland [7])

6.3.6 Methodische Probleme und klinische Relevanz

Die Untersuchung ist ohne größere Probleme durchzuführen. Bezugspunkte können leicht gefunden werden. Auf jeden Fall sollte tomogrammartig untersucht werden, um Stufenbildungen, Echoveränderungen in der Epiphyse und die Höhe der Epiphyse sicher beurteilen zu können. Die wichtigsten Kriterien sind sicherlich die Höhe der Epiphyse im Vergleich zur Gegenseite, die Stufenbildung im Bereich der Epiphysenfuge und die Struktur der Silhouette der Epiphysenfuge bzw. deren Auflösung beim M. Perthes.

Das Problem besteht hauptsächlich in der Frühestdiagnose. Bei sicheren klinischen und radiologischen Befunden kommt der Sonographie als Zusatzuntersuchung nur geringer Wert zu. Es muß die Frage gestellt werden, inwieweit sonographische Parameter zur Frühestdiagnose herangezogen werden können. Inwieweit kann die Sonographie die Diagnose **vor** den röntgenologischen Veränderungen stellen? Auf diese Frage kann derzeit keine sichere Antwort gegeben werden. Zu unsicher und zu gering sind die Zeichen, als daß man auf eine Röntgenaufnahme derzeit gänzlich verzichten könnte.

Nur wenn eindeutige röntgenologische Veränderungen vorhanden waren, konnten auch entsprechende sonographische Veränderungen nachgewiesen werden. Es muß daher festgestellt werden, daß Röntgenaufnahmen durch die Sonographie derzeit nicht ersetzt werden können.

Auch wenn durch die Ultraschalluntersuchung eine Epiphysiolysis capitis femoris diagnostiziert wird, kann sonographisch eine Quantifizierung noch nicht ausreichend durchgeführt werden (Wieviele mm Stufe entsprechen wieviel Grad Abrutschwinkel?). Auch bei negativem Sonogramm wird man auf eine axiale Röntgenaufnahme beim derzeitigen Stand der Dinge nicht verzichten können. Auch das Abdrängen der Gelenkkapsel durch einen auftretenden Erguß bringt keine Einengung der Diagnose, da der Erguß ein multikausales Symptom ist.

Ebenso scheint bei der Perthes-Diagnose eine Frühdiagnose nicht sicher möglich zu sein. Inwieweit die sonographische Messung der Verminderung der Höhe der Kopfepiphyse signifikanter und aussagekräftiger als auf dem Röntgenbild ist, kann nicht gesagt werden. Ob andere Parameter, wie z. B. die Distanz zwischen vorderem Pfannendachrand und Epiphysenfuge, besser als die bisherigen sind, muß durch weitere Arbeiten erst geklärt werden. Auch zur Frage „Containment" kann derzeit nicht Stellung bezogen werden, weitere Untersuchungen sind notwendig.

6.4 Hüftgelenkergüsse

6.4.1 Literaturübersicht

Die Diagnose der flüchtigen Koxitis basiert hauptsächlich auf klinischen Zeichen. Die konventionelle Röntgenaufnahme bietet nur wenig Information, auch wenn man die Kapselverbreiterung oder die mediale Gelenkspaltverbreiterung zur Diagnose heranzieht [6]. Deshalb kann die Unterscheidung zwischen einem M. Perthes im Initialstadium und einer flüchtigen Koxitis („Hüftschnupfen") bei Kindern große Schwierigkeiten bereiten [1].

Als Hans Bohr 1973 [4] mit der ^{18}F-Szintigraphie zeigen konnte, daß es zu charakteristischen Isotopenmusterausfällen an der proximalen Femurepiphyse bei Kindern mit M. Perthes kam, glaubte man noch, einen wesentlichen Schritt in der Differentialdiagnose weitergekommen zu sein. Mit der Einführung der ^{99}TC-Szintigraphie wurden die Ergebnisse bestätigt, so daß heute allgemein die Szintigraphie zur Früherkennung des M. Perthes anerkannt wird. Besonders im radiologisch stummen Frühstadium leistet die Szintigraphie zur Differentialdiagnose gute Dienste.

Diesen heute allgemein gültigen Kenntnissen stehen aber auch Berichte über Fälle gegenüber, bei denen es bei Synovitis des Hüftgelenkes ebenfalls zu szintigraphischen Füllungsausfällen des Hüftgelenkes kam, die bei radiologischen Followups nicht zu Kopfnekrosen führten [11, 15]. Der Wunsch bleibt bestehen, durch ein möglichst einfaches Verfahren die Hüftgelenkentzündung von Kopfnekrosen zu differenzieren. Seltzer et al. [14]

beschrieben erstmals 1980 bei ihren arthrosono-graphischen Studien der Hüft-, Schulter- und Ellbogengelenke die Möglichkeit, einen Erguß sonographisch nachzuweisen.

Wilson et al. [17] berichteten 1984 über eine prospektive Studie mit 30 Patienten mit dem klinischen Bild einer schmerzhaften Hüfte. Sonographisch konnte bei 16 Patienten ein Erguß nachgewiesen werden. Insgesamt wurde bei 15 Patienten eine Gelenkpunktion durchgeführt, wobei in 13 Fällen Flüssigkeit aspiriert werden konnte. Bei 2 Patienten konnte kein Punktat gewonnen werden, bei ihnen zeigte das sonographische Bild auch keine Hinweiszeichen für das Vorliegen eines Gelenkergusses. Ähnlich gute Ergebnisse bei ihren klinischen Studien wurden von Peck [10], Bermann et al. [3] und Adam et al. [1] publiziert. Die sonographische Diagnose stützt sich dabei im Prinzip auf die Darstellung von intraartikulären Ergüssen.

Wingstrand [18] verdanken wir die Untersuchungen an größeren Patientenserien, wobei die konventionelle Radiologie mit ihren Kontrolluntersuchungen mit der Computertomographie, der Szintimetrie, intrakapsulären Druckmessungen und der Bestimmung von Proteoglykanfragmenten in der Gelenkflüssigkeit und den sonographischen Befunden verglichen werden. Derselbe Autor wies auch auf die Möglichkeit hin, daß sich unter der Diagnose „Erguß" nicht zwangsläufig eine Koxitis verbergen muß, sondern daß in zwar seltenen Fällen der sonographisch nachgewiesene Erguß das Anfangsstadium eines M. Perthes sein kann.

6.4.2 Geräte und Dokumentationsart

Empfohlen werden 7,5-MHz-Real-time-Scanner, wobei sowohl Sektorscanner als auch Linear-

scanner Verwendung finden können. Unserer Erfahrung nach sind auch 5-MHz-Schallköpfe als Kompromiß ohne weiteres einsetzbar. Für die ultraschallgezielte Punktion und Aspiration empfiehlt sich die Verwendung eines Punktionsschallkopfes.

Die Dokumentationsart ergibt sich aus der Schallkopfposition (Abb. 6-102). Wir empfehlen, bei liegenden Patienten das rechte Hüftgelenk so zu dokumentieren, daß der Hüftkopf rechts am Bildschirm ist, beim linken Hüftgelenk der Hüftkopf am linken Bildrand zu sehen ist (Abb. 6-103a, b).

6.4.3 Methode, Schallkopfposition und Untersuchungstechnik

Der Patient liegt in Rückenlage mit in Neutralposition gelagertem Hüftgelenk. Das Hüftgelenk sollte nicht rotiert sein. Ausgehend vom proximalen Femur wird der Schenkelhals aufgesucht und der Hüftkopf identifiziert (Abb. 6-102). Es werden nur Schnittbilduntersuchungen in ventrodorsaler Richtung durchgeführt, da bei Untersuchungen im lateromedialen Strahlengang ein intraartikulärer Erguß gar nicht oder nur unzureichend nachgewiesen werden kann.

Es reicht nicht aus, das erkrankte Hüftgelenk zu untersuchen. Für den direkten Vergleich ist es unabdingbar, sowohl die kranke wie auch die gesunde Hüfte zu sonographieren, und die Befunde auf beiden Seiten zu dokumentieren.

Eine dynamische Untersuchung durch Rotation oder leichte Flexion des Hüftgelenkes erschwert die Untersuchung und bringt keine zusätzliche Information. Die Schallkopfposition ist korrekt, wenn der metaphysäre Anteil des Schenkelhalses, die Epiphysenfuge, die Silhouette des Epiphysenkernes und die Gelenkkapsel einwandfrei zu identifizieren sind.

Abb. 6-102. Schallkopfposition bei der Fragestellung: Hüft-gelenkerguß?
Ventrodorsale Einstrahlrichtung, der Schallkopf wird in Richtung des Schenkelhalses auf den Schenkelhals aufgesetzt

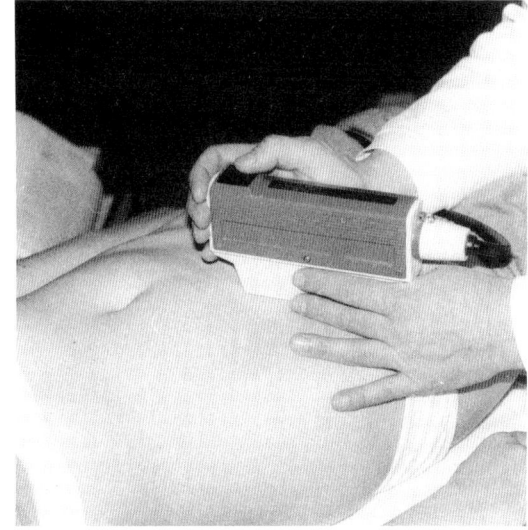

Abb. 6-103.
a Rechtes Hüftgelenk. Der Hüftkopf befindet sich am Monitor rechts, gesundes Hüftgelenk

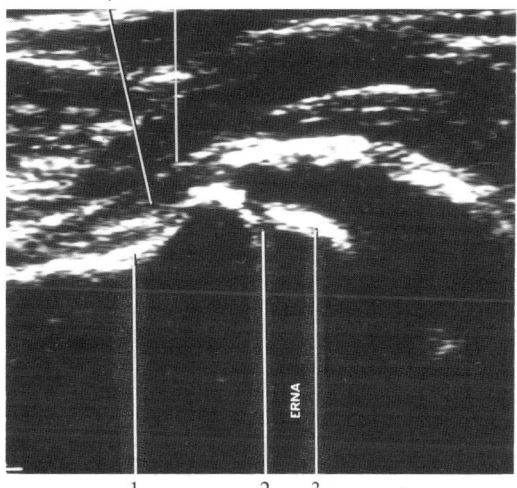

b Linkes Hüftgelenk. Der Hüftkopf befindet sich am Monitor links. Krankes Hüftgelenk mit deutlichem Erguß
1 Schenkelhals
2 Epiphysenfuge
3 Silhouette des Epiphysenkernes
4 Gelenkraum
5 Gelenkkapsel

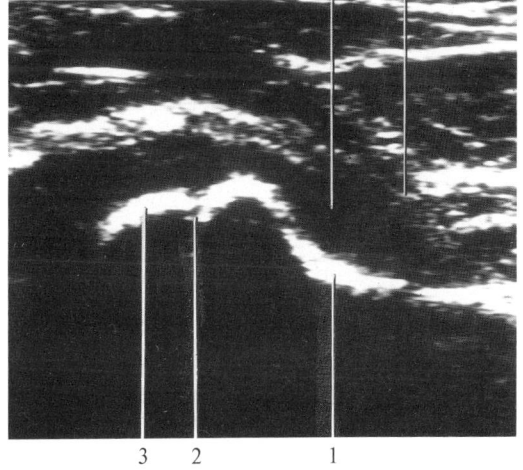

6.4.4 Anatomie und Sonoanatomie

Die von ventral sonographisch untersuchten Hüftgelenke erlauben eine gute Darstellung der Schenkelhals- und Hüftkopfkonturen (Abb. 6-104). Je nach Alter des Patienten zeigt sich die noch vorhandene Wachstumsfuge als Konturunterbrechung im distalen Hüftkopfbereich. Ebenfalls zur Darstellung kommt die den Pfannenrand und die das Hüftgelenk umgebende Muskulatur (M. sartorius, M. rectus femoris, M. iliopsoas – Abb. 6-104).

Besondere Bedeutung für die Ergußdiagnostik kommt der gut darstellbaren Gelenkkapsel zu. Die Messung der Schenkelhalskontur-Kapsel-Distanz ist ein wichtiges Maß für die Ergußdiagnostik im Vergleich zur Gegenseite. Im sonographischen Bild einer gesunden Kinderhüfte liegt die Gelenkkapsel der Knochenkontur des Schenkelhalses nicht unmittelbar auf, sondern ist von ihr durch eine echoarme Zone getrennt, die der Membrana synovialis entspricht (Abb. 6-104). Die Abb. 6-105 bis 6-107 zeigen die anatomischen Strukturen bei Schnittführungen am proximalen Femur zum Schenkelhals von kaudal nach kranial.

Nach Wingstrand [18] beträgt die Distanz zwischen Schenkelhals und Gelenkkapsel bei der dargestellten Schnittbildtechnik bei gesunden Kindern zwischen 4,2 und 6,7 mm auf der rechten Seite, auf der linken Seite beträgt die Distanz 4,3 und 6,8 mm. Die durchschnittliche Distanz rechts ist 5,24 mm, auf der linken Seite 5,21 mm. Eine Korrelation in der Altersgruppe von 3–11 Jahren zwischen dem Alter der Patienten und dem Schenkelhals-Kapsel-Abstand besteht offensichtlich nicht [20]. Dieser Schenkelhals-Kapsel-Abstand schwankt beim Vergleich zwischen Kleinkindern und Erwachsenen aber zwischen 4 und 8 mm [6].

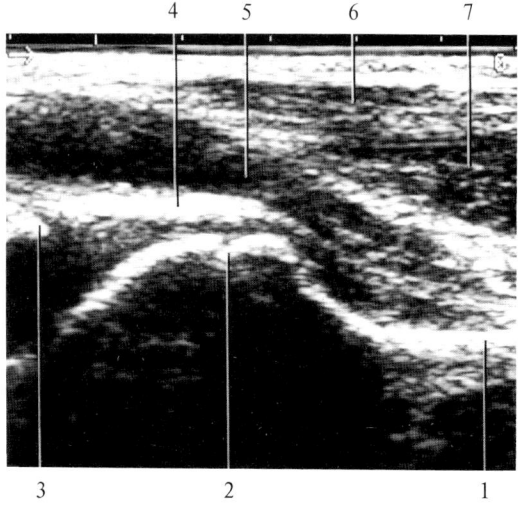

Abb. 6-104. G. J., 9 Jahre, linkes Hüftgelenk, ventrodorsaler Schnitt im Verlauf der Schenkelhalsachse mit Darstellung des Hüftgelenks von ventral
Am rechten Bildrand ist das proximale Femurende mit Übergang zum Femurhals zu erkennen (1), nach dorsal Schallschattenbildung durch starke Reflexion an der Knochenoberfläche, etwas links von der Bildmitte wird die Kontur unterbrochen. Diese Konturunterbrechung entspricht der Epiphysenfuge (2). Daran anschließend bildet sich der kräftige Reflexstreifen des knöchernen Hüftkopfes ab, ebenfalls mit Schallschattenbildung. Ventral davon bildet sich zunächst am linken Bildrand noch der kleine Rest des knöchernen Azetabulums ab (3). Von diesem ziehen die Echos der Gelenkkapsel über den Hüftkopf und Schenkelhals hinweg. Bedingt durch die Kapselverstärkung durch das Ligamentum iliofemorale zeichnet sich diese Echolinie über dem Hüftkopf durch ein kräftiges Reflexband aus (4). Weiter nach ventral kommt der M. iliopsoas zur Darstellung, der häufig als echoarme Zone imponiert (5). Die sich ventrokaudal anschließenden Echos entsprechen den Reflexen des M. sartorius (6) und denen des M. rectus femoris (7). Eine eindeutige Identifizierung und Zuordnung dieser beiden Muskeln ist häufig schwierig und nicht immer möglich. Am oberen Bildrand bilden sich die kräftigen Echos des Unterhautfettgewebes ab

Abb. 6-105. G. B., ventrodorsaler Schnitt am Übergang der Femurdiaphyse in den Schenkelhalsbereich

Am rechten Bildrand erkennt man wiederum den M. rectus femoris (1) und den M. vastus intermedius (2). In der Bildmitte verlassen diese beiden Muskel die Schnittebene. Von kranial ist der einstrahlende M. psoas zu erkennen (3), der in Folge des Faserverlaufes echoärmer erscheint als die zuvor genannten Muskeln. Ventral zwischen Psoas und M. rectus femoris stellt sich dreieckförmig noch ein Anteil des M. sartorius dar (4), dorsal des M. psoas findet man die Gelenkkapsel (5)

Abb. 6-106. G. B., Schnittebene weiter kranial in ventrodorsaler Richtung im Verlauf des Schenkelhalses (vgl. Abb. 6-105)

Man erkennt den ventral über die Gelenkkapsel hinwegziehenden M. psoas (1), er zeigt in dieser Abbildung nur einzelne Binnenechos. Während die Gelenkkapsel über dem Schenkelhalsbereich nur schwach dargestellt ist (2), kommt diese über dem Hüftkopf als kräftiges Reflexband zur Darstellung (3). Dies hat seine Ursache in der Kapselverstärkung durch das Ligamentum iliofemorale. Der echoarme Bereich zwischen der knöchernen Begrenzung des Femurkopfes und der Gelenkkapsel entspricht der hyalinen Knorpelkappe

Abb. 6-107. G. B., der Schallkopf ist im Vergleich zu den Voraufnahmen weiter nach kranial über das Hüftgelenk geführt worden

Am rechten Bildrand in der Tiefe erkennt man den metaphysären Anteil des koxalen Femurendes (1). Die noch offene Epiphysenfuge zeichnet sich durch die Konturunterbrechung ab (2). Nach kranial schließt sich die Epiphyse mit dem knöchernen und knorpeligen Anteil an (3). Der hyaline Knorpelüberzug wird nach ventral begrenzt durch die Gelenkkapsel, verstärkt durch das Ligamentum iliofemorale (4). Die Gelenkkapsel läuft kranial auf die ventralen Anteile des Azetabulums zu. Der Schallschatten des Azetabulums schneidet die kraniale Begrenzung des Hüftkopfes ab (5). Über das Hüftgelenk zieht wiederum der M. iliopsoas

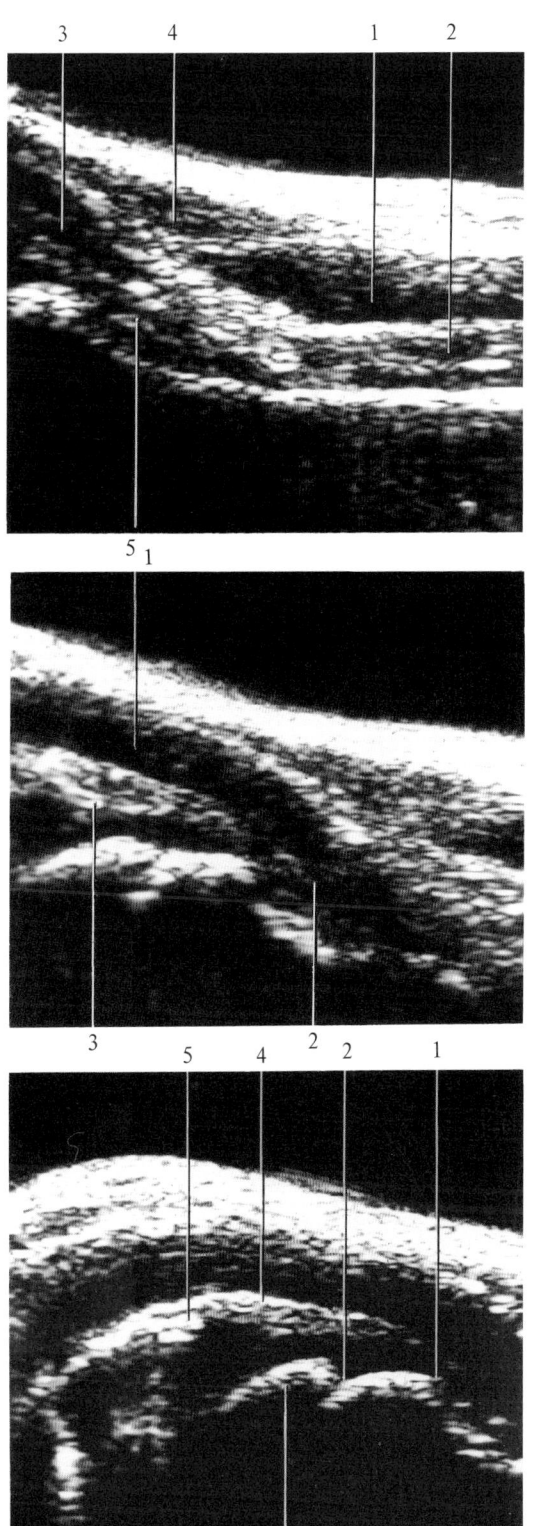

6.4.5 Spezielle Befunde

Bei intraartikulären Hüftgelenkergüssen breiten sich diese hauptsächlich im mittleren und ventralen Anteil des Schenkelhalses aus. Wie computertomographische Untersuchungen gezeigt haben, können auch im dorsalen Schenkelhalsanteil Ergüsse diagnostiziert werden. Im Bereich des Kopfes selbst konnten auch computertomographisch große Ergüsse nur schwierig dargestellt werden [18]. Aus diesen Überlegungen ist die ventrale Einstrahlrichtung die günstigste; sie ermöglicht es, auch sehr kleine Gelenkergüsse zu diagnostizieren.

Sonographisch wird die Distanz Schenkelhals-Kapsel im Vergleich mit dem gesunden Hüftgelenk an korrespondierender Stelle gemessen. Der mittlere Abstand zwischen Schenkelhalskontur und Gelenkkapsel beträgt bei Gelenkergüssen 9,0 mm (mit einer Streubreite von 5,8–12,9 mm) bei einem Patientengut von 3–11 Jahren [18]. Kleinere Abweichungen zwischen der sonographischen Distanzmessung und der Vergleichsmessung mittels Computertomographie (durchschnittlicher Distanzwert 8,5 mm) sind nur zum Teil durch die Kaliperabweichungen und die Distanz der Bildpunkte der verwendeten Ultraschallgeräte erklärbar.

Wie Wingstrand et al. [20] demonstrierten, ist die Verteilung des Gelenkergusses auch von der Kapselspannung abhängig. Bei Extension und Innenrotation kommt es zu einer Anspannung des Ligamentum iliofemorale und somit zu einer geänderten Flüssigkeitsverteilung. Dies ist möglicherweise die Ursache für die leichte Distanzdifferenz zwischen CT- und sonographischer Messung.

Ein Gelenkerguß gilt als wahrscheinlich, wenn die Distanz Gelenkkapsel-Schenkelhalskontur im Seitenvergleich mehr als 2 mm beträgt, als sicher, wenn die Distanz 3 mm beträgt [17]!

Exner et al. [6] verglichen die Seitendifferenz bei Gelenkergüssen unter Verwendung eines 5-MHz-Transducers. Sie betrug maximal 2 mm! Fallbeispiele zeigen die Abb. 6-108 bis 6-119. Eine Abgrenzung zwischen synovitischem Gewebe und Gelenkflüssigkeit ist im Hüftgelenk sono-graphisch in der Regel nur schwer möglich. Damit erklären sich auch vergebliche Aspirationsversuche im Hüftgelenk trotz sonographisch sichtbarer Gelenkkapselabhebung und gesicherter intraartikulärer Nadellage bei Punktion.

6.4.6 Methodische Probleme und klinische Relevanz

Die Untersuchungstechnik ist einfach. Die Distanzmessung kann mit dem eingebauten Kaliper durchgeführt werden und ergibt ein hohe Meßgenauigkeit. Diese kann nur erreicht werden, wenn gute Geräte zur Verfügung stehen. Sind die Bildpunkte („Pixels") zu groß, macht der Kaliper bei der Messung zu große Sprünge. Differenzen im Millimeterbereich können nicht mehr mit der nötigen Signifikanz gemessen werden.

Große Beachtung ist der klaren Darstellung der Gelenkkapsel zu schenken. Ist diese Echostruktur nicht eindeutig zu identifizieren, besteht die Gefahr, daß der häufig zu einem großen Anteil echofreie M. iliopsoas fälschlich als Hinweis für einen intraartikulären Erguß angesehen wird.

Durch die leichte Anwendbarkeit und hohe Aussagekraft hinsichtlich eines Gelenkergusses sollte die Sonographie vor allen anderen Untersuchungen wie CT, Szintigraphie und -metrie eingesetzt werden.

Probleme ergaben sich weniger bei der Anwendung der Methode selbst, als bei der Interpretation der Ergebnisse: Festgehalten muß werden, daß ein diagnostizierter Hüftgelenkerguß nicht unbedingt durch eine primäre Synovitis allein herbeigeführt werden kann, sondern auch bei anderen Gelenkerkrankungen existiert.

So berichtet Wingstrand selbst [18], daß bei 29 Hüftgelenken mit Gelenkerguß sich im weiteren Verlauf (allerdings nur bei einem Gelenk) das Frühstadium eines M. Perthes demaskierte. Auch Exner [6] berichtet über die Möglichkeit, daß beim M. Perthes, aber auch bei der floriden Femurkopfnekrose des Erwachsenen gleichzeitig Hüftgelenkergüsse mit einer Seitendifferenz zwischen 4 und 11 mm nachgewiesen werden konnten.

Prinzipiell erweist sich aber die Sonographie von Hüftgelenken zum Nachweis eines Gelenkergusses zusehends als eine äußerst zuverlässige diagnostische Methode. Wie eingangs bereits erwähnt, erhielten Wilson et al. [17] bei ihren Untersuchungen weder falsch-positive noch falsch-negative Punktionsergebnisse nach sonographischer Voruntersuchung. Adams [2] berichtet in seinen Publikationen mit 16 Patienten über 2 falsch-positive Diagnosen und über keine falsch-negativen Diagnosen. Er berichtet weiter, daß im Vergleich mit der Röntgenuntersuchung in einem Fall eine falsch-positive und in 5 Fällen eine falsch-negative Diagnose gestellt wurde.

Die Schlußfolgerung, daß die Sonographie der Röntgenuntersuchung überlegen ist, deckt sich auch mit unseren Erfahrungen. Auch wir hatten nach sonographischer Voruntersuchung kein falsch-positives bzw. falsch-negatives Punktionsergebnis.

In unserem Untersuchungsgut wurde kein Patient mit der Verdachtsdiagnose „septische Koxitis" punktiert. Wir haben z. Z. keine Erfahrung, ob sich das sonographische Bild mit einer echofreien Zone in Abhängigkeit von der Ergußqualität ändert. Wilson et al. [17] berichten jedoch, daß sie keine spezifischen Ultraschallbefunde bei septischer Koxitis im Vergleich zu einem aseptischen Erguß nachweisen konnten.

Die Abschätzung der zu erwartenden Punktionsmenge aufgrund des sonographischen Befundes erscheint schwierig, da in Abhängigkeit vom Alter der Kinder der echofreie Bereich zwischen Schenkelhals und Hüftkopf einerseits und Gelenkkapsel andererseits noch abhängig vom Verknöcherungszustand und der damit verbunde-

nen Breite des ebenfalls echoarmen bis echofreien Knorpelanteiles ist. Standardisierte Vergleichsaufnahmen mit der Gegenseite sind daher unerläßlich zur Befundbeurteilung.

Trotzdem sind die angegebenen Fallzahlen in Relation zu den richtig diagnostizierten Fällen verschwindend gering. Es ist daher die Hüftsonographie mit der Fragestellung „Erguß" besonders bei unklaren und fraglichen Hüftgelenkaffektionen als nicht belastendes Diagnosemittel der 1. Wahl sinnvoll und nützlich. Trotz der aufgezeigten Einschränkungen leistet die Sonographie, besonders bei der Differentialdiagnose M. Perthes initialis – „Hüftschnupfen" –, gute Dienste.

Geht man davon aus, daß erhöhter Gelenkinnendruck die Gefahr von Gefäßschäden mit konsekutiven Kopfnekrosen in sich birgt [3, 9], ist eine rasche, unkomplizierte Ergußdiagnose wichtig. Jugendliche Patienten können nach Diagnosestellung sofort unter Verwendung eines Punktionsschallkopfes (unter Beachtung der Asepsis) in Lokalanästhesie punktiert werden.

Die ultraschallunterstützte Punktion ist ein großer Vorteil, da die Punktionsnadel präzise lokalisiert werden kann. Bei Kleinkindern ist diese Punktion in Lokalanästhesie nicht möglich, und wir führen dann die Punktion in Allgemeinnarkose durch.

Ein weiterer Vorteil der Ultraschalluntersuchung besteht darin, daß der Verlauf nach Punktion natürlich problemlos auch bei in Extension liegendem Patienten im Bett kontrolliert werden kann.

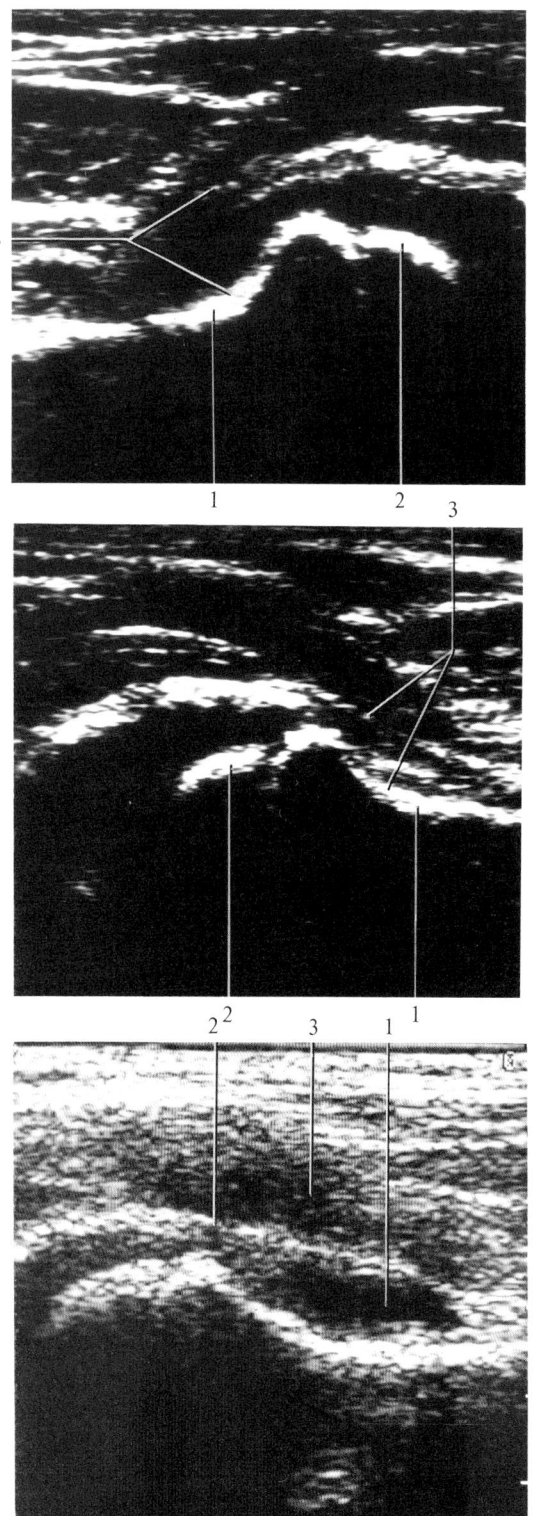

Abb. 6-108. S. E., 6 Jahre alter Patient mit leichtem Hüfthinken rechts; Laborparameter unauffällig. Patient hatte vor 3 Wochen einen grippalen Infekt durchgemacht
a Rechtes Hüftgelenk. Deutlicher Hüftgelenkerguß mit Abdrängung der Gelenkkapsel, der Kapselstreifen ist nicht ideal dargestellt
1 Schenkelhalskontur
2 Epiphyse
3 Distanz zwischen Schenkelhals und Gelenkkapsel

b Sonogramm des linken Hüftgelenks zum Vergleich. Kein sicherer Erguß nachweisbar. Dieselben Bezeichnungen wie in Abb. 6-108 a

Abb. 6-109 a, b. G. J., 9 Jahre.
a Linkes Hüftgelenk mit intraartikulärem Erguß
Im Vergleich mit Abb. 6-109 b kommt ventral von den Echos der vorderen Schenkelhalskontur ein echofreier Bezirk zur Darstellung (1). Der Kapselbandstreifen (2) ausgehend vom Azetabulum ist über dem Hüftkopf nur gering, über dem Schenkelhalsbereich jedoch deutlich nach ventral abgedrängt und hat einen nach ventral konvexen Verlauf. Der echofreie Bereich und die Abdrängung der Kapsel nach ventral sind charakteristische Hinweise auf das Vorliegen eines intraartikulären Ergusses. Der M. iliopsoas stellt sich wiederum echoarm, teilweise echofrei dar (3). Am rechten oberen Bildrand zeichnen sich die fibroadipösen Septen des M. sartorius und des M. rectus femoris mit den reflexreichen intramuskulären Septen ab

b Vergleichsaufnahme des rechten Hüftgelenks, Normalbefund

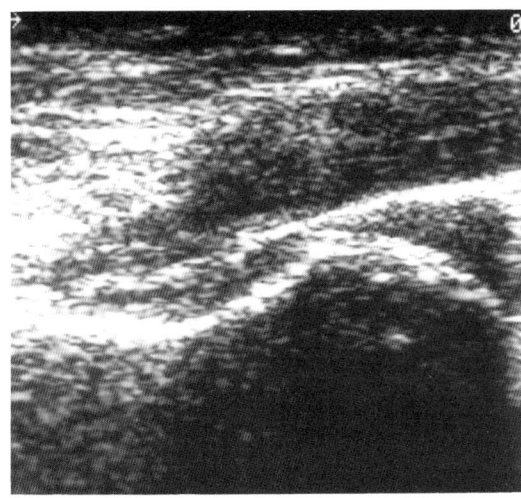

Abb. 6-110. G. J., 9 Jahre, linkes Hüftgelenk, Zustand nach Punktion
Diese Aufnahme gehört zu dem gleichen Patienten wie Abb. 6-109 a, b und entspricht dem sonographischen Befund nach Gelenkpunktion des Gelenkes in Abb. 6-109 a. In der Gegenüberstellung beider Sonogramme ist deutlich zu erkennen, daß der echofreie Bereich nun nicht mehr vorhanden ist. Die Gelenkpunktion hat zu einer Entlastung geführt, und die Gelenkkapsel zieht nun wieder ohne Abdrängung nach ventral über den Schenkelhalsbereich hinweg

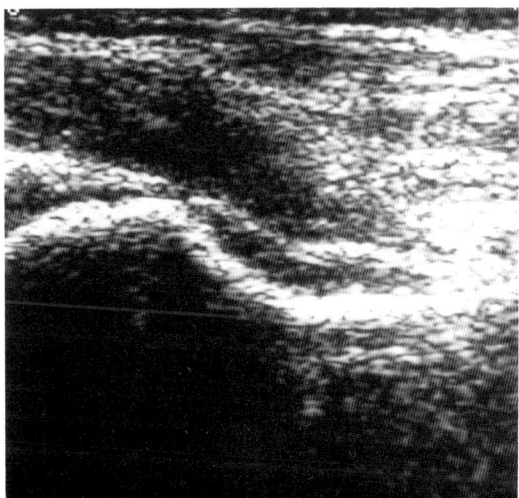

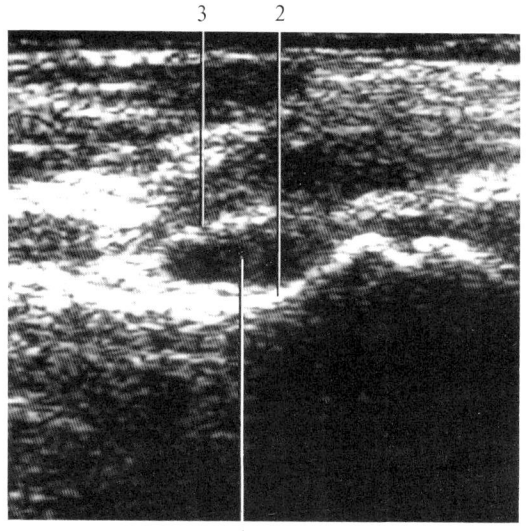

3 2

1

Abb. 6-111 a, b. B. Y., 5 Jahre.
a Rechtes Hüftgelenk mit Erguß
Bei der Patientin fand sich klinisch ein Schonhinken rechts und eine eingeschränkte Innendrehfähigkeit im rechten Hüftgelenk. Als sonographisches Korrelat konnte eine deutliche intraartikuläre Ergußbildung (1) nachgewiesen werden mit den typischen Zeichen eines echoarmen Bereiches zwischen der vorderen Begrenzung des Schenkelhalses (2) sowie einer deutlich nach ventral abgedrängten Gelenkkapsel (3). Der sonographische Befund konnte durch Punktion bestätigt werden

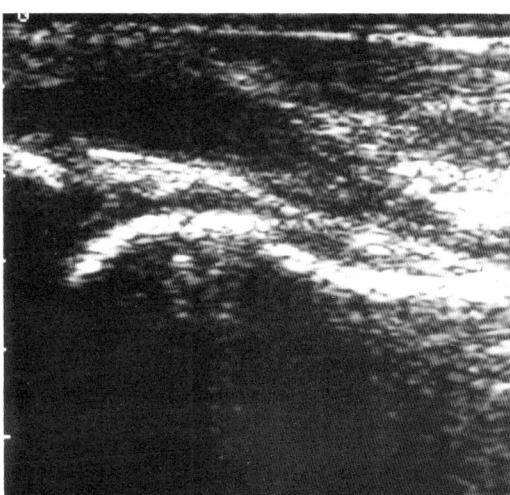

b Linkes Hüftgelenk, gesund (vgl. 6-111 a), ventrodorsaler Schnitt im Verlauf der Schenkelhalsachse
Die ventrale Begrenzung von Femur, Schenkelhals, Epiphyse und knöchernem Hüftkopf ist klar zu erkennen. Bei dem 5jährigen Patienten ist der Hüftkopf noch mit einer relativ breiten Knorpelschicht überzogen, so daß eine deutliche Distanz zwischen den Echos von knöchernem Hüftkopf und Gelenkkapsel vorhanden ist. Im Halsbereich stellt sich keine echoarme Zone dar, der Kapselstreifen ist nicht abgedrängt

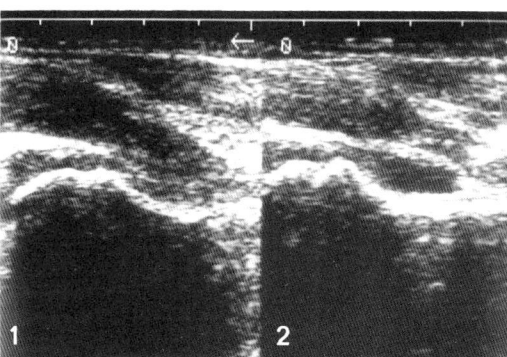

1   2

Abb. 6-112. B. Y., 5 Jahre alt, direkte Gegenüberstellung der sonographischen Befunde beider Hüftgelenke zum besseren direkten Vergleich
Man erkennt deutlich auf der kranken Seite (2) den Erguß und den veränderten Verlauf der Gelenkkapsel

Abb. 6-113. B. Y., röntgenologisches Korrelat zu Abb. 6-111, 6-112

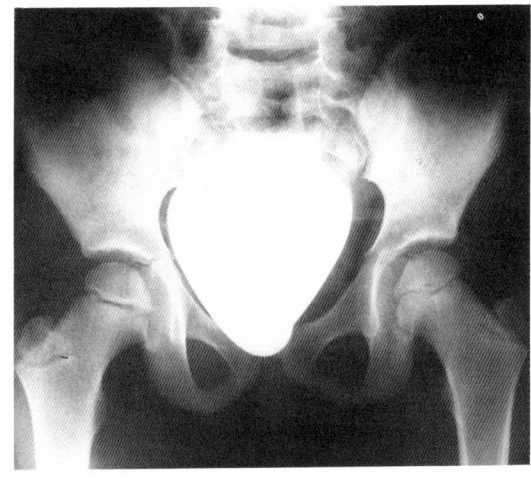

Abb. 6-114 a. B. N., 8 Jahre alt, linkes Hüftgelenk
Vom linken Bildrand ausgehend sind die knöchernen Konturen der proximalen Anteile des Femurs bis zum Hüftkopf mit Schallschattenbildung deutlich zu erkennen. Als Zeichen eines intraartikulären Ergusses (1) ein echofreier Bereich mit Abdrängung der Gelenkkapsel an typischer Stelle. Der M. iliopsoas (2) über der Gelenkkapsel ist echoärmer als die Muskelanteile des M. sartorius und des M. rectus femoris (3)
4 Vastus intermedius

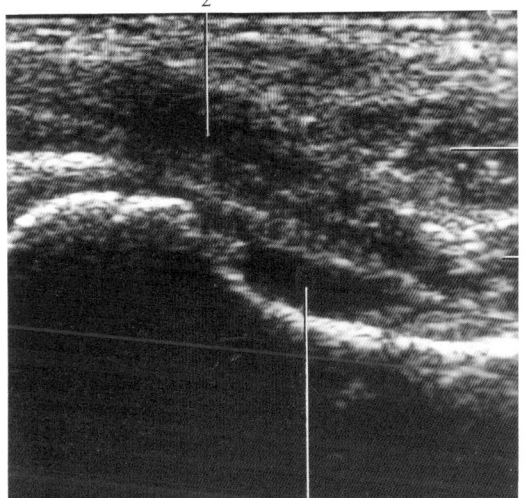

Abb. 6-114 b. B. N., 8 Jahre, rechtes Hüftgelenk. Kontrollsonographie der schmerzfreien Hüfte
Sonographischer Normalbefund ohne Hinweiszeichen eines intraartikulären Ergusses

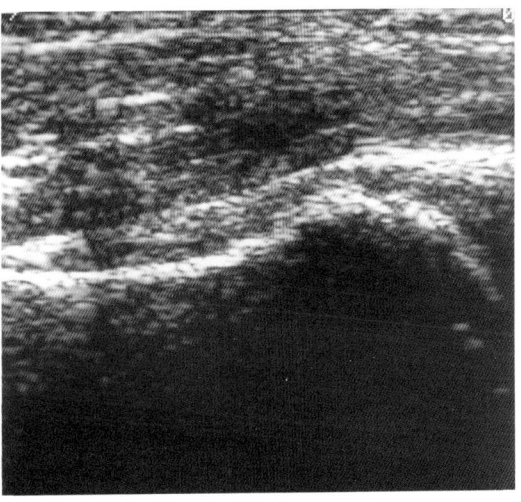

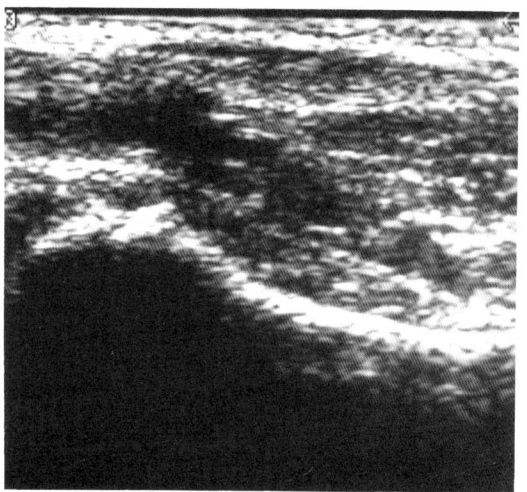

Abb. 6-115. B. N., 8 Jahre, linkes Hüftgelenk. Kontrollso-nographie 1 Tag nach positiver Gelenkpunktion

Im Vergleich mit der Kontrollsonographie auf der rechten Seite (Abb. 6-114 b) findet sich noch eine kleine echoarme Zone mit geringer Verdrängung der Gelenk-kapsel als Hinweis auf einen kleinen Resterguß oder eine mögliche Kapselschwellung. Im Vergleich mit der Aufnahme vor der Punktion ist der Gelenkerguß jedoch deutlich kleiner

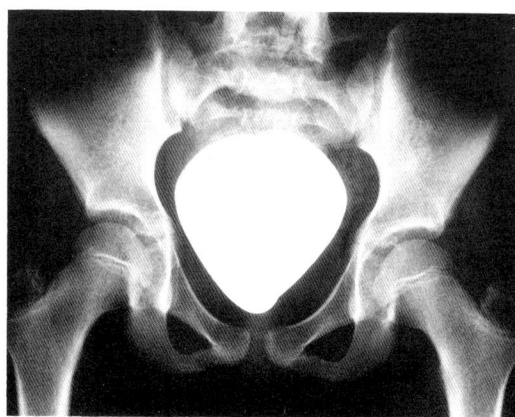

Abb. 6-116. B. N., röntgenologisches Korrelat zu Abb. 6-114, 6-115

Abb. 6-117. G. E., Koxitis linkes Hüftgelenk bei einem 4 Jahre alten Patienten, ventrodorsaler Schnitt direkt über dem Schenkelhals

Die knöchernen Strukturen sind klar abgrenzbar, ebenso die Epiphysenfuge. Die Gelenkkapsel ist im Bereich des Schenkelhalses nach ventral konvex abgehoben (1). Beachte, daß sich auch hier der M. psoas nahezu echofrei darstellt (2). Da die Gelenkkapsel über dem Schenkelhalsbereich nur durch zarte Echos zu erkennen ist, ist eine Fehlinterpretation „Erguß im M. psoas" möglich

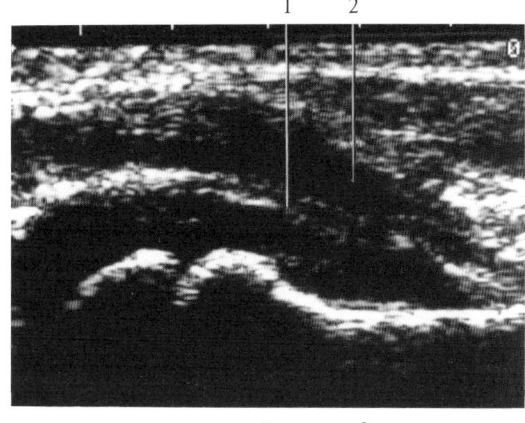

Abb. 6-118. S. U., 16jähriger Patient mit abakterieller Koxitis links

Zwischen Gelenkkapsel und ventraler Begrenzung des Femurs kommt ein echofreier Raum zur Abbildung (1), der dem intraartikulären Erguß entspricht. Der M. psoas zeigt auch bei diesem Patienten nur schwache Binnenechos (2). Im Vergleich mit dem Sonogramm des gesunden Gelenkes zeigte sich eine Seitendifferenz von 5 mm; vgl. auch Abb. 6–120

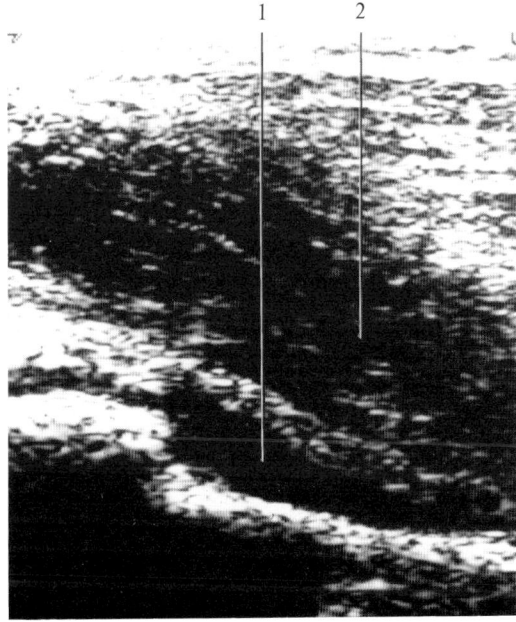

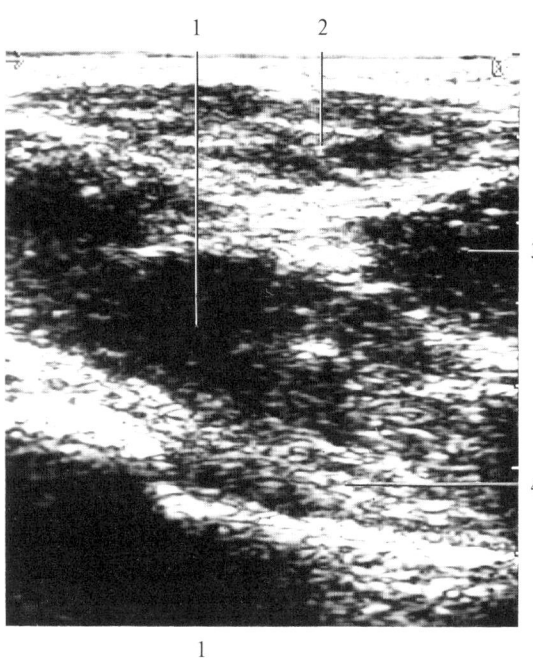

Abb. 6-119. S. U., Hüftgelenk unmittelbar nach der Punktion von 10 ml eines klaren, bernsteinfarbenen Ergusses
Man erkennt, daß nach Punktion die Gelenkkapsel (4) wieder der ventralen Begrenzung des Schenkelhalses aufliegt
1 M. psoas
2 M. sartorius
3 M. rectus femoris

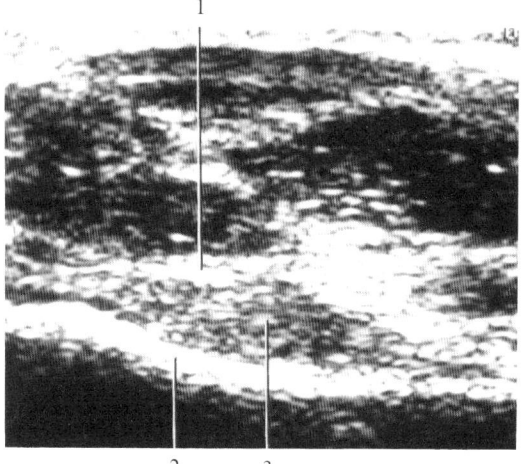

Abb. 6-120. Linkes Hüftgelenk eines 13jährigen Patienten
Die Gelenkkapsel (1) ist deutlich nach ventral von der Schenkelhalskontur (2) abgehoben, der Gelenkraum ist verbreitert und mit deutlichen Binnenechos (3) ausgefüllt (vgl. Abb. 6-118). Intraoperativ entsprach dieser Befund einer Synovialisverdickung auf über 1 cm ohne jeglichen Erguß

7 Kniegelenk

unter Mitarbeit von Norbert M. Hien,
Ekkehard Röhr und Christof Sohn

7.1 Literaturüberblick

Die Sonographie des Kniegelenkes begann Anfang der 70er Jahre mit der Diagnostik von Kniegelenkschwellungen, insbesondere mit der bildlichen Darstellung der Poplitealzysten [5, 15]. Meire und Lindsay berichteten 1974 über einen Vergleich von Ultraschalluntersuchungsbefunden mit Arthrographiebefunden bei der Diagnostik von Kniegelenkschwellungen [27]. Zahlreich sind in der Zwischenzeit die Publikationen, die sich mit der sonographischen Diagnostik von Baker-Zysten befaßten [2, 3, 4, 8, 13, 16, 17, 18, 19, 20, 24, 26, 27, 29, 30, 39].

Darüber hinaus oder ergänzend wurde von verschiedenen Autoren über die Diagnostik von Meniskusganglien, über die Ergußdiagnostik sowie über den Einsatz der Sonographie am Kniegelenk bei rheumatischen Erkrankungen berichtet [1, 6, 11, 12, 15, 23, 28, 34, 36, 43]. Vornehmlich wurde also die Sonographie zu Rate gezogen, wenn es um die Abklärung pathologischer Flüssigkeitsansammlungen ging. Die Eignung der Sonographie zur Abklärung dieser Veränderungen ist unbestritten und wird heute allgemein anerkannt.

Mit dem Problem der sonographischen Meniskusdarstellung befaßten sich erstmals 1980 Dragonat und Claussen [9]. Sie führten ihre Untersuchungen mit einer 5-MHz-Sonde eines Compoundscans durch. An 10 kniegesunden Probanden zeigten sie die sonographische Darstellbarkeit des Meniskus, dessen Bild sie als feingranulär inhomogen beschrieben. Die Meniskussonographie erschien ihnen jedoch nicht als Routineverfahren zur Darstellung von pathologischen Veränderungen geeignet, eine klinische Konsequenz folgte daher ihren Untersuchungen nicht.

Sattler und Gerhold berichteten 1984, daß sich der Meniskus gegenüber anderen Strukturen nicht deutlich abgrenzen ließe [34]. Sie verwandten einen Sektorscan mit einem 4-MHz-Schallkopf. Bei experimentellen Studien an Leichenknien konnten Sohn et al. jedoch eine gute Darstellbarkeit des Meniskus und seiner Läsionen mit Hilfe eines 7,5-MHz-Schallkopfes eines Realtime-Sektorscans nachweisen. Eine anschließende klinische Studie ergab eine sehr gute Übereinstimmung von sonographischen Befunden und den im Anschluß daran operativ erhobenen Befunden [40, 41, 42]. Eine weitere Arbeit über die Meniskussonographie wurde 1986 von Selby et al. vorgelegt [38].

Ebenso spärlich wie bei der Meniskussonographie sind die Publikationen, die sich mit der sonographischen Darstellbarkeit der Kreuzbänder befassen. Erste experimentelle Untersuchungen darüber wurden von Röhr durchgeführt und veröffentlicht [31, 32, 33]. Untersuchungen über die klinische Relevanz stehen z. Z. noch aus.

Mit der sonographischen Diagnostik bei Kapselbandverletzungen am Kniegelenk haben sich Hien et al. befaßt. Sie versuchten nicht den Weg der direkten Darstellung der rupturierten Bänder, sondern bringen die Instabilität bei der klinischen Untersuchung sonographisch zur Darstellung [21, 22, 35].

Auch mit dem Kniestreckapparat haben sich bislang nur wenige Autoren befaßt. Wiesen und Rossak [44] berichteten 1986 über die sonographische Diagnostik einer Quadrizepssehnenruptur. Über die sonographisch zu erhebenden Befunde am Ligamentum patellae haben erstmals 1984 Fornage et al. [14] publiziert und anhand von 65 Untersuchungen normale Befunde pathologischen Befunden gegenübergestellt.

Erste Bilder über die sonographische Darstellbarkeit des M. Osgood-Schlatter wurden 1986 veröffentlicht [37]. Über die erste Erfahrung der sonographischen Darstellbarkeit der Plica patellaris haben Derks et al. berichtet [7]. Lenz und Heusgen [25] sowie Eichhorn [10] haben Untersuchungen über die Darstellbarkeit des femoropatellaren Gleitlagers gemacht und ihre Ergebnisse erstmals 1986 vorgetragen.

7.2 Geräte und Dokumentation

Für die sonographische Untersuchung des Kniegelenkes eignen sich alle modernen handelsüblichen Real-time-Ultraschallgeräte. Für viele Fragestellungen ist es gleichgültig, ob dabei ein Lineararray oder ein Sektorscan verwendet wird, so z. B. für die Diagnostik von Baker-Zysten, Weichteiltumoren sowie zur Beurteilung von Synovialitiden oder von Bursaerkrankungen.

Es ist ratsam, Schallköpfe mit einer Sendefrequenz von 5–7,5 MHz zu benützen. Sowohl zur besseren Ankoppelung als auch zur besseren Nahauflösung ist es günstig, eine Wasservorlaufstrecke oder ein Gelkissen zu verwenden.

Zur Beurteilung des Kniestreckapparates, insbesondere zur Darstellung des Ligamentum patellae, sollte ein Linearscan verwendet werden. Nur dadurch können Artefaktbildungen, wie sie bei nicht orthograd einfallenden Schallimpulsen eines Sektorscans auftreten, vermieden werden (s. Abschn. 9.2.2).

Für die Sonographie des Meniskus oder der Kreuzbänder ist ein Sektorscan besser geeignet, da dieser Schallkopftypus die beste Einsehbarkeit des Gelenkes gestattet. Die Benutzung einer Sonde mit einer Frequenz von 7,5 MHz ist zu empfehlen. Der Vergleich mit einem 5-MHz-Schallkopf zeigt, daß sich mit dessen Hilfe der Meniskus nur inhomogen darstellt, und somit die Unterscheidung zwischen Läsionen des Meniskus und dem Normalbefund oftmals nicht zuverlässig gelingt. Die Auflagefläche der Sektorscansonde sollte möglichst klein sein, so daß der Schallkopf gut über dem Gelenkspalt plaziert werden kann.

Die Dokumentation von Longitudinalschnitten wird in der Form durchgeführt, daß kraniale Abschnitte am linken Bildrand liegen. Transversalschnitte werden so orientiert, daß die rechte Körperseite am linken Bildrand zur Abbildung kommt.

Im Routinebetrieb erfolgt die Dokumentation mit Photoaufnahmen, wobei je nach Befund mehrere Schnitte in unterschiedlichen Untersuchungsebenen festgehalten werden. Wie am Schultergelenk oder bei Erfassung von dynamischen Untersuchungsabläufen an anderen Gelenken oder an der Muskulatur stellt diese Dokumentationsart einen Kompromiß dar. Es ist daher sinnvoll, im Einzelfall zusätzlich Videoaufzeichnungen vom Untersuchungsgang anzufertigen.

7.3 Methode, Schallkopfposition und Untersuchungstechnik

7.3.1 Allgemeine Hinweise

Zur systematischen sonographischen Untersuchung des Kniegelenkes gehört die Darstellung aller für das Gelenk wichtiger Strukturen. Zur besseren Orientierung bieten sich Longitudinalschnitte an, da sich diese leichter der Anatomie zuordnen lassen, als Bilder, die in der Transversalebene angefertigt wurden.

Ventrale Transversalschnitte gehören jedoch zum Routineprogramm der Untersuchung des Kniestreckapparates. Dorsale Transversalschnitte sind sinnvoll bei der Kalibermessung der Gefäße im Querschnitt sowie zur vollständigen Erfassung und Dokumentation von pathologischen Veränderungen.

7.3.2 Meniskus

Die Untersuchung beginnt dorsal in der Kniekehle, der Patient liegt dazu in Bauchlage. Der Fuß wird mit einer kleinen Rolle unterlegt, damit das Bein im Kniegelenk nicht überstreckt ist. Mit dem Schallkopf werden nun die poplitealen Gefäße dargestellt, da somit die exakte Längsschnittführung überprüft werden kann. Nun wird der Schallkopf über den dorsalen Gelenkspalt geführt, bis das Hinterhorn des Meniskus zur Darstellung kommt.

In Abhängigkeit von der Dicke des Weichteilmantels wird die Eindringtiefe der Schallenergie eingestellt. Gesamtverstärkung und Tiefenausgleich werden so gewählt, daß das Dreieck des Meniskus graufarben und homogen bis zur Spitze einsehbar wird. Eine bessere Hervorhebung des Reflexmusters einer Meniskusläsion kann durch Anhebung des Kontrastes erreicht werden. Innen- und Außenmeniskus werden in gleicher Weise untersucht.

Nach Untersuchung und Dokumentation der Befunde im Hinterhornbereich kann sich der Patient zur besseren Einsicht der Pars intermedia auf die Seite legen, das Bein wird im Kniegelenk um etwa 20° angewinkelt. Befunde der Pars intermedia werden ebenfalls dokumentiert. Aus dieser Position heraus läßt sich auch das Vorderhorn des Meniskus darstellen. Es ist jedoch manchmal günstiger, den Patienten dazu auf den Rücken zu lagern und das Bein in 90° Beugestellung auf der Untersuchungsliege aufzustellen.

7.3.3 Kreuzbänder

Die Sonographie der Kreuzbänder steckt z. Z. noch in den Anfängen. Die Untersuchung wird stark durch die anatomischen Voraussetzungen eingeschränkt. Darüber hinaus setzen die physikalischen Gegebenheiten des Ultraschalls der Untersuchung ebenfalls enge Grenzen. Es erscheint uns daher im Augenblick noch nicht angebracht, von einem standardisierten Untersuchungsgang zu sprechen. Die derzeit vorhandenen Möglichkeiten und Grenzen der Kreuzbandsonographie möchten wir dennoch vorstellen und werden diese im Abschnitt 7.4.3 beschreiben.

7.3.4 Kniestreckapparat

Zur Untersuchung des Kniestreckapparates liegt der Patient auf dem Rücken mit leicht gebeugten Kniegelenken. In der Sagittalebene wird zunächst der kaudale Pol der Patella aufgesucht und das Ligamentum patellae danach bis zum Ansatz an der Tuberositas tibiae dargestellt. Zu beachten ist

dabei, daß der Transducer parallel zum Ligamentum patellae ausgerichtet ist, und daß nach Möglichkeit der Schallimpuls senkrecht auf die Sehne trifft. An die Untersuchung in longitudinaler Richtung schließt sich die Untersuchung in transversaler Richtung an.

In gleicher Weise wird die Quadrizepssehne untersucht. Manchmal ist die Abgrenzung der Quadrizepssehne gegen die umgebende Muskulatur schwierig. In diesen Fällen kann zur besseren Differenzierung eine dynamische Untersuchung mit leichter Flexion und Extension im Kniegelenk beitragen. Liegt ein intraartikulärer Erguß im oberen Recessus vor, so liegt der echoarme Bereich unmittelbar dorsal der Sehne, und es bereitet dann keine Probleme, die Quadrizepssehne abzugrenzen.

Wegen der Unebenheiten der zu untersuchenden Region und der sehr oberflächlich gelegenen Strukturen ist auch hierbei die Verwendung einer Wasservorlaufstrecke zu empfehlen.

7.3.5 Stabilitätsprüfung

Zur Überprüfung der Stabilität der Kreuzbänder liegt der Patient auf dem Rücken, das Kniegelenk wird in 20° Beugestellung gelagert. Der Schallkopf wird dabei unmittelbar medial der Patella geführt, so daß sich ein streng sagittaler Längsschnitt ergibt, bei dem die ventralen Knochenstrukturen des medialen Femurkondylus und des proximalen Tibiaendes zur Darstellung kommen.

Diese Einstellung wird zunächst in Ruheposition und anschließend bei maximaler, manuell ausgeführter vorderer Schublade dokumentiert. Durch Vergleich beider Aufnahmen wird die Verschieblichkeit der vorderen Tibiakontur zum medialen Femurkondylus bestimmt.

Zur Dokumentation der medialen Seitenbandinstabilität bleibt der Patient in Rückenlage. Der Schallkopf wird in eine frontale Untersuchungsebene gedreht und unmittelbar hinter dem Seitenband angekoppelt. Bei 20° Beugestellung erfolgen Aufnahmen in Neutralstellung und bei maximalem Valgusstreß. Als Maß für die Instabilität gilt die Differenz der Strecken, die durch die Endpunkte von Tibia und Femurkondylus festgelegt sind.

7.4 Anatomie und Sonoanatomie

7.4.1 Anatomie des Kniegelenks

Durch die besonderen anatomischen Verhältnisse des Kniegelenkes und die daraus resultierenden Echoverhältnisse ist es notwendig, einige für die Sonographie wesentliche Strukturen kurz zu rekapitulieren.

Gelenkkapsel. Die fibröse Gelenkkapsel sowie die Synovialmembran liegen am Kniegelenk nur teilweise dicht beieinander, z. B. im infrapatellaren Bereich kurz unterhalb der Kniescheibe. Weiter distal hingegen trennt der Hoffa-Fettkörper die fibröse Gelenkkapsel von dem synovialen Anteil. Auch im dorsalen Gelenkabschnitt wird die Membrana synovialis, die nach ventral hin die Kreuzbänder umgibt, weit von der fibrösen Kapsel, die dorsal des hinteren Kreuzbandes liegt, abgedrängt.

Verstärkt wird die fibröse Gelenkkapsel durch das Ligamentum patellae, durch das mediale Seitenband, durch die Quadrizepssehne, das Caput mediale und laterale des M. gastrocnemius sowie durch den M. popliteus und die Sehne des M. semimembranosus.

Menisci. Die Menisken bestehen aus Faserknorpel und liegen dem medialen und lateralen Tibiaplateau auf. Die Randzone besteht aus lockerem, gefäßreichem Bindegewebe. Nach ventral hin sind beide Menisken durch das Ligamentum transversum verbunden, dorsal besteht häufig eine faserförmige Verbindung zwischen dem lateralen Meniskus und dem hinteren Kreuzband. Der mediale Meniskus hat eine sichelförmige Struktur, das Hinterhorn ist 16–17 mm breit und etwa 14 mm hoch.

Nach ventral nehmen Höhe und Breite des Innenmeniskus deutlich ab. Das Vorderhorn des Innenmeniskus setzt, sich faserförmig auffächernd, an der Area intercondylaris anterior an. Das Innenmeniskushinterhorn geht in eine senkrecht gestellte Faserplatte über. Diese ist mit dem Gelenk verwachsen und nicht mit Synovialis

umhüllt. Im Hinterhornbereich ist der Innenmeniskus höher als der Außenmeniskus, umgekehrt sind die Verhältnisse im ventralen Bereich.

Der Spalt zwischen dem hinteren Abschnitt des Außenmeniskus und der Kapsel wird von einer Tasche ausgefüllt, die sich nach kranial öffnet und nach distal häufig mit dem Spalt des tibiofibularen Gelenkes in Verbindung steht (Recessus subpopliteus).

Von vorn bis zum Übergang zum hinteren Drittel ist auch der Außenmeniskus mit der Gelenkkapsel adhärent. Dorsal vom lateralen Seitenband löst sich der Außenmeniskus unter Bildung des Recessus subpopliteus von der Kapsel ab. Der laterale Meniskus ist in allen Abschnitten fast annähernd gleich hoch (11–13 mm).

Vorderes und hinteres Kreuzband. Die Kreuzbänder entspringen femurseitig von den einander zugekehrten Flächen der Kondylen in der Fossa intercondylaris und ziehen zur Area intercondylaris tibiae. Sie werden ventral von der Gelenkinnenhaut umgeben. Dorsal sind sie nicht von der Membrana synovialis umhüllt, hier schließt sich gleich die fibröse Gelenkkapsel an.

Das vordere Kreuzband entspringt breitflächig aus der Area intercondylaris anterior. Die lateral entspringenden Fasern ziehen sich auffächernd weit nach dorsal, die medialen Fasern sind kürzer als die dorsalen und steigen steiler nach kranial. Der proximale Ansatz des vorderen Kreuzbandes liegt wesentlich weiter kranial als der proximale Ansatz des hinteren Kreuzbandes.

Bei Innenrotation werden die Bandzüge des vorderen Kreuzbandes angespannt. Bei einer Außenrotation des Unterschenkels kommt es zu einer „Entwindung" von vorderem und hinterem Kreuzband.

Das hintere Kreuzband ist deutlich stärker als das vordere. Es entspringt als Platte aus der Area intercondylaris posterior. Der proximale Ansatz ist die Facies intercondylaris sowie fast der gesamte Grund der Fossa intercondylaris.

Kollateralbänder. Die Seitenbänder ziehen von den Epikondylen des Femurs zum Schienbeinkopf bzw. zur Fibula. Der mediale Seitenbandkomplex ist mit der Gelenkkapsel sowie mit dem Innenmeniskus verwachsen. Der Verlauf ist nach distal fächerförmig. Der distale Ansatz kann bis zu 8 cm vom medialen Gelenkspalt entfernt sein. Kurze Faserzüge hingegen strahlen in den medialen Meniskus ein, sie liegen relativ weit dorsal. Zwischen beiden Schichten kann ein Schleimbeutel liegen.

Das laterale Seitenband ist parallelfaserig und fast bleistiftdick. Es zieht vom Epicondylus lateralis femoris zum Caput fibulae. Das laterale Seitenband liegt extrakapsulär. Der Zwischenraum zwischen Seitenband und Gelenkkapsel bzw. Außenmeniskus wird durch fetthaltiges Bindegewebe ausgefüllt. Hier verlaufen die Blutgefäße sowie die Sehne des M. popliteus.

Bursen. Im ventralen Bereich finden sich die Bursa praepatellaris subcutanea sowie die Bursa praepatellaris subfascialis und subaponeurotica. Zwischen der Quadrizepssehne und der vorderen Kortikalis des distalen Femurabschnittes liegt die Bursa suprapatellaris als Verlängerung des Recessus suprapatellaris. Häufig kommt es hier zu einer inkompletten Septenbildung.

Im infrapatellaren Abschnitt sind die Bursa infrapatellaris superficialis sowie die Bursa infrapatellaris profunda zu nennen. Bei massiver Entzündung, z. B. der Bursa praepatellaris subfascialis, kann es auch zu einer Entzündung der Bursa infrapatellaris superficialis oder auch der Bursa infrapatellaris profunda kommen.

Im dorsalen Bereich kommt der Bursa subtendinea des M. gastrocnemius medialis und der Bursa des M. semimembranosus klinische Bedeutung zu. Letztgenannte liegt zwischen der Sehne des M. semimembranosus sowie der medialen Begrenzung des Caput mediale des M. gastrocnemius.

In dieser Höhe ist der mediale Anteil des Gastroknemius noch sehnig und somit relativ fest. Die mit Flüssigkeit gefüllte Bursa semimembranosa erfährt hierdurch eine kommaförmige Struktur. Bei Ergußbildung kommt es bei gestrecktem Kniegelenk vorwiegend zu einer Flüssigkeitsansammlung im ventralen Gelenkabschnitt, hier hauptsächlich im Recessus und in der Bursa suprapatellaris.

Bei Beugung hingegen verschwindet hier die Flüssigkeit, und sie wandert über ein Kanalsystem in den dorsalen Gelenkabschnitt, wölbt hier die Gelenkkapsel nach dorsal und füllt die Bursa semimembranosa auf.

Kniestreckapparat. Der Kniestreckapparat besteht aus der Quadrizepssehne, der Patella und dem Ligamentum patellae. Die Quadrizepssehne besteht aus den Ansatzsehnen des M. rectus femoris, des M. vastus intermedius sowie aus den proximalen Faseranteilen des M. vastus medialis bzw. lateralis.

Die tiefe Schicht der Quadrizepssehne setzt an der Basis der Patella an, eine oberflächliche Schicht zieht über die Patella nach distal und geht in das Ligamentum patellae über. Dieses ist ca. 5–6 cm lang, 2–3 cm breit und 0,5 cm dick. Das proximale Drittel des Ligamentum patellae ist dorsal von der Membrana synovialis umgeben. Der distale Anteil hingegen ist vom Hoffa-Fettkörper bzw. von der Bursa infrapatellaris profunda umhüllt.

7.4.2 Sonoanatomie des Meniskus

Plaziert man den Schallkopf dorsal mit seinem Zentrum über dem Gelenkspalt zwischen Femur und Tibia, so kommen bei longitudinaler Schnittführung und bei nahezu gestrecktem Bein folgende Strukturen zur Darstellung: Unter der Haut sind die Muskeln in ihren Faszienlogen sichtbar, darunter erkennt man die Gelenkkapsel als helles, stärker reflektierendes Band, dessen Ansatz am Knochen bei Verschieben des Schallkopfes nach proximal bzw. kaudal sichtbar wird.

Der Knochen stellt sich als starke Reflexionsebene hell dar, Femur und Tibia sind durch ihre charakteristische Form deutlich zu unterscheiden. Der hyaline Knorpelüberzug der Gelenkflächen läßt sich sonographisch nicht darstellen.

Der Meniskus zeigt sich in der Längsschnittführung mit einem 7,5-MHz-Schallkopf als homogen graufarbenes Dreieck zwischen Femur und Tibia, direkt der Gelenkkapsel anliegend. Innen- und Außenmeniskus stellen sich im sonographischen Bild in der Regel gleich dar. Abb. 7-1 zeigt den sonographischen Befund eines intakten Meniskus im Hinterhornbereich.

Wird der Schallkopf über dem seitlichen Gelenkspalt aufgesetzt, so zeigen sich dieselben Strukturen um die Pars intermedia des Meniskus (Abb. 7-2). Über dem ventralen Gelenkspalt kommt medial und lateral das Vorderhorn des medialen und lateralen Meniskus zur Darstellung (Abb. 7-3). Vereinzelt kann das vordere Kreuzband eingesehen werden. Bei Verkantung des Schallkopfes nach medial stellt sich der infrapatellare Fettkörper dar.

Abb. 7-1 a, b. Sonogramm und Schema der Meniskusdarstellung im Hinterhornbereich
Der Meniskus ist homogen graufarben und glatt begrenzt

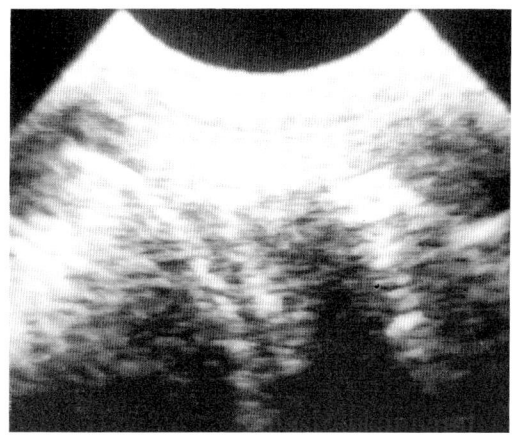
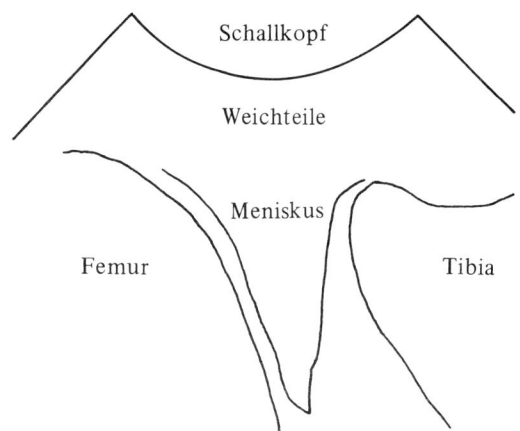

**Abb. 7-2 a, b. Sonogramm und Schema der Pars interme-
dia des Innenmeniskus**
Sonographisch keine Hinweiszeichen für eine Läsion

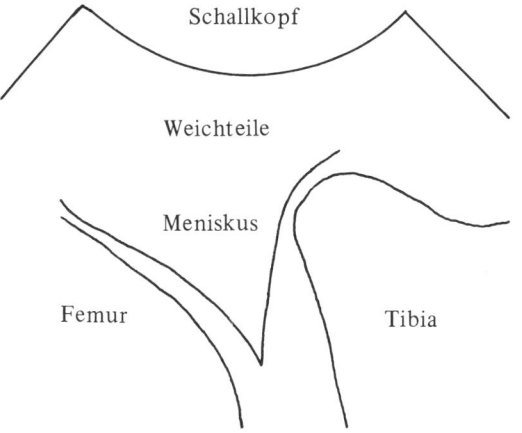
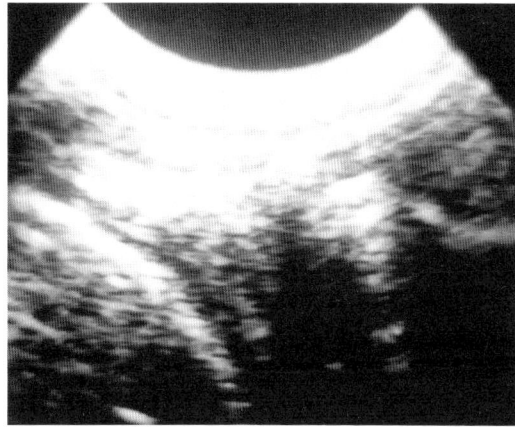

**Abb. 7-3 a, b. Sonogramm und Schema des Innenmeniskus
im Vorderhornbereich**

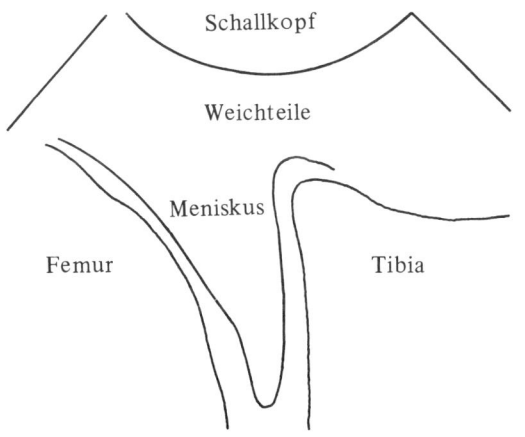
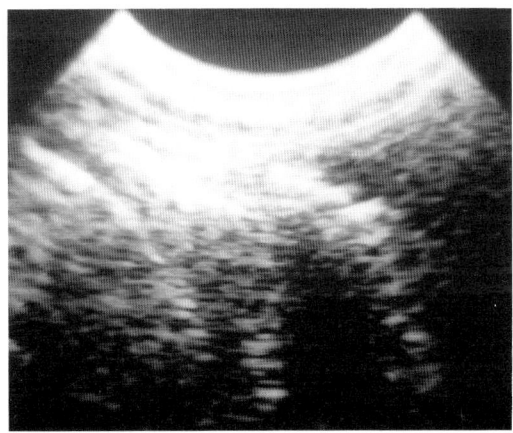

Voraussetzung für eine erfolgreiche Meniskus-sonographie sind neben einer korrekten Geräteeinstellung die Untersuchung und Darstellung des Meniskus mit einem exakt in Longitudinalrichtung aufgesetzten Schallkopf. Wird der Schallkopf aus der Longitudinalrichtung rotiert oder gar verkippt, so kann der Meniskus maximal an seiner Basis eingesehen werden. Eine Beurteilung des Meniskus in seiner gesamten Breite ist unmöglich (Abb. 7-4, 7-5).

7.4.3 Sonoanatomie der Kreuzbänder

Experimentelle Untersuchungen. Experimentelle Untersuchungen zur sonographischen Darstellung der Kreuzbänder wurden an einem Kniepräparat im Wasserbad durchgeführt. Mit Ausnahme der Menisci, der Kreuz- und Seitenbänder wurden alle Weichteile reseziert. Die Sonogramme wurden NMR-Aufnahmen eines Kniegelenkes gegenübergestellt und verglichen (Abb. 7-6 bis 7-8).

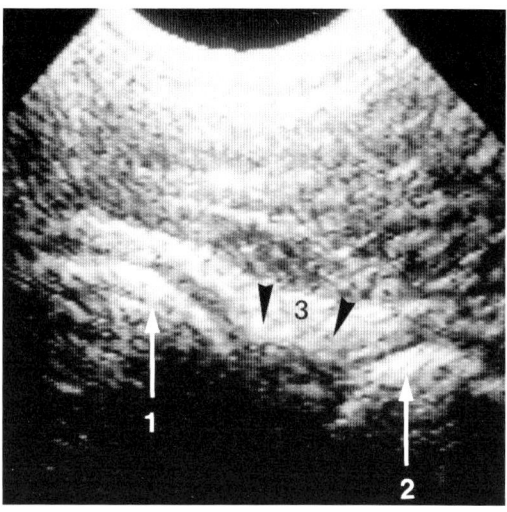

Abb. 7-4. Insuffiziente Darstellung des Meniskus
Bei schräggestelltem Schallkopf kann der Meniskus nicht bis zu seinem freien Rand eingesehen werden. Eine Beurteilung ist daher anhand eines solchen Sonogrammes nicht möglich
1 Femur
2 Tibia
3 Basisnahe Meniskusanteile

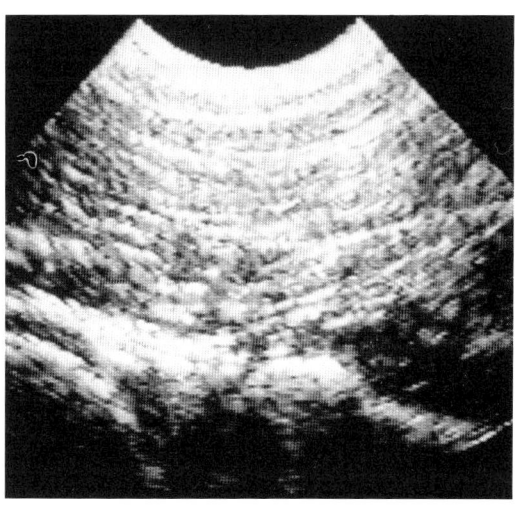

Abb. 7-5. Nahezu gleicher Befund wie Abb. 7-4 mit unvollständiger Darstellung des Meniskus. Der Schallkopf wurde bei dieser Aufnahme verkippt und nicht exakt in Längsrichtung eingestellt

Abb. 7-6 a. Sonogramm eines Kniepräparates nach Resektion der Patella und aller Weichteile mit Ausnahme der Kreuzbänder, der Kollateralbänder und der Menisci. Das Kniepräparat ist in einem Wasserbad gelagert, die Abbildung zeigt einen ventralen Longitudinalschnitt bei über 90° gebeugtem Gelenk
1 Vorderes Kreuzband
2 Hinteres Kreuzband
3 Tibiakopf
4 Femurkondyle

Abb. 7-6 b. Kernspintomogramm eines kniegesunden Probanden zur besseren Verdeutlichung der in Abb. 7-6 a dargestellten Strukturen; Bezeichnungen 1 bis 4 wie in Abb. 7-6 a
5 Patella
6 Ligamentum patellae
7 Hoffa-Fettkörper
9 Fibröse Gelenkkapsel

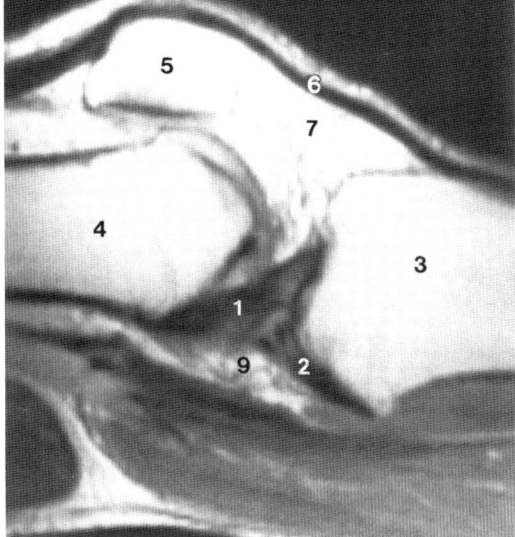

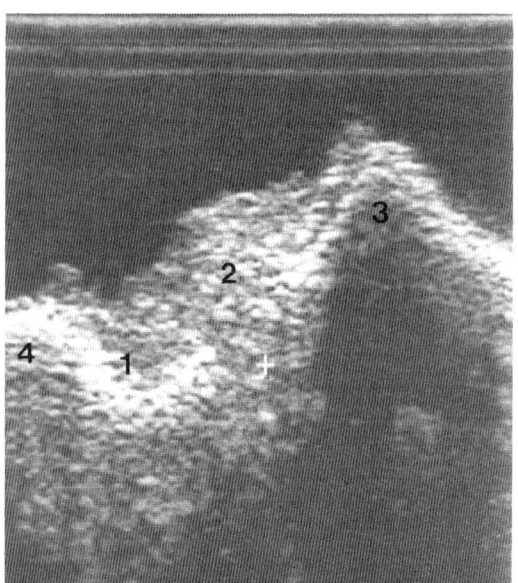

Abb. 7-7 a, b. Sonogramm des Kniepräparates in einem dorsalen Longitudinalschnitt im direkten **Vergleich mit** einer **kernspintomographischen Aufnahme** in gleicher Schnittebene; Bezeichnungen wie in Abb. 7-6

Abb. 7-7 b

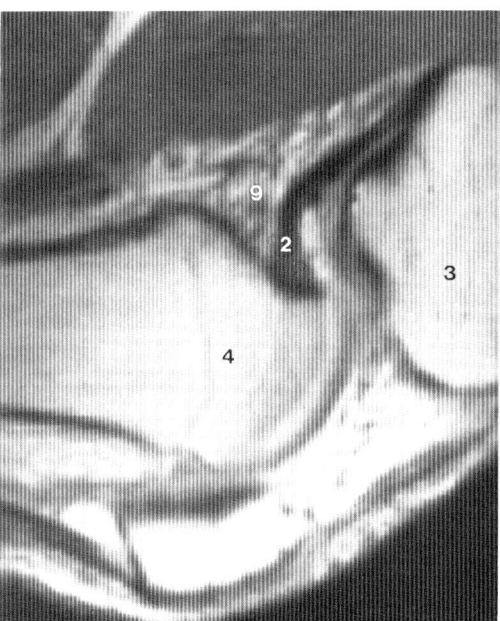

Abb. 7-8 a, b. Sonogramm des Kniepräparats im Vergleich mit der kernspintomographischen Aufnahme in einem dorsalen Transversalschnitt; Bezeichnungen wie in Abb. 7-6

4 a Medialer Femurkondylus
4 b Lateraler Femurkondylus

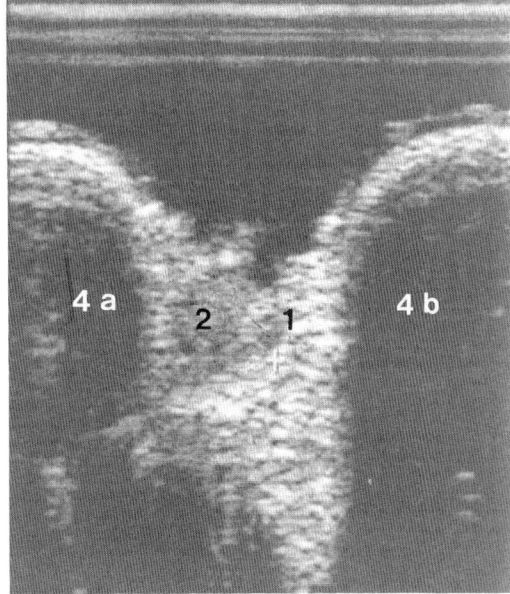

Abb. 7-8 b

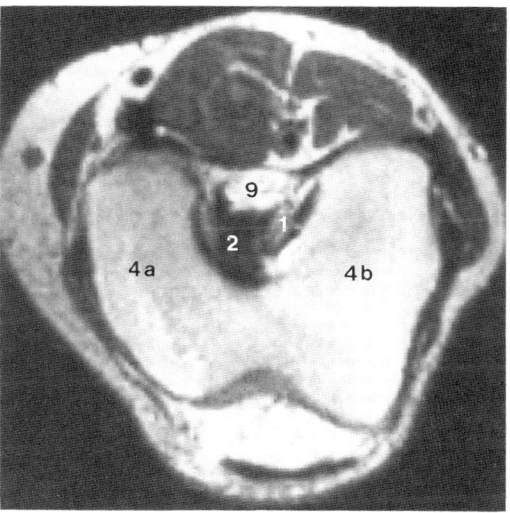

Die Untersuchung des vorderen Kreuzbandes erfolgte von ventral mit einem Longitudinalschnitt bei einem um 90° gebeugten Kniegelenk. Das hintere Kreuzband wurde bei gestrecktem Kniegelenk mit einem dorsalen Longitudinalschnitt aufgesucht. Zudem wurden dorsale Transversalschnitte angefertigt. Es zeigte sich, daß im Experiment die Strukturen des vorderen und hinteren Kreuzbandes relativ gut darstellbar sind.

Die Untersuchung wird durch das Real-time-Verfahren erleichtert, da sich unter Bewegung Knochen und Bänder gut voneinander abgrenzen lassen. Zudem erleichtert ein direktes Betasten der untersuchten Bandstruktur mit einer Sonde die Identifizierung auf dem Sonogramm.

Sonoanatomie der Kreuzbänder am Patienten. Bei der Untersuchung der Kreuzbänder am Patienten wird die zuvor beschriebene Untersuchungstechnik durch folgende Faktoren stark eingeschränkt:

– Die Patella läßt bei gebeugtem Kniegelenk infrapatellar lediglich ein maximal 2,5–3 cm großes Fenster für die sonographische Diagnostik frei. Die Darstellbarkeit der intraartikulär gelegenen Strukturen ist daher mit einem Linearscan nur begrenzt möglich. Dieses Problem läßt sich vielleicht in Zukunft durch Verwendung eines Sektorscans lösen.

– Größere Probleme bereitet die Abgrenzung der Kreuzbänder gegen die umgebenden Strukturen. Bei Schalleinstrahlung von ventral muß das vordere Kreuzband von den Strukturen der Synovialis, dem Hoffa-Fettkörper und der Plica synovialis abgegrenzt werden. Bei Schallein-

strahlung von dorsal erschwert die enge Verbindung des hinteren Kreuzbandes mit der Gelenkkapsel eine sichere sonographische Differenzierung.

Obwohl die Aussagefähigkeit nach bisherigen Erfahrungen aus den oben erwähnten Gründen noch stark eingeschränkt ist, sollen dennoch einige sonographische Bilder gezeigt werden.

Das vordere Kreuzband läßt sich am besten durch einen ventralen Längsschnitt bei maximal gebeugtem Kniegelenk darstellen. Entsprechend der Abweichung der Achse des vorderen Kreuzbandes von der Senkrechten um ca. 15–20° wird der Schallkopf um diesen Betrag nach lateral gedreht. Um die Konsistenz des vorderen Kreuzbandes zu überprüfen, kann seitlich des Ligamentum patellae mit dem Finger auf den Hoffa-Fettkörper ein leichter Druck ausgeübt werden. Der Hoffa-Fettkörper läßt sich dadurch leichter vom vorderen Kreuzband differenzieren (Abb. 7-9 bis 7-11).

Das hintere Kreuzband ist nur von dorsal einsehbar. Die Untersuchung beginnt mit dem Aufsuchen der poplitealen Gefäße im Längsschnitt und der Darstellung des hinteren Kreuzbandes im Longitudinalschnitt bei leicht gebeugtem Kniegelenk (Abb. 7-12).

Auch auf Transversalschnitten lassen sich abschnittsweise Teile des hinteren Kreuzbandes darstellen. Exemplarisch sollen zwei Schnitte vorgestellt werden. Die Abb. 7-13 zeigt einen noch ziemlich kaudal liegenden Transversalschnitt in Höhe des Schienbeinkopfes. Etwas weiter kranial, am Übergang zum Gelenkspalt, werden mit Abb. 7-14 die Verhältnisse in dieser Schichthöhe dargestellt.

Abb. 7-9 a, b. Sonogramm und Schema eines infrapatella-ren Longitudinalschnittes bei maximal gebeugtem Knie-gelenk
Rotation des Schallkopfes nach lateral um ca. 15°; knie-gesunder Patient
1 Vorderes Kreuzband
3 Tibiakopf
5 Patella mit Schallschatten
6 Ligamentum patellae
7 Hoffa-Fettkörper

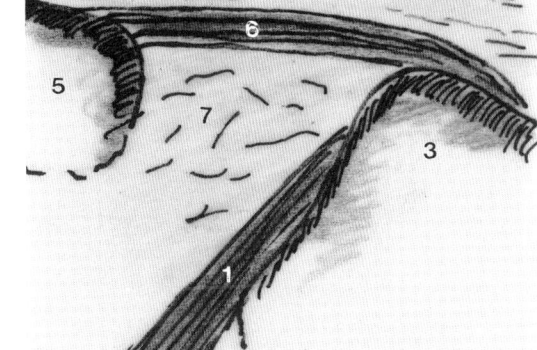

Abb. 7-9 b

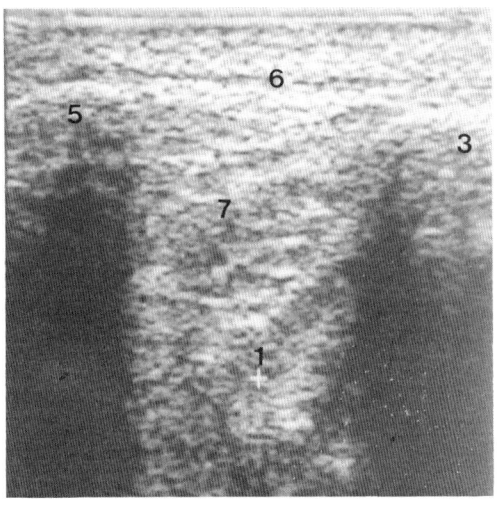

Abb. 7-10. Infrapatellarer Längsschnitt eines 20jährigen, kniegesunden Patienten. Bezeichnung wie Abb. 7-9

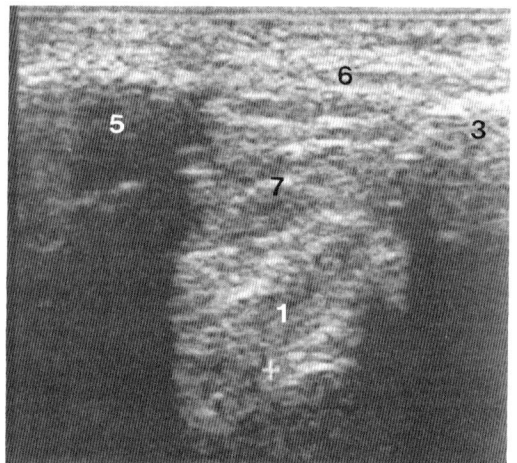

Abb. 7-11. 34jähriger Patient
Infrapatellarer Längsschnitt mit gleicher Schallkopfposition und gleichen Bezeichnungen wie Abb. 7-9

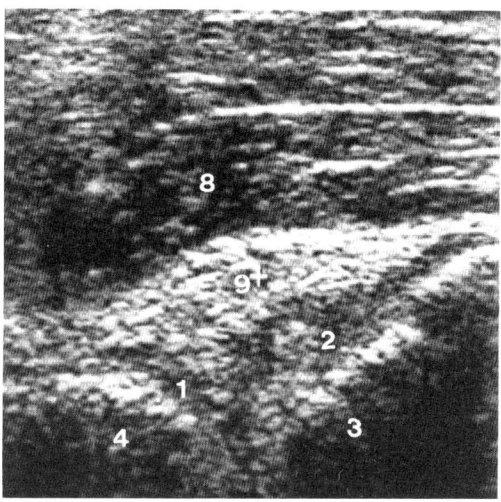

Abb. 7-12 a, b. Sonogramm und Schema eines dorsalen, interkondylär gelegten Längsschnittes bei gestrecktem Kniegelenk
Auf diesem Schnitt lassen sich das hintere Kreuzband sowie die proximalen Anteile des vorderen Kreuzbandes darstellen. Dieser Schnitt eignet sich zudem gut zur Darstellung dorsaler Gelenkergüsse
1 Vorderes Kreuzband
2 Hinteres Kreuzband
3 Tibiakopf
4 Femurkondylus
8 M. gastrocnemius, Caput mediale
9 Fibröse Gelenkkapsel

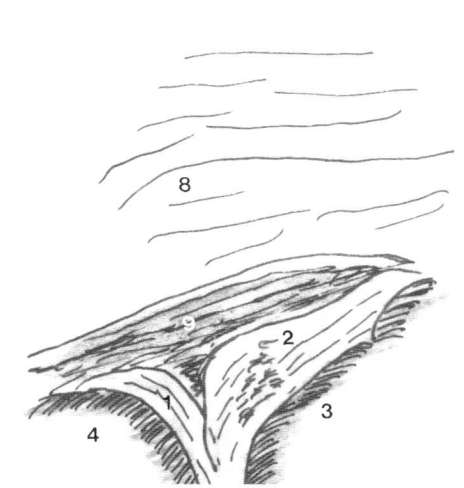

Abb. 7-12 b

Abb. 7-13. Dorsaler Transversalschnitt eines Kniegelenkes noch in Höhe des Schienbeinkopfes
Zwischen fibröser Gelenkkapsel (9) und dorsaler knöcherner Kontur des Schienbeinkopfes (3) kann eine echoarme Struktur ausgemacht werden, die dem hinteren Kreuzband entspricht (2). Dorsal der fibrösen Gelenkkapsel ziehen die Fasern des M. gastrocnemius (8)

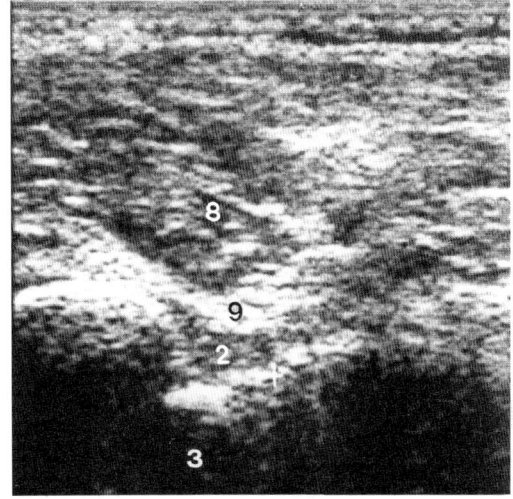

Abb. 7-14. Dorsaler Transversalschnitt eines linken Kniegelenkes etwas weiter proximal als in Abb. 7-13 in Höhe des Gelenkspaltes mit den Menisci; Bezeichnungen wie in Abb. 7-13
3 a Innenmeniskus
3 b Außenmeniskus

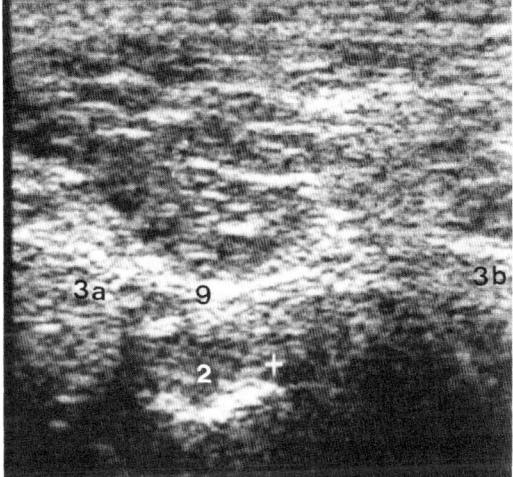

7.4.4 Sonoanatomie des Kniestreckapparats

Der Kniestreckapparat kann in der Regel problemlos eingesehen und dargestellt werden. Im Longitudinalschnitt bilden sich die Quadrizepssehne und das Ligamentum patellae als gerade verlaufende Struktur mit in Längsrichtung ziehenden homogenen Reflexen ab. Eine reflexreiche Zeichnung ist allerdings nur dann zu erwarten, wenn der Schallkopf parallel zur Sehne aufgesetzt ist, und der Schallstrahl die Sehne orthograd trifft. Bei schrägem Schalleinfall kann die Sehne nahezu frei von Binnenechos sein.

Strukturaufhellungen können auch dann auftreten, wenn die Sehne im entspannten Zustand einen gekrümmten Verlauf hat. Eine lokale, echoarme Zone der Sehne findet sich auch häufig an den Ansatzstellen an der Patella bzw. an der Tuberositas tibiae, da hier die Sehnenfasern einen gekrümmten Verlauf haben (Abb. 7-15). Der Ursprung und der Ansatz des Ligamentum patellae sind durch die starke Reflexion der knöchernen Bezugspunkte mit Schallabschattung leicht auszumachen.

Bei Kleinkindern variiert jedoch die Darstellung in Abhängigkeit von der Ossifikation der Patella und der Tuberositas tibiae. Ist die Patella noch knorpelig angelegt, so kommt im Sonogramm lediglich ein echoarmer bis echoleerer Raum zur Darstellung. Man kann dafür die Fortsetzung des Ligamentum patellae nach kranial bis zur Quadrizepssehne bildlich darstellen.

Der echofreie Raum entspricht nicht ausschließlich der Tiefenausdehnung der Patella. Hier muß die ebenfalls echoarme Knorpelauflage auf dem Femurkondylus berücksichtigt werden

(Abb. 7-16). Mit zunehmendem Alter beginnt die Verknöcherung der Patella, erkennbar an dem zunehmenden Reflex innerhalb der Patella mit dorsaler Schallabschattung (Abb. 7-17, 7-18).

Am Ligamentum patellae ist ventral das subkutane Fettgewebe und dorsal der Hoffa-Fettkörper gut abgrenzbar. Eine Bursa infrapatellaris kann nicht in allen Fällen sicher identifiziert werden. Die Dicke des Ligamentum patellae beträgt nach unseren Messungen in ventrodorsaler Richtung 3–5 mm, vereinzelt auch bis zu 6 mm.

Im Querschnitt ist das Ligamentum patellae oval mit einer insgesamt inhomogenen Struktur. Gegen das umgebende Fettgewebe erscheint die Sehne hypoechogen. Nach Messungen von Fornage et al. [14] betragen die Maße in ventrodorsaler Richtung 3–6 mm und in lateraler Ausdehnung 10–15 mm, wobei die größte Dicke unmittelbar distal des Patellapoles zu finden ist.

7.4.5 Stabilitätsprüfung des vorderen Kreuzbandes und des Innenbandes

Überprüft wird die maximale Subluxation der Tibia in Form des Lachmann-Tests bzw. die mediale Aufklappbarkeit bei 20° Kniebeugung durch einen Valgusstreß. Die knöchernen Konturen von Femur und Tibia sind gut und leicht einstellbar und dienen als Bezugspunkte zur Beurteilung der Stabilität (Abb. 7-26).

Bei intaktem Kapselbandapparat ist eine durchschnittliche Ventralisation der Tibia beim Lachmann-Test von 2,6 mm ($\pm$ 0,6 mm) physiologisch. Die mediale Aufklappbarkeit beim gesunden Kniegelenk beträgt im Schnitt 2,7 mm ($\pm$ 0,7 mm).

Abb. 7-15 a. Distaler Anteil des Kniestreckappates.
Im Bild sind als Bezugspunkte der kaudale Pol der
Patella (1) und die Ventralseite des Schienbeinkopfes (2)
abgebildet. Unter der Subkutis (3) spannt sich das Ligamentum patellae mit seinen zart längs verlaufenden
Reflexen und dem Peritendineum ↑↓ aus. Darunter liegen die Echos des Hoffa-Fettkörpers (4)

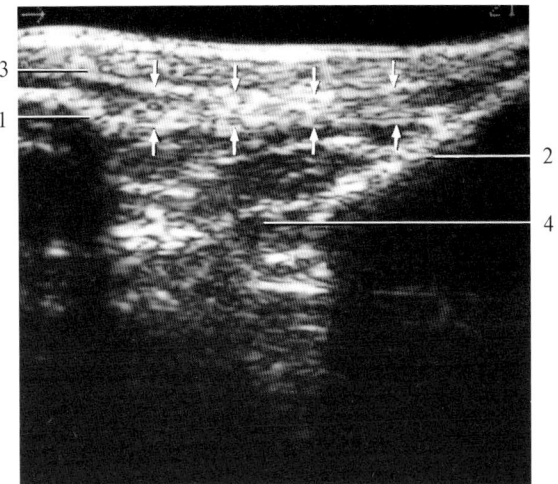

Abb. 7-15 b. Proximaler Anteil des Kniestreckapparates
Vom kranialen Pol der Patella (3) ausgehend sieht man
die Quadrizepssehne (↓) mit ihren schwachen Echos
nach proximal ziehend. Von ventral des Strahles kommt
der M. rectus femoris (1) und von dorsal der M. vastus
intermedius (2) an die Sehne heran

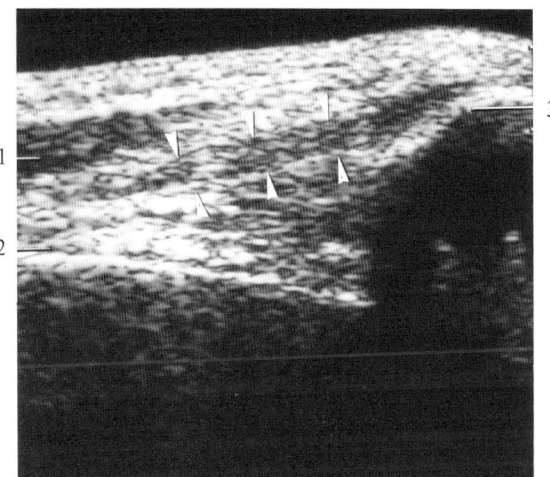

Abb. 7-15 c. Proximales Ende der Quadrizepssehne
Ausgehend vom linken Bildrand kann man den M. rectus femoris (1) und den M. vastus intermedius (2) nach
distal verfolgen. Etwa in Bildmitte entspringt die Quadrizepssehne (↑), die zunächst umhüllt von beiden Muskeln nach distal zur Patella zieht

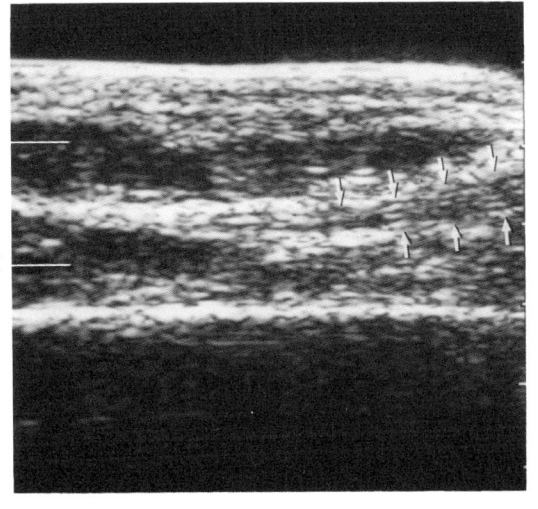

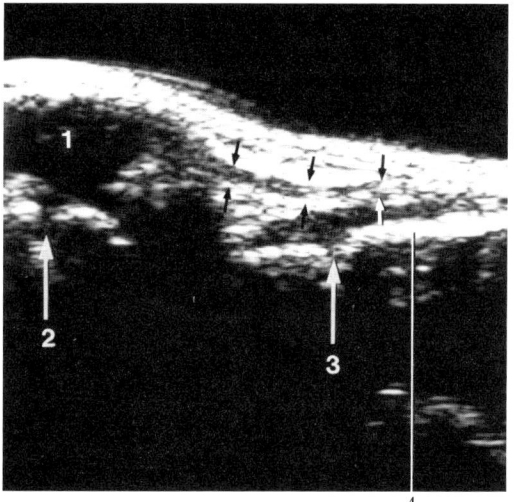

Abb. 7-16 a. Distaler Anteil des Kniestreckapparates bei einem 4jährigen Patienten

Am Bildrand erkennt man echoarm die noch knorpelige Patella (1), in der Tiefe die noch offene Epiphysenfuge (2) und den Femurkondylus. Es folgt nach distal eine breite Schallunterbrechung durch die knorpeligen Anteile der Gelenkflächen. Diese geht über in den Reflex des Schienbeinkopfes bis zur Epiphysenfuge (3). Danach schließt sich die ventrale Begrenzung der Tibia an (4). Die Apophyse der Tuberositas tibiae ist ebenfalls noch rein knorpelig, d. h. echoarm. Das Ligamentum patellae erkennt man als echoarmes Band zwischen Tuberositas tibiae und kaudalem Patellapol (↓↑)

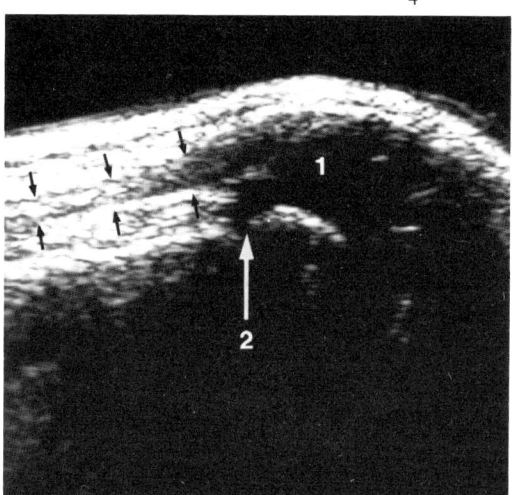

Abb. 7-16 b. Proximaler Anteil des Kniestreckapparats bei einem 4jährigen Patienten, in longitudinaler Richtung geschallt

Ausgehend von der echoarmen Patella (1) zieht bei gebeugtem Kniegelenk die Quadrizepssehne mit mittelstarken Echos nach kranial. Ventral strahlen die Fasern des M. rectus femoris in die Sehne. Dorsal davon laufen noch Fasern des M. vastus intermedius mit deutlichen Reflexen. Dadurch ist die Quadrizepssehne gut abgrenzbar

2 Epiphysenfuge

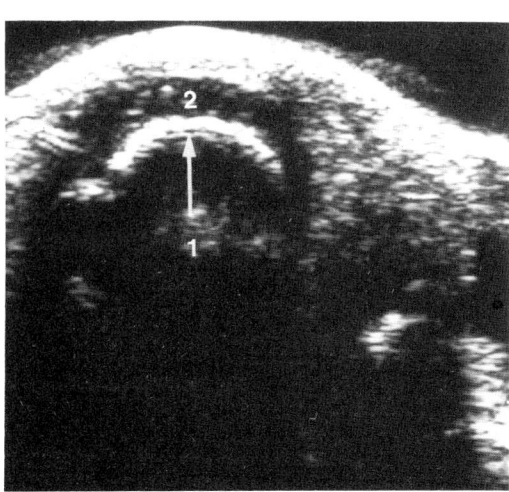

Abb. 7-16 c. Longitudinalschnitt über dem medialen Femurkondylus bei einem 4jährigen Kind, medial der Patella geschallt

Der Femurkondylus bei stark gebeugtem Kniegelenk entspricht dem nach oben konvex gebeugten Reflex (1). Der knorpelige Anteil des Kondylus (2) ist noch breit und echoarm

Abb. 7-17. Kniestreckapparat bei einem 4jährigen Kind
Darstellung des Kniegelenkes von ventral über der Kniescheibe unter Verwendung einer Wasservorlaufstrecke,
Longitudinalschnitt. Man erkennt zentral in der Bildmitte unter der Haut und der Subkutis die noch weitgehend knorpelig angelegte Patella. Der stark echogene
Reflex (1) entspricht der beginnenden Verknöcherung
der Patella. Der Reflex ist noch nicht so stark, daß er zu
einer Schallabschattung in der Tiefe führt. Auch die
noch offene Epiphysenfuge proximal der Femurkondyle
(2) ist noch zu erkennen. Von der Patella ausgehend
zieht das echoarme Ligamentum patellae nach kaudal
(rechts) zur Tuberositas tibiae. Die Echos unter dem
Ligamentum patellae (↑) in Höhe des weiten Gelenkspaltes (3) gehören zum Hoffa-Fettkörper. Die nach kranial ziehende Quadrizepssehne (↑) erscheint echoarm

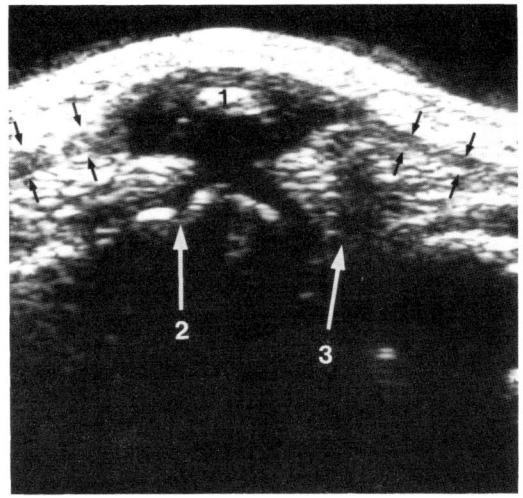

**Abb. 7-18 a. Distaler Anteil des Kniestreckerapparates bei
einem 7jährigen Kind**
Das Ligamentum patellae (↓) verläuft als schmales Band
mit mittelstarken Reflexen vom kaudalen Pol der Patella
(1) zur Tuberositas tibiae (2). Die kräftigen Echos des
subkutanen Fettgewebes (3) und des Hoffa-Fettkörpers
(4) ermöglichen eine klare Abgrenzung

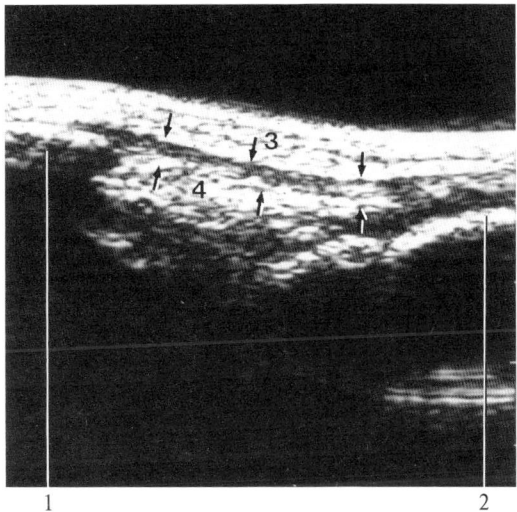

**Abb. 7-18 b. Proximaler Anteil des Kniestreckapparates bei
einem 7jährigen Kind**
Die Patella ist schon weitgehend verknöchert, so daß
lediglich die ventrale Begrenzung zur Abbildung kommt
(1). Man erkennt im Sonogramm die Quadrizepssehne
(↑) zwischen dem M. rectus femoris und dem M. vastus
intermedius. Die Quadrizepssehne setzt sich nach distal
in den präpatellaren Fasern fort

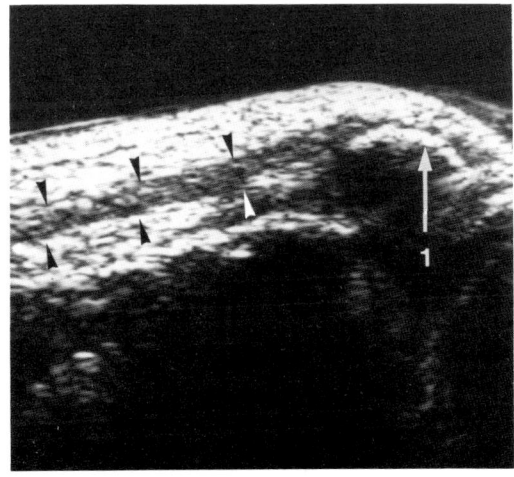

7.5 Spezielle Befunde am Kniegelenk

7.5.1 Meniskus

Experimentelle Studien an Leichenknien haben gezeigt, daß jeder Einriß des Meniskus eine Reflexionsebene darstellt, die bei entsprechender Auflösung des Ultraschallgerätes nachgewiesen werden kann. Selbst feinste, transarthroskopisch gesetzte, haarfeine Einrisse oder kleinste Läsionen konnten im Experiment sonographisch wiedergefunden werden. Ausschlaggebend für eine aussagefähige Sonographie ist ein Sektorscan mit einer 7,5-MHz-Sonde und ein in der Technik geübter Untersucher.

Bei der Sonographie am Patienten zeigt ein Einriß des Meniskus sonographisch eine helle Reflexionslinie, die in der Regel glatt begrenzt ist. Korbhenkelläsionen sind durch den eindeutigen Abriß meist problemlos zu diagnostizieren, oftmals zeigt sich dann Flüssigkeit als echoarmer Bereich, eingelagert zwischen dem abgerissenen Anteil und dem Restmeniskus.

Die sonographische Unterscheidung zwischen Degeneration und Riß des Meniskus gestaltet sich mitunter schwieriger. Beide Veränderungen stellen sich als helles Reflexionsmuster im Meniskus dar. Ein Riß ist in der Regel durch ein glatt begrenztes, eng umschriebenes Reflexmuster charakterisiert, während die Degeneration meist ein mehr wolkiges Reflexmuster zeigt und häufig im Vergleich mit einem Einriß einen größeren Bereich umfaßt (Abb. 7-19 bis 7-24).

Bei einer komplexen Verletzung des Kniegelenkes besteht die Möglichkeit, daß das zwischen den Kondylen eingeschlagene Kreuzband im sonographischen Bild als weißes Reflexionsmuster imponiert und somit als Meniskusabriß fehlinterpretiert werden kann.

Gelenkergüsse können die sonographische Beurteilung des Meniskus erleichtern. Ist der Gelenkerguß blutig, so ist daran zu denken, daß Blutkoagel oder Fibrinflocken durch Reflexion des Ultraschalls zur Darstellung kommen. Differentialdiagnostisch machen diese Reflexionsebenen keine Probleme, da sie durch Palpation zum Flottieren gebracht werden können.

Abb. 7-19, a-c. Sonogramm mit schematischer Darstellung einer Innenmeniskusläsion

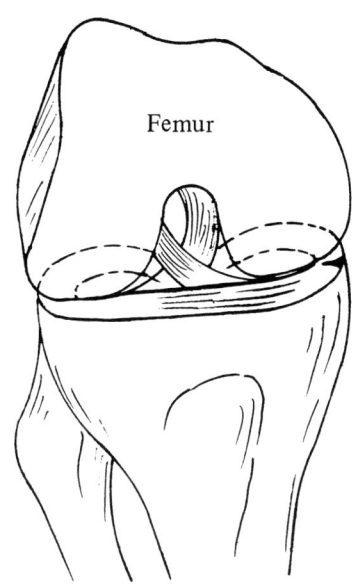

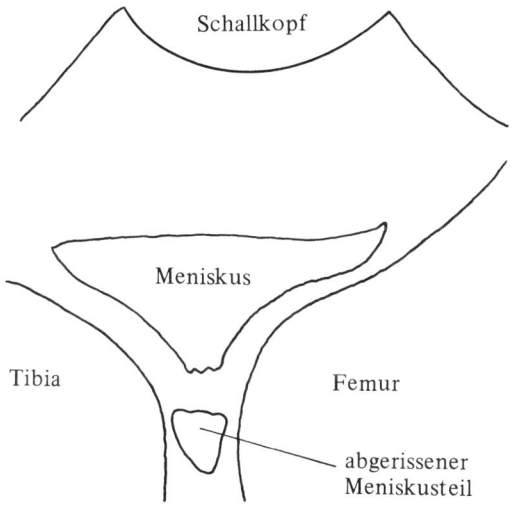

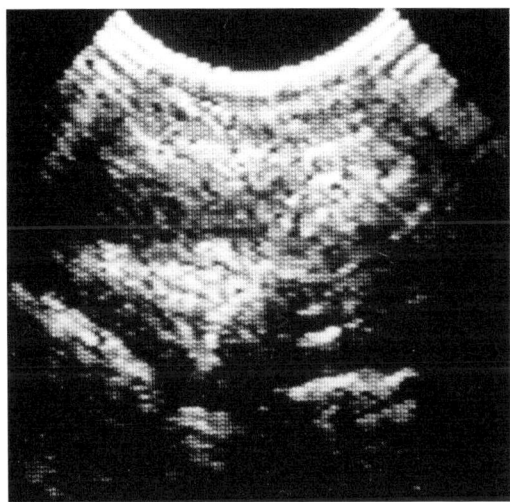

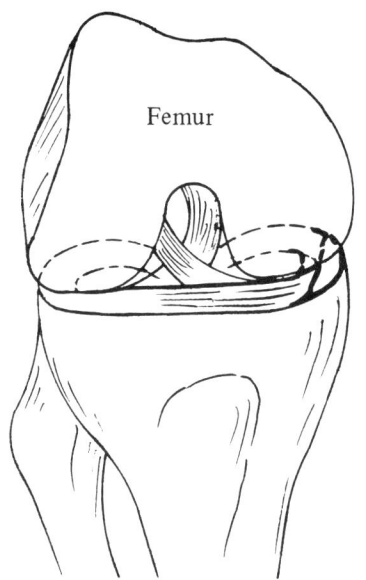

Femur

Abb. 7-20, a-c. Sonogramm und schematische Darstellung einer Korbhenkelläsion in der Pars intermedia
Im Sonogramm ist eine weitgehend basisnahe Ruptur des Meniskus mit deutlicher Verlagerung der abgelösten Meniskusanteile zu sehen

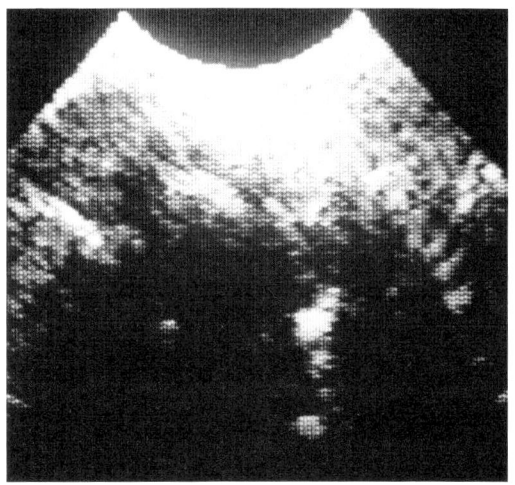

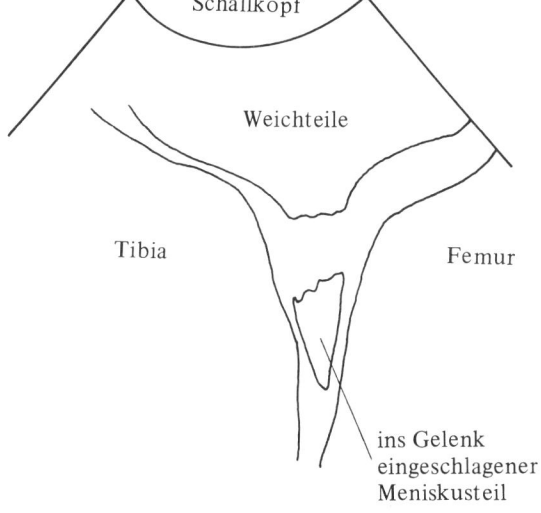

Schallkopf

Weichteile

Tibia

Femur

ins Gelenk eingeschlagener Meniskusteil

Abb. 7-21, a-c. Sonogramm und schematische Darstellung einer ausgeprägten Degeneration des Außenmeniskus, hier dargestellt in der Pars intermedia. Man erkennt im Sonogramm ein diffuses, helles Reflexmuster, das nahezu den gesamten Meniskusbereich erfaßt hat

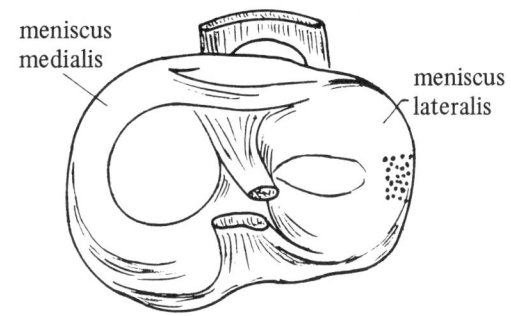

meniscus medialis

meniscus lateralis

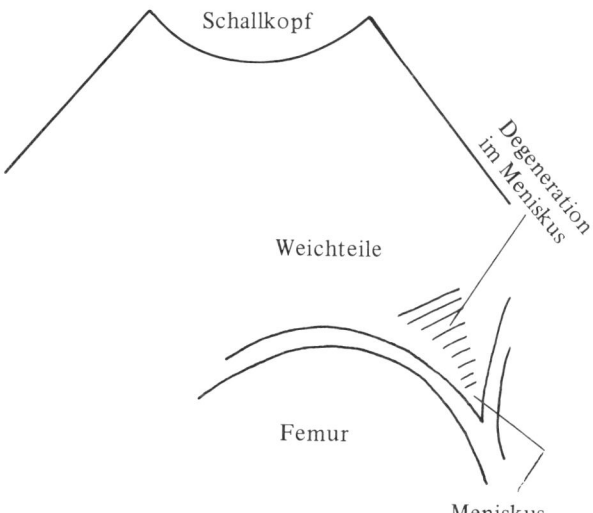

Schallkopf

Weichteile

Degeneration im Meniskus

Femur

Meniskus

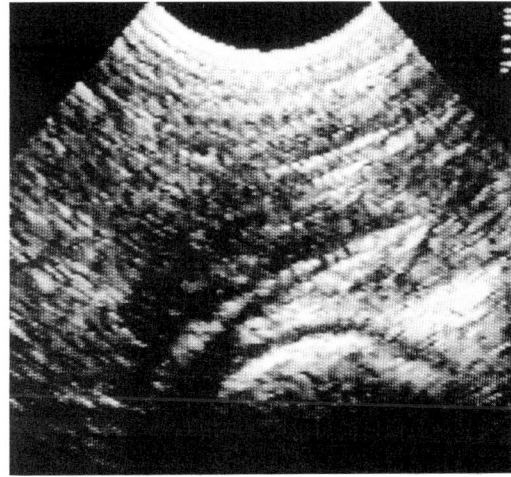

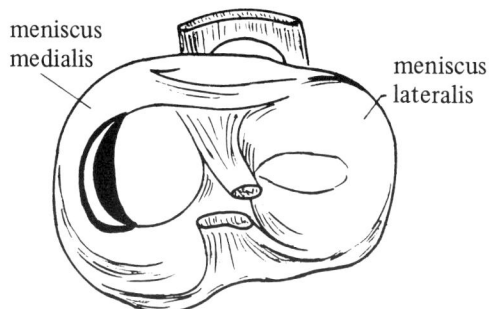

meniscus
medialis

meniscus
lateralis

Abb. 7-22, a-c. Sonogramm mit schematischer Darstellung einer Innenmeniskusläsion, hier dargestellt im Intermediärbereich. Auch an diesem Beispiel lassen sich die Rupturstelle sowie die verlagerten Meniskusanteile deutlich nachweisen

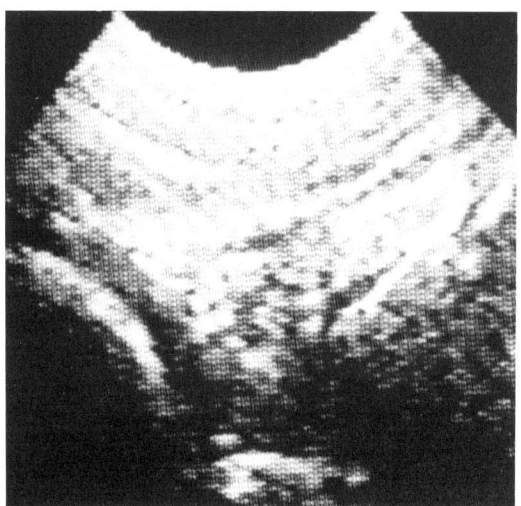

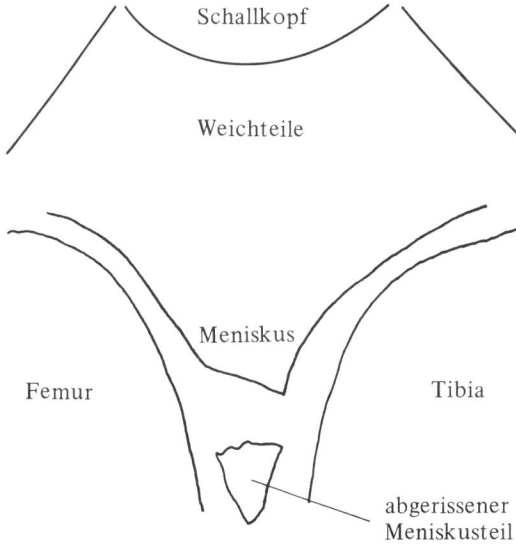

Schallkopf

Weichteile

Meniskus

Femur

Tibia

abgerissener
Meniskusteil

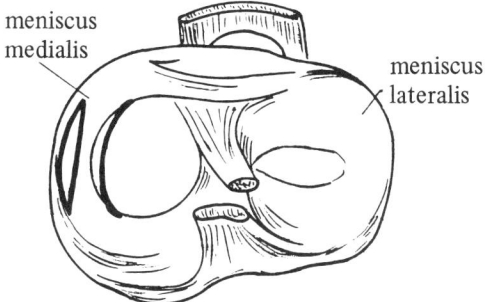

meniscus
medialis

meniscus
lateralis

Abb. 7-23, a-c. Sonogramm und schematische Darstellung einer Innenmeniskusläsion
Hier handelt es sich, wie im Sonogramm klar zu erkennen ist, um einen basisnahen Abriß mit deutlicher Spaltbildung

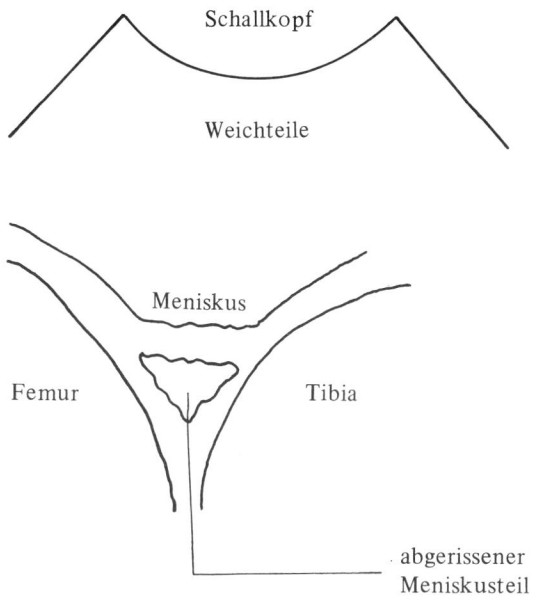

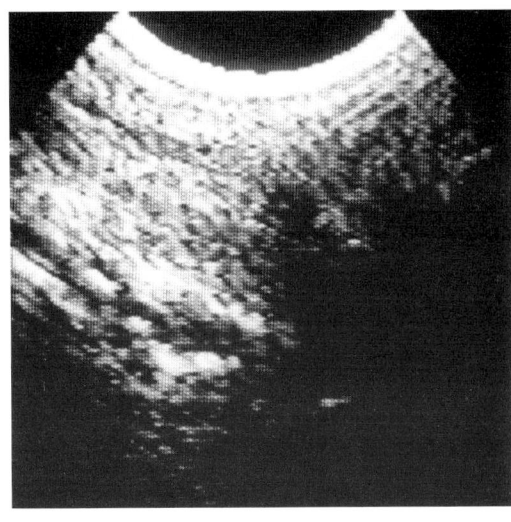

Schallkopf

Weichteile

Meniskus

Femur

Tibia

abgerissener
Meniskusteil

Abb. 7-24, a-c. Sonogramm und schematische Darstellung eines Innenmeniskusrisses in der Pars intermedia
Man erkennt im Sonogramm einen starken, glatt begrenzten Reflex von umschriebener Ausdehnung

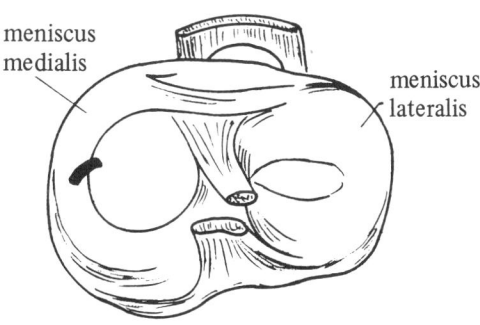

meniscus medialis

meniscus lateralis

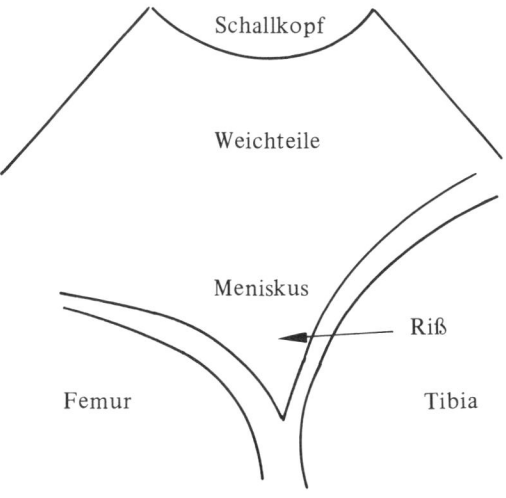

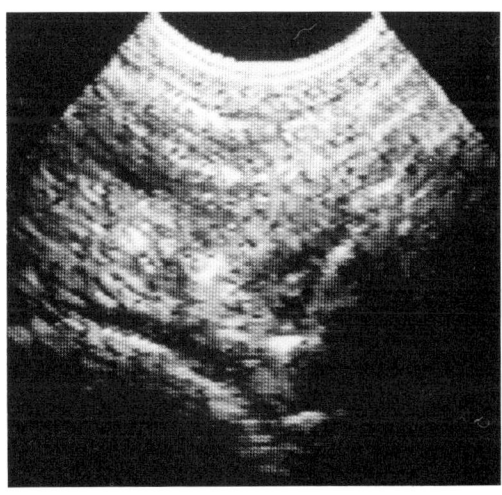

Schallkopf

Weichteile

Meniskus

Femur

Riß

Tibia

7.5.2 Stabilitätsprüfung

Bei einer Läsion des vorderen Kreuzbandes läßt sich die Tibia deutlich weiter nach ventral subluxieren, als dies im Vergleichskollektiv bei gesunden Patienten möglich ist. Die durchschnittliche Ventralisation der Tibia liegt bei 73 operativ verifizierten Rupturen des vorderen Kreuzbandes bei 6,3 mm ($\pm$1,2 mm). Ist zusätzlich noch das mediale Kollateralband verletzt, so steigt der Wert auf 8,8 mm ($\pm$1,9 mm) an (Abb. 7-25).

Bei einer Ruptur des hinteren Kreuzbandes wird ein dorsaler Schnitt interkondylär in der Kniekehle bei 20° Kniebeugung gelegt und der Abstand der dorsalen Tibiakopfkontur von der Verlängerung der interkondylären Femurkontur bei maximaler dorsaler Schublade gemessen (Abb. 7-26).

Die mediale Aufklappbarkeit bei einer Ruptur oder Elongation des medialen Seitenbandes liegt bei gleichzeitigem Valgusstreß bei einem Mittelwert von 5,7 mm ($= \pm$1,1 mm) und damit deutlich höher als bei gesunden Kniegelenken (Abb. 7-27). Ein Vergleich mit der Gegenseite ist obligatorisch.

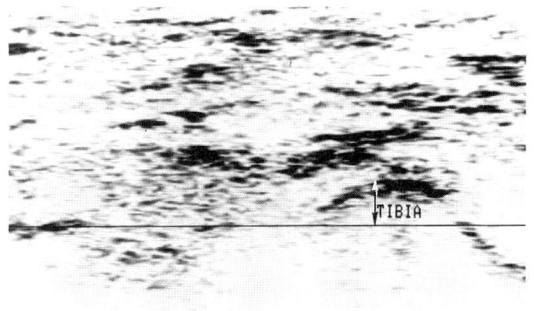

Abb. 7-25 a, b. Sonographische Stabilitätsprüfung des vorderen Kreuzbandes mit dem Lachmann-Test bei bekannter Ruptur des vorderen Kreuzbandes. Die Untersuchung erfolgt in einem sagittalen Längsschnitt unmittelbar medial der Patella mit 20° Beugestellung des Kniegelenkes.
a Aufnahme ohne Belastung. Der Abstand der ventralen Femurkonduluskontur zur Verlängerung der ventralen Tibiakontur wird in dieser Ruheposition als Ausgangsbefund gemessen.

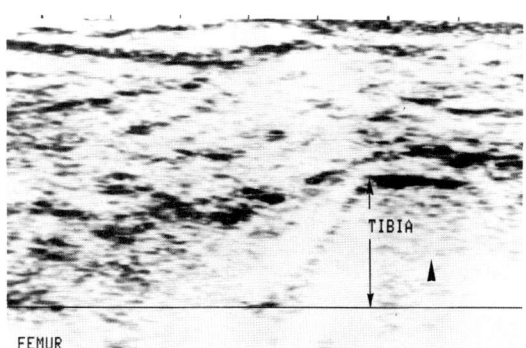

b Messung des Abstandes bei manuell ausgeführter vorderer Schublade, gleiche Bezugspunkte wie in a. Eine Dislozierbarkeit um mehr als 8 mm ohne festen Anschlag spricht für eine Läsion des vorderen Kreuzbands

Abb. 7-26 a, b. Nachweis einer hinteren Kreuzbandruptur
Die Untersuchung erfolgt in einem Längsschnitt in der
Kniekehle; interkondyläre Schallkopfposition bei 20°
Kniebeugung.
a Als Ausgangswert wird auf der gesunden Seite der
Abstand der dorsalen Tibiakopfkontur von der Verlänge-
rung der interkondylären Femurkopfkontur bei maxi-
maler dorsaler Schublade gemessen

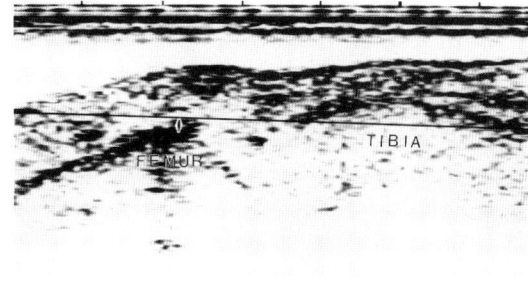

b Danach sonographische Untersuchung der erkrankten Seite, ebenfalls bei maximaler dorsaler Schublade;
anschließend Vergleich mit der unverletzten Seite

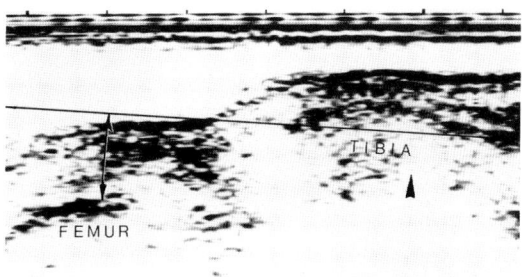

**Abb. 7-27. Mediale Aufklappbarkeit des Kniegelenkes in
20°-Beugung bei einem 26jährigen Skifahrer**
Die Einstellung des Schallkopfes erfolgt in frontaler
Ebene unmittelbar hinter dem Innenband
Abb. 7-27 a. Aufnahme in Neutralstellung

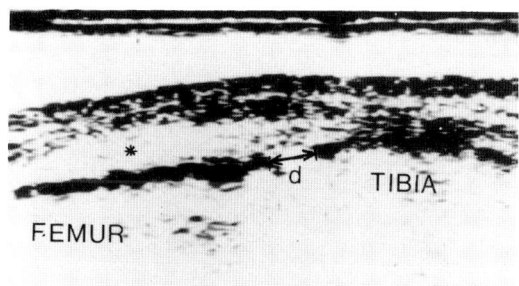

Abb. 7-27 b. Aufnahme bei maximalem Valgusstreß
Die Zunahme der Strecke (d) zwischen korrespondie-
renden Punkten am femuralen bzw. tibialen Gelenkrand
von 6,5 mm auf 12,5 mm bedeutet eine mediale Aufklappbarkeit von 6,0 mm. Dies spricht zusammen mit
dem Hämatom (∗) für eine frische Innenbandläsion

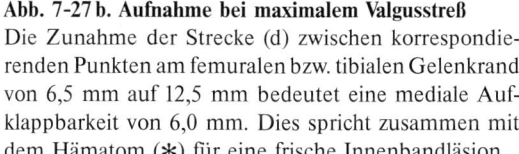

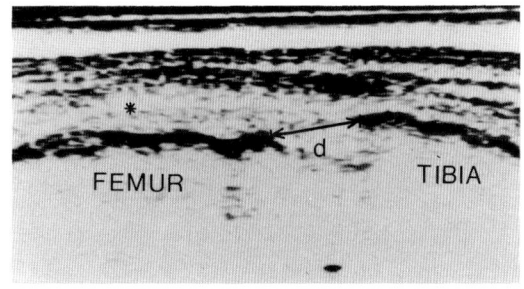

7.5.3 Kniestreckapparat

Ruptur der Quadrizepssehne bzw. des Ligamentum patellae. Eine Verletzung der Quadrizepssehne bzw. des Ligamentum patellae kann in den meisten Fällen schon aufgrund der Anamnese und des klinischen Befundes mit einer supra- oder infrapatellaren Dellenbildung und dem typischen Funktionsausfall vermutet werden. Röntgenologisch ist im Vergleich mit der unverletzten Seite ein Patellahoch- bzw. -tiefstand zu erkennen. Bei knöchernem Ausriß der Sehne kann zudem eine Verschattung supra- oder infrapatellar nachgewiesen werden.

Sonographisch findet man bei einer frischen Ruptur des Kniestreckapparates eine Strukturunterbrechung der rupturierten Sehne. Die Sehnenstümpfe liegen retrahiert, meist umgeben von einer echoarmen Zone, die dem eingelagerten Hämatom entspricht (Abb. 7-28, 7-29). Die Quadrizepsmuskulatur hat die Vorspannung verloren, so daß der Muskel in seinem Querschnitt im Vergleich mit der unverletzten Seite verdickt erscheint.

Je nach Lokalisation der Ruptur kann der veränderte Stand der Patella im Seitvergleich erkannt werden. Bei extremem Patellahochstand fehlt der Schallschatten über dem femoropatellaren Gleitlager. Das Gleitlager sowie der interkondyläre Bereich können in diesem Fall besonders gut eingesehen werden (Abb. 7-30). Die Untersuchung wird abgeschlossen durch eine dynamische Überprüfung. Das Verhalten der Sehnenstümpfe unter isometrischer Anspannung verdeutlicht das Verletzungsmuster.

Abb. 7-28, a-i. Patient B. H., 70 Jahre
Mit den folgenden Bildern der Serie 7-28 werden die typischen Befunde bei einer Quadrizepssehnenruptur gezeigt. Es folgen zunächst die Sonogramme in Longitudinalschnittführung und danach die Bilder in horizontaler Schnittführung. Klinisch fand sich ein vollständiger Funktionsausfall des Kniestreckapparates sowie eine massive Anschwellung des Oberschenkels bis in das mittlere Drittel

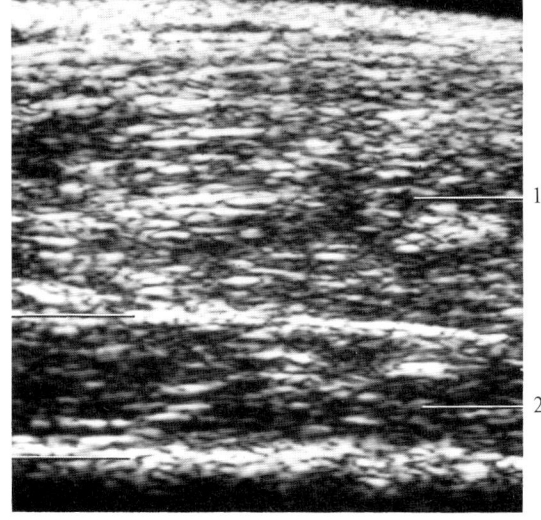

Abb. 7-28 a. Das Bild zeigt einen **Longitudinalschnitt** in ventrodorsaler Richtung **über dem massiv angeschwollenen mittleren Oberschenkeldrittel.** Man erkennt im Sonogramm den M. rectus femoris (1), den M. vastus intermedius (2) sowie die umhüllende Muskelfaszie (3). Der Muskelbauch des M. rectus femoris ist weit über das normale Maß hinaus in seiner Ausdehnung vergrößert. Die Muskeltextur erscheint im Sonogramm stark inhomogen und aufgelockert
4 Ventrale Begrenzung des Femurs mit Schallschattenbildung

Abb. 7-28 b. Im **Schnitt weiter distal** erkennt man unter der Haut und der Subkutis (1) einen echoarmen Bereich mit lediglich schwachen Binnenechos. Dieser entspricht dem eingelagerten Hämatom (2). In der Tiefe, gut durch die Faszienhülle abgrenzbar, kommt der abgerissene proximale Stumpf des M. rectus femoris (3) zur Darstellung. Dieser läuft kaudal, d. h. am rechten Bildrand, in den Sehnenstumpf der Quadrizepssehne (4) aus
5 Vastus intermedius

Abb. 7-28 c. Longitudinalschnitt 2 cm weiter distal. Das Ende des M. rectus femoris ist gut zu erkennen (1). Darüber liegt das Hämatom (2). Der M. vastus intermedius (3) ist in diesem Bereich noch intakt, wie man gut an der noch durchgehenden Faszienhülle erkennen kann

Abb. 7-28 d. Wird der **Schnitt noch weiter distal** geführt, kommt man in einen Bereich, der durch das ausgedehnte Hämatom (1) geprägt ist. Dieses zeichnet sich durch die echoarmen Bereiche aus, in die Muskel und Sehnenstümpfe hineinragen. Auf diesem Bild ist weiter zu erkennen, daß der M. vastus intermedius hier rupturiert ist (2)
3 Femur

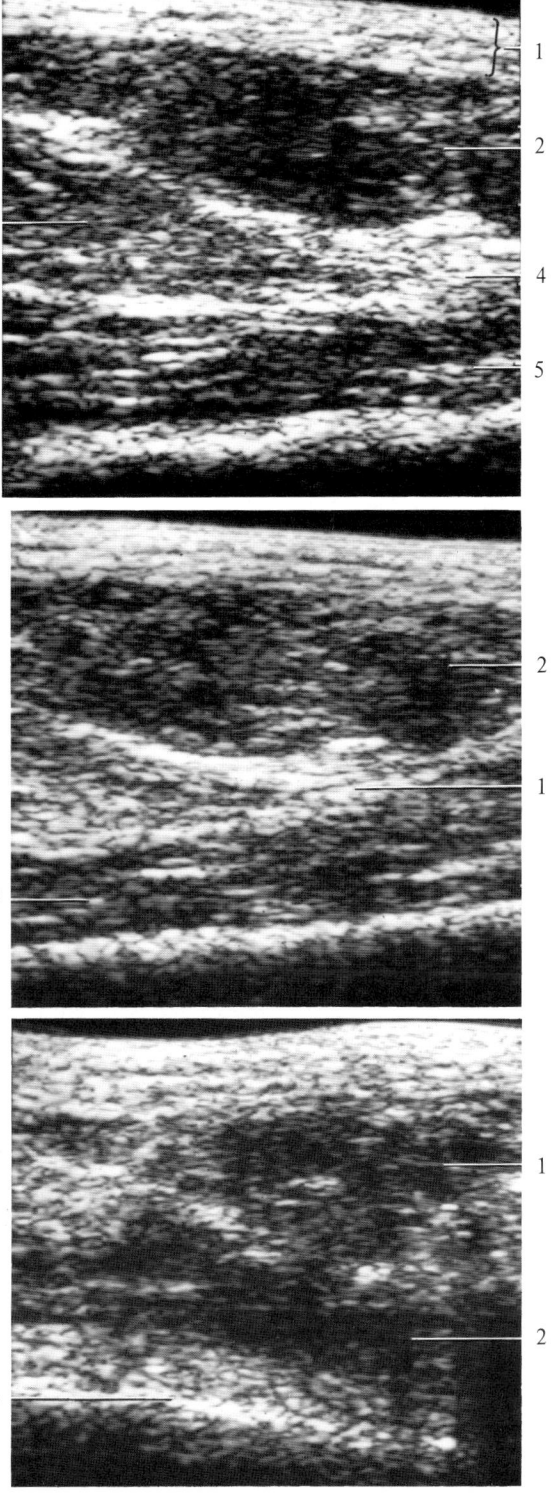

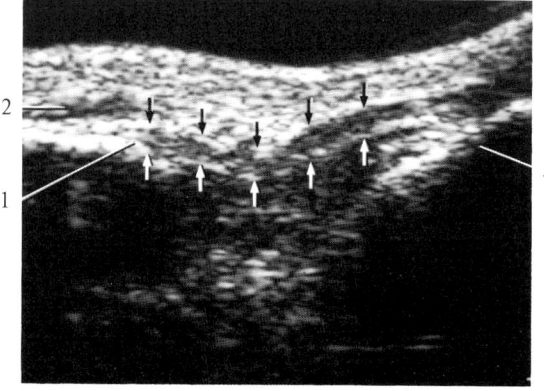

Abb. 7-28 e. Darstellung des distalen Anteiles des Knie-streckapparates

Man erkennt zunächst im Bild links die Patellaober-fläche mit der dorsalen Schallabschattung (1). Über der Patella findet sich noch ein schmaler echoarmer Saum, als Ausdruck eines präpatellaren Hämatoms (2). Rechts am Bildrand zeichnet sich die ventrale Kontur des Schienbeinkopfes ab (3). Unter der Subkutis liegt das Ligamentum patellae, erkennbar am Peritendineum mit schwachen Binnenechos (↑). Durch den Patellatiefstand ist der Verlauf nicht gestreckt, sondern über dem Gelenkspalt nach dorsal konvex eingezogen

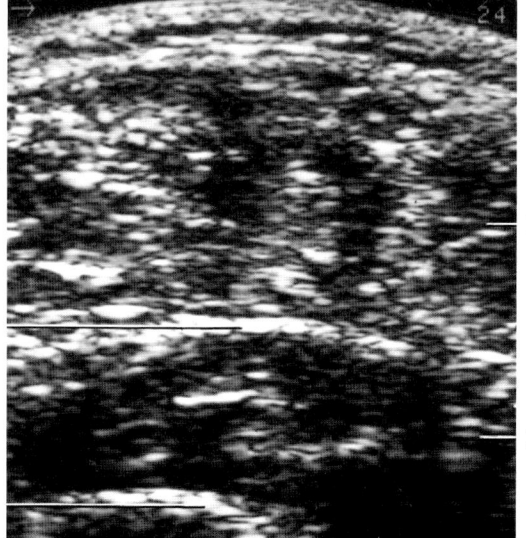

Abb. 7-28 f. Horizontalschnitt über dem M. quadriceps mit klarer Darstellung des M. rectus femoris (1) und des M. vastus intermedius (2). Man erkennt bei dieser Schnitt-führung noch deutlicher als im Längsschnitt die auf-gelockerte Muskelstruktur mit Arealen unterschiedlich starker Echogenität
3 Intermuskuläres Septum
4 Femur

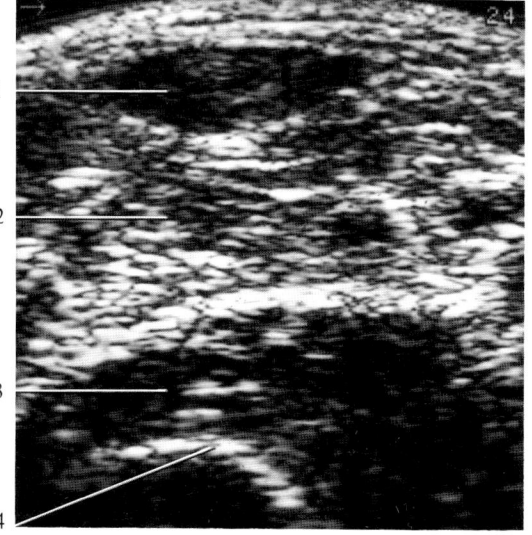

Abb. 7-28 g. Horizontalschnitt weiter distal als in Abb. 7-28 f

Im ventralen Bereich des Bildes stellt sich gut abgrenz-bar das Hämatom (1) mit schwachen Binnenechos dar. Hämatom und darunterliegender M. rectus femoris (2) sind klar abgrenzbar. In der Tiefe sieht man unterhalb des M. vastus intermedius (3) den Knochenreflex des Femurs (4)

Abb. 7-28 h. Horizontalschnitt über dem distalen Ende des M. rectus femoris
Im ventralen Anteil wird der größte Bereich des Bildes durch das gut abgrenzbare Hämatom eingenommen (1). Darunter erkennt man mit den kräftigen Reflexen das schmale distale Stumpfende des M. rectus femoris am Übergang in den sehnigen Anteil (2). Der M. vastus intermedius ist in diesem Schnitt noch intakt (3)

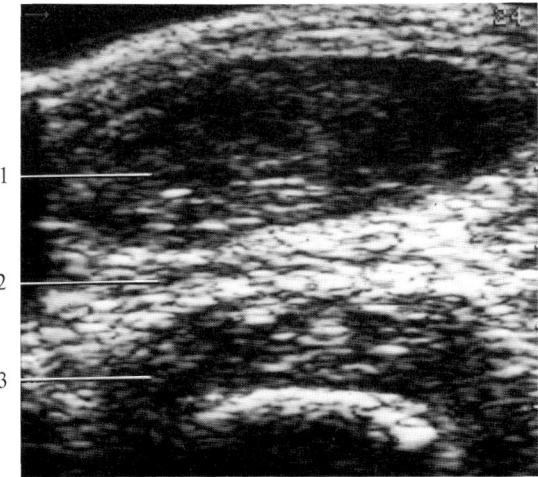

Abb. 7-28 i. Horizontalschnitt über der Patella mit deutlicher Darstellung des zwischen Patella (1) und Subkutis (2) gelegenen präpatellaren Hämatoms (3)

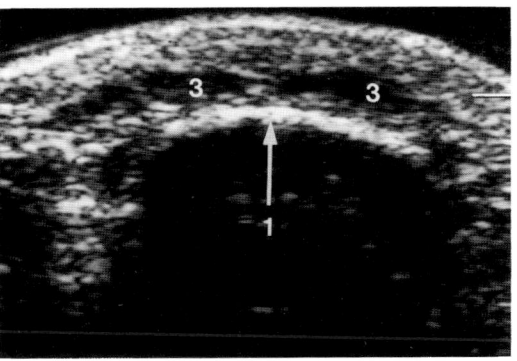

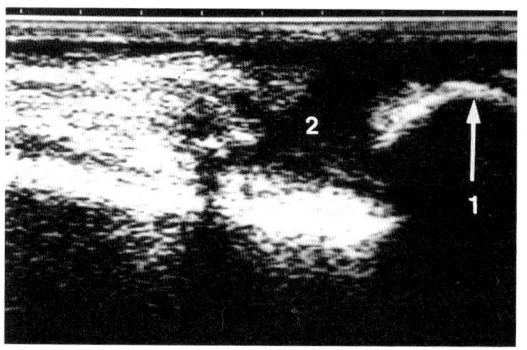

Abb. 7-29, a-c. Quadrizepssehnenruptur bei einem 30jährigen Patienten

Abb. 7-29 a. Im **Vergleich mit Abb. 7-15 b** ist deutlich zu erkennen, daß die Einstrahlungsstelle der Quadrizepssehne an der Patella (1) zerstört ist. In dem echoarmen Bereich des Hämatoms (2) befinden sich einzelne Binnenechos, die auf abgerissene Sehnenanteile sowie auf Blutkoagel zurückzuführen sind

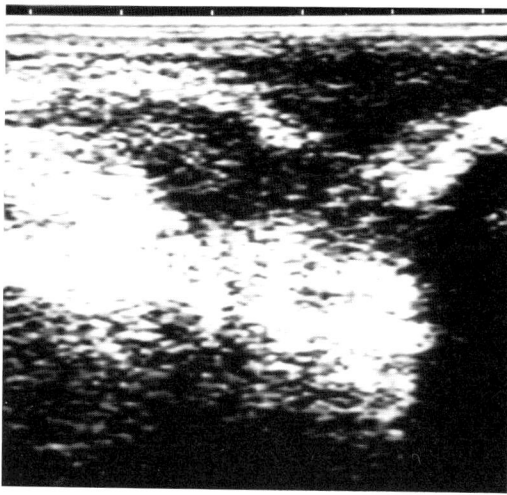

Abb. 7-29 b. Gleicher Befund wie Abb. 7-29 a mit vergrößerter Darstellung des Rupturbereiches

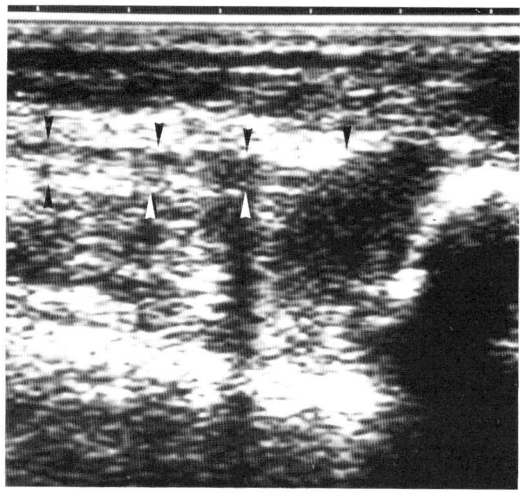

Abb. 7-29 c. Sonographische Kontrollaufnahme 2 Wochen postoperativ nach Quadrizepssehnenaht
Die Quadrizepssehne verläuft wieder gestrafft und angespannt zum kranialen Patellapol. Infolge der postoperativen Verquellung der Sehne sowie der Durchflechtungsnaht kommen die distalen Anteile der Sehne unmittelbar vor der Ansatzstelle an der Patella unvollständig und echoarm zur Darstellung

Abb. 7-30, a-f. Knöcherne Ausrißfraktur des Ligamentum patellae aus dem distalen Patellapol

Abb. 7-30 a Sonogramm des distalen Anteiles des Kniestreckapparates
Zwischen dem subkutanen Fettgewebe und dem Hoffa-Fettkörper kommt das Ligamentum patellae zur Darstellung. Das Peritendineum sowie die zarten, homogenen Binnenechos des Ligamentum patellae lassen sich gut abgrenzen (↓). Kranial findet sich am Ligamentum patellae ein kleines Knochenfragment (1), daran schließt sich die Femurkondyle mit der echoarmen hyalinen Knorpelauflage an (2)

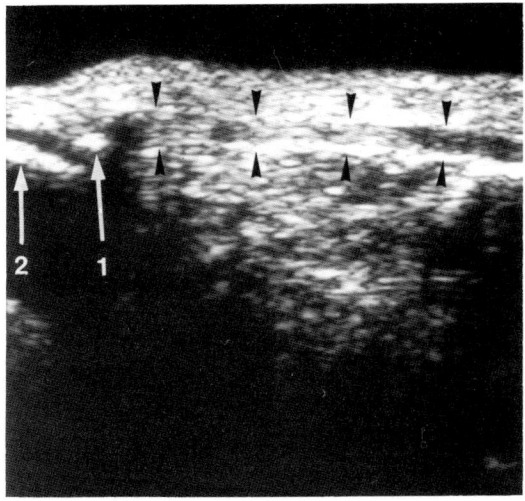

Abb. 7-30 b. Longitudinalschnitt etwas weiter kranial als Abb. 7-30 a
In diesem Schnitt wird das Ligamentum patellae sowie der Femurkondylus im interkondylären Bereich (1) sichtbar. Durch den Hochstand kommt die Patella in dieser Abbildung nicht zur Darstellung

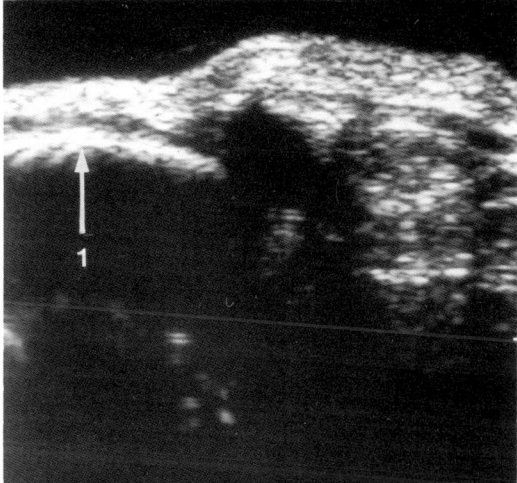

Abb. 7-30 c. Longitudinalschnitt über dem interkondylären Bereich
Hier wird deutlich, daß die Patella infolge der Ruptur des Ligamentum patellae nach kranial verlagert ist
1 Femur mit echoarmer Knorpelauflage
2 Subkutis

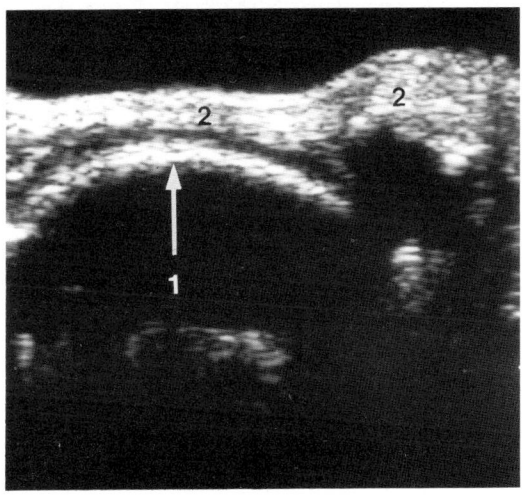

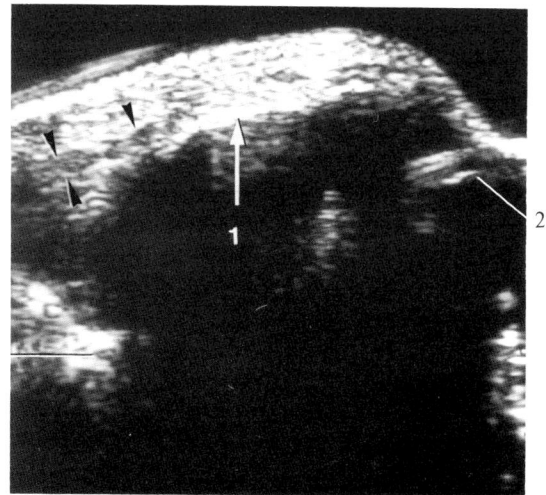

Abb. 7-30 d. Wird der **Schnitt weiter kranial als in Abb. 7-30 c** gelegt, so stellt sich hier die verlagerte Patella (1) mit der knöchernen Kontur und der dorsalen Schallschattenbildung dar. Rechts am Bildrand sind soeben noch die knöchernen Konturen des Femurkondylus (2) sichtbar. Nach kranial ist noch der Beginn der Quadrizepssehne sichtbar (↑)
3 Femur

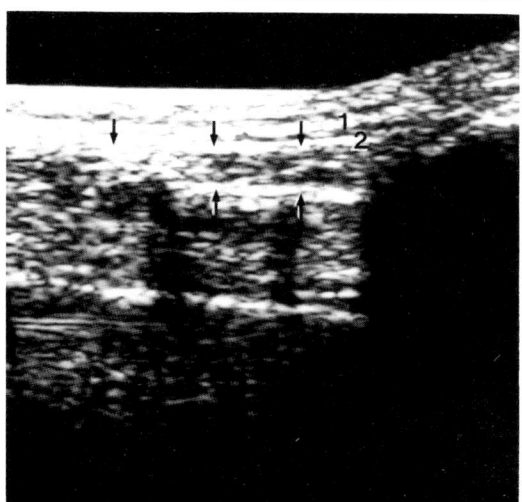

Abb. 7-30 e. Darstellung der intakten Quadrizepssehne (↑)
Durch den Spannungsverlust bei rupturiertem Ligamentum patellae kann die Verschiebeschicht zwischen der Subkutanfaszie (1) und dem ventralen Blatt des Peritendineums (2) der Sehne gut eingesehen werden

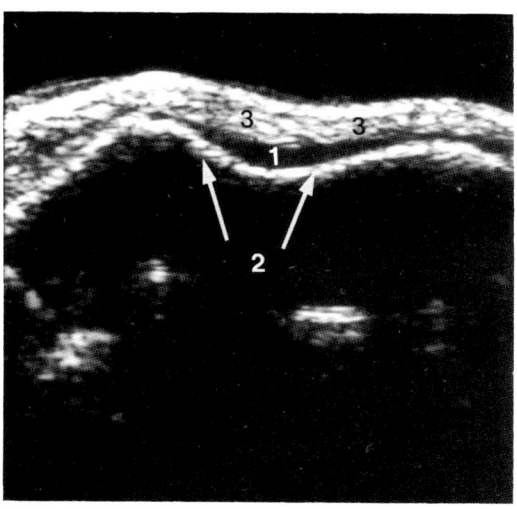

Abb. 7-30 f. Transversalschnitt über dem Gleitlager der Patella
Man erkennt unter dem subkutanen Fettgewebe (3) zunächst die Knorpelauflage als echofreie Zone (1) und danach die ventrale, knöcherne Kontur des distalen Femurendes (2)

M. Osgood-Schlatter. Als Osgood-Schlatter-Erkrankung bezeichnet man eine aseptische Knochennekrose der Apophyse am Schienbeinkopf. Sie wird zwischen dem 10. und 16. Lebensjahr beobachtet und betrifft vorwiegend das männliche Geschlecht. Die Patienten klagen über Belastungsschmerzen, vor allem beim Treppensteigen.

Im Bereich der Tuberositas tibiae findet sich eine druckdolente Schwellung. Röntgenologisch findet man einen für diese Erkrankung typischen Befund: Bei normaler Entwicklung liegt die Apophyse schnabelförmig am Schienbeinkopf an. Obwohl die Formen der Apophysen sehr verschieden sein können, so sind die Konturen immer scharfrandig.

Bei der Osgood-Schlatter-Erkrankung kommt es durch die vaskulär bedingte Ossifikationsstörung zu verwaschenen Konturen mit unregelmäßiger Begrenzung und zu Strukturveränderungen im Innern mit abwechselnden Aufhellungen und Verdichtungen. Häufig klafft ein Spalt zwischen Apo- und Diaphyse, und die Apophyse kann insgesamt vergrößert sein. Im retroligamentären Raum können Verschattungen auftreten, die auf Kalk- und Knocheneinlagerungen zurückzuführen sind. Diese Veränderungen können zu einer Bursitis des infrapatellaren Schleimbeutels führen.

Diese röntgenologisch erfaßbaren Störungen können auch sonographisch nachgewiesen werden. Bei der Osgood-Schlatter-Erkrankung geht zunächst die glatt begrenzte Reflexionsfront der Apophyse, wie sie normalerweise bei Kindern über dem 10. Lebensjahr gefunden wird, verloren. Stattdessen erscheint die Tuberositas tibiae infolge der Ossifikationsstörung und der dadurch möglichen tieferen Eindringfähigkeit der Schallimpulse verbreitert und unregelmäßig begrenzt. Bereiche von unterschiedlich starker Echogenität sind neben der Verbreiterung charakteristische Merkmale (Abb. 7-31 bis 7-33).

Eine eventuell vorhandene Bursitis infrapatellaris kann ebenso wie kleine retroligamentäre Verkalkungen erkannt werden. Ob diese Verkalkungen adhärent sind oder nicht, läßt sich durch eine dynamische Untersuchung abklären (Abb. 7-34).

Tendinitis des Ligamentum patellae. Eine Tendinitis des Ligamentum patellae ist sonographisch schwer nachweisbar. Ein mögliches Kriterium ist eine Dickenzunahme in ventrodorsaler Schallrichtung. Darüber hinaus können Kalkeinlagerungen in der Sehne durch einen starken Binnenreflex, evtl. mit Schallschattenbildung, erkannt werden. Eine gleichzeitig vorhandene Bursitis infrapatellaris zeichnet sich durch einen echoarmen, umschriebenen Bezirk aus.

Die Beurteilung der Binnenechos erscheint uns problematisch, da bereits leichte Kippungen des Transducers die Sehne im Ultraschallbild unterschiedlich echoarm bzw. echoreich wiedergeben, ohne daß diese Befunde sicher reproduzierbar sind.

Ähnliche Befunde wie bei einer Tendinitis kann man auch postoperativ nach Kreuzbandplastik mit einem Sehnentransplantat aus dem Ligamentum patellae finden. Auch hier ist die Sehne im ventrodorsalen Longitudinalschnitt vergrößert. Durch die postoperative ödematöse Verquellung ist die Sehne in der sonomorphologischen Struktur echoärmer, ein Befund, der sich auch im Transversalschnitt über der gesamten Sehnenausdehnung nachweisen läßt (Abb. 7-35).

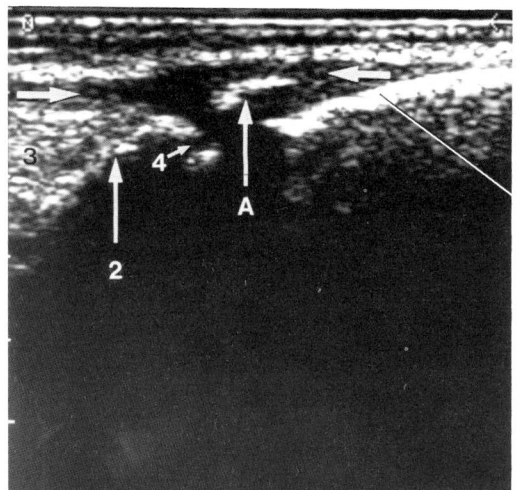

Abb. 7-31, a-e. 12 Jahre alter Patient

Abb. 7-31 a. Rechtes Kniegelenk
Normalbefund mit regelrecht entwickelter Tuberositas tibiae. Die Aufnahme wurde ohne Verwendung einer Wasservorlaufstrecke angefertigt; es ist jedoch ratsam, insbesondere zur besseren und leichteren Ankoppelung, eine Wasservorlaufstrecke zu verwenden
A Apophyse
→← Ligamentum patellae
1 Tibia
2 Tibiaepiphyse
3 Hoffa-Fettkörper
4 Epiphysenfuge

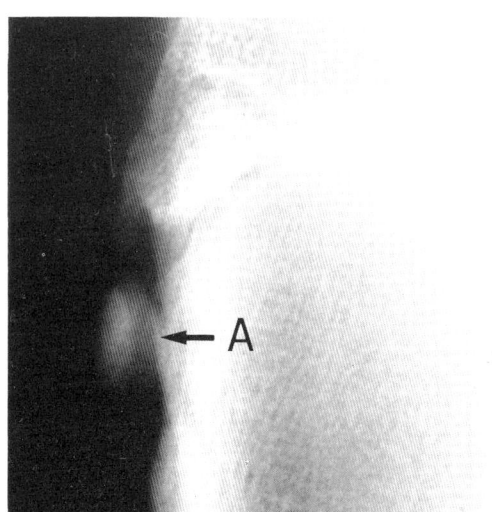

Abb. 7-31 b. Röntgenologisches Korrelat zu Abb. 7-31 a

Abb. 7-31 c. Linkes Kniegelenk
Typischer Befund bei M. Osgood-Schlatter. Die glatte
Begrenzung der Tuberositas tibiae fehlt. Die Apophyse
(A) stellt sich infolge der Ossifikationsstörung und der
damit zusammenhängenden verringerten Reflexion an
der Oberfläche verbreitert dar
2 Tibiaepiphyse
3 Ligamentum patellae
4 Epiphysenfuge

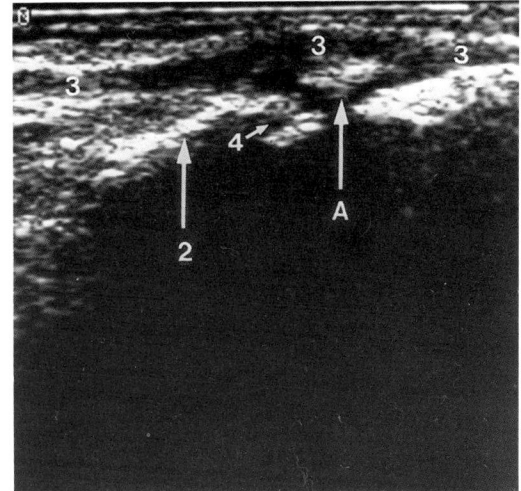

Abb. 7-31 d. Röntgenologisches Korrelat zu Abb. 7-31 c

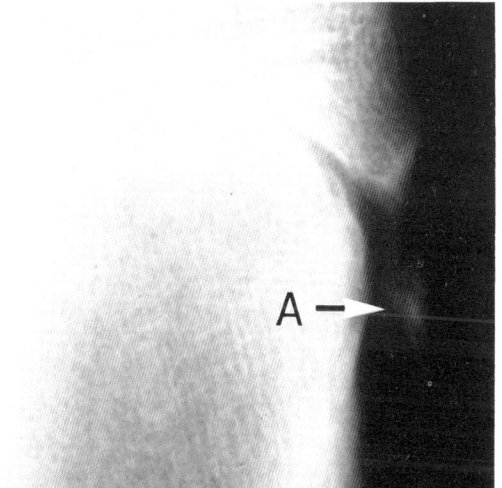

**Abb. 7-31 e. Direkte Gegenüberstellung der gesunden (A₁)
und der erkrankten Seite (A₂) bei M. Osgood-Schlatter**

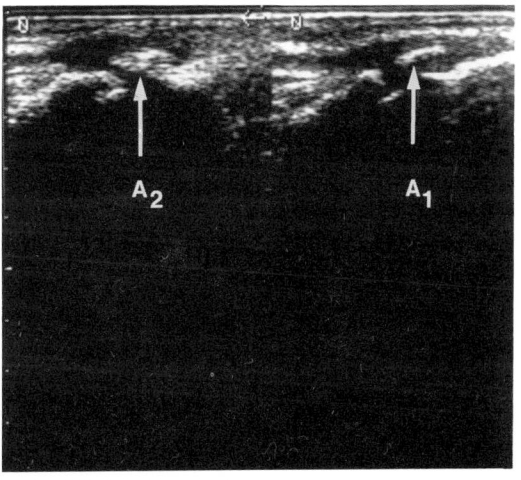

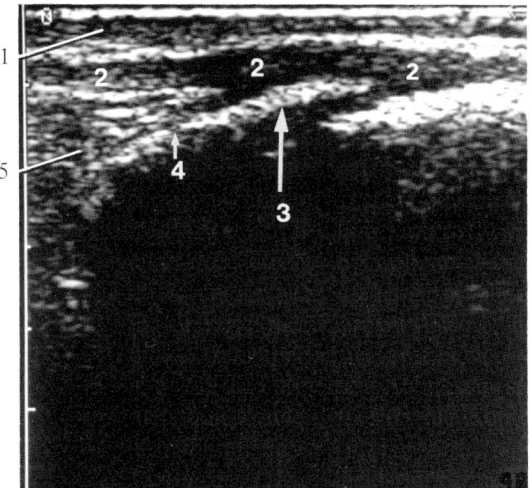

Abb. 7-32 a. Patient, 14 Jahre alt, rechtes gesundes Kniegelenk
Vom linken Bildrand zieht dorsal vom Unterhautfettgewebe (1) das Ligamentum patellae (2) über die Tuberositas tibiae (3). Der Epiphysenspalt (4) ist kaum noch zu erkennen. Die Kontur der Apophyse ist scharf begrenzt
5 Hoffa-Fettkörper

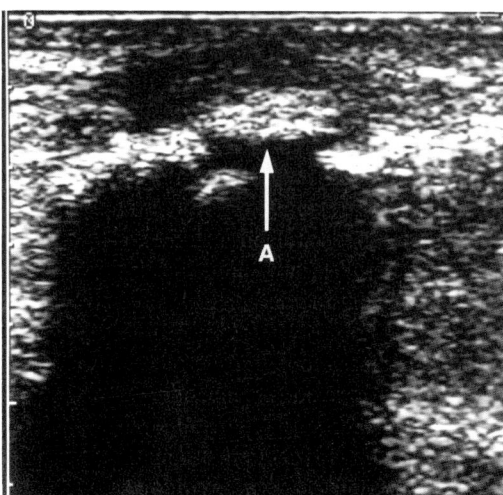

Abb. 7-32 b. Patient, 14 Jahre, linkes Kniegelenk
Im Gegensatz zur Abb. 7-32 a ist die Apophyse durch verringerte Reflexion an der Oberfläche im Sonogramm verbreitert, ein Bild, wie es für einen M. Osgood-Schlatter typisch ist

Abb. 7-33 a. Patient, 12 Jahre, rechtes gesundes Kniegelenk
Die Tuberositas tibiae (1) ist als scharf begrenzte, echoreiche Struktur mit Schallschattenbildung erkennbar. Proximal und distal davon die reflexkräftige Zeichnung der Tibiaepiphyse (2) bzw. der Tibiavorderkante (3) mit Schallschattenbildung. Das Ligamentum patellae (4) mit seinen zarten Reflexen und dem Peritendineum kann gut gegen das darüberliegende, homogene, reflexreich gemusterte Fettgewebe (5) abgegrenzt werden

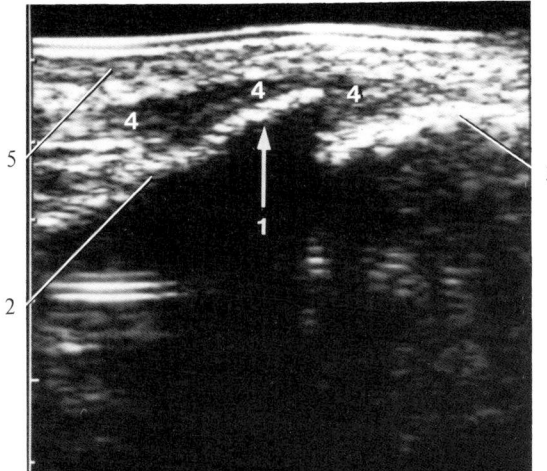

Abb. 7-33 b. Patient, 12 Jahre, linkes Kniegelenk (M. Schlatter)
Im Vergleich mit 7-33 a deutlich veränderte Darstellung der Tuberositas tibiae (1). Die glatt begrenzte Reflexionsfront ist nicht mehr erkennbar. Statt dessen zeigt sich die Tuberositas inhomogen und aufgelockert mit sowohl echoarmen als auch echoreichen Bezirken
2 Tibiaepiphyse
3 Hoffa-Fettkörper
4 Ligamentum patellae
5 Subkutis

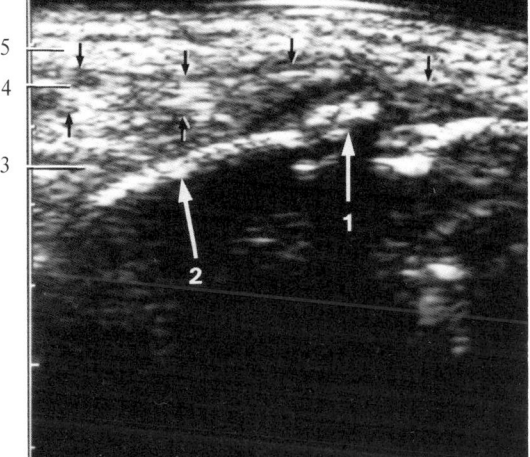

Abb. 7-34, a-d. 16jähriger Patient

Abb. 7-34 a. Sonographischer Normalbefund mit für einen 16jährigen Patienten regelrecht entwickelter Tuberositas tibiae, **linkes Kniegelenk**. Man erkennt am rechten Bildrand die proximale Metaphyse der Tibia (1) und daran anschließend die Apophyse am Schienbeinkopf (2) mit noch offener Apophysenfuge (3). Nach kranial folgt die proximale Tibiaepiphyse (4) mit der noch offenen Epiphysenfuge (5). Dorsal davon zieht das Ligamentum patellae (6)
7 Subkutangewebe
8 Hoffa-Fettkörper

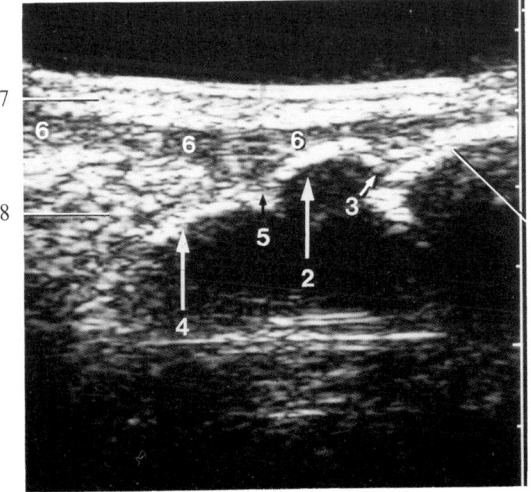

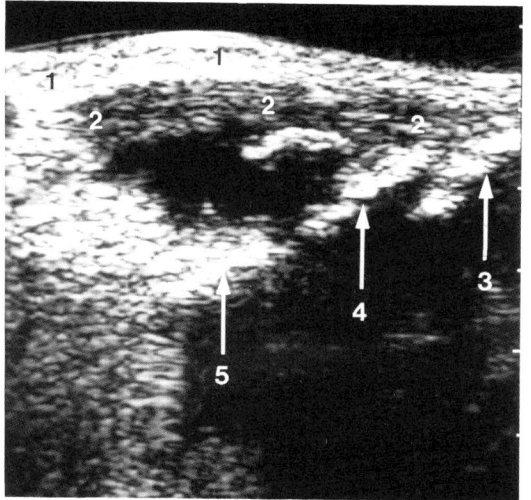

Abb. 7-34 b. Rechtes Kniegelenk
Bei der Untersuchung des Patienten fand sich ein
Druckschmerz über der Tuberositas tibiae sowie eine
geringgradige Schwellung im Verlauf des Ligamentum
patellae. Im Sonogramm erkennt man unter dem reflexreichen subkutanen Fettgewebe (1) die homogenen, zarten und längs verlaufenden Reflexe des Ligamentum
patellae (2). An knöchernen Bezugspunkten sind wie in
Abb. 7-34 a die proximale Schienbeinmetaphyse (3), die
Apophyse (4) sowie die Epiphyse (5) dargestellt. In Bildmitte, dem Ligamentum patellae dorsal anliegend, bildet sich ein etwa 1,5 cm langer, starker Reflexstreifen ab,
der einem etwa 3mal 1,5 cm großen, nahezu echofreien
Bezirk aufliegt. Wie sich intraoperativ bestätigte, entspricht dieser Befund einer retroligamentären Verkalkung mit einer Bursitis infrapatellaris

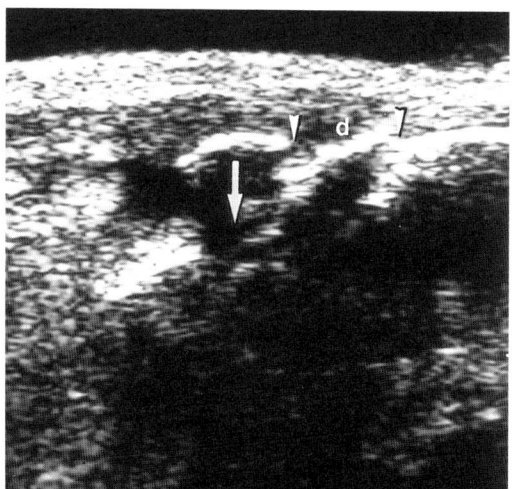

Abb. 7-34 c. Rechtes Kniegelenk
Bei leicht geänderter Schallrichtung verändern sich
Form und Größe des echoarmen, retroligamentären
Bereiches. Zudem hat in dieser Schnittführung die retro-
ligamentäre Verkalkung zu einer dorsalen Schallschat-
tenbildung (Pfeil) geführt. Die Aufnahme wurde in
Ruhe, d. h. bei entspannt liegendem Patienten gewon-
nen

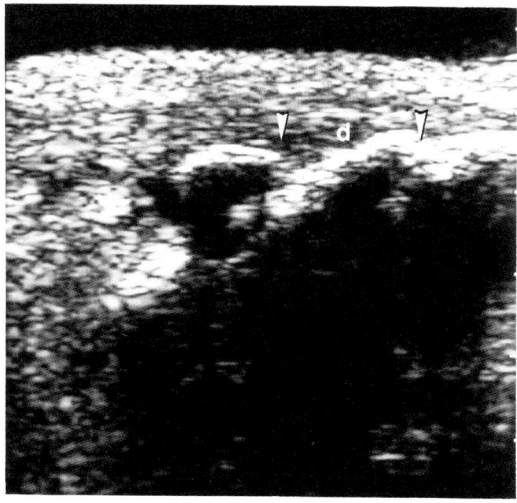

Abb. 7-34 d. Im **Vergleich mit Abb.** 7-34 c wurde der
Patient jetzt aufgefordert, den M. quadriceps anzuspannen. Dabei ist zu erkennen, daß die echoreiche Struktur
an der Rückseite des Ligamentum patellae mit der
Sehne adhärent ist und nach kranial zieht. Im Vergleich
mit der Aufnahme in Ruhe hat sich die Distanz (d) vergrößert. Zudem wird der echoarme Bereich komprimiert und zur Seite hin verlagert, so daß er sich deutlich
verkleinert darstellt

Abb. 7-35, a-d. Bei dem Patienten wurde **aus dem Ligamentum patellae ein Transplantat für eine vordere Kreuzbandplastik entnommen.** Die Abb. 7-35 c, 7-35 d zeigen die Veränderungen 14 Tage postoperativ im Vergleich mit der gesunden Seite (7-35 a, 7-35 b)

Abb. 7-35 a. Regelrechte Darstellung des Ligamentum patellae, welches vom kaudalen Patellapol (1) zur Tuberositas tibiae (2) zieht
3 Hoffa-Fettkörper

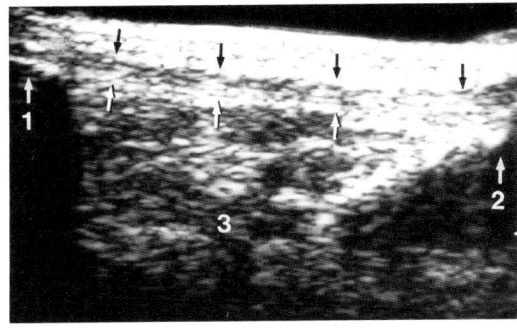

Abb. 7-35 b. Transversalschnitt über dem Ligamentum patellae. Dieses ist gut durch das Peritendineum von der Subkutis (1) und dem Hoffa-Fettkörper (2) abgrenzbar

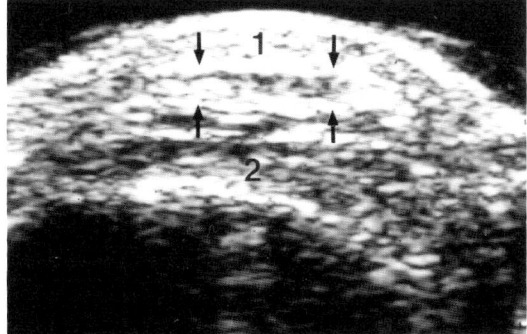

Abb. 7-35 c. An der operierten Seite ist das Ligamentum patellae verdickt und in der Struktur stark inhomogen
1 Subkutis
2 Hoffa-Fettkörper

Abb. 7-35 d. Auch im **Transversalschnitt** stellt sich das Ligamentum patellae auf der operierten Seite verändert dar. Neben der Aufquellung fällt insbesondere die echoarme Struktur auf
1 Subkutis
2 Hoffa-Fettkörper

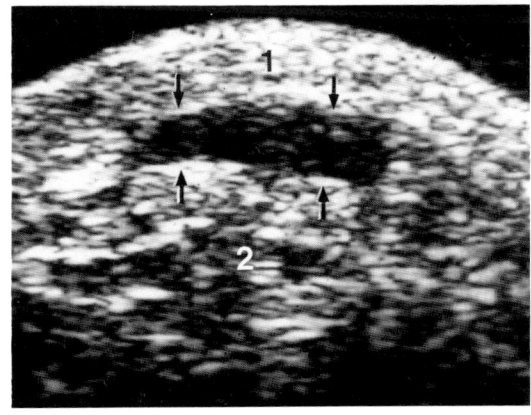

7.5.4 Periartikuläre Weichteile

An periartikulären Erkrankungen am Kniegelenk sind in erster Linie Bursitiden sowie Meniskusganglien zu nennen. Bursitiden können auftreten bei Reizzuständen des Kniegelenkes unterschiedlicher Ätiologie. In den meisten Fällen liegt eine Ergußbildung in der Bursa suprapatellaris vor. Gelegentlich findet man auch eine Bursitis praepatellaris oder eine Bursitis infrapatellaris.

Das sonomorphologische Erscheinungsbild ist abhängig von der Genese. Liegt lediglich ein Reizzustand mit Ergußbildung vor, so zeichnet sich dieser durch einen umschriebenen, klar abgrenzbaren, echoarmen Bereich aus. Unter gleichzeitiger Palpation verändert er Form und Größe.

Die Erfahrung hat gezeigt, daß eine Ergußbildung, z. B. in der Bursa suprapatellaris, bereits häufig sonographisch sicher erkannt und nachgewiesen werden kann, wenn bei der klinischen Untersuchung der Erguß noch nicht nachweisbar ist. Dies ist insbesondere dann der Fall, wenn gleichzeitig eine Synovialitis vorliegt, die die klinische Befunderhebung erschwert. Gerade bei der PcP gelingt es sonographisch, den proliferativen und exsudativen Anteil einer Gelenkschwellung zu differenzieren (s. Kap. 12).

Sonomorphologisch ähnlich geben sich auch Ganglien und Sehnenhygrome im Bereich des Kniegelenkes zu erkennen. Auch dabei finden sich umschriebene, glatt gegen die Umgebung abgrenzbare, echoarme Bezirke unterschiedlicher Größe (Abb. 7-36 bis 7-39). Liegt der echoarme Tumor in den Weichteilen, und hat er dorsal keinen Kontakt zum Knochen, so ist im Sonogramm eine posteriore Schallverstärkung sichtbar.

Differentialdiagnostisch muß in diesem Zusammenhang an ein inter-bzw. intramuskuläres Lipom bzw. an das selten vorkommende Schwannom des N. peroneus gedacht werden (s. Kap. 10). Im Sonogramm in der Kniekehle sichtbare, echoarme pathologische Veränderungen können auch von den Gefäßen ausgehen. Hier sind vor allem Hämangiome, Aneurysmen und Venektasien zu nennen.

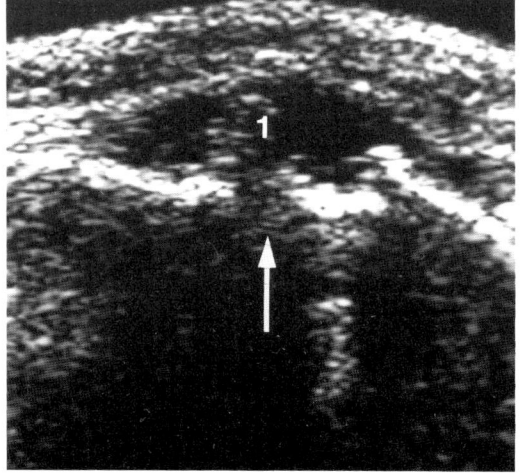

Abb. 7-36. Außenmeniskusganglion
Frontalschnitt über dem lateralen Gelenkspalt bei klinischem Verdacht auf Vorliegen eines Außenmeniskusganglions. Man erkennt im Sonogramm einen echoarmen Bereich (1), welcher direkt über dem Gelenkspalt zu liegen kommt (Pfeil)

Abb. 7-37. Sonographisch typischer Befund einer Kniekehlenzyste
Diese ist in der Struktur echoarm und gegen die Umgebung glatt begrenzt. Infolge der echoarmen Struktur kommt es zur dorsalen Schallverstärkung

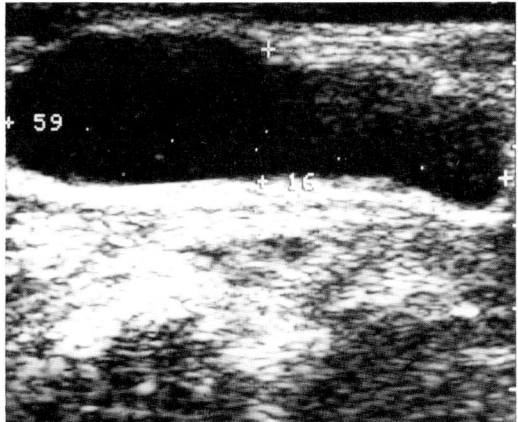

Abb. 7-38. Dorsaler Längsschnitt durch die Fossa poplitea mit Darstellung einer Baker-Zyste (1)
In dieser findet sich im Sonogramm ein stark echogener Körper, der zu einer dorsalen Schallschattenbildung geführt hat (↓)

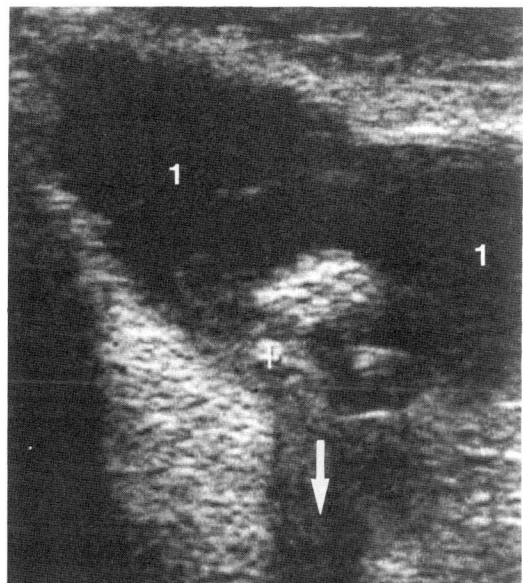

Abb. 7-39. Dorsaler Transversalschnitt bei innenrotiertem Bein
Man erkennt im Sonogramm einen glatt begrenzten, echofreien Raum mit einer kanalförmigen Verbindung zum Gelenkspalt (Pfeil). Beachte die dorsale Schallverstärkung (1)

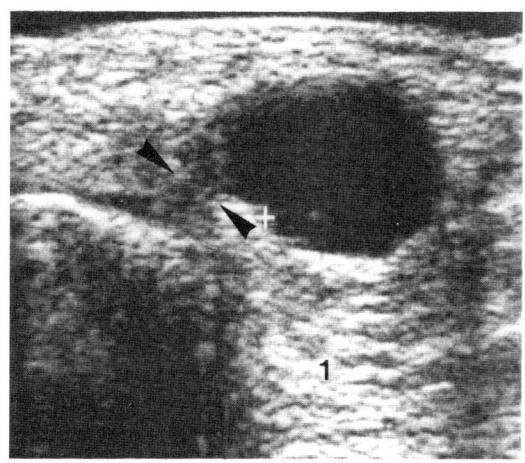

7.6 Methodische Probleme und klinische Relevanz

Eine umfassende Wertung der Sonographie am Kniegelenk zum jetzigen Zeitpunkt ist schwierig, wenn nicht gar unmöglich. Viele Probleme sind noch ungeklärt bzw. stehen in der ersten Phase der Entwicklung und Erprobung. Daher verwundert es nicht, daß die Meinungen und Erfahrungen auf diesem Gebiet der Sonographie noch weit auseinanderklaffen.

Jede Methode muß sich messen lassen an ihrer klinischen Relevanz im Vergleich mit anderen Untersuchungsmethoden und mit den intraoperativen, tatsächlichen Befunden. Gerade hier steht die Sonographie des Kniegelenkes noch am Anfang. Dies gilt insbesondere für die Meniskussonographie und die Darstellung der Bandstrukturen.

Bei der Meniskussonographie findet z. Z. eine Entwicklung statt, die zu einiger Hoffnung Anlaß gibt. Voraussetzung für eine erfolgreiche Meniskusdarstellung scheint nach der bisherigen Erfahrung ein Sektorscan mit einer 7,5-MHz-Sonde zu sein.

Der Nachteil dieses Verfahrens ist, daß es weitgehend von der Geschicklichkeit und Übung des Untersuchers abhängt, wie zuverlässig die diagnostische Aussage ausfällt. So können durch Kippung des Schallkopfes beispielsweise Reflexe entstehen, die den ungeübten Untersucher zu Fehldiagnosen verleiten können.

Sind die Voraussetzungen von seiten des Untersuchers und der Geräteausstattung gegeben, so kann die Trefferquote höher als bei einer arthrographischen Untersuchung liegen. Eine erste klinische Studie ergab in 94 % der Fälle eine Übereinstimmung des präoperativ erhobenen sonographischen Befundes mit dem operativen Befund [40].

Sollten diese Ergebnisse bei weiteren Untersuchungen reproduzierbar sein, so könnte die Meniskussonographie eine echte Bereicherung des diagnostischen Spektrums darstellen. Die Schmerzfreiheit spricht ebenso für die Untersuchung, wie die Möglichkeit, daß die Kniegelenksonographie sofort nach einem akuten Trauma zur Anwendung kommen kann. Die Nichtinvasivität und die völlige Risikofreiheit der Untersuchung als weitere Vorteile müssen nicht extra hervorgehoben werden.

Ungeklärt stellen sich dagegen die Probleme bei der Kreuzbanddiagnostik dar. Zwar lassen sich im Experiment an einem besonders präparierten Kniepräparat die Strukturen darstellen und identifizieren, am Patienten ist dies jedoch viel schwieriger und z.T. gar nicht möglich.

Eine Darstellung der Kreuzbänder in ganzer Länge ist häufig schwer realisierbar. Insbesondere die dorsalen Transversalschnitte zeigen die Bandstrukturen nur abschnittweise, und eine Beurteilung im Gesamtverlauf ist unmöglich. Mögliche Artefakte können zudem eine sichere Interpretation erschweren.

Eine Differenzierung zwischen Synovialisüberzug und der eigentlichen Bandstruktur ist mit den derzeit zur Verfügung stehenden Geräten nicht möglich, so daß auch bei optimistischer Betrachtung in absehbarer Zeit eine Abgrenzung einer unauffälligen Bandstruktur von einer Ruptur oder Teilruptur mit intaktem Synovialisschlauch nicht zu erwarten ist.

Eine Hilfe bei der Beurteilung der Stabilität des vorderen Kreuzbandes bzw. des Seitenbandes ist in der Stabilitätsprüfung und deren bildlicher Dokumentation zu sehen. Erste klinische Untersuchungen zeigen eine gute Korrelation der sonographischen Beurteilung des Lachmann-Testes mit den operativen Befunden, die auch der klinischen Einteilung der Instabilitätsgrade entspricht.

Die mediale Aufklappbarkeit des Kniegelenkes ist bei verletztem Innenband auch sonographisch reproduzierbar nachzuweisen. Wegen der individuell unterschiedlich straffen Bandführung sollte die Beurteilung der Bilder jedoch immer im Seitenvergleich erfolgen.

Unbestritten ist die Aussagekraft der Sonographie zur Darstellung von Zysten und Ganglien. Bei adipösen oder bereits voroperierten Patienten kann der Palpationsbefund ebenso unsicher sein, wie bei kleinen Zysten oder kleinen Ganglien. Hier kann die Sonographie leicht und einfach helfen, einen pathologischen Befund aufzudecken oder zu verifizieren. Neben der Größenbestimmung kann ihre Lagebeziehung zu den Gefäßen und zur Muskulatur dargestellt werden.

Die Synovialflüssigkeit stellt sich meist reflexfrei bis reflexarm dar, mit posteriorem Schallverstärkungsphänomen. In der Zyste können ein fibrinhaltiger Erguß oder Einblutungen einen internen Strukturechobesatz hervorrufen. Unter Druck ist die Baker-Zyste jedoch verformbar, wodurch bei Untersuchungen mit der Real-time-Technik die Unterscheidung eines Fibringerinnsels von bereits organisierten Fibrinmassen erleichtert wird.

Zu beachten ist jedoch, daß nicht jeder echoarme Tumor in der Kniekehle eine Baker-Zyste sein muß. Ähnliche Befunde einer gut abgrenzbaren, echoarmen Struktur können z. B. ein Lipom, ein Schwannom, ein Hämangiom usw. hervorrufen. Wie bei anderen Weichteiltumoren kann auch hier die Sonographie keine exakte Artdiagnose liefern.

Verletzungen des Kniestreckapparates werden klinisch diagnostiziert. Hier kann die Sonographie helfen, den Befund zu objektivieren und bildlich darzustellen. Die Untersuchungstechnik ist einfach und kann ohne großen Aufwand durchgeführt werden. Die Rupturstelle kann exakt lokalisiert werden, und ähnlich wie im Röntgenbild findet man einen Hoch- bzw. Tiefstand der Patella. Bei klinisch nicht eindeutigen Befunden kann der Kniestreckapparat unter Real-time-Bedingungen dynamisch beurteilt werden.

Obwohl das Ligamentum patellae leicht darzustellen ist, bereitet es Probleme, eine Tendinitis oder ein Patellaspitzensyndrom nachzuweisen. Die Beurteilung der Binnenechos der Sehne muß mit großer Zurückhaltung erfolgen, da bereits eine leichte Kippung des Transducers eine unterschiedliche Echostruktur hervorrufen kann. Verwertbare und reproduzierbare Befunde dagegen liefern retroligamentäre Verkalkungen, z. B. im Rahmen einer Schlatter-Erkrankung. Auch der Nachweis einer Bursitis infrapatellaris gelingt mühelos.

8 Bein und Fuß

8.1 Beinlängenmessung

von Axel Holst und Wolfram Thomas

8.1.1 Einleitung

Bei der Beinlängen- und Beinlängendifferenzmessung bestehen häufig erhebliche klinische und radiologische Probleme bei der exakten Messung der Beinlänge insgesamt, als auch bei der isolierten Bestimmung der Ober- und Unterschenkellänge. Die genaue Analyse der Ober- und Unterschenkellänge ist für die Operationsplanung von Korrekturosteotomien sowie bei klinischen Verlaufskontrollen von entscheidender Bedeutung.

Im Rahmen der zunehmenden Verbreitung der Sonographie am Stütz- und Bewegungsapparat wurde die sonographische Beinlängenmessung in der Real-time-Technik systematisch klinisch und experimentell erprobt. Zur Standardisierung der Messung wurde eigens eine Lagerungs- und Meßvorrichtung konstruiert. Ziel der Untersuchungen war der Nachweis der besseren Meßgenauigkeit der Sonographie für Ober- und Unterschenkel gegenüber der klinischen Methode. Beobachtet wurden Präzision, Verläßlichkeit und Reproduzierbarkeit der neuen Technik.

8.1.2 Methode und Schallkopfposition

Die Ultraschallmessung der Beinlängen resultiert aus der Darstellung eines 1 mm starken Metalldrahtes im Zentrum der Gelenkspalte von Hüft-, Knie- und oberem Sprunggelenkspalt mittels eines 5-MHz-Schallkopfes in der Real-time-Technik.

Bei definierten Meßbedingungen mit Hilfe einer eigens hierfür konstruierten Lagerungs- und Meßvorrichtung (Abb. 8-1) ergibt sich die Ober- und Unterschenkellänge aus den gebildeten Differenzen der vorher abgelesenen Werte auf der Meßlatte.

Die Meß- und Lagerungsvorrichtung besteht aus einer ebenen Grundplatte mit beidseitig angebrachten Schienen und geeichten Meßlatten in Millimeterunterteilung. Das Fußteil besteht aus einem Brett, das aus der Rechtwinkelstellung in 10°-Schritten abgeklappt werden kann, um eine seitengleiche Ausrichtung der Füße zu gewährleisten. Auf den Schienen läuft ein Schlitten mit einem Zeigerhalter, der den höhenverstellbaren Meßdraht trägt. Im Fußteil des Schlittens befindet sich ein Fadenkreuz, so daß ein direktes Ablesen der Längenmaße möglich ist (Abb. 8-2, 8-3).

Der Patient liegt mit entkleideten Beinen flach in Rückenlage auf der Lagerungs- und Meßvorrichtung. Beide Beine sind geradeaus gerichtet in neutraler Rotationsstellung. Die Gelenke befinden sich in seitengleicher Position, idealerweise in der Neutral-Null-Stellung. Es wird ein Bein nach dem anderen gemessen.

8.1.3 Definition der Meßpunkte

Die sonographischen Meßpunkte an den drei Gelenken wurden nach der präparatorischen Aufarbeitung an Leichen wie folgt definiert: Der Meßbezugspunkt am Hüftgelenk ist der höchste Punkt des lateralen Kopfeintritts in das Azetabulum. Als erstes wird der Hüftgelenkspalt sonographisch aufgesucht, dabei wird der Schallkopf über dem auf der Haut geführten Meßdraht eingestellt. Auf dem Monitor des Ultraschallgerätes wird der Moment abgewartet, an dem der Metallstab mit seinem Längsreflexmuster sich im höchsten Punkt des lateralen Kopfeintritts in das Azetabulum befindet. In dieser Position wird an der Meßvorrichtung der Zahlenwert für das Hüftgelenk abgelesen (Abb. 8-4, 8-5).

Anschließend wird der laterale Kniegelenkspalt sonographisch identifiziert bei lateral senkrecht zur Körperlängsachse hängendem Meßdraht und longitudinal ausgerichtetem Schallkopf an der Beinaußenseite. Der Meßpunkt am Kniegelenk ist die Mitte des lateralen Kniegelenkspaltes. Aus dem hier abgelesenen Wert auf der Meßlatte läßt sich die Differenz zum Wert am Hüftgelenk bilden. Diese Differenz entspricht der sonographisch gemessenen Oberschenkellänge (Abb. 8-6, 8-7).

Zuletzt wird der Gelenkspalt des oberen Sprunggelenkes von ventral bei longitudinaler Ausrichtung des Schallkopfes und querer Anordnung des Meßdrahtes bestimmt und der entsprechende Wert auf der Meßskala abgelesen (Abb. 8-8, 8-9). Der Meßpunkt am oberen Sprunggelenk ist die Mitte des Gelenkspaltes von ventral, unabhängig von der Winkelstellung des Gelenkes. Aus der Differenz der Werte ergibt sich die sonographische Unterschenkellänge.

Die Messungen werden mit einem 5-MHz-Linearschallkopf in der Real-time-Technik durchgeführt. Der Schallkopf wird ohne Vorlaufstrecke mit handelsüblichem Sonographiegel aufgebracht. Die eingestellten definierten Meßpunkte an den Gelenken werden dokumentiert und ein Meßprotokoll angelegt.

8.1.4 Ergebnisse

Bei 40 sonographischen Beinmessungen an 20 Leichenpräparaten gab es in 10 Fällen, davon 6mal am Ober- und 4mal am Unterschenkel, eine differente Messung zur anatomisch präparierten und vermessenen Ober- und Unterschenkellänge. Die

Meßabweichung betrug am Oberschenkel maximal 1,0 cm (in einem Fall). Die maximale Abweichung am Unterschenkel betrug 0,5 cm. In 90 % der Fälle lag eine 100 %ige sonographische Meßgenauigkeit vor. Somit ergaben sich nahezu ideale Regressionsgeraden (Abb. 8-10, 8-11) beim Vergleich der sonographischen mit der anatomischen Beinlänge.

8.1.5 Methodische Probleme

Die bekannten klinischen Beinlängenmeßmethoden sind zur orientierenden klinischen Erstuntersuchung im Sinne einer Screeningmethode gut brauchbar, sind aber als exakte Meßmethoden zur Indikationsstellung für operative Eingriffe sowie für erforderliche Verlaufskontrollen nicht ausreichend genau. Praktisch alle bekannten radiologischen Methoden beinhalten eine Reihe von Nachteilen in technischer Hinsicht, Projektionsungenauigkeiten und auch eine nicht unerhebliche Strahlenbelastung.

Die sonographische Beinlängenmessung erfordert vom Untersucher die Einhaltung exakter Untersuchungsbedingungen sowie Kenntnisse des medizinisch-diagnostischen Ultraschalls.

Fehlermöglichkeiten bestehen in einem nicht in der Sagittalebenen verlaufenden Schallstrahl. Hierbei liegt die Projektion der Oberflächenmarkierung mittels des Metallstabs dann nicht genau in der Gelenkspalthöhe. Weiterhin ist darauf zu achten, daß der Metallmeßstab immer genau im rechten Winkel zur Körperlängsachse ausgerichtet ist. Beugekontrakturen oder andere Extremitätenfehlbildungen beeinflussen die sonographische Messung nicht.

Die Beinlängenmessung sollte immer mit der beschriebenen Lagerungs- und Meßvorrichtung vorgenommen werden. Die sonographische Beinlängenmessung beinhaltet alle Vorteile der medizinisch-diagnostischen Sonographie als ein nicht invasives, völlig unbelastendes und somit beliebig häufig wiederholbares Untersuchungsverfahren.

Abb. 8-1. Meß- und Lagerungsvorrichtung zur sonographischen Beinlängenmessung

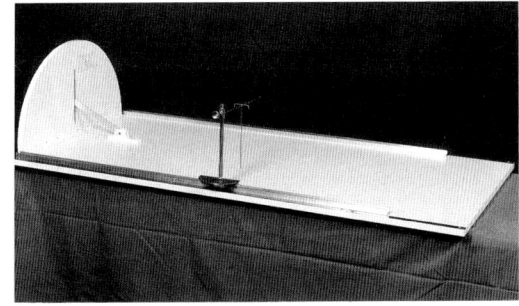

Abb. 8-2. Meßdrahthaltevorrichtung (Kniegelenk)

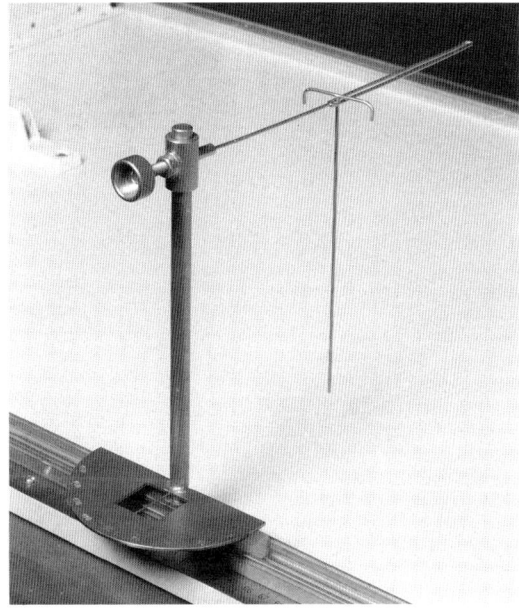

Abb. 8-3. Ablesevorrichtung des Meßschlittens

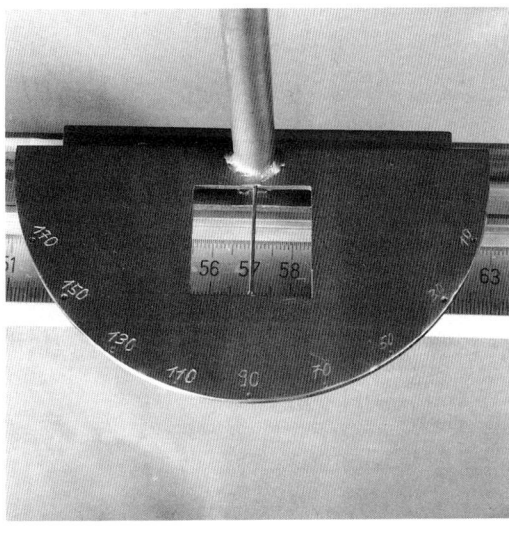

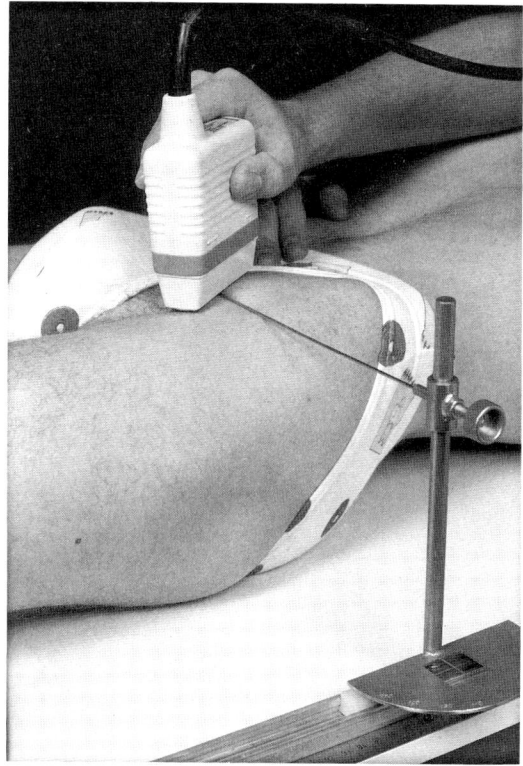

Abb. 8-4. Schallkopfposition am Hüftgelenk

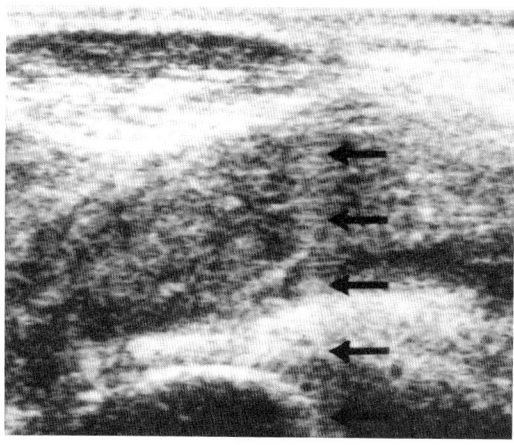

Abb. 8-5. Echo des Metallstabs am definierten Hüftgelenk-
meßpunkt

Abb. 8-6. Untersuchungssituation am lateralen Kniegelenkspalt

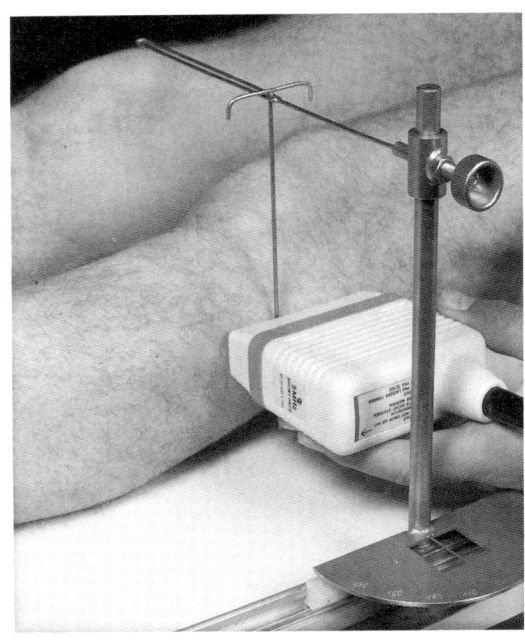

Abb. 8-7. Metallstab im lateralen Kniegelenkspalt

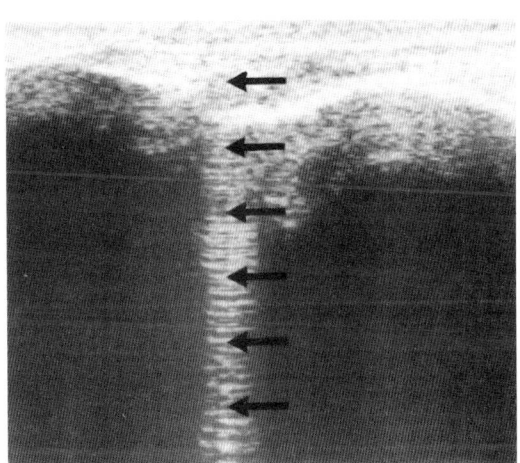

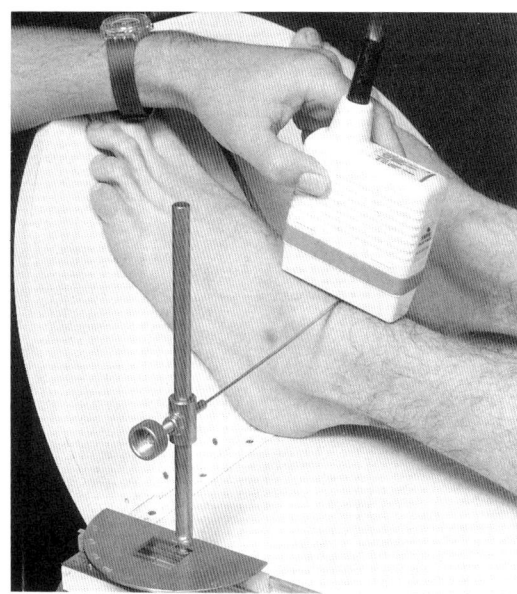

Abb. 8-8. Untersuchungssituation am oberen Sprunggelenk

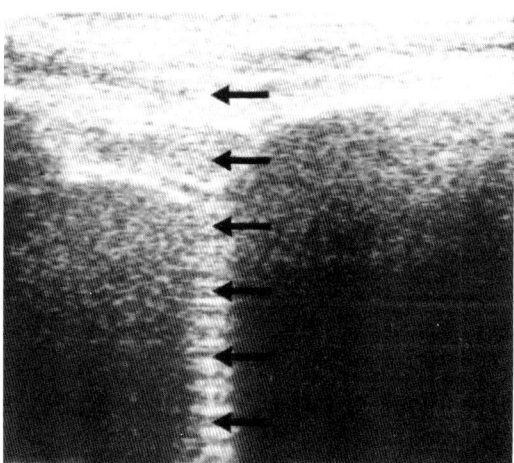

Abb. 8-9. Metallmeßstab im oberen Sprunggelenkspalt

Abb. 8-10, 8-11. Regressionsgeraden der sonographischen und anatomischen Oberschenkel- und Unterschenkelmessung

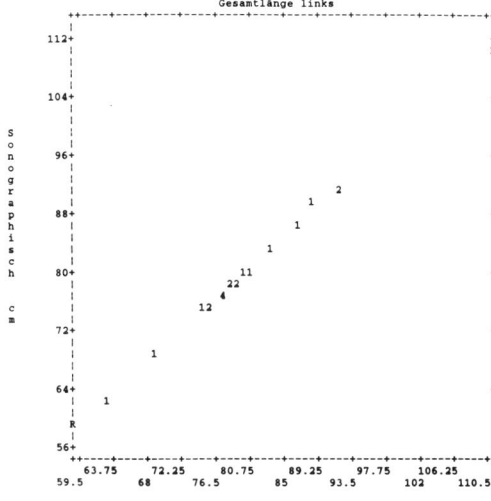

Vergleich sonographishe u. anatomische Beinlängen
11/13/86

Abb. 8-11

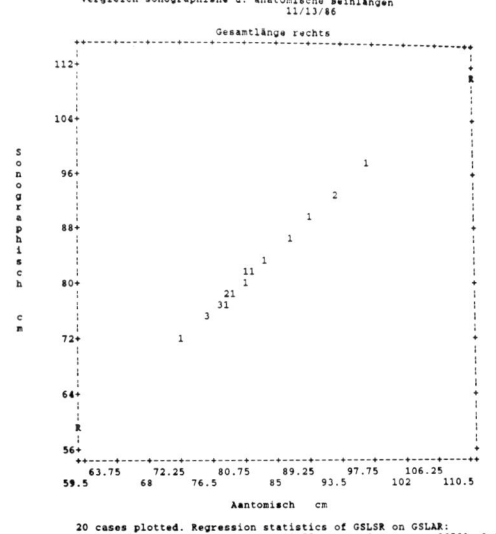

8.2 Messung der Distraktionsstrecke bei operativen Beinverlängerungen

8.2.1 Literatur

In der Literatur konnte bisher über diese höchst nützliche und sinnvolle Anwendung der Sonographie kein Hinweis gefunden werden.

8.2.2 Geräte

Die Messungen werden mit einem 5-MHz-Lineartransducer durchgeführt, wobei, ähnlich wie bei der Stabilitätsuntersuchung bei Gelenken, darauf geachtet werden muß, daß ein möglichst langer Schallkopf verwendet wird. Ansonsten ist es bei längeren Distraktionsstrecken nicht möglich, die Verlängerungsstrecke in toto zu messen.

8.2.3 Methode und Schallkopfposition

Der Schallkopf wird in der Regel direkt an der Haut angekoppelt. Wasservorlaufstrecken oder Silikonpolster sind in der Regel nicht erforderlich, da sowohl an den oberen als auch an den unteren Extremitäten durch die Weichteile eine gute Ankoppelung gegeben ist.

Schwierigkeiten kann es geben, wenn dreidimensionale Distraktionsapparate benützt werden. In diesen Fällen ist es manchmal schwierig, groß dimensionierte und sehr in die Länge gebaute Schallköpfe zwischen den Fixationsstäben zu positionieren.

8.2.4 Anatomie und Sonoanatomie (Abb. 8-12 bis 8-14)

Ganz gleich, welche Knochen verlängert werden, es ist stets darauf zu achten, daß der proximale und der distale Knochenstumpf gut zur Darstellung kommen. In der Regel kann der die Knochenenden verbindende Periostschlauch, besonders wenn er erhalten geblieben ist, gut dargestellt werden. Meist weist er eine sanduhrförmige Einschnürung auf. Der Inhalt ist anfangs echoarm, mit zunehmender Verknöcherung nimmt die Echogenität zu (vgl. Kap. 14).

Die Schallwelle wird in Höhe des Periostschlauches nicht an einer Knochenoberfläche blockiert, so daß vordere und hintere Begrenzung des Periostschlauches gut zur Darstellung kommen (Abb. 8-16, 8-17). Hinter dem Periostschlauch kommt es in der Regel durch die dorsale Schallverstärkung zu vermehrter Echogenität und zu Mehrfachechos (Abb. 8-13).

8.2.5 Spezielle Befunde

Fall 1 (Abb. 8-12 bis 8-14)
6jähriges Mädchen mit Dysplasie der unteren Extremität, wobei eine Epiphysendistraktion nach dem Ilisarow-Prinzip mit einem Apparat eigener Konstruktion durchgeführt wurde. Die Abb. 8-13 und 8-14 zeigen die sonographische Distanzmessung im Längs- und Querschnitt; Abb. 8-12 das dazugehörige Röntgenbild.

Fall 2 (Abb. 8-15 bis 8-17)
9jähriger Patient nach 21tägiger Distraktion. Sonographisch wurde eine Verlängerung von 3,0 cm gemessen, radiologisch eine Distanz von 4,2 cm. Dargestellt sind sonographische Querschnitte über und im Bereich der Verlängerungsstrecke.

Fall 3 (Abb. 8-18, 8-19)
16jähriger Patient mit Oberschenkelverkürzung und Verlängerung mit dem Wagner-Apparat. Die laufenden Kontrollen zur Überprüfung der Distraktionsstrecke wurden sonographisch durchgeführt. Gleichzeitig konnte die Achsenabweichung festgehalten werden.

Abb. 8-12. 6jähriges Mädchen mit Dysplasie der rechten unteren Extremität, Verlängerung nach Ilisarow mittels Epiphysendistraktion
Die Verlängerungsstrecke mit beginnendem Durchbau ist deutlich zu erkennen

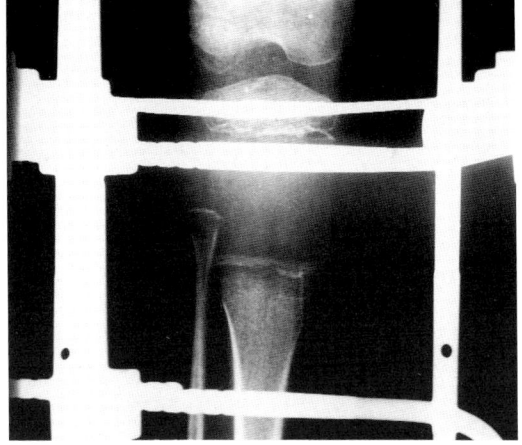

Abb. 8-13. Tibiakopflängsschnitt der Patientin wie in Abb. 8-12
Die Verlängerungsstrecke mit dem Periostschlauch ist deutlich sichtbar
1 Tuberositas tibiae
2 Verlängerungsstrecke
3 Dorsaler Anteil des Periostschlauches

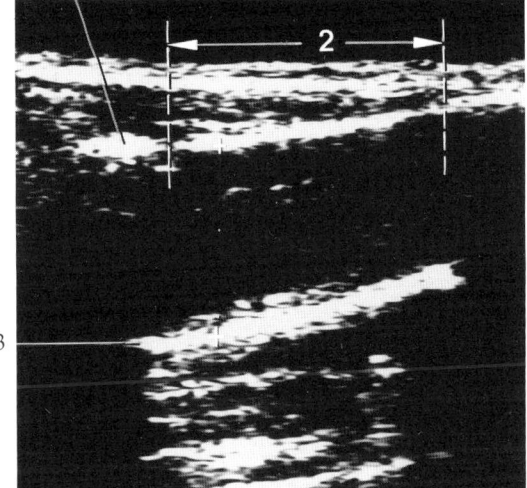

Abb. 8-14. Dieselbe Patientin wie in 8-12 und 8-13. Querschnitt durch die Verlängerungsstrecke
Der Periostschlauch (1) ist gut darstellbar, noch keine Binnenechos im Sinne eines Durchbaues der Verlängerungsstrecke sichtbar

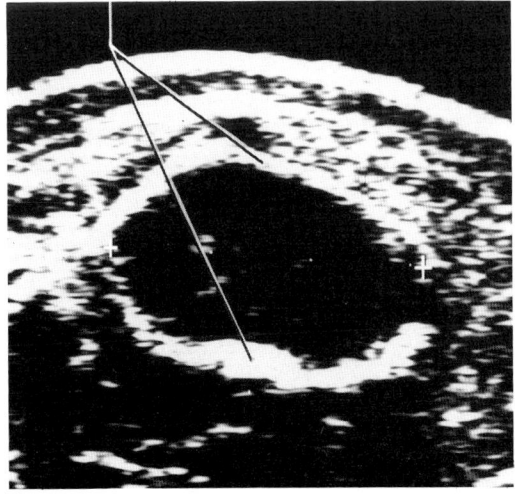

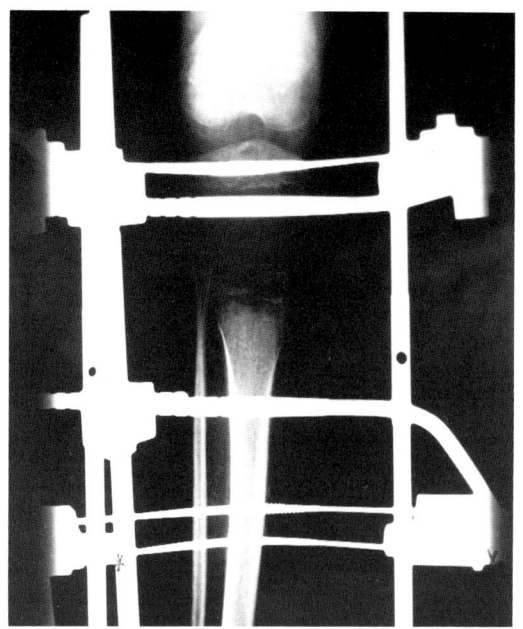

Abb. 8-15. 9jähriger Patient mit Epiphysendistraktion an der proximalen Tibiaepiphyse, 21 Tage nach Verlängerungsbeginn

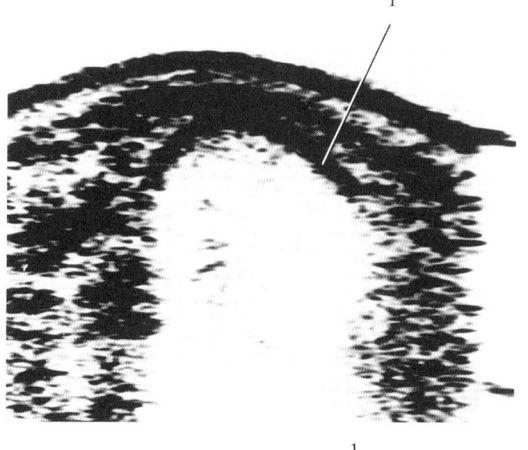

Abb. 8-16. Derselbe Patient wie in Abb. 8-15
Knapp über der Verlängerungsstrecke im Bereich des Tibiakopfes, sonographischer Querschnitt. Es ist nur die vordere Begrenzung der knöchernen Tibiakopfkante zu sehen (1); die dorsale Begrenzung liegt im Schallschatten und entzieht sich der Darstellbarkeit

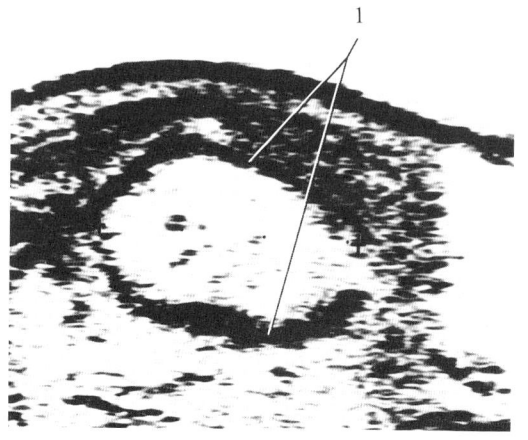

Abb. 8-17. Derselbe Patient wie in 8-15
Sonographischer Querschnitt, ca. 3 cm unter dem Schnitt von Abb. 8-16; der Periostschlauch ist nun in seinem ventralen und dorsalen Anteil gut zu differenzieren (1)

Abb. 8-18. 16jährige Patientin mit Femurverlängerung nach Wagner

Frontalschnitt durch die Verlängerungsstrecke entsprechend Abb. 8-19. Mit genügend langen Schallköpfen kann die Achsabweichung (α) gut festgestellt werden
1 Periostschlauch
2 Distaler Femurstumpf
3 Verlängerungsstrecke
4 Proximaler Femurstumpf
5 Mediale Femurbegrenzung
6 Echoverdichtung entsprechend dem beginnenden Durchbau, wie er auch in Abb. 8-19 an der Medialseite deutlich sichtbar ist

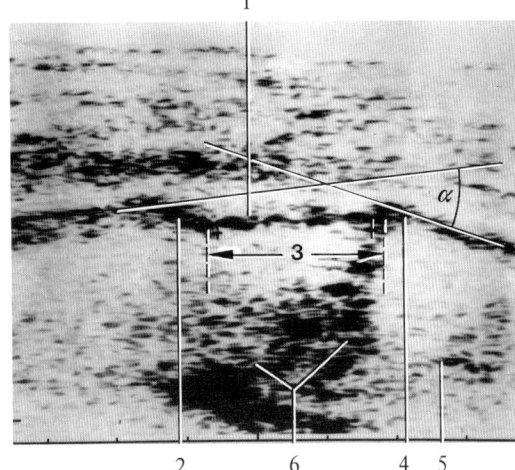

Abb. 8-19. Distraktion mit dem Wagner-Apparat mit Achsenabweichung und deutlich sichtbarem Spontandurchbau entsprechend dem Sonogramm in Abb. 8-18

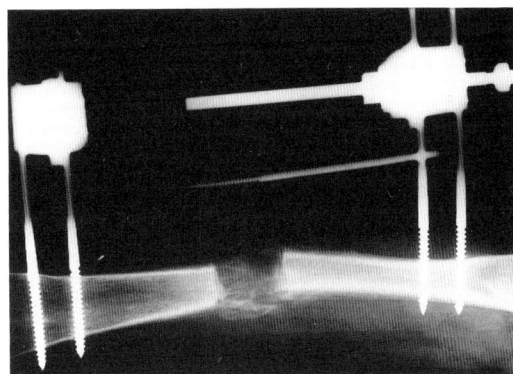

8.2.6 Methodische Probleme und klinische Relevanz

Die Methode hat sich bei uns bei 11 Fällen von Beinverlängerungen einerseits mit der Ilisarow-Methode, andererseits bei der Kortikotomie und Distraktion nach Wagner hervorragend bewährt. Bei kleinen Verlängerungsstrecken gab es überhaupt keine Schwierigkeiten. Probleme kann die Positionierung des Transducers zwischen den Distraktionsstäben bei einem dreidimensionalen Verlängerungsapparat bereiten, insbesondere, wenn es sich um kleine Patienten handelt.

Bei größeren Distraktionsstrecken ist es unbedingt notwendig, einen langen Transducer zu benützen. Ist der Transducer zu kurz, muß die Verlängerungsstrecke in Etappen gemessen werden, wobei wir die einzelnen Etappen mit aufgeklebten Metallnadeln markiert haben.

Die sonographische Distanzmessung hat gegenüber den Röntgenkontrollen den Vorteil, daß einerseits eine relativ große Zahl an Röntgenbildern eingespart werden kann, andererseits, daß sie wesentlich präziser und genauer ist als die Röntgenmessung, da es ja bei dieser durch die Projektion stets zu Verzeichnungen kommen kann. Bei zweidimensionalem Verlängerungsapparat stimmt in der Regel die wahre Distraktionsstrecke mit dem Maßstab am Apparat durch Verbiegung der Schrauben nicht überein. In diesen Fällen eignet sich die Sonographie ganz hervorragend zur präzisen Längenbestimmung.

In Zukunft werden wir uns auch bemühen, die Sonographie zur Festigkeitsprüfung der Verlängerungsstrecke bei Spontandurchbau derselben zu verwenden. Erste Untersuchungen sind vielversprechend, endgültige Schlüsse sind aber noch verfrüht (s. Kap. 14).

8.3 Stabilitätsprüfung am oberen Sprunggelenk

8.3.1 Einleitung und Literaturüberblick

Kapselbandverletzungen des oberen Sprunggelenkes zählen zu den häufigsten Gelenkverletzungen in der Praxis. Neben der klinischen Untersuchung wird in der Regel mittels Röntgenübersichtaufnahmen die Außenbandstabilität durch Prüfung der vorderen Schublade bzw. die laterale Aufklappbarkeit untersucht [2].

Manuell gehaltene Aufnahmen und eine Arthrographie innerhalb der ersten 24 h gelten nach wie vor als eine der zuverlässigsten diagnostischen Maßnahmen bei Bandverletzungen des oberen Sprunggelenkes. Hien [1] berichtete erstmals über die Möglichkeit, sonographisch eine Funktionsdiagnostik mit dem Nachweis der Instabilität am Sprunggelenk durchzuführen.

8.3.2 Geräte und Dokumentationsart

Es sollte nach Hien ein möglichst langer 5-MHz-Linearschallkopf verwendet werden. Eigene Untersuchungen haben gezeigt, daß mit einem 7-MHz-Schallkopf eine höhere Detailauflösung möglich ist. Bei Bedarf kann eine Wasservorlaufstrecke oder ein Silikonpolster als Vorlaufstrecke verwendet werden.

8.3.3 Methode und Schallkopfposition

Zur sonographischen Funktionsdiagnostik genügen im wesentlichen 2 Standardpositionen (Abb. 8-20). Diese von Hien eingeführten Schnittebenen [1] haben wir an Leichenpräparaten überprüft und in der Praxis bestätigen können. Die Diagnostik beruht auf der Beurteilung der Verschieblichkeit bestimmter Knochenkonturen unter Belastungsstreß.

Wie klinische Untersuchungen gezeigt haben, sind selbst mit 7-MHz-Schallköpfen die Bandstrukturen in ihrer Kontinuität, Größe und Ausdehnung nur unsicher darzustellen. Direkte Rißstellen an den Bändern konnten weder experimentell noch klinisch dargestellt werden. Die sonographische Überprüfung der Stabilität muß sich daher auf eine Verschiebung definierter Knochenkonturen beschränken.

Die Schnittführung B in Abb. 8-16 dient zur Überprüfung des Ligamentum fibulotalare anterius. Der Schnitt verläuft vom fibularen Bandursprung über den talaren Bandansatz und den Talushals zum Os naviculare und Os cuneiforme intermedium. Das Ligamentum fibulocalcaneare wird durch die Schnittführung A in Abb. 8-20

überprüft. Sie verläuft vom fibularen Bandursprung ohne Darstellung des Talus zum kalkanearen Bandansatz, unmittelbar proximal des Tuberculum innominatum am lateralen Kalkaneus [1, 3].

Die Kalkaneuskontur dient zur Einhaltung der geforderten Schnittebene A. Wird diese zu weit ventral gelegt, kommt der Talus zwischen Fibula und Kalkaneus zur Ansicht. Wird sie zu weit dorsal gelegt, flacht die Kalkaneuskontur durch den „Verlust" des Tuberculum innominatum ab.

8.3.4 Sonoanatomie und spezielle Befunde

Die Überprüfung des Ligamentum fibulotalare anterius erfolgt durch Einstellung der Schnittebene B (Abb. 8-20). Die Knochenkonturen werden in Ruheposition eingestellt. Anschließend wird Druck auf den distalen Unterschenkel bei unterlegter Ferse ausgeübt und eine Subluxation des Talus nach ventral provoziert. Die Verschiebung des Talus ist gut zu beobachten (Abb. 8-21, 8-22). Wird während der Streßbelastung die Schnittebene versehentlich verlassen, so ist dies sofort an der veränderten Taluskontur zu erkennen.

Abb. 8-20. Präparat zur Darstellung der Standardebenen bei der Instabilitätsprüfung
A Ebene für das Ligamentum fibulocalcaneare
B Ebene für das Ligamentum fibulotalare anterius

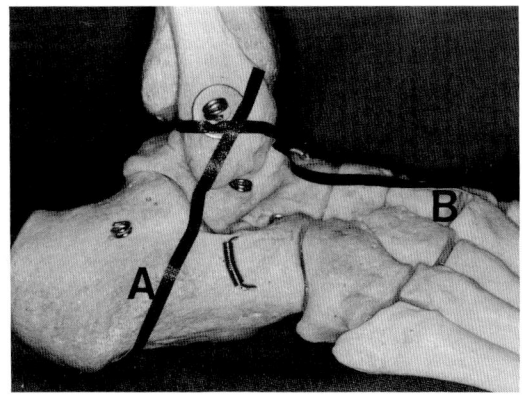

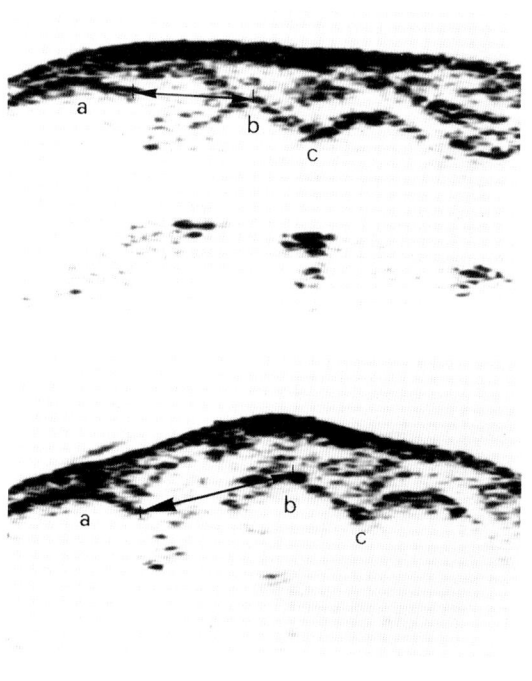

Abb. 8-21. 45jährige Hausfrau nach Supinationstrauma des rechten oberen Sprunggelenkes
Schnittebene B zur Prüfung des Lig. fibulotalare ant.
a Abstand von Fibulaspitze (a) zur ersten Erhebung des Talus (b) in Ruhestellung.

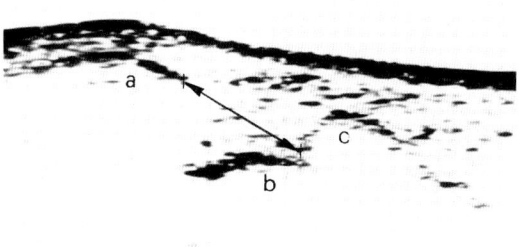

b Zunahme des Abstandes von Fibulaspitze zur ersten Taluserhebung bei manuell ausgeführter vorderer Schublade im oberen Sprunggelenk spricht für Ruptur des Lig. fibulotalare ant.
c Collum tali

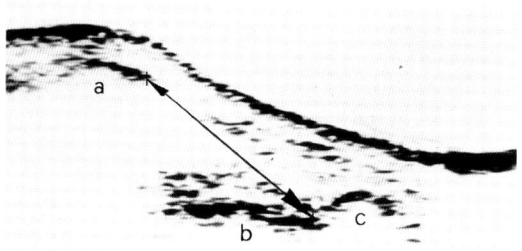

Abb. 8-22. 28jährige Volleyballspielerin nach wiederholtem Supinationstrauma des linken oberen Sprunggelenkes
Schnittebene A zur Prüfung des Lig. fibulocalcaneare:
a Abstand der Fibulaspitze (a) zur Basis des Tuberculum innominatum (c) am lateralen Kalkaneus (b).

b Bei manueller Supinationsbelastung Zunahme des Abstandes bei insuffizientem Lig. fibulocalcaneare

(Abb. 8-20 bis 8-22 wurden dankenswerterweise von N. M. Hien zur Verfügung gestellt)

Bei Prüfung des Ligamentum fibulocalcaneare kann unter Varusstreß eine leichte Zunahme der Distanz vom fibularen Bandursprung zum kalkanearen Bandansatz festgestellt werden. Bei der Untersuchung von 50 stabilen Sprunggelenken konnte Schricker [3] einen mittleren Talusvorschub von 0,8 mm bzw. eine laterale Aufklappbarkeit von 3,0 mm sonographisch feststellen. Hingegen konnte bei frischen Außenbandinstabilitäten (27 Patienten) ein durchschnittlicher Talusvorschub von 7,6 mm und eine laterale Aufklappbarkeit von 9,7 mm sonographisch diagnostiziert werden.

Die peronealen Sehnen kommen als schwach echogene Areale bei der Verwendung von 7,5-MHz-Schallköpfen gut zur Darstellung. Peroneale Sehnenluxationen können daher auch sonographisch einfach dokumentiert werden.

8.3.5 Methodische Probleme und klinische Relevanz

Die sonographische Stabilitätsuntersuchung ist einfach und problemlos durchzuführen. Notwendig hierfür ist aber unbedingt ein genügend langer Schallkopf, da mit kurzen Schallköpfen die Knochenkonturen der Fibula, des Talus und des Kalkaneus nicht gleichzeitig in genügender Länge dargestellt werden können. Unserer Erfahrung nach verliert man leicht die Schnittebenen während des Aufklappvorganges. Eine Hilfsperson zur Ausübung des Supinationsstresses ist anzuraten. Die direkte Beobachtung der Instabilität am Monitor ist von großem Vorteil.

Je nach Instabilität kann die Kraft bei der Untersuchung dosiert werden. Die Untersuchung kann schmerzfrei durchgeführt werden. Dadurch wird eine reflektorische Anspannung mit konsekutiver Ergebnisverfälschung vermieden. Bei der sonographischen Untersuchung wird die Gegenspannung des Patienten sofort erkannt und durch Kraftreduktion ausgeschlossen.

Fehleinstellungen, wie sie bei herkömmlichen Röntgen-Streßaufnahmen passieren können, werden bei der sonographischen Untersuchung durch laufende Monitorkontrolle vermieden [4].

9 Muskeln und Sehnen

9.1 Muskeln

9.1.1 Einleitung und Literaturüberblick

Die Diagnose einer Muskelverletzung kann in vielen Fällen durch Anamnese und klinische Befunderhebung gestellt werden. Eine auch für die Therapie wichtige weitere Differenzierung in Muskelzerrung, partiellen oder kompletten Muskelriß kann jedoch auch für geübte Untersucher schwierig bis unmöglich sein. Von den bildgebenden Methoden (konventionelles Röntgen, Xeroradiographie, Computertomographie, Sonographie) gewinnt die Sonographie auch bei der Abklärung einer Muskelverletzung an Bedeutung.

Kaftori et al. [12] berichteten 1977 über die ultraschallunterstützte Diagnose eines Hämatoms in der Rektusscheide und Kumari et al. [14] über den sonographischen Nachweis eines Hämatoms im M. iliopsoas. Gleichlautende Berichte wurden von Tromans et al. [21] sowie von Cervantes et al. [3] vorgelegt.

Die Charakteristika der sonographischen Darstellung der Skelettmuskulatur beschrieben Zuinen et al. [22] und veröffentlichten 1980 ihre ersten Erfahrungen mit der Sonographie zur Beurteilung von Muskelverletzungen. Sie haben, ähnlich wie später Fornage et al. [6, 7], das sonographische Bild einer gesunden Muskelstruktur beschrieben und pathologischen Befunden gegenübergestellt. In den folgenden Jahren wurde zu diesem Thema publiziert von Cady et al. [2], Hermann et al. [11], Durckel et al. [5] sowie von Drevet et al. [4].

Weitere Arbeiten, die den hilfreichen Einsatz der Sonographie zur Diagnose von Muskel- und Weichteilverletzungen, besonders bei Sportlern, berücksichtigten, erschienen 1982 von Bouvier et al. [1] sowie 1984 von Laine et al. [16]. Den sonographischen Nachweis einer Myositis ossificans beschrieben Kramer et al. [15] sowie Roy et al. [19].

Gershuni et al. [8] haben Untersuchungen zum Tibialis-anterior-Syndrom durchgeführt, indem sie sonographisch die Weite der Muskelloge vor und nach Belastung gemessen haben.

Ergänzend ist auch noch zu erwähnen, daß die Sonographie auch wertvolle Hinweise bei neuromuskulären Erkrankungen geben kann. Die ersten Hinweise dazu stammen von Heckmann et al. [9, 10]. Rott et al. [17, 18] setzten die Sonographie zur Erfassung von Konduktorinnen der Muskeldystrophie Duchenne ein. Ihre Ergebnisse fanden Unterstützung in der Arbeit von Steinbicker et al. [20]. Über die progressive Muskeldystrophie hinaus fanden Kamala et al. [13] auch bei der spinalen Muskelatrophie bei Kindern charakteristische Veränderungen.

9.1.2 Geräte und Dokumentation

Für die Muskeluntersuchung haben sich handelsübliche Real-time-Geräte mit Linear- oder Curved-array-Sonden mit einer Sendefrequenz von 3,5–5 MHz bewährt. Stehen keine zwei Schallsonden zur Verfügung, kann als Kompromiß zwischen Eindringtiefe und Auflösung eine 5-MHz-Sonde empfohlen werden.

Großdimensionierte Schallköpfe gestatten einen insgesamt großen Bereich einzusehen. Dies erleichtert die Orientierung und eine ausreichend gute Dokumentation des pathologischen Befundes. Bei zu klein dimensionierten Schallköpfen kann das Problem auftreten, daß der Defektbereich auf einem Bild nicht vollständig zur Darstellung kommt.

Eine Wasservorlaufstrecke ist zur besseren Ankoppelung an die runden Flächen sowie zur detaillierten Abbildung von hautnah gelegenen Strukturen zu empfehlen.

Pathologische Befunde können in Einzelbilddarstellung dokumentiert werden, wobei es ratsam ist, Aufnahmen sowohl bei entspannter Muskulatur als auch in kontrahiertem Zustand aufzunehmen, da häufig die Läsion erst durch eine dynamische Untersuchung sicher objektiviert werden kann. Steht eine Videodokumentation zur Verfügung, kann der dynamische Bewegungsablauf natürlich noch besser damit festgehalten werden. Eine absolute Notwendigkeit für diese Dokumentationsart ist jedoch nicht gegeben.

9.1.3 Methode, Schallkopfposition und Untersuchungstechnik

Die Untersuchung erfolgt am entspannt liegenden Patienten nach Inspektion, Palpation und Funktionsprüfung. Je nach der zu untersuchenden Region liegt der Patient in Bauch- oder Rückenlage. Untersuchungen an den oberen Extremitäten erfolgen teils bei sitzenden, teils bei liegenden Patienten.

Um schnell einen Überblick zu bekommen, beginnt die Untersuchung mit der Darstellung der Muskulatur im Längsschnitt. Es erfolgt die topographische Zuordnung der sichtbaren Strukturen. Die Zuordnung kann häufig erleichtert werden durch eine gezielte Funktionsprüfung unter gleichzeitiger Real-time-Beobachtung. Nach Identifizierung der Muskelgruppen erfolgt die systematische Durchmusterung im Längsschnitt.

Daran anschließend werden durch Rotation des Schallkopfes um 90° verschiedene Schnitte in der Horizontalebene eingestellt und die entsprechenden Befunde dokumentiert.

Verletzte Muskulatur sollte, wenn möglich, unter kontinuierlicher Beobachtung des Bewegungsablaufes untersucht werden. Zunächst erfolgt die Exploration in Ruhe, dann unter zunehmender isometrischer Muskelanspannung zur Verifizierung evtl. vorhandener Verletzungen. In geeigneten Fällen kann der Untersuchungsablauf durch passive Bewegung der angrenzenden Gelenke ergänzt werden.

Zur vollständigen Befundung gehört die Darstellung evtl. vorhandener Sehnen oder Gefäße. Zwischen den Muskelbündeln verlaufende, größere Gefäße sind an ihren reflexreichen Wänden und an den echoarmen Lumina zu erkennen. Pulsation und Kompressibilität erleichtern die Differenzierung von Arterien und Venen. Große Sehnen sind am reflexreichen Peritendineum zu erkennen. Die Sehnendarstellung selbst variiert in Abhängigkeit vom Anschallwinkel der Sehne (s. 9.2).

Bei der Untersuchung ist darauf zu achten, daß der Auflagedruck des Schallkopfes nach Möglichkeit konstant gehalten wird. Durch vermehrte Kompression von außen werden die fibroadipösen Septen einander genähert; das Bild erscheint dann reflexreicher. Umgekehrt erscheint bei nur leichter Ankoppelung des Transducers das Bild echoärmer, da die echoarmen Muskelbündel sich entfalten können.

9.1.4 Anatomie und Sonoanatomie

Das sonographische Erscheinungsbild der Muskulatur ist prinzipiell davon abhängig, wie der Transducer zum Verlauf des Muskels positioniert ist. Das Sonogramm eines exakt in Verlaufsrichtung geschallten Muskels unterscheidet sich sowohl von der anatomischen Struktur als auch im sonographischen Reflexverhalten deutlich vom Sonogramm eines senkrecht zum Verlauf abgebildeten Muskels.

Im Longitudinalschnitt zeichnet sich der Muskel durch feine, längsverlaufende Reflexe aus, die den fibroadipösen Muskelsepten entsprechen. Zwischen diesen Septen liegen die weniger reflexogenen Muskelbündel. Die Differenzierung der abgebildeten Muskelgruppen kann durch die kontrastiert echogenen intermuskulären Septen erfolgen (Abb. 9-1a).

Bei isometrischer Kontraktion nimmt im untersuchten Gebiet die Muskelmasse zu. Dies führt neben einer Vergrößerung des Muskelbauches zu einer relativen Zunahme von Muskelmasse im Verhältnis zu den fibroadipösen Septen, so daß das Sonogramm insgesamt echoärmer erscheint (Abb. 9-1b).

Abb. 9-1 a. Sonogramm des M. vastus medialis

Der Schallkopf wurde parallel zum Muskelverlauf aufgesetzt. Man erkennt im Sonogramm die Reflexebene der Haut sowie des subkutanen Fettgewebes (1). Der M. vastus medialis (2) läßt sich vom Fettgewebe durch die Muskelfaszie (↑) abgrenzen. In der Tiefe wird das Bild begrenzt durch die Reflexionsebene des Femurs (3) mit dorsaler Schallabschattung. Man erkennt im Bild weiter die stark reflexogenen fibroadipösen Muskelsepten sowie die dazwischen eingelagerten Muskelbündel

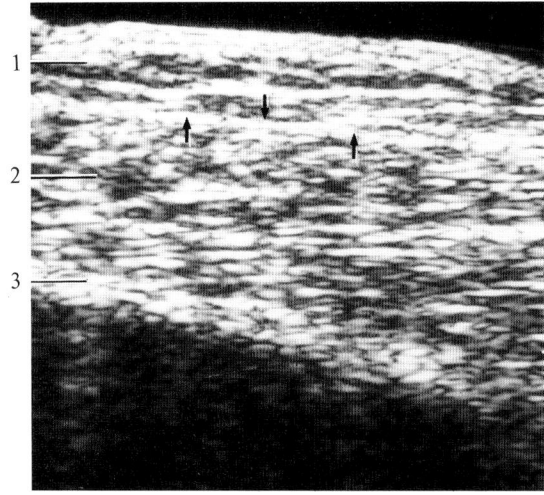

Abb. 9-1 b. Gleicher Muskel wie Abb. 9-1 a unter isometrischer Anspannung

Man erkennt im Sonogramm, daß bei gleichbleibender Dicke der subkutanen Fettgewebsschicht (1) die Volumenzunahme durch die Muskelkontraktur hervorgerufen wird. Durch die Änderung im Verhältnis Muskelmasse zu den fibroadipösen Septen erscheint das Sonogramm jetzt insgesamt echoärmer

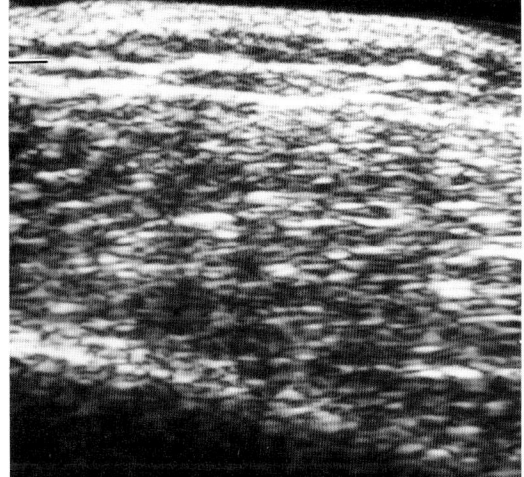

Im Querschnitt findet man ein völlig anderes Bild. Im Sonogramm imponieren zunächst die den Muskel umhüllenden, stark reflexreichen intermuskulären Septen und Aponeurosen. Der Muskel selbst erscheint echoarm, die fibroadipösen Muskelsepten bilden sich als kleine, mehr oder weniger echoreiche Punkte ab, so daß im Vergleich mit einem Längsschnitt insgesamt ein weniger homogenes und echoarmes Bild entsteht (Abb. 9-2a,b).

Wird nun der Muskel nicht exakt in Längsrichtung oder senkrecht zum Verlauf getroffen, so ergibt sich je nach Position des Schallkopfes zum Muskelverlauf eine unterschiedliche Darstellung. In der Regel kommen auf einem Sonogramm mehrere Muskeln mit teilweise unterschiedlicher Verlaufsrichtung zur Darstellung. Es resultieren daher Sonogramme, auf denen ein Muskel in Längsrichtung, ein anderer schräg zum Verlauf dargestellt wird. Der Untersucher muß die unterschiedliche Muskeldarstellung als solche erkennen und richtig interpretieren.

Neben anatomischen Varianten kann das sonographische Bild noch vom Aktivitätszustand der Muskulatur abhängen. Bei gut auftrainierter Muskulatur nimmt die Muskelmasse ebenfalls im Verhältnis zu den fibroadipösen Muskelsepten zu, was wiederum einen echoarmen Gesamteindruck erzeugt. Dagegen findet man bei einer Inaktivitätsatrophie eine relative Zunahme der echoreichen fibroadipösen Septen im Vergleich mit der Muskelmasse, so daß der abgebildete Muskel insgesamt echoreicher erscheint.

Auf die unterschiedliche Darstellung bei verschieden starkem Applikationsdruck des Transducers wurde bereits bei der Beschreibung der Untersuchungstechnik hingewiesen (Abb. 9-2c). Eine Änderung in dem Reflexverhalten kann auch bei Verlaufskontrollen selbst bei identischer Geräteeinstellung dadurch eintreten, daß sich der Impedanzsprung an der Haut ändert. Dies kann z. B. durch Ruhigstellung in einem Gipsverband hervorgerufen werden.

Abb. 9-2 a. Gleicher Muskel wie in Abb. 9-1, jetzt quer zum Faserverlauf geschallt

Im Sonogramm ist die umhüllende Muskelfaszie (↑) klar abgrenzbar. Die fibroadipösen Septen, die jetzt quer zu ihrem Verlauf durch den Schallimpuls getroffen werden, stellen sich als unterschiedlich große, reflexreiche Punkte dar, so daß insgesamt ein inhomogenes Bild entsteht

1 Femur

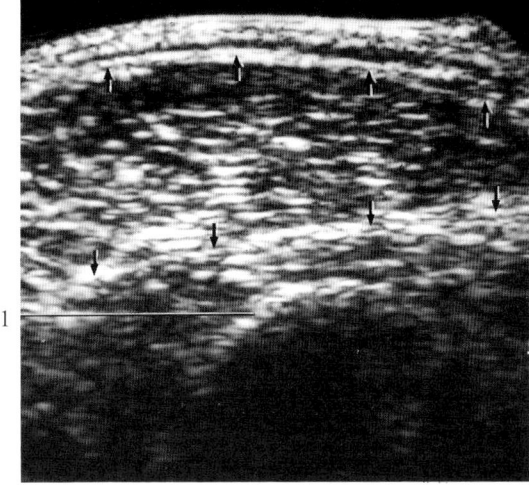

Abb. 9-2 b. Gleicher Muskel wie Abb. 9-2 a, jetzt unter isometrischer Kontraktion

Neben der Form und Volumenänderung des Muskels fällt die veränderte Echogenität auf. Bei gleichem Auflagedruck und bei gleicher Geräteeinstellung erscheint der Muskel jetzt deutlich echoärmer

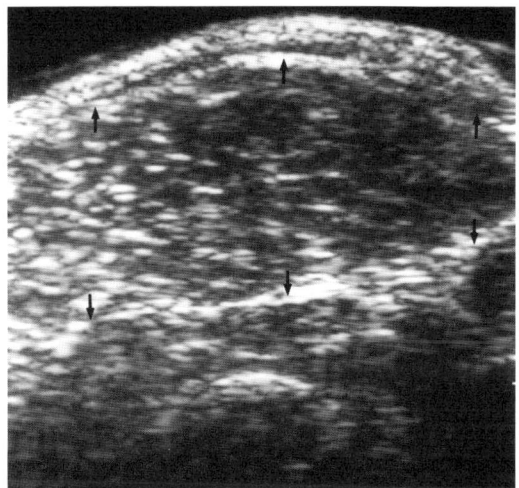

Abb. 9-2 c. Gleicher Muskel wie Abb. 9-2 a bei gleicher Geräteeinstellung

Der Schallkopf wurde jetzt mit einem größeren Auflagedruck auf den M. vastus medialis aufgesetzt.

Die echogenen Muskelfaszien werden dadurch einander mehr angenähert, der Muskel erscheint jetzt im Querschnitt deutlich reflexreicher

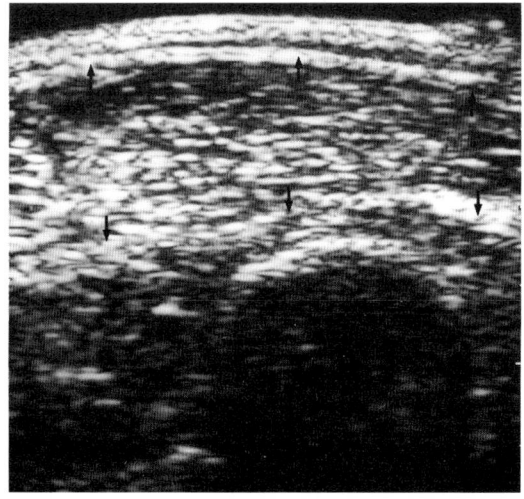

9.1.5   Spezielle Befunde

Muskelverletzungen. Muskelverletzungen stellen sich im Sonogramm nicht einheitlich dar. Es finden sich im Einzelfall durchaus völlig verschiedene Charakteristika, die jedoch reproduzierbar sind und gewisse Rückschlüsse auf Zeitpunkt und Ausmaß der Muskelverletzung erlauben. Von folgenden Faktoren wird das sonographische Bild einer Muskelverletzung bestimmt:

- Größe und Ausmaß der Verletzung
- Frische Verletzung mit Hämatom oder zeitlich zurückliegende Ruptur mit organisiertem Hämatom
- Darstellung in Ruhe oder in kontrahiertem Zustand
- Stadium der Narbenbildung

Eine frische und ausgedehnte Muskelzerreißung ist daran zu erkennen, daß die fibroadipösen Muskelsepten in beiden Untersuchungsebenen zerstört und auseinandergedrängt sind. Die Muskelstruktur verliert insbesondere bei der Längsschnittuntersuchung ihre Homogenität. Durch die frische Einblutung erscheint der verletzte Bereich echoarm (Abb. 9-3). Bei einer ausgedehnten Muskelzerreißung mit Einblutung kommt es häufig zu einer posterioren Schallverstärkung (Abb. 9-4, 9-5).

Organisiert sich das Hämatom, so geht neben der echoarmen Struktur des Hämatoms auch die posteriore Schallverstärkung allmählich verloren.

Lediglich bei zystischer Abgrenzung des Hämatoms mit Resorption der zellulären Anteile und des Fibrins kann die posteriore Schallverstärkung noch deutlicher werden. Dieses Phänomen ist natürlich nicht nachweisbar, wenn sich dorsal des verletzten Muskels unmittelbar die starke Reflexionsfront einer Knochenoberfläche mit Schallabschattung anschließt (Abb. 9-6).

Die dynamische Untersuchung und die Darstellung des verletzten Muskels in Ruhe und unter Anspannung verdeutlicht das Ausmaß der Verletzung und gibt Aufschluß über die Kontinuität des Muskelgefüges. Bei einer kompletten Ruptur können sich unter isometrischer Kontraktion die Muskelstümpfe distrahieren, so daß diese, umgeben von Hämatom oder Serom, isoliert klar zur Darstellung kommen. Bei oberflächlich gelegenen Rupturen kann es im Einzelfall möglich sein, durch Druck von außen die Muskelstümpfe auseinanderzudrängen, und die umhüllende Muskelfaszie im Rupturbereich zusammenzudrücken. Bleibt der Patient entspannt, und läßt der externe Druck nach, kehren die Muskelstümpfe wieder in die Ausgangsposition zurück (Abb. 9-7).

Bei einer veralteten Ruptur ändert sich das sonographische Bild. Der verletzte Bereich verliert zunehmend seine echoarme Struktur (Abb. 9-8). Die neu auftretenden Echos unterscheiden sich zu Beginn noch in ihrer Intensität von Muskelsepten, sie können jedoch eine Septierung vortäuschen. Unter isometrischer Anspannung ziehen sich die Muskelstümpfe zurück, und häufig kommt ein kleiner, mit Hämatom oder Serom gefüllter, echoarmer Bereich zur Darstellung (Abb. 9-9).

Bei einer inkompletten Ruptur fehlt die vollständige Zerreißung und Verdrängung der fibroadipösen Septen. Pathologisch-anatomisch handelt es sich um eine Verletzung von Muskelfaserbündeln mit kleineren Einblutungen und Ödembildung, die bei der sonographischen Untersuchung als echoarm transformierte Bezirke mit Auseinanderdrängung der fibroadipösen Septen imponieren. Eine posteriore Schallverstärkung fehlt in der Regel (Abb. 9-10).

Das Stadium der Narbenbildung ist gekennzeichnet durch eine zunehmende Echogenität im Bereich der ehemaligen Rupturstelle, bedingt durch die Zunahme kollagener Fasern. Je nach Ausmaß, Größe und Behandlung der Verletzung erfaßt der echoreiche, narbige Bezirk das gesamte Volumen des Muskels oder ist lediglich durch eine kleine, umschriebene Verdichtung zu erkennen, die sich jedoch auch unter dynamischen Bedingungen hinsichtlich Größe und Form nicht wesentlich ändert. Erwartungsgemäß ist der Durchmesser des Muskels im vernarbten Bereich kleiner, als in den angrenzenden gesunden Anteilen (Abb. 9-11 bis 9-13).

Die klinische Abgrenzung einer Muskelruptur von einer Ruptur der Muskelfaszie kann Schwierigkeiten bereiten. Hier kann die Sonographie entscheidend zur Diagnosefindung beitragen. Sonographisch ist ein Hervorquellen von Muskelmasse nachweisbar, die sich unter dynamischer Beobachtung des Kontraktionsvorganges in Größe und Echogenität verändern kann (Abb. 9-14).

Abb. 9-3, a-e. Frische Ruptur des M. gastrocnemius medialis nach einer Verletzung beim Sport

a Man erkennt in dieser Aufnahme das distale Ende des M. gastrocnemius unmittelbar vor dem Übergang in den sehnigen Anteil (1). Das subkutane Fettgewebe (2) ist gut abgrenzbar, ebenso die Faszie des unter dem Gastroknemius liegenden M. soleus. In Bildmitte ist die Strukturunterbrechung deutlich sichtbar, wobei die schallarme Zone auf ein Hämatom (3) zurückzuführen ist

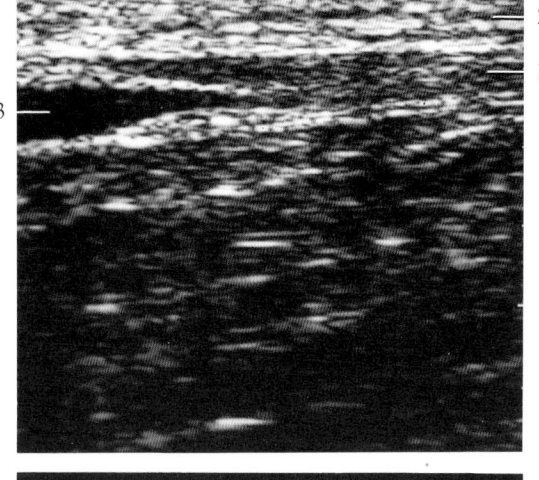

b Die Rupturstelle wird noch deutlicher, wenn der Schallkopf mit longitudinaler Ausrichtung weiter nach kranial geführt wird. Auffallend ist wiederum das Hämatom (2) mit seinem nahezu schallfreien Bild. Links am Bildrand ist der kraniale Anteil des M. gastrocnemius (1) zu sehen mit seiner Fortführung in einen kräftigen, stark echogenen Streifen, der der Muskelfaszie zuzuordnen ist. Die Distanz zwischen proximalem (1) und distalem (3) Stumpfende beträgt fast 3 cm

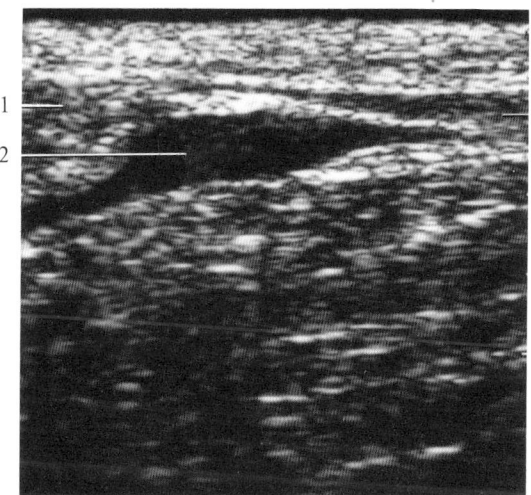

c Proximaler Muskelbauch des rupturierten M. gastrocnemius (1). Das Hämatom zwischen Gastroknemius und M. soleus zieht weit nach kranial

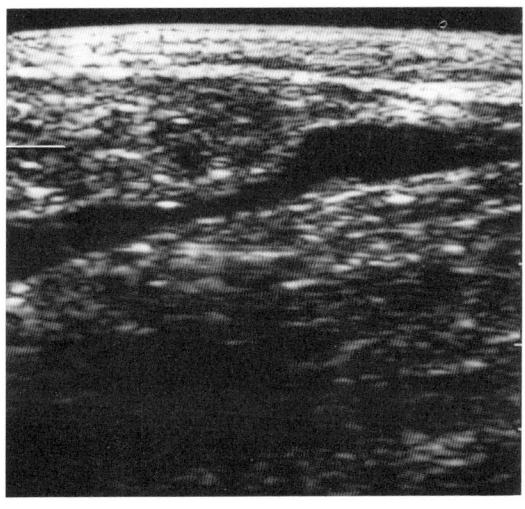

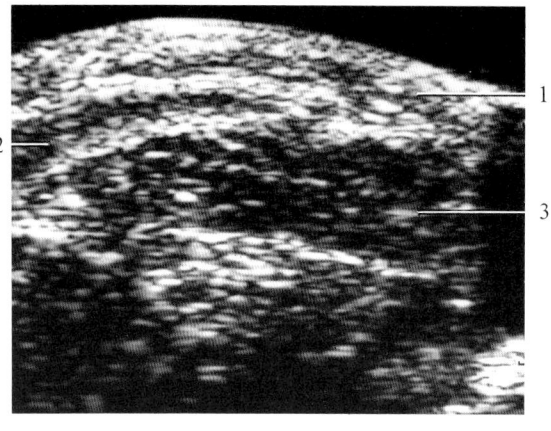

d Horizontalschnitt am verletzten Unterschenkel über dem unverletzten Muskelanteil. Die Haut mit der Subkutis (1) ist als homogenes, nach dorsal konvex verlaufendes Band zu erkennen. Links am Bildrand stellt sich der M. gastrocnemius (2) dar, darunter, die gesamte Bildbreite einnehmend, der M. soleus (3). Auf dieser Abbildung findet sich noch kein Hinweis für die Muskelruptur

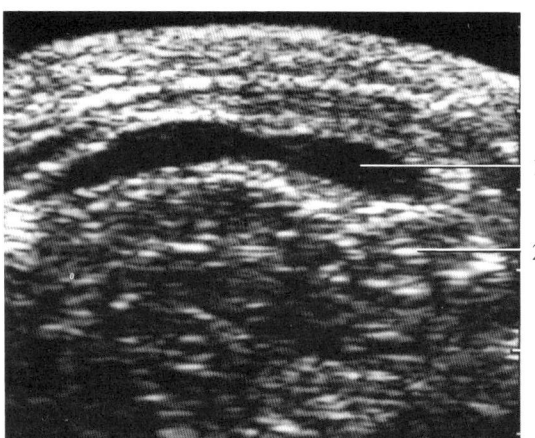

e Horizontalschnitt etwas weiter medial und kaudal. Man erkennt jetzt im Sonogramm sehr deutlich das zwischen M. gastrocnemius und M. soleus (2) eingelagerte Hämatom (1)

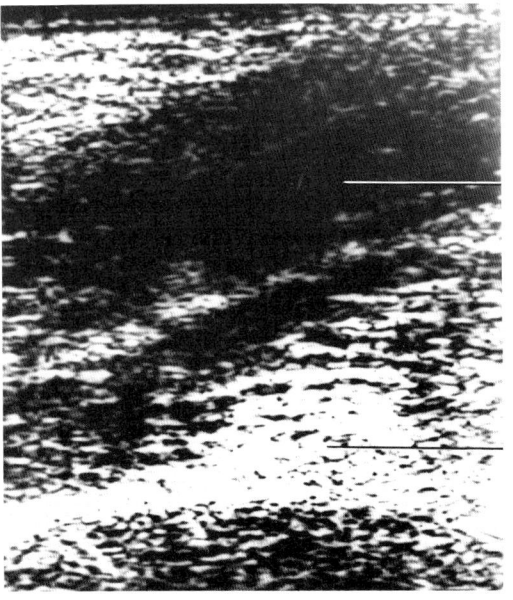

Abb. 9-4. Frische Ruptur des M. glutaeus maximus bei einem 54jährigen Patienten
Die fibroadipösen Muskelsepten sind im Bereich der Rupturstelle zerstört und durch einen nahezu echofreien Bereich mit unscharfer Begrenzung auseinandergedrängt. Typisches Bild einer ausgedehnten Muskelruptur mit intramuskulärem Hämatom (1) und posteriorer Schallverstärkung (2)

Abb. 9-5. Dorsoventraler Longitudinalschnitt über dem M. triceps surae

Drei Wochen zurückliegende Verletzung des M. soleus beim Tennisspielen mit massiver Einblutung.

Unter der Haut und der Subkutis ist die feine, homogene, längsverlaufende Zeichnung des M. gastrocnemius (1) sichtbar. Nach ventral schließt sich eine über 3 cm tiefe, nahezu echofreie Zone mit anschließender posteriorer Schallverstärkung an. Sonographisch konnte das Ausmaß in der Länge auf 13 cm und in der Breite auf 7 cm festgelegt werden.

Bei der anschließenden Punktion konnte etwas mehr als 300 ml einer blutig-serösen Flüssigkeit gewonnen werden

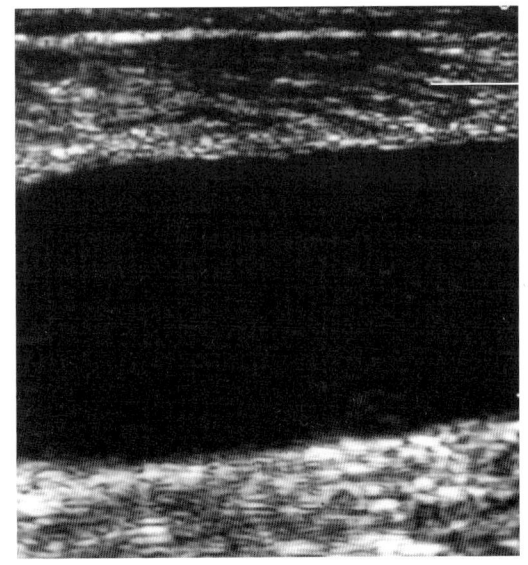

Abb. 9-6. Ruptur mit Einblutung in den M. soleus nach Verletzung beim Tennisspielen

Zusammengesetztes Sonogramm, um eine bessere Darstellung mit Übergang des gesunden in den verletzten Muskelanteil zu erhalten (dorsoventraler Longitudinalschnitt).

Unterhalb von Haut und Subkutis erkennt man die feine, normale Muskelzeichnung des M. gastrocnemius mit dem Caput mediale (1). Das intermuskuläre Septum (2) ventral davon ist im gesamten Verlauf als echoreiche Linie zu verfolgen. Am rechten Bildrand ist zunächst noch gesunde und unverletzte Muskelstruktur (3) sichtbar. Diese homogene Zeichnung bricht dann ab und geht in einen echoarmen Bereich mit weitgehender Zerstörung der fibroadipösen Septen (4) über, die durch das intermuskuläre Hämatom auseinandergedrängt sind. Beachte die fehlende posteriore Schallverstärkung, da sich dorsal der Rupturstelle gleich die Reflexionsfront der Tibiahinterkante anschließt

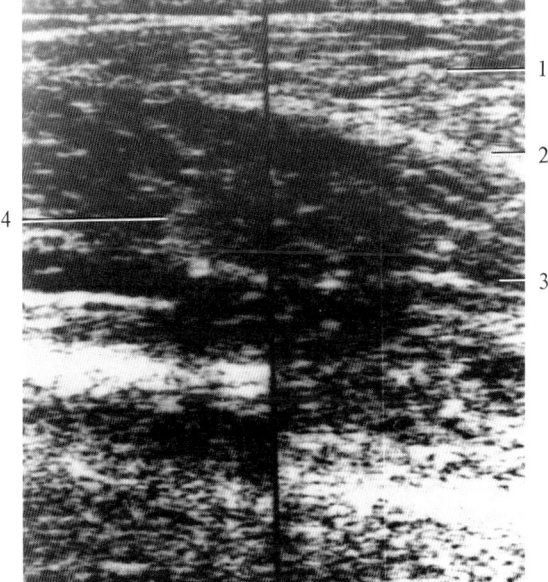

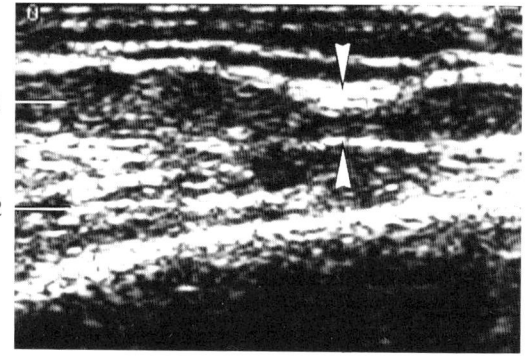

1 ———

2 ———

Abb. 9-7, a-d. Frische Ruptur des M. rectus femoris

Abb. 9-7 a. Im Longitudinalschnitt Darstellung des M. rectus femoris (1) und des M. vastus intermedius (2)
Der M. rectus femoris ist dorsal von Haut und Subkutis dargestellt. Zunächst fällt lediglich eine Wellenbildung und eine Einziehung der umhüllenden Faszie (↑) im rechten Bilddrittel auf. Der Muskelbauch ist an dieser Stelle spindelförmig eingeschnürt. Mit dieser Aufnahme allein läßt sich eine Muskelruptur nicht sicher belegen

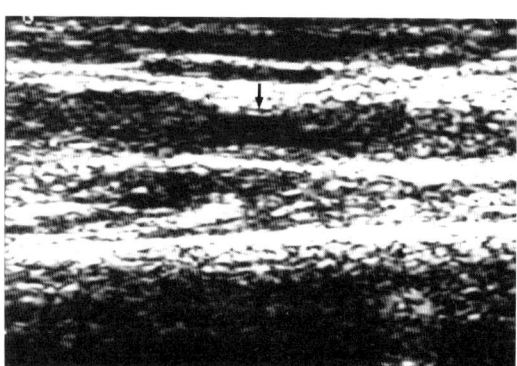

Abb. 9-7 b. Dynamische Untersuchung
Der Patient wurde aufgefordert, den M. quadriceps isometrisch anzuspannen. Dabei kommt die Ruptur des M. rectus femoris eindeutig zur Darstellung. Die Muskelbäuche distrahieren sich, und an der Rupturstelle läßt sich der echoarme Bereich als Ausdruck eines Hämatoms (↓) nachweisen. Sonographisch regelrechte Struktur des M. vastus intermedius

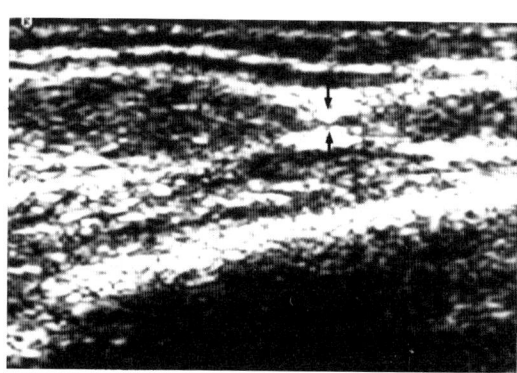

Abb. 9-7 c. Wird nun von außen mit dem tastenden Finger ein **Druck in Höhe der sonographisch sichtbaren Rupturstelle** ausgeübt, so gelingt es, die Muskelbäuche völlig zu trennen, und die gegenüberliegenden Anteile der umhüllenden Muskelfaszie einander anzunähern (↑)

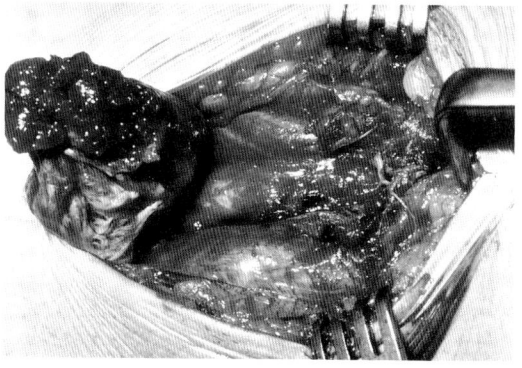

Abb. 9-7 d. Intraoperativer Situs: Komplette Ruptur des M. rectus femoris

Abb. 9-8 a. 6 Wochen zurückliegende Verletzung distal am Unterschenkel (dorsoventraler Longitudinalschnitt)
Im Sonogramm erkennt man einen relativ gut abgrenzbaren Bereich mit aufgehobener Septierung und Strukturauflockerung. Es liegt ein gemischtes Bild von wechselnd echoarmen Bezirken und teilweise plumpen Verdichtungen vor (1). Der Befund entspricht einer in Abheilung befindlichen, inkompletten Ruptur des M. soleus (2) mit beginnender Narbenbildung

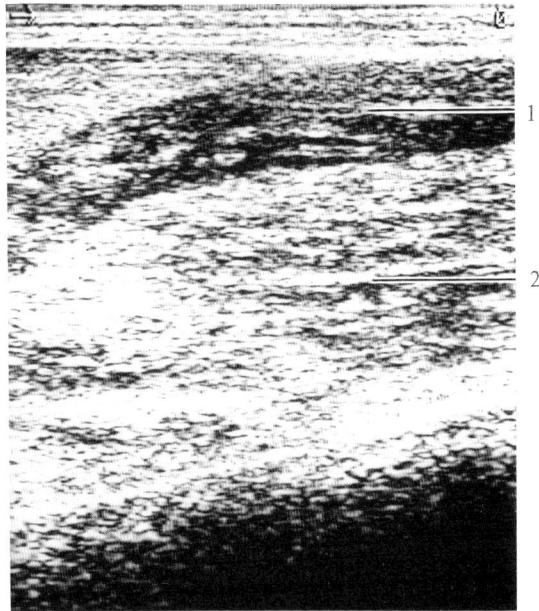

Abb. 9-8. b. Vergrößerte Darstellung des sonographisch auffälligen Befundes
Im Sonogramm ist die Zerstörung des homogenen Verlaufes der intermuskulären Septen sowie das gleichzeitige Vorliegen von echoarmen und größeren echoreichen Bereichen erkennbar

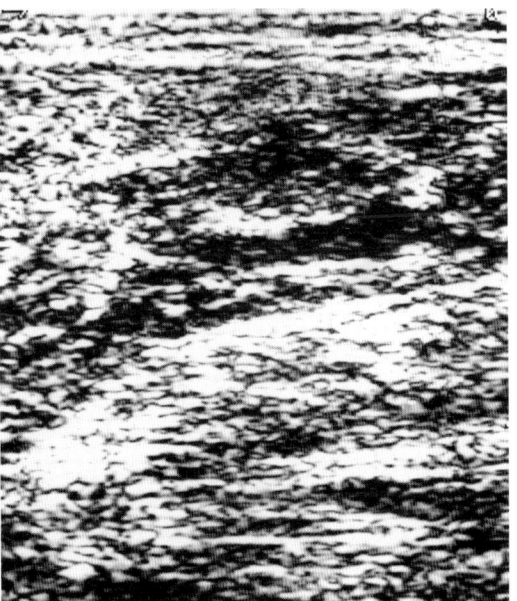

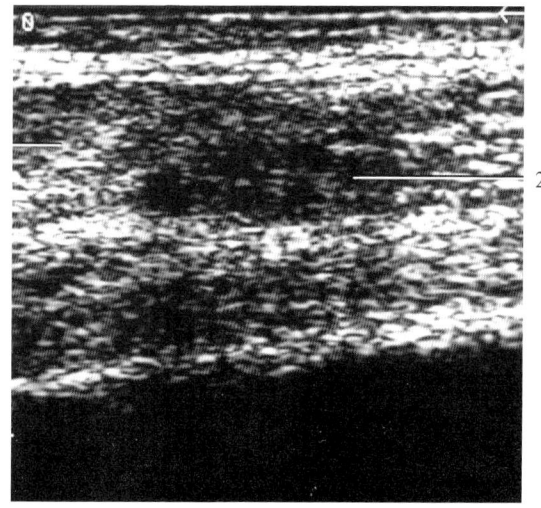

Abb. 9-9 a. Zeitlich zurückliegende Ruptur des M. rectus femoris, Längsschnitt
In der Muskelloge des M. rectus femoris erkennt man kranial die noch homogene Zeichnung der intakten Muskulatur (1). Diese bricht dann ab und geht distal in einen echoarmen Bereich über, der schon wieder eine zarte Septierung aufweist (2). Lediglich dorsal in der Muskelloge finden sich noch echoarme Bereiche. Der Befund entspricht einem in Organisation befindlichen Hämatom, das die Septierung einer intakten Muskulatur vortäuschen kann

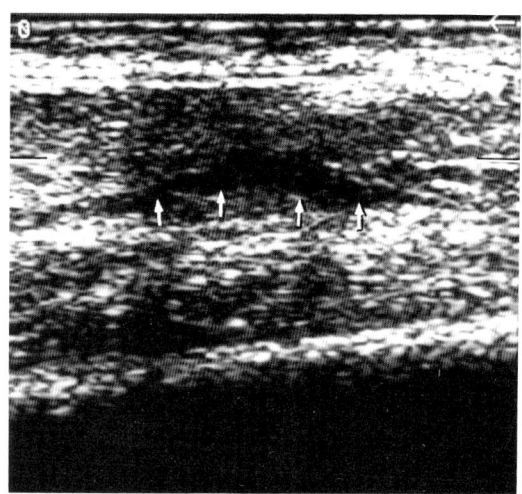

Abb. 9-9 b. Gleicher Patient wie Abb. 9-9 a bei der dynamischen Untersuchung
Nach Aufforderung des Patienten, den M. quadriceps isometrisch zu kontrahieren, distrahieren sich unter der Anspannung die Muskelstümpfe (1, 2) zusehends, und die zuvor vereinzelt sichtbaren echoarmen Bereiche konfluieren zu einem abgrenzbaren, echoarmen Band (↑)

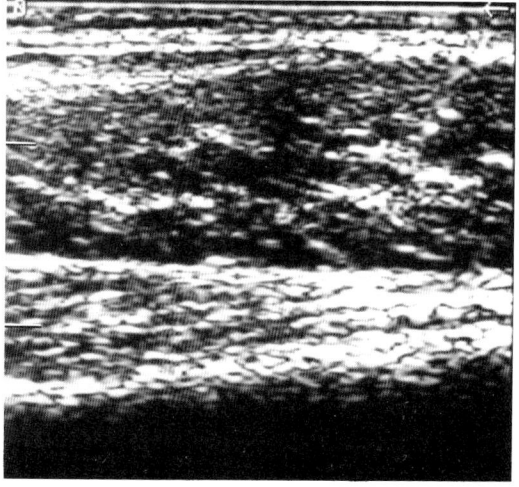

Abb. 9-10. Inkomplette Ruptur des M. rectus femoris, Längsschnitt
Über der ventralen Begrenzung des Femurs ist die homogene Zeichnung des M. vastus intermedius (2) dargestellt, ventral darüber der M. rectus femoris (1). Im Sonogramm sind die fibroadipösen Septen durch unterschiedlich große, echoarme bis echofreie Bezirke auseinandergedrängt, die auf kleinere Einblutungen und Ödembildungen zurückzuführen sind

Abb. 9-11 a. Sonographisch unauffällige Darstellung des M. quadriceps im Longitudinalschnitt
Von ventral nach dorsal stellen sich Subkutis (1), M. rectus femoris (2), M. vastus intermedius (3) dar. Begrenzt wird das Sonogramm nach dorsal durch die knöcherne Struktur des Femurs (4)

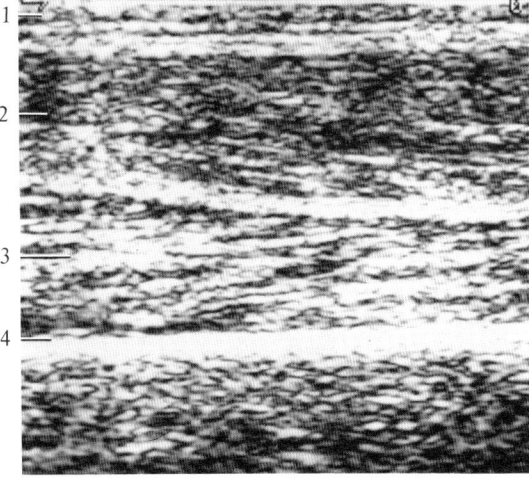

Abb. 9-11 b. Vergleichbarer Schnitt in longitudinaler Richtung an der gegenüberliegenden Extremität
Anamnestisch ist eine alte Ruptur des M. rectus femoris bekannt, die konservativ behandelt wurde.
Im Sonogramm ist zunächst eine unauffällige Zeichnung des M. vastus intermedius (2) zu erkennen. Der darüberliegende M. rectus femoris (1) zeigt jedoch im Vergleich mit Abb. 9-11 a ein auffallend anderes Bild. Die fibroadipösen Septen liegen eng zusammen, so daß ein sehr echoreiches Bild mit aber noch insgesamt homogener Septierung entsteht. Am linken Bildrand strahlt dorsal in der Muskelloge eine breite, gut abgrenzbare und echodichte Narbenplatte (3) in den verdünnten, aber noch intakten Muskelbauch ein. Im Sonogramm befinden wir uns am kaudalen Ende der Rupturstelle

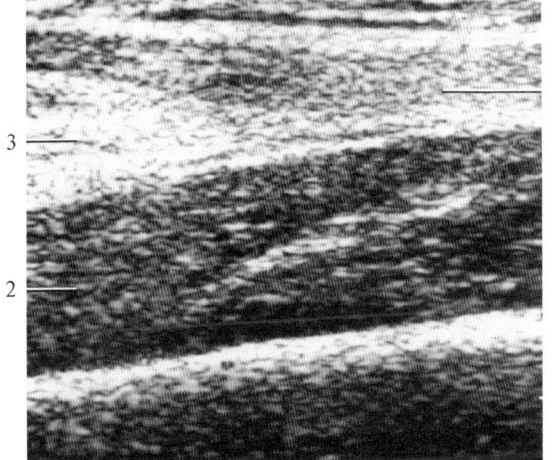

Abb. 9-11 c. Kraniales Ende der Narbenplatte (kranial von Abb. 9-11 b)
Eine breite, den ganzen Muskelbauch betreffende Narbe (1) mit der typischen echogenen, dichten Zeichnung ist erkennbar. Im Bild wurde besonders auf den Übergang in den kranial einstrahlenden Muskelbauch (2) geachtet

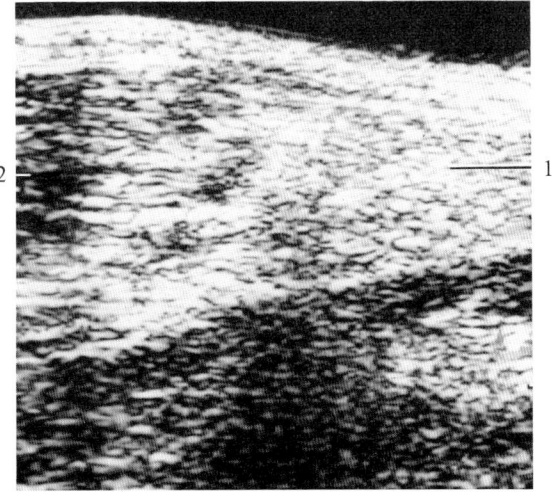

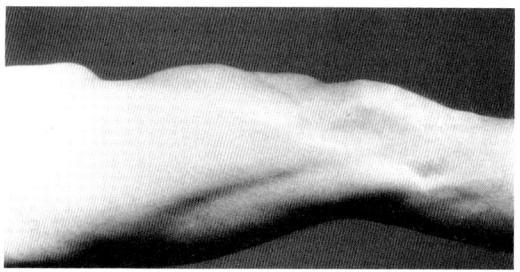

Abb. 9-11 d. Klinisches Korrelat zu den Abb. 9-11 b, c
Die Lücke im Muskelbauch ist offensichtlich

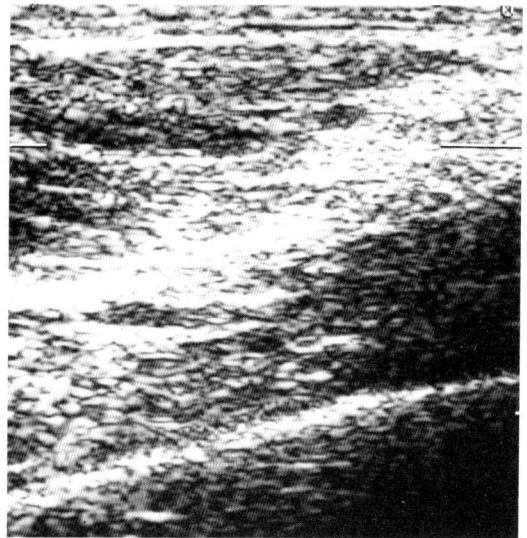

Abb. 9-11 e. Im Sonogramm ist der Übergang der gesunden Muskelanteile (2) in die Narbenplatte (1) dargestellt
Die Aufnahme wurde bei entspannter Oberschenkelmuskulatur angefertigt. Der Longitudinalschnitt liegt noch weiter kranial als in Abb. 9-11 c

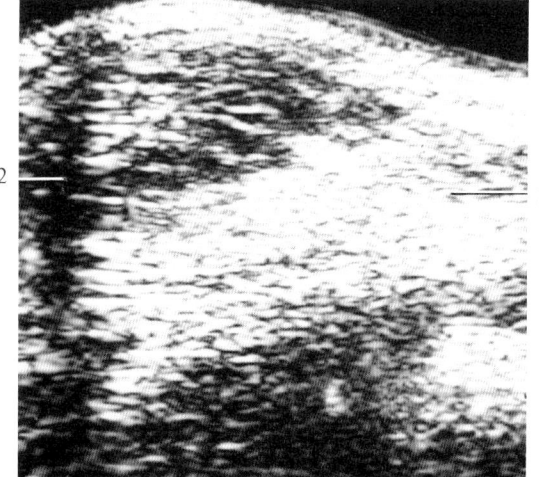

Abb. 9-11 f. Gleicher Schnitt wie Abb. 9-11 e
Nach Aufforderung zur isometrischen Kontraktion des M. quadriceps. Die Aufnahme wurde unter Verwendung einer Wasservorlaufstrecke zur besseren Ankoppelung angefertigt. Im Sonogramm ist der kontrahierte Muskelbauch (2) mit dem Übergang in die echoreiche Narbe (1) klar erkennbar

Abb. 9-11 g. Klinischer Befund entsprechend dem sonographischen Bild von Abb. 9-11 f

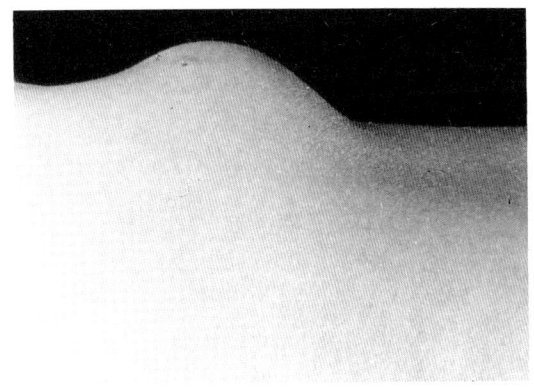

Abb. 9-12 a. 6 Monate alte Ruptur des M. adductor longus
Der Patient liegt in bei Untersuchung in Rückenlage, die Schnittführung erfolgt in Längsrichtung direkt über dem verletzten Muskel.

Dieses Sonogramm zeigt den Übergangsbereich des unverletzt gebliebenen Muskels (1) in die distal davon gelegene Narbenplatte (2). Der Muskelstumpf weist mittelstarke Echos auf. Die daran ansetzende Narbenplatte ist an den kräftigen, längs verlaufenden Reflexen zu erkennen. Die Ausdehnung der Narbenplatte ist geringer als die des Muskelbauches, so daß das subkutane Fettgewebe über der Narbe breiter ist als über dem Muskel

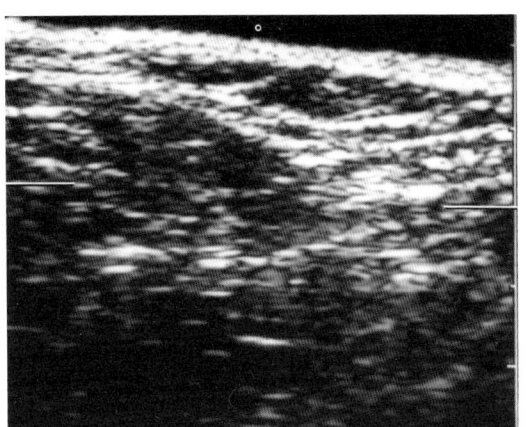

Abb. 9-12 b. Gleicher Patient wie Abb. 9-12 a unter isometrischer Anspannung der Adduktoren
Im Vergleich beider Aufnahmen sieht man den Unterschied im Muskelvolumen zwischen Ruhe und Anspannung (1). Die Narbenplatte (2) bleibt dagegen nahezu unverändert

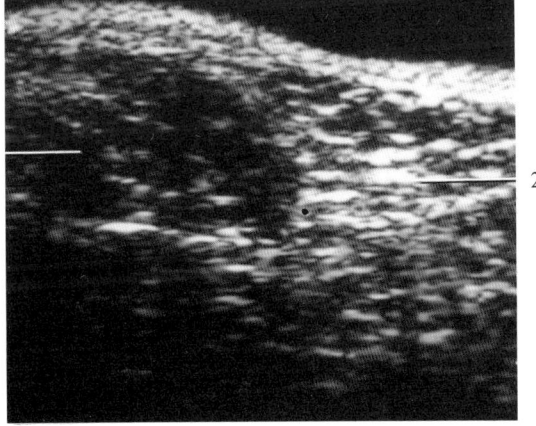

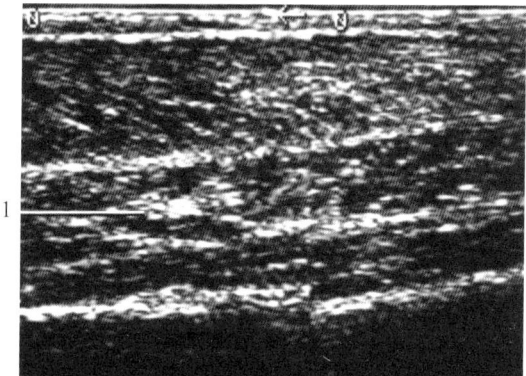

Abb. 9-13 a. Bei einer **inkompletten Muskelruptur** können die **sonographischen Befunde** entsprechend dem Verletzungsausmaß mehr oder weniger deutlich ausfallen.

Dieses Sonogramm stammt von einem 47jährigen Patienten, der sich 6 Wochen zuvor bei einem Fußballspiel an der linken Wade eine Verletzung zuzog.

Bei der Ultraschalluntersuchung erkennt man im Verlauf des M. soleus einen nicht ganz 1 cm großen echogenen Bereich (1), der seine Form auch bei der dynamischen Überprüfung nicht verändert. Es handelt sich hierbei um die narbige Ausheilung einer kleinen Muskelfaserruptur

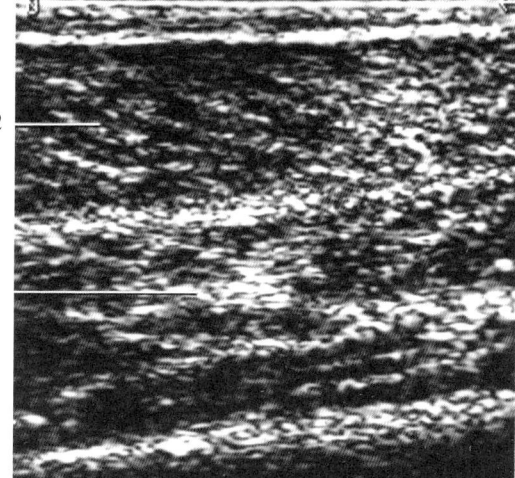

Abb. 9-13 b
Gleicher Patient wie Abb. 9-13 a
In der vergrößerten Darstellung ist die Narbe des M. soleus (1) noch deutlicher zu erkennen. Ventral liegt der M. gastrocnemius (2) mit seinem Caput mediale. Beide Muskeln sind durch die umhüllenden Faszien klar abgrenzbar

Abb. 9-14 a. Longitudinalschnitt durch den Oberschenkel in ventrodorsaler Richtung

Sonographisch unauffälliger Befund des M. vastus intermedius (2) und des M. rectus femoris (1). Auffallend ist der umschriebene, stark reflexreiche Bereich, der sich im schwach echogenen subkutanen Fettgewebe abgrenzen läßt. Hierbei handelt es sich um eine Ruptur der Muskelfaszie und ein Hervorquellen von Muskelmasse durch die Faszienlücke. Es liegt das Bild einer Muskelhernie (3) vor, das gelegentlich differentialdiagnostisch zu Muskelzerreißungen in Betracht gezogen werden muß. Unter kontinuierlicher Beobachtung bei isometrischer Kontraktion ist die Muskelhernie noch deutlicher zu diagnostizieren

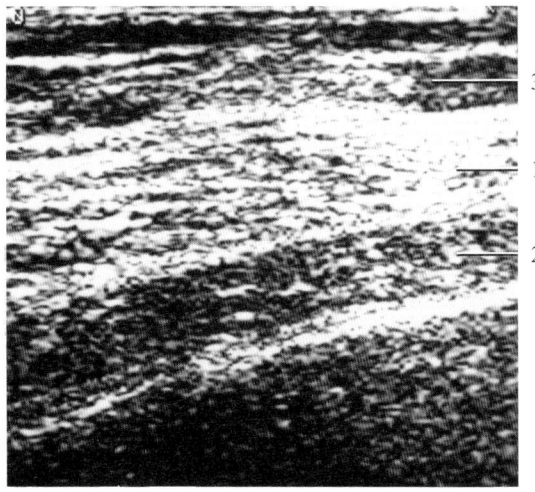

Abb. 9-14 b. Gleicher Patient wie Abb. 9-14 a, Schnitt etwas weiter distal

Im echoarmen subkutanen Fettgewebe kann der reflexreiche Bereich der Muskelhernie (3) deutlich abgegrenzt werden

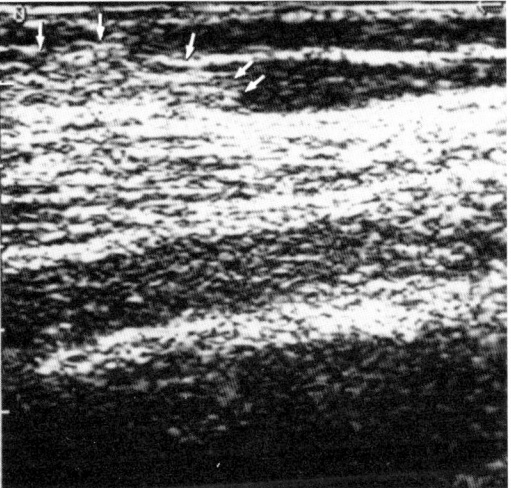

Myositis ossificans. Eine Myositis ossificans ist im Sonogramm zu erkennen an stark echogenen Reflexen, die im Muskelbauch liegen. Abhängig von der Stärke der Ossifikation kann sie zur Schallabschwächung bis zur vollständigen Schallabschattung führen. Der Befund muß in zwei verschiedenen Untersuchungsebenen nachweisbar sein und wird auch in beiden Ebenen dokumentiert (Abb. 9-15).

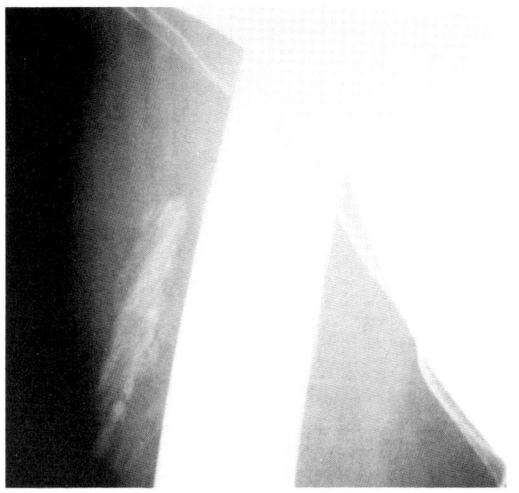

Abb. 9-15 a. Röntgenaufnahme a.-p., rechter Oberschenkel am Übergang mittleres proximales Drittel; 8 Wochen nach einer Weichteilverletzung mit nachfolgender Myositis ossificans

Abb. 9-15 b. Sonographisch lassen sich in dieser Schnittebene mit einem **Transversalschnitt** von lateral im M.
vastus lateralis zwei stark reflexogene Strukturen (1, 2)
nachweisen, die zur Schallabschwächung in der Tiefe
führen

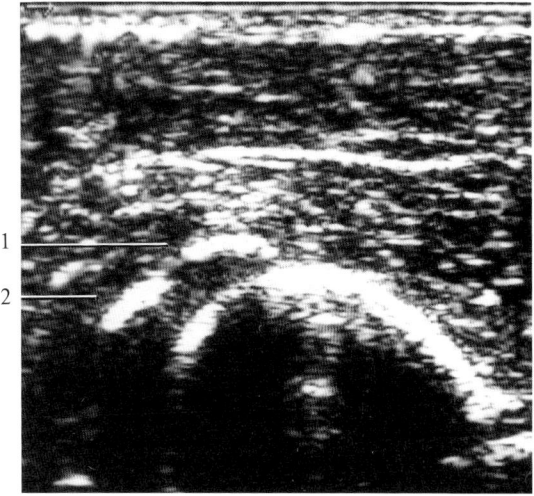

Abb. 9-15 c. Im **Schnitt weiter proximal** stellt sich unmittelbar über dem Femur eine starke Reflexionsfront (1)
dar, die zu einer vollständigen dorsalen Schallabschattung (↓) geführt hat

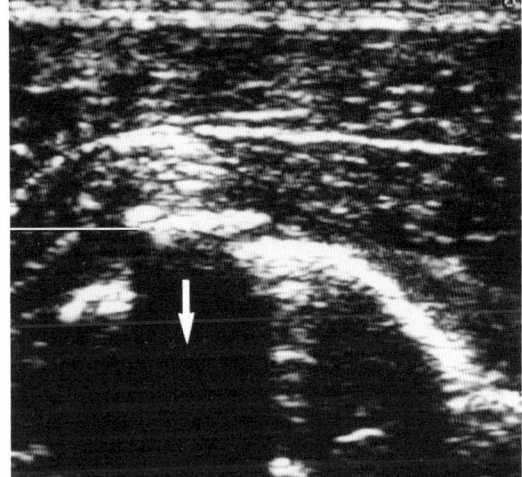

**Abb. 9-15 d. Longitudinalschnitt über der Myositis ossifi-
cans (1)**
Man erkennt am linken Bildrand die knöcherne Reflexionsfront des Femurs (2). Infolge der Schallschattenbildung der Myositis ossificans (1) bricht die Reflexionslinie des Femurs plötzlich ab

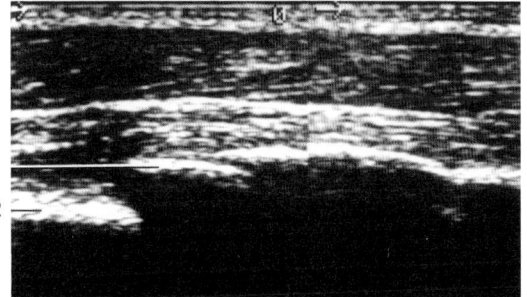

Kompartmentsyndrom. Die Erfahrungen mit den sonographischen Charakteristika eines Kompartmentsyndroms sind gering. Neben der Volumenvermehrung der entsprechenden Muskelgruppe im Vergleich mit der gesunden Seite fanden wir eine deutlich vermehrte Echogenität des befallenen Muskels. Die Muskelsepten treten als kräftige, homogene Reflexlinien in Erscheinung und geben dem Bild eine ganz typische Zeichnung. Das sonomorphologische Bild eines Kompartmentsyndroms in der Musculus-tibialis-anterior-Loge soll exemplarisch mit der Abb. 9-16 gezeigt werden.

Abb. 9-16. Chronisches Kompartmentsyndrom der Tibialis-anterior-Loge
Der Patient klagte über rezidivierende Schmerzen und Anschwellungen an der Vorderseite des rechten Unterschenkels. Klinisch zeigte sich eine leichte Druckschmerzhaftigkeit und eine deutliche Umfangsvermehrung

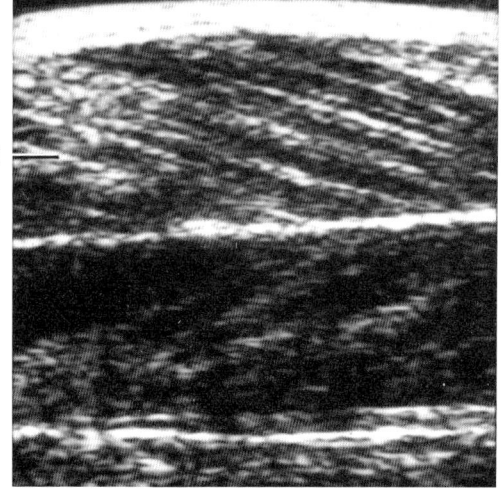

Abb. 9-16 a. Sonographisch fiel die **stark vermehrte Echogenität des M. tibialis anterior** (1) mit kräftiger Zeichnung der fibroadipösen Septen aus. Diese Septen werden wie parallel gezeichnete Linien abgebildet. Die übrige Muskulatur erscheint im Vergleich dagegen echoarm. In etwa 6 cm Tiefe das Echoband der Tibiakante

Abb. 9-16 b. In der **Vergrößerung** ist der veränderte Muskel noch besser zu erkennen. Von dieser Strukturveränderung ist der gesamte Muskel befallen. Pathohistologisch wurde ein chronisches Kompartmentsyndrom beschrieben

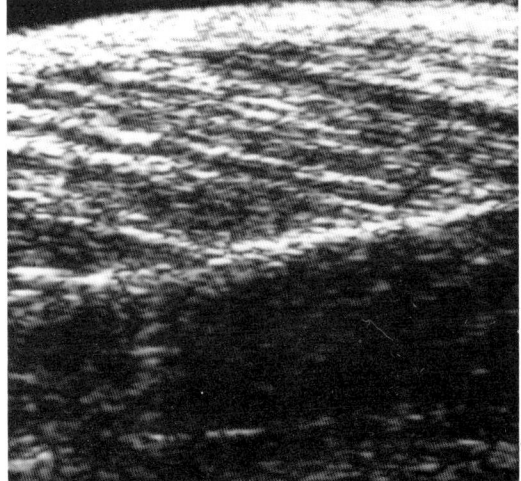

Abb. 9-16 c. Distales Ende des M. tibialis anterior mit deutlicher Zeichnung der fibroadipösen Septen. Die darunterliegende Muskulatur kommt praktisch nicht zur Darstellung (Schnitt weiter kaudal als in Abb. 9-16 b)

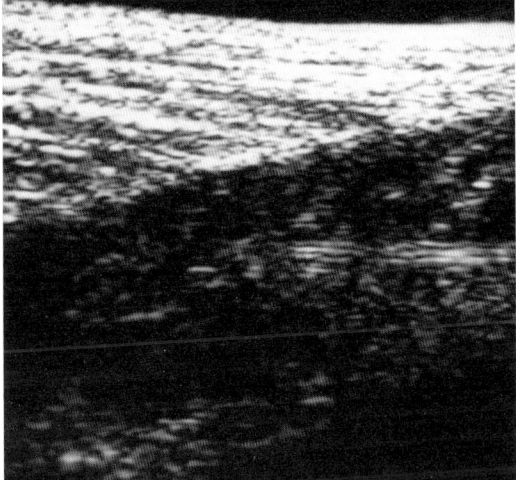

Abb. 9-16 d. Querschnitt durch die Tibialis-anterior-Loge des gleichen Patienten wie Abb. 9-16, a-c
Auch in dieser Schnittebene kann man erkennen, daß isoliert der M. tibialis anterior von der Strukturveränderung befallen ist. Der Muskel weist selbst im Querschnitt eine starke Zeichnung und eine Septierung auf. Die darunterliegende Muskulatur kommt auch hier praktisch nicht zur Darstellung

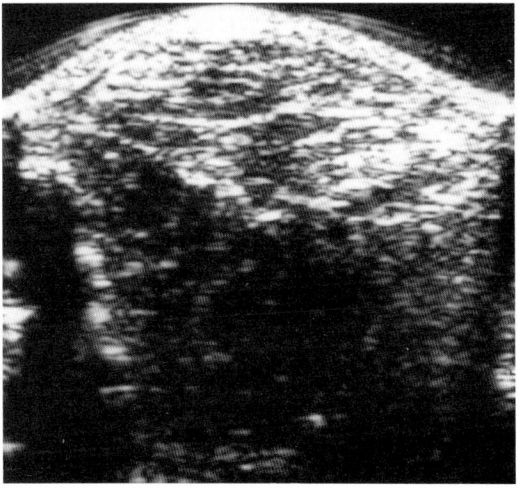

9.1.6 Methodische Probleme und klinische Relevanz

Im Vergleich mit anderen bildgebenden Methoden bietet die Sonographie zur Beurteilung von Muskelverletzungen viele Vorteile. Röntgenologisch lassen sich nur Weichteilschwellungen und später verkalkte Hämatome nachweisen. Die Röntgenuntersuchung eignet sich nicht zur primären Diagnostik, ebensowenig die Xeroradiographie.

Computertomographische Untersuchungen können sicher bei der weiteren Abklärung der Schwere einer Verletzung mithelfen. Die Untersuchung ist jedoch aufwendiger und kann häufig nicht sofort im Anschluß an die klinische Untersuchung erfolgen. Es ist sonographisch auch viel einfacher, den Therapieverlauf zu verfolgen.

Der große Vorteil liegt jedoch in der Möglichkeit, den Bewegungsablauf unter Real-time-Bedingungen kontinuierlich am Monitor zu beobachten. Vielfach kann die Schwere einer Verletzung erst im Rahmen einer dynamischen Untersuchung erfaßt und richtig eingeschätzt werden.

Keine Probleme bereitet die Diagnose einer kompletten Ruptur mit Einblutung. Gegenüber dem Tastbefund allein kann mit der Sonographie die Rupturstelle exakt lokalisiert und dem verletzten Muskel zugeordnet werden. Das sichtbare Verletzungsausmaß erleichtert in Verbindung mit dem klinischen Befund das Festlegen des weiteren Therapieplanes.

Fornage et al. [7] publizierten 1983 in diesem Zusammenhang eine Statistik von 120 Untersuchungen bei Leistungssportlern mit Muskelverletzungen. 25 Patienten davon wurden einer operativen Revision zugeleitet, bei der in 21 Fällen die Lokalisation und das Ausmaß der Verletzung mit dem sonographischen Befund übereinstimmte.

Auch posttraumatische narbige Ausheilungen lassen sich sonographisch sicher nachweisen. Da sich selbst kleine narbige Veränderungen auch unter dynamischer Untersuchung in Form und Größe kaum verändern, können solche Minimalbefunde relativ leicht verifiziert werden.

Offen bleibt im Augenblick noch die Frage, wie groß eine Muskelverletzung mindestens sein muß, damit sie sonographisch sicher diagnostizierbar ist. So kann nach unseren Erfahrungen die Diagnose einer inkompletten Ruptur Schwierigkeiten machen, wenn es zu keiner größeren Hämatomeinlagerung gekommen ist. Eine sichtbare Strukturauflockerung ist in vielen Fällen das einzige Hinweiszeichen.

Hier ist jedoch Vorsicht geboten. Gerade Sportler mit gut auftrainierter Muskulatur weisen infolge der vermehrten Muskelmasse größere echoarme Bereiche zwischen den Muskelsepten auf, die zu einer falschen Interpretation verleiten können. Neben der aktiven und passiven dynamischen Untersuchung ist daher ein Vergleich mit der unverletzten Seite unbedingt notwendig.

Eine subtile Untersuchung exakt im Muskelverlauf und senkrecht dazu ist ebenfalls unerläßlich. In diesem Zusammenhang muß nochmals auf das unterschiedliche Echomuster hingewiesen werden, das entstehen kann, wenn der Schallkopf mit wechselndem Auflagedruck aufgesetzt wird.

Dennoch stellt die Muskelsonographie eine hilfreiche Erweiterung der diagnostischen Möglichkeiten dar, denn eine therapeutisch bedeutsame Muskelverletzung kann mit ausreichender Erfahrung des Untersuchers und guter Geräteausstattung immer nachgewiesen bzw. ausgeschlossen werden.

9.2 Achillessehne

9.2.1 Einleitung und Literaturüberblick

Mit zunehmender Verbesserung der Gerätetechnik, insbesondere der Entwicklung von hochfrequenten Schallköpfen, wurde es möglich, oberflächlich gelegene Strukturen sonographisch darzustellen und zu untersuchen. Neben den Erkrankungen und Verletzungen der Muskulatur wurden auch oberflächlich gelegene Sehnen sonographiert.

Besondere Beachtung wurde der Achillessehne zuteil, sind doch dort die Probleme der Diagnose und der Differentialdiagnose besonders schwierig. Von der bildlichen Darstellung der Sehne und der umgebenden Weichteile erhoffte man sich eine präzisere Aufschlüsselung der Schmerz- und Reizzustände im Bereich der Achillessehne, die unter der Bezeichnung „Achillodynie" zusammengefaßt werden. Es stellt sich in diesem Zusammenhang die Frage, ob neben der kompletten Ruptur der Sehne andere Ursachen, wie inkomplette Ruptur, Tendinitis, Tenosynovitis, Bursitis subachillea, hinreichend sicher erfaßt und sonographisch dargestellt werden können.

Bereits 1979 publizierten Kramps und Lenschow [8] Untersuchungen über die Achillessehne. Im Compound-scan-Verfahren zeigte sich die Achillessehne im Ultraschallbild als Doppellinie mit nahezu echofreiem Innenraum, direkt unter der Haut gelegen. Bei Patienten mit Achillodynie fanden sie innerhalb der Achillessehne eine vermehrte, diffuse Schallreflexion, die auf Vermehrung der Grenzflächen durch Strukturauflockerung zurückgeführt wurde.

Über sonographische Befunde bei Achillessehnenrupturen berichteten 1982 Maner und Marsh [12] sowie 1984 Dillehay et al. [3] und Mayer et al. [14]. Die Untersuchungen erfolgten noch mit einem Compoundgerät unter Verwendung von Schallköpfen mit einer Sendefrequenz zwischen 5 und 10 MHz. Leekamp et al. [10] berichteten 1986 über das sonographische Bild einer inkompletten Achillessehnenruptur, die intraoperativ bestätigt wurde. Sie benutzten einen Real-time-Scanner mit 5-MHz-Linear-array-Sonde.

Fornage [5] sowie Blei et al. [1] widmeten sich mit ihren Untersuchungen den sonographischen Kriterien der unterschiedlichen Formen der Achillodynie. Die Charakteristika der frischen, kompletten oder inkompletten Ruptur sowie postoperative Befunde nach Sehnennaht werden beschrieben, ebenso sonographische Befunde der Tendinitis, Tenosynovitis und der Bursitis subachillea.

De Nicola et al. [15] veröffentlichten 1985 ihre Untersuchungen an 54 Patienten und kamen zu dem Ergebnis, daß die Sonographie der Achillessehne über einen hohen Aussagewert verfügt; sie empfehlen die Sonographie daher stets als erste bildgebende Methode. Campani et al. [2] legten ebenfalls 1985 ihre Ergebnisse über Untersuchungen bei 185 Sportlern vor. Bei 39 Patienten, die einer Operation zugeführt wurden, stimmte der sonographische Befund in 85 % mit dem Operationsbefund überein.

Neben einer guten Geräteausstattung ist die Untersuchungstechnik entscheidend für Aussagekraft und Reproduzierbarkeit. Auf die Möglichkeit falsch-positiver Befunde bei fehlerhafter Untersuchungstechnik hat 1987 Fornage [6] hingewiesen.

Stoffwechselbedingte Störungen der Achillessehne sind insbesondere bei familiärer Hypercholesterinämie bekannt [7, 9, 13, 18]. Zur Objektivierung des Palpationsbefundes standen bisher nur die Röntgenuntersuchung [11], die computertomographische Untersuchung [4] sowie die Xeroradiographie [17] zur Verfügung.

Schmitt [16] konnte nachweisen, daß sich die Sonographie ebenfalls eignet, die Achillessehnenverdickung sicher und reproduzierbar nachzuweisen. Zudem erfaßt die Sonographie noch Veränderungen der Sehnentextur [16]. Ob sich aus dem Sonogramm Rückschlüsse auf eine mögliche drohende Spontanruptur ziehen lassen, kann zum jetzigen Zeitpunkt noch nicht beantwortet werden.

9.2.2   Geräte und Dokumentation

Für die Untersuchung und sichere Beurteilung der Achillessehne ist heute ein Real-time-Scanner unter Verwendung eines Linear-array-Transducers zu fordern. Im Vergleich mit der Compoundtechnik liegt neben der einfacheren Untersuchungstechnik der wesentliche Vorteil in der dynamischen Erfassung der Befunde in entspanntem und kontrahiertem Zustand der Sehne.

Sektorscanner sind für die Untersuchung der Achillessehne völlig ungeeignet, da sich sehnige Strukturen bei unterschiedlichem Anschallwinkel in der Echostruktur verschieden darstellen. Bei orthogradem Schalleinfall zeichnet sich die Binnenstruktur echoreich und bei schrägem Auftreffen des Ultraschalls echoarm ab. Unter Verwendung eines Sektorscans muß sich daher die Achillessehne bei einem zum Sehnenverlauf orthograd aufgesetzten Schallkopf im Bereich des Zentralstrahles echoreich und in den Randbezirken mit schräg einfallenden Schallimpulsen zwangsläufig echoärmer bis reflexfrei darstellen.

Diese dann dokumentierte unterschiedliche Binnenstruktur kann zu einer falschen Interpretation führen. Der Befund ist auch nicht reproduzierbar, da eine Verschiebung des Schallkopfes nach kranial oder kaudal ebenfalls wieder eine veränderte Darstellung der Binnenechos zur Folge hat.

Im Hinblick auf eine ausreichende Strukturauflösung sind Schallköpfe mit einer Sendefrequenz von 5–7,5 MHz zu fordern. Sowohl zur besseren Ankoppelung als auch zur besseren Nahauflösung sollte eine Wasservorlaufstrecke oder ein Gelkissen verwendet werden. Die Dokumentation wird in der üblichen Form durchgeführt, d. h., kraniale Abschnitte werden am linken Bildrand abgebildet.

9.2.3 Methode, Schallkopfposition und Untersuchungstechnik

Zur Untersuchung der Achillessehne liegt der Patient auf dem Bauch, die Füße ragen über die Untersuchungsliege hinaus und sind somit für die dynamische Untersuchung frei beweglich. In dorsoventraler Richtung wird der Schallkopf zunächst entlang des Sehnenverlaufes aufgesetzt. Dabei ist streng darauf zu achten, daß der Schallkopf parallel zur Achillessehne ausgerichtet wird, und daß der Schallimpuls orthograd auf die Sehne trifft. Am besten ist dies dadurch zu erreichen, daß die Sehne durch Dorsalextension im Sprunggelenk gespannt wird. Das Peritendineum zeichnet sich dann als zwei zueinander parallel verlaufende echogene Streifen ab, und die Sehne selbst zeigt ein homogenes Binnenecho.

Bei Plantarflexion ist die Sehne entspannt und hat einen leicht nach ventral konvexen Verlauf. Dadurch werden insbesondere die kalkaneusnahen Anteile der Sehne vom Schallimpuls schräg getroffen. Dies kann zu einer echoarmen Zone, meistens am ventralen Blatt des Peritendineums, führen. Die Achillessehne wird in ihrem gesamten Verlauf vom Tuber calcanei bis zum Übergang in die Muskelfasern des M. gastrocnemius bzw. des M. soleus dargestellt.

Im Anschluß an die Untersuchung in longitudinaler Richtung erfolgt die systematische Durchmusterung in transversaler Richtung vom Muskelsehnenübergang bis zum Ansatz am Tuber calcanei.

Als Maß für die Dicke der Achillessehne kann der Abstand zwischen dem dorsalen und ventralen Blatt des Peritendineums gemessen werden. Unsere Messungen erfolgten 3 cm proximal des Ansatzes der Sehne am Kalkaneus.

Zur Errechnung des Querdurchmessers bedienen wir uns eines Artefaktes: Durch die starke Krümmung des Peritendineums in den seitlichen Randbezirken wird der Schallimpuls vom Transducer weg reflektiert, und es kommt zu zwei parallel in die Tiefe ziehende Schallschatten. Die Distanz zwischen diesen beiden Linien kann als reproduzierbares und vergleichbares Maß zur Bestimmung des Querdurchmessers herangezogen werden.

9.2.4 Anatomie und Sonoanatomie

Die Achillessehne ist die kräftigste Sehne des Menschen, die als gemeinsame Sehne des M. gastrocnemius und des M. soleus zum Tuber calcanei zieht. Zwischen der Achillessehne und dem Tuber calcanei kann in vielen Fällen ein Schleimbeutel, die Bursa subachillea, nachgewiesen werden. Histologisch besteht die Sehne aus einem in Längsrichtung verlaufenden kollagenen Fasersystem mit eingelagerten Fibroblasten. Das Peritendineum mit der Blutversorgung umschließt die Sehne allseits.

Auf Longitudinalschnitten kann zwischen der Achillessehne, dem Kalkaneus und den ventral verlaufenden Zehenbeugern ein nach kranial spitzwinkliges Dreieck, das sogenannte Kager-Dreieck, welches aus lockerem Fett- und Bindegewebe besteht, nachgewiesen werden. Parallel zur Achillessehne zieht die Sehne des M. plantaris longus zu ihrem Ansatz am Kalkaneus.

Im Sonogramm gibt sich im Longitudinalschnitt der faserige Verlauf der Sehne durch schmale, parallel verlaufende, echogene Linien zu erkennen. Das Peritendineum dorsal und ventral der Sehne ist durch zwei parallel verlaufende, stark echogene Linien klar abgrenzbar (Abb. 9-17, 9-21). Vom Kalkaneus sind nur die dorsalen Randkonturen mit der kräftigen Schallreflexion des Knochens sichtbar. Der Ansatz der Sehne am Kalkaneus wird dadurch abgrenzbar.

Abb. 9-17 a. Achillessehne im dorsoventralen Schnitt
Die Untersuchung erfolgte unter Verwendung einer Wasservorlaufstrecke.
Rechts am Bildrand die knöcherne Kontur des dorsalen Anteiles des Kalkaneus (1). Normalbefund der Achillessehne sowie des Kager-Dreiecks (2). Die Sehne ist nach ventral und dorsal gut durch das Echo des Peritendineums abgrenzbar. Die Sonostruktur der Sehne erkennt man durch die mittelstarken Echos mit feiner, längsausgerichteter Zeichnung der Faserbündel.
Beachte, daß das Peritendineum im gesamten Bereich mit seinem dorsalen, ventralen Anteil erkennbar ist (↓↑)

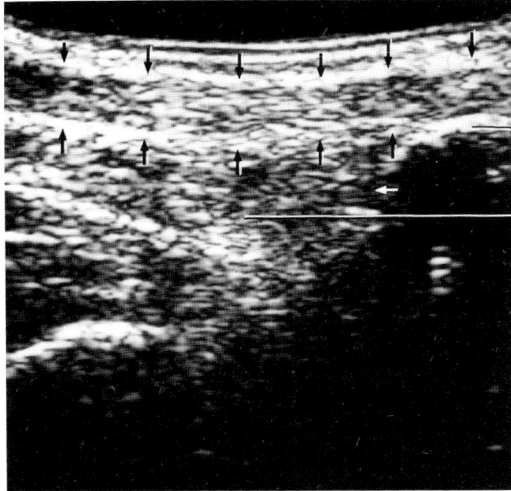

Abb. 9-17 b. Gleicher Patient wie Abb. 9-17 a, Longitudinalschnitt weiter kranial
Man kann die Sehne bis zum tendomuskulären Übergangsbereich (1) sehr gut einsehen. Das Kager-Dreieck (2) läuft spitzzipflig zu. Sonographisch unauffälliger Befund
3 Tibiahinterkante

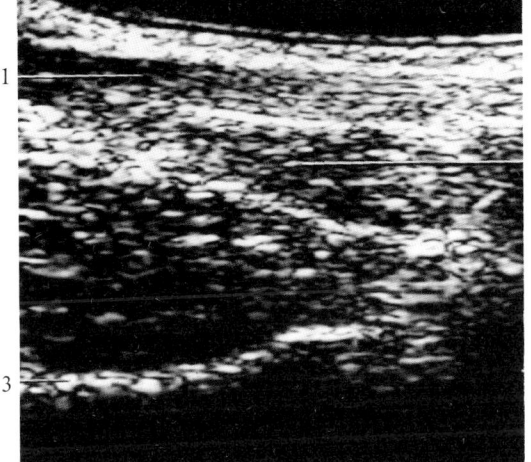

Die distalen Anteile der Sehne über dem Kalkaneus erscheinen häufig echoarm, ohne daß diesem Befund eine pathologische Bedeutung zukommt. Dieses Phänomen findet seine Erklärung in der Tatsache, daß die Faserbündel im distalen Ansatzbereich einen gekrümmten Verlauf nehmen und daher nicht zur Darstellung kommen.

Mit hochfrequenten Geräten kann vereinzelt die Bursa subachillea differenziert werden. Ihren Ursprung nimmt die Achillessehne aus dem oberflächlichen und tiefen Faszienspiegel des M. triceps surae. Er liegt an der kranialen Spitze des Kager-Dreiecks. Hier verjüngt sich die Sehne, und das für sie charakteristische Reflexmuster geht in die für die Muskulatur typische Echozeichnung über. An den ventralen Unterrand der Sehne ziehen noch Fasern des M. soleus heran.

Das Kager-Dreieck zeichnet sich durch mittelstarke Echos aus, wobei die Begrenzung dorsal durch das Peritendineum und ventral durch die Faszienhülle der Zehenbeuger klar abgrenzbar ist. Die Größe des Kager-Dreiecks variiert in Abhängigkeit von der Dicke der Achillessehne.

Die Dorsalseite der Tibia erkennt man an der starken Reflexion mit Schallabschattung. Der nach dorsal konvex verlaufende Anteil ist dem Volkmann-Dreieck zuzuordnen. Sonographisch schlecht darstellbar ist der Talus.

Somit entfällt auch jegliche Aussage über das obere und untere Sprunggelenk von dorsal. Die parallel zur Achillessehne ziehende Sehne des M. plantaris longus ist sonographisch schwer abgrenzbar.

Wie bereits erwähnt, ist der Ultraschallkopf streng parallel zur Achillessehne auf die Oberfläche aufzusetzen. Nur dann werden die zarten, parallel verlaufenden Echos sichtbar. Zieht die Sehne in bezug auf den Schallkopf schräg, erscheint die Sehne echoarm, teilweise echofrei. Eine durch falsche Schallkopfposition hervorgerufene Hypoechogenität darf nicht fälschlich auf eine Strukturstörung zurückgeführt werden (Abb. 9-18).

Neben den fehlenden Binnenechos der Sehne findet man als weiteren Hinweis für eine falsche Schallkopfposition oft eine ungenügende Darstellung des dorsalen Peritendineums. Ist das Peritendineum nicht als klar abgrenzbares echogenes Band zu erkennen, sind die im Sonogramm erhobenen Befunde ebenfalls nicht reproduzierbar. Dies ist häufig dann der Fall, wenn der Schallkopf aus der ventrodorsalen Schallebene zunehmend in die frontale Ebene abgekippt wird (Abb. 9-19).

Nach der Untersuchung in Längsrichtung schließt sich die Exploration in der Transversalebene an. Die Sehne wird schrittweise vom Sehnenursprung bis zur Einstrahlung in den Kalkaneus abgefahren. Im mittleren Anteil hat die Sehne die Form einer Ellipse und erscheint echodicht. Das Peritendineum kann unterschiedlich gut als umhüllende Begrenzung dargestellt werden. Bedingt durch den stark gekrümmten Verlauf kann das Peritendineum in den seitlichen Randbezirken zur Schallschattenbildung führen, und man erkennt im Bild zwei parallel in die Tiefe ziehende echoarme Streifen (Abb. 9-20).

Nach Messungen von Fornage [5] schwankt die Ausdehnung der Achillessehne in ventrodorsaler Richtung bei klinisch und sonographisch unauffälligen Sehnen zwischen 4 und 6 mm mit einem durchschnittlichen Wert von 5,3 mm. Diese Ergebnisse korrelieren gut mit unseren Messungen. Wir fanden bei unseren Untersuchungen von gesunden Sportlern der Leistungsklasse (Hoch- und Weitspringer) bei Frauen einen Durchschnittswert von 5,3 mm.

Bei Männern lag der durchschnittlich gemessene Wert bei 6,0 mm, wobei in diesem Kollektiv keine signifikanten Unterschiede in der Sehnendicke von Sprungbein und Gegenseite zu erkennen waren (Abb. 9-22).

Vereinzelt haben wir bei Hochleistungssportlern eine über dem Durchschnitt liegende Dicke der Achillessehne vorgefunden, obwohl die Patienten keine oder noch keine Beschwerden im Sinne einer Achillodynie boten. Ob dieser Verdickung eine pathologische Bedeutung beizumessen ist, kann mit der heutigen Erfahrung noch nicht abgeschätzt werden (Abb. 9-23).

Abb. 9-18 a. Achillessehne (AS) im dorsoventralen Schnitt
Die Sehne ist orthograd getroffen und stellt sich daher mit feinen, längsverlaufenden Reflexen gut dar. Das Peritendineum der Sehne läßt sich mit einem etwas stärkeren Reflex klar abgrenzen (heller Pfeil)

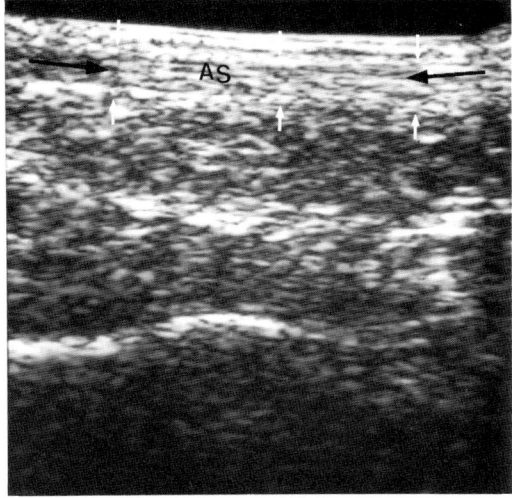

Abb. 9-18 b. Wird der **Schallkopf um ca. 30° gekippt,** so kommt lediglich noch das Peritendineum (↓↑) zur Darstellung. Die Achillessehne (AS) selbst ist in weiten Bereichen hypoechogen bis völlig reflexfrei

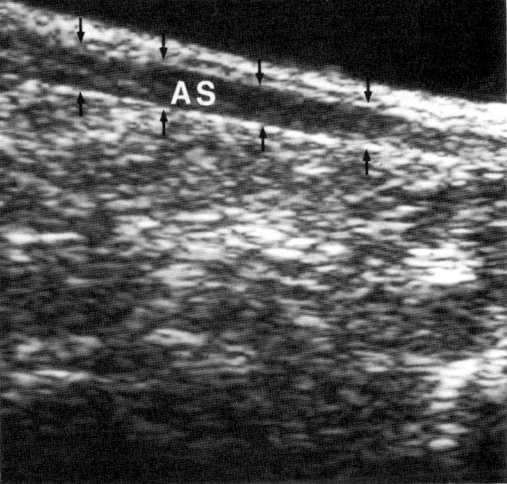

Abb. 9-19. Achillessehne bei einem 40jährigen Patienten
Im vorliegenden Sonogramm ist es jedoch infolge schlechter Untersuchungstechnik nicht möglich, das Peritendineum (?) abzugrenzen. Es fehlt insbesondere die klare Begrenzung der Achillessehne zum subkutanen Fettgewebe. Solche Sonogramme sind nicht verwertbar. Es kann keine reproduzierbare Aussage über die Sehnenstruktur oder über das Vorliegen einer Tendinitis gemacht werden. Darüber hinaus kann die Sehnendicke nicht bestimmt werden

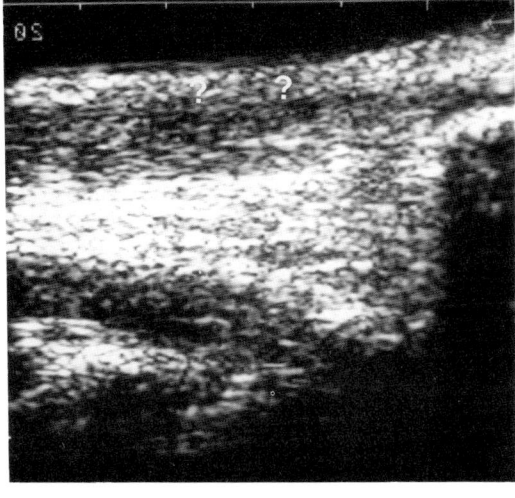

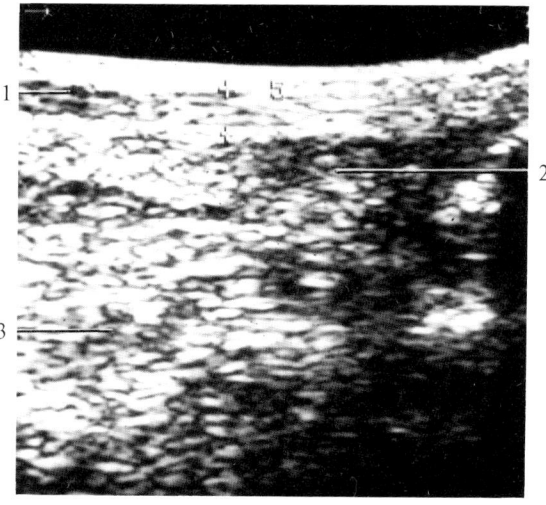

Abb. 9-20 a. Sonographischer Normalbefund einer Achillessehne im Longitudinalschnitt (1)
Man erkennt die Sehne unmittelbar subkutan an den insgesamt homogen ausgerichteten, in Längsrichtung verlaufenden Reflexen. Das umgebende Peritendineum ist durch zwei parallel verlaufende Reflexbänder auszumachen. Die Dicke der Achillessehne liegt 3 cm kranial des Kalkaneus bei 5 mm. In der Tiefe kommen das Kager-Dreieck (2) sowie die Reflexe der fibroadipösen Septen der Flexoren (3) zur Darstellung (überstrahlte Aufnahme)

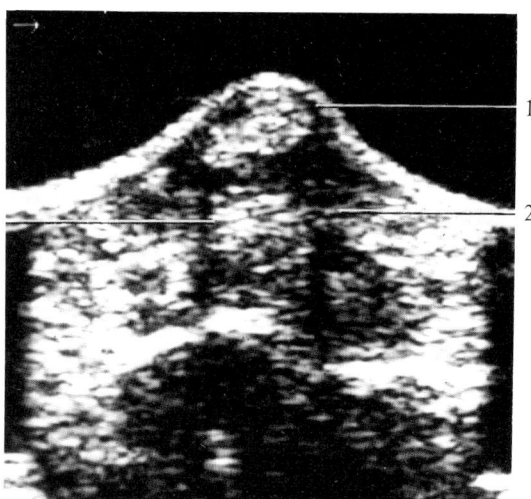

Abb. 9-20 b. Horizontale Schnittführung über der Achillessehne
Auch bei insgesamt unauffälligem Befund der Achillessehne (1) ist es ratsam, nach systematischer Untersuchung einmal die Achillessehne im Querschnitt festzuhalten und zu dokumentieren. Zur Vervollständigung der Untersuchung wird die Breite der Sehne ausgemessen. Dies erfolgt am einfachsten durch Messung der Distanz zwischen den parallel in die Tiefe ziehenden, echoarmen Streifen (2)

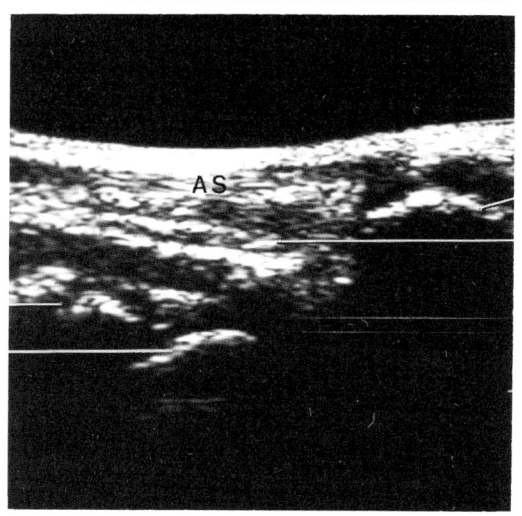

Abb. 9-21 a. Longitudinalschnitt über der Achillessehne bei einem 7jährigen Patienten
Die Interpretation wird erschwert durch die noch nicht abgeschlossene Ossifikation des Kalkaneus (1), des Talus (2) und der noch offenen Epiphysenfuge am distalen Tibiaende (3). Man erkennt über den Knochenreflexen einen echoarmen Streifen, der dem knorpeligen Anteil entspricht. Die Weichteilstrukturen stellen sich jedoch wie bei Erwachsenen dar. Die Achillessehne (AS) kann man gut durch das umgebende Peritendineum differenzieren. In der Tiefe finden sich das Fettgewebe des Kager-Dreiecks (4) und die Reflexe der Flexoren

Abb. 9-21 b. Horizontalschnitt über dem Triceps surae.
Zur besseren Ankoppelung wurde eine Wasservorlaufstrecke verwendet.

Unter der nach dorsal konvex verlaufenden Begrenzung
der Haut mit Subkutis bildet sich der M. triceps surae ab.
Die umhüllenden Muskelsepten erlauben eine klare
Differenzierung der einzelnen Muskelanteile. Am rechten oberen Bildrand ist zunächst der kräftige Muskelbauch des medialen Gastroknemiuskopfes (1) zu erkennen. Lateral daneben findet sich der kleinere Muskelbauch des lateralen Gastroknemiusanteiles (2). Die
fibroadipösen Septen werden senkrecht vom einfallenden Ultraschallimpuls geschnitten und bilden sich inhomogen als unterschiedlich große, punktförmige Reflexe
ab. Der tiefer gelegene Muskelbauch ist dem M. soleus
(3) zuzuordnen. Dieser wird durch ein kräftigeres
Reflexband in der Tiefe begrenzt, das sich zwischen
Fibula (4) und Tibia (5) ausspannt. Fibula und Tibia
geben sich durch einen bogenförmigen Reflex mit
Schallabschattung zu erkennen. Im Zwischenraum
befinden sich die Flexoren und das tibiale Gefäß-
Nerven-Bündel (6)

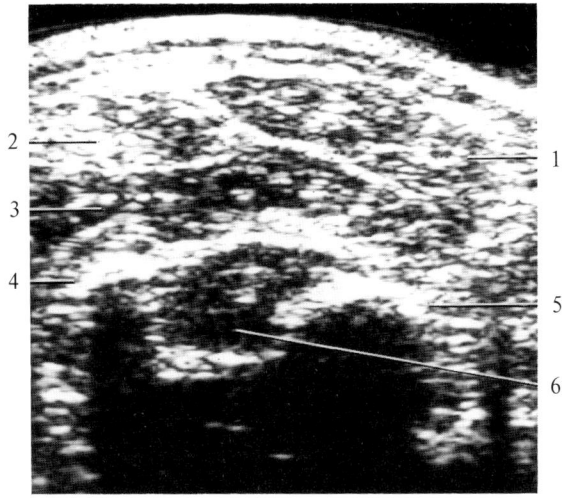

Abb. 9-21 c. Gleicher Patient wie Abb. 9-21 b.
Horizontalschnitt am Unterschenkel etwas weiter kaudal. Im Vergleich mit der Voraufnahme verjüngen sich
die Muskelbäuche des medialen (1) und lateralen (2)
Gastroknemius, während der M. soleus (3) an Volumen
zunimmt

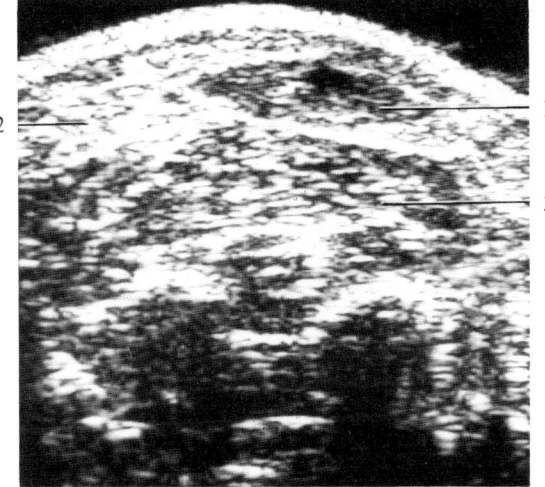

Abb. 9-21 d. Horizontalschnitt über der Achillessehne (1)
Diese kommt nach der Subkutis als quergelegene, ova-
läre Struktur mit kräftigen Reflexen zur Darstellung.
Nach dem Fettgewebe schließt sich die Muskelloge der
Flexoren an. Fibula (2) und Tibia (3) begrenzen das Bild
mit Abschattung

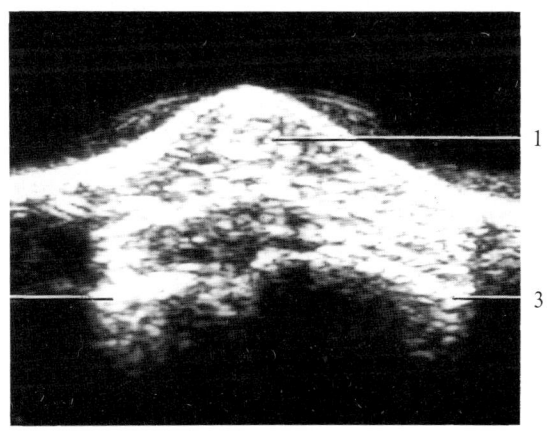

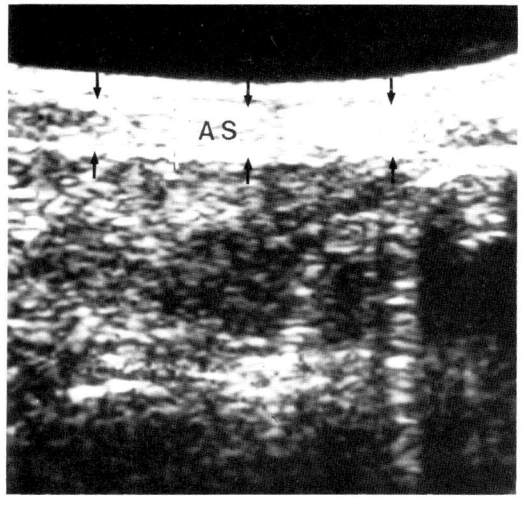

Abb. 9-22 a. Sonographisch unauffällige Achillessehne (AS) bei einem 24jährigen Patienten
Die Achillessehne ist orthograd getroffen, so daß sich das Peritendineum gut darstellt. Die Dicke kann auf 6 mm in dorsoventraler Richtung bestimmt werden

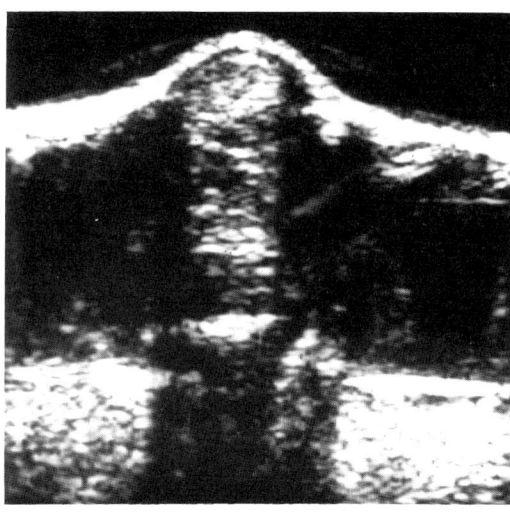

Abb. 9-22 b. Achillessehne im Horizontalschnitt
Das die Sehne umhüllende Peritendineum kann in dieser Aufnahme besonders gut im dorsoventralen Bereich eingesehen werden. Die Abbildung zeigt weiter, daß die seitlichen Anteile des Peritendineums wegen des stark gekrümmten Verlaufs eine Schallschattenbildung bewirken

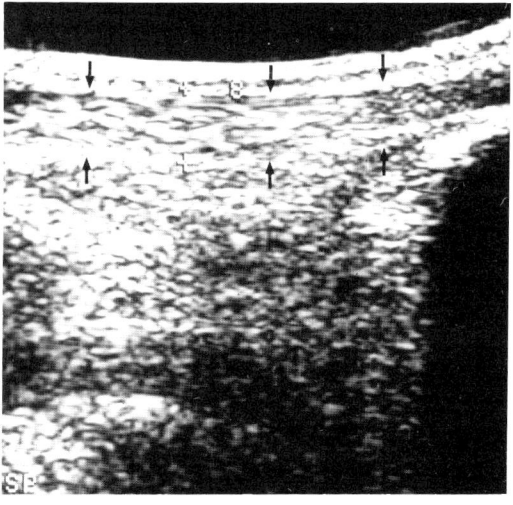

Abb. 9-23. Gering verdickte Achillessehne bei einem Leistungssportler
Die durchschnittliche Sehnendicke in dorsoventraler Richtung liegt bei männlichen Patienten bei 6 mm. Die gemessene Dicke bei diesem Patienten beträgt 8 mm und liegt damit sicherlich über der Norm. Inwieweit dieser Verdickung bereits eine pathologische Bedeutung zukommt, kann mit der heutigen Erfahrung noch nicht beurteilt werden

9.2.5 Spezielle Befunde

Achillessehnenruptur. Das sonomorphologische Bild einer rupturierten Achillessehne erkennt man an der Unterbrechung der Echozeichnung. Die homogene Echostruktur der streng parallel ausgerichteten Reflexe ist zerstört. Der proximale Anteil der Sehne ist retrahiert und häufig von einem schmalen, echoarmen bis echofreien Bereich umgeben. Die Rupturstelle selbst ist inhomogen und durch die Einblutung echoärmer als die Sehnenstümpfe (Abb. 9-24, 9-25). Je nach Organisationsgrad des Hämatomes finden sich mehr oder weniger starke, unterschiedlich große Binnenechos.

Unter Real-time-Bedingungen verdeutlicht eine dosierte passive Bewegung im oberen Sprunggelenk die Ruptur. Als Hinweis auf eine partielle Ruptur bei einem frischen Trauma erkennt man im Sonogramm einen schmalen, echoarmen Flüssigkeitssaum, der zwischen Sehne und Peritendineum eingelagert ist. Bei frischen Verletzungen findet man neben den charakteristischen Befunden an der Sehne auch eine Sekundärveränderung, insbesondere im Kager-Dreieck.

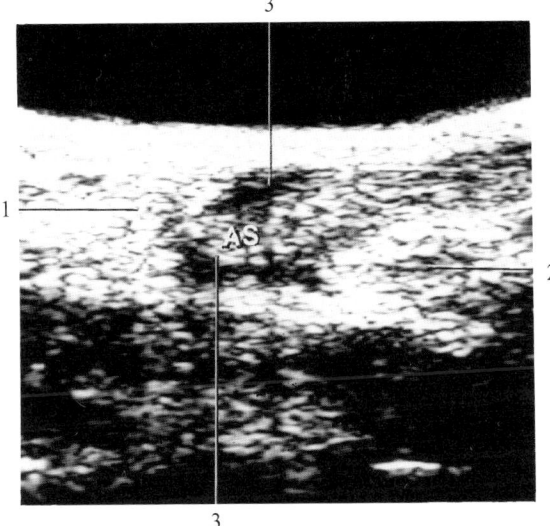

Abb. 9-24. Sonogramm einer frischen Achillessehnenruptur
Longitudinalschnitt der Sehne über der Rupturstelle unmittelbar vor dem Sehnenübergang in den Muskelbauch (1). Der distale Sehnenstumpf (AS) ist umgeben von einem echoarmen Bezirk (3) und deutlich vom proximalen Stumpf disloziert
2 Kraniales Ende des Kager-Dreiecks

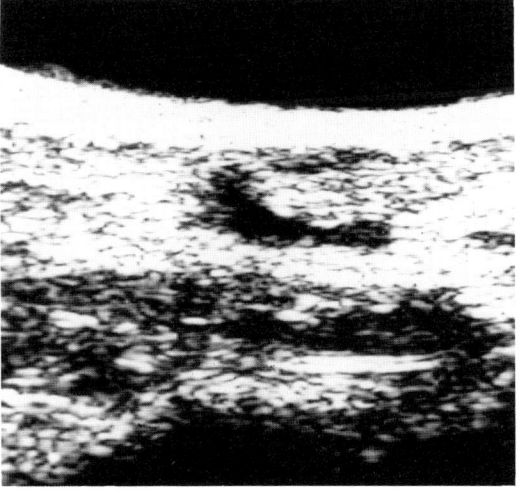

Abb. 9-25. Gleicher Patient wie in Abb. 9-24
Unter leichter, passiver Dorsalextension im Sprunggelenk können die Sehnenstümpfe weiter voneinander distrahiert werden, so daß kein Zweifel an einer kompletten Ruptur der Achillessehne vorliegt

Während dieses bei Gesunden klar abgrenzbar ist, verliert es bei Achillessehnenruptur die spitzwinklige Form und ist, insbesondere zur Sehne hin, unregelmäßig begrenzt, so daß eine Unterscheidung Sehne – Kager-Dreieck im Rupturbereich häufig nicht mehr möglich ist. Der gesamte Bereich wird stark inhomogen und vielfach echodichter.

Bei postoperativen Nachuntersuchungen findet man eine verdickte Sehne mit unregelmäßiger Form. Im Longitudinalschnitt ist insbesondere der ventral zum Kager-Dreieck gelegene Anteil des Peritendineums unscharf und schlecht abgrenzbar. Das sonomorphologische Bild ist abhängig vom Zeitintervall zwischen Operation und Kontrolluntersuchung. Die Sehne stellt sich jedoch im Vergleich mit der gesunden Seite immer inhomogen dar, wobei im Einzelfall die Binnenechos unterschiedlich echoärmer bis echoreicher ausfallen können (Abb. 9-26, 9-27). Kommt es zu Kalkeinlagerungen, sind diese an der starken Reflexion, evtl. mit Schallabschattung, zu erkennen.

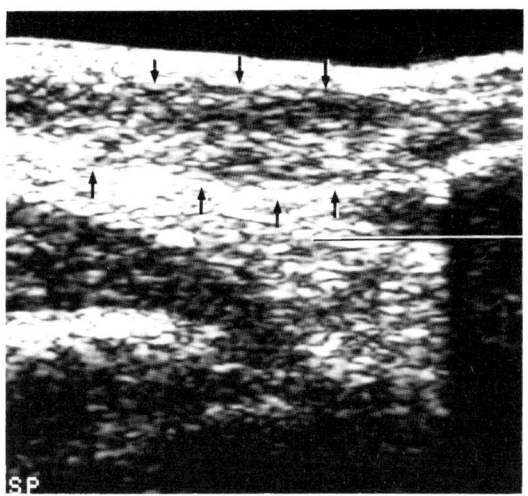

Abb. 9-26 a. Zustand nach Ruptur und operativer Versorgung des Achillessehne links
Das Ende des Kalkaneus gibt sich durch Schallschattenbildung zu erkennen. Unmittelbar kranial davon ist die Sehne deutlich auf pathologische Werte verdickt. Die Struktur selbst ist unauffällig begrenzt. Das Kager-Dreieck (1) ist unscharf. Unter dynamischer Beobachtung kann jedoch ein freies Gleiten der Sehne nachgewiesen werden

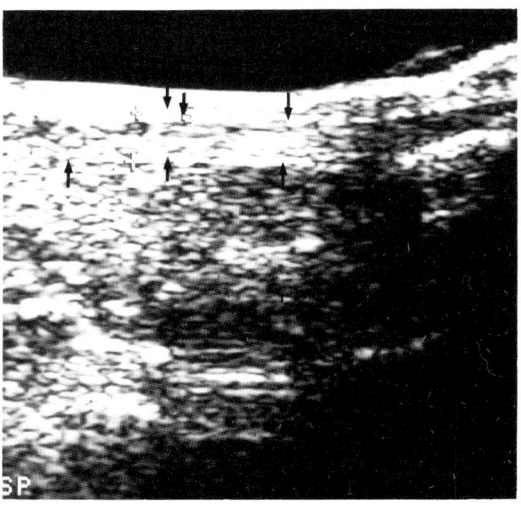

Abb. 9-26 b. Unauffällige Darstellung der Sehne auf der Gegenseite bei insgesamt nicht optimalem Sonogramm
Man erkennt jedoch deutlich im Seitenvergleich den Dickenunterschied der Sehne in ventrodorsaler Richtung

Abb. 9-27 a. Der Patient kommt zur Untersuchung der **Achillessehne bei familiärer Hypertriglyzeridämie**; anamnestisch ist ein Zustand nach Achillotenotomie rechts als Säugling bekannt. Auf der linken Seite fand sich im Sonogramm zunächst eine unauffällige Darstellung der Achillessehne in beiden Untersuchungsebenen. Das Peritendineum läßt sich gut abgrenzen, die Dicke im Longitudinalschnitt lag mit 6 mm im Normbereich

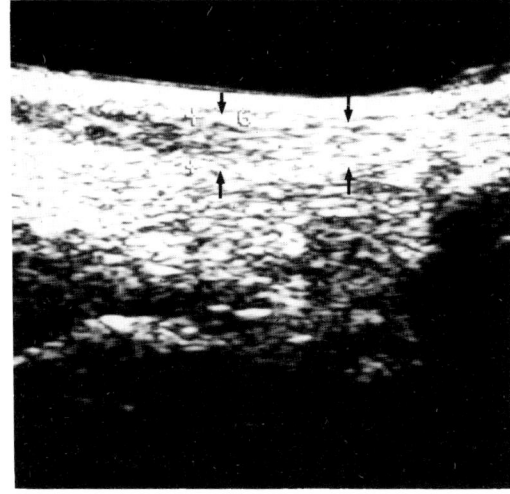

Abb. 9-27 b. Auf der operierten Seite konnte jedoch eine deutliche **Verdickung der Sehne** nachgewiesen werden. Der Unterschied im dorsoventralen Schnitt betrug 4 mm. Wegen der nicht optimalen Geräteeinstellung kann im Vergleich zur Gegenseite keine Aussage über eine mögliche Änderung der Binnenstruktur gemacht werden

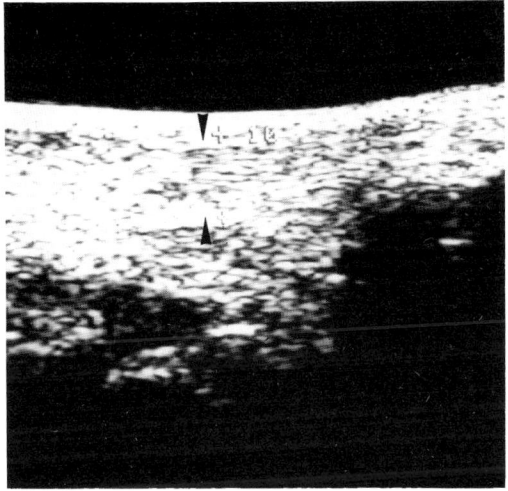

Tendinitis, Tenosynovitis, Bursitis subachillea. Eine Tendinitis ergibt sich im Sonogramm infolge der rezidivierend abgelaufenen reparativen Vorgänge zunächst in einer Verdickung der Sehne zu erkennen. Fornage [5] gibt Werte bis zu 16 mm an, bei einem mittleren Wert von 10 mm. Die Sehne kann im gesamten Verlauf oder umschrieben nodulär in einem kleinen Bereich verdickt sein.

In unserem Krankengut schwanken die Werte für die Sehnendicke im Longitudinalschnitt zwischen 8 und 12 mm. Das sonomorphologische Bild ist inhomogen, vereinzelt fanden sich echoarme bis völlig echofreie Bezirke von beträchtlicher Größe in die Sehne eingelagert (Abb. 9-28, 9-31). Kalzifikationen sind möglich, wir konnten bei unseren Patienten jedoch keine beobachten.

Eine Tenosynovitis gibt sich im Sonogramm mit einem schmalen, echoarmen bis echofreien Saum zu erkennen, der zwischen Sehne und Peritendineum eingelagert ist. Dieser die Sehne umgebende Flüssigkeitssaum kann bis zur Bursa subachillea ziehen.

Die Abgrenzung einer Bursa subachillea ist nur mit gut auflösenden Geräten und hochfrequenten Schallköpfen möglich. Bei einem Reizzustand mit Flüssigkeitseinlagerung kann die echoarme bis echoleere Struktur der Bursitis dargestellt werden (Abb. 9-29, 9-30). Erschwert wird jedoch die Abgrenzung dadurch, daß der distale Anteil der Achillessehne kurz vor ihrer Einstrahlung am Kalkaneus echoärmer ist. Dieser Verlust der Echogenität am distalen Sehnenansatz darf nicht mit einer Bursitis subachillea verwechselt werden.

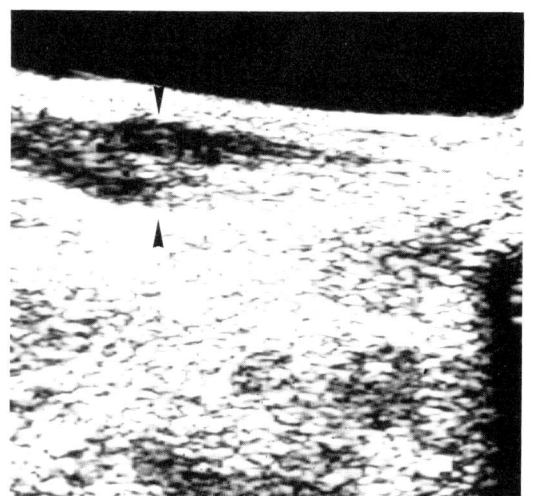

Abb. 9-28 a. Dieser 38jährige Patient klagte über **rezidivierende Beschwerden an der rechten Achillessehne**; anamnestisch keine besondere berufliche oder sportliche Belastung.
Sonographisch läßt sich die Sehne zunächst nur schwer darstellen. Im mittleren Sehnenbereich bildet sich ein auffallend echoarmer Bezirk ab, der mit zum Teil sehr kräftigen Reflexen durchsetzt ist. Im Bereich der echoarmen Zone ist die Sehne auf 12 mm verdickt

Abb. 9-28, b-d. Auch in diesen **drei Horizontalschnitten** kommt das Phänomen reproduzierbar zur Darstellung. Die Schnitte wurden von kranial nach kaudal angefertigt und reichen bis in den unauffälligen Sehnenbereich kurz vor dem Kalkaneus.

Man erkennt in den Schnitten zunächst das unterschiedliche Sehnenvolumen, da sich das Peritendineum jeweils gut abgrenzen läßt. Kaudal ist die Sehne homogen und weist im gesamten Querschnitt gleich starke Reflexe auf. Kranial ist das Sehnenvolumen mit schwächeren Reflexen gefüllt, in weiten Bereichen sogar echofrei

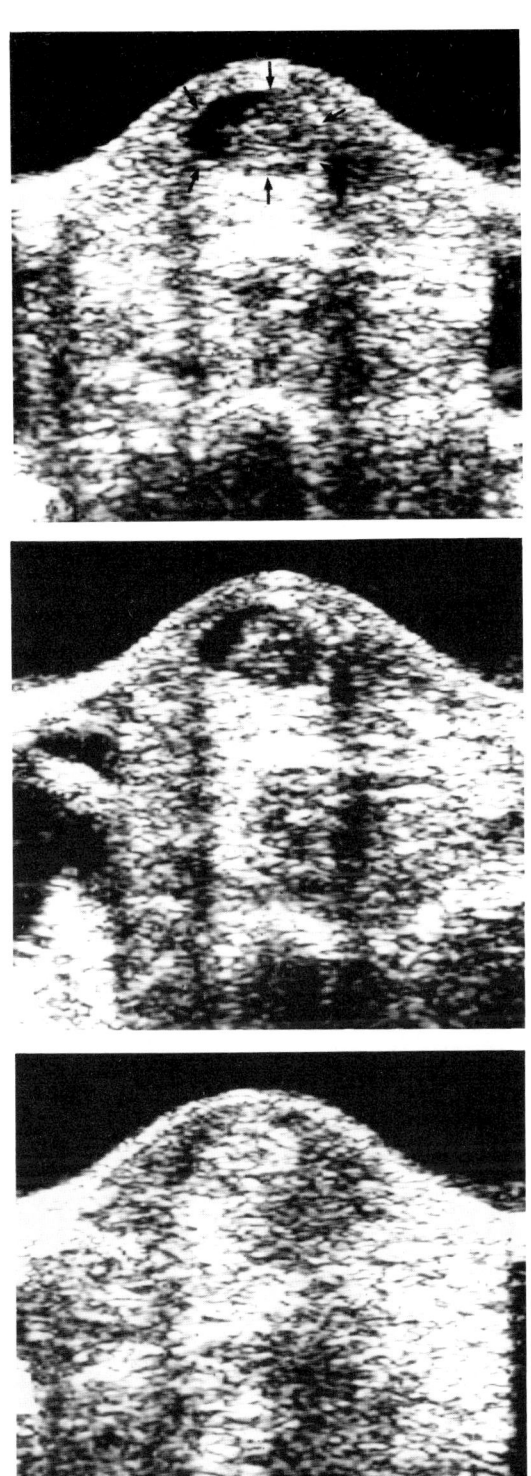

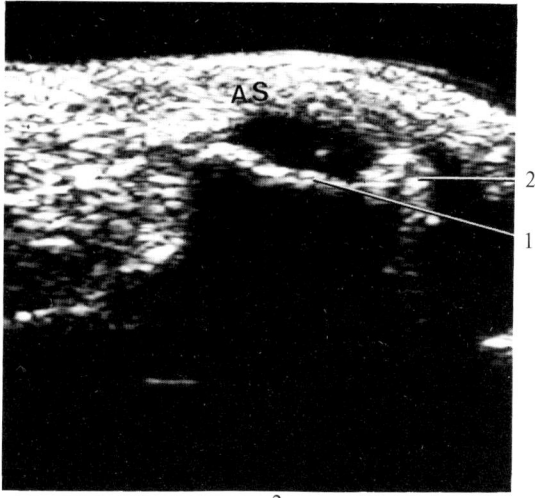

Abb. 9-29. Darstellung des Achillessehnenansatzes am Tuber calcanei (1) links

Aus der Vorgeschichte ist bekannt, daß die Patientin wegen einer Haglund-Exostose außerhalb operiert wurde. Intraoperativ wurde das Tuber calcanei mit einer Malleolarschraube fixiert, wohl um einem möglichen postoperativen Ausriß vorzubeugen. Die Patientin klagte über Druck- und Belastungsschmerzen am Achillessehnenansatz. Bei der sonographischen Untersuchung wurde daher besonderer Wert auf die Darstellung des Achillessehnenansatzes (AS) gelegt

Abb. 9-29 a. Man erkennt in der Abbildung einen etwa 1,5mal 0,8 cm großen, echoarmen Bereich subachillär über dem Kalkaneus (1) als Hinweis auf eine **Bursitis subachillea**. Der distale, echoreiche Reflex wird durch den Schraubenkopf (2) hervorgerufen

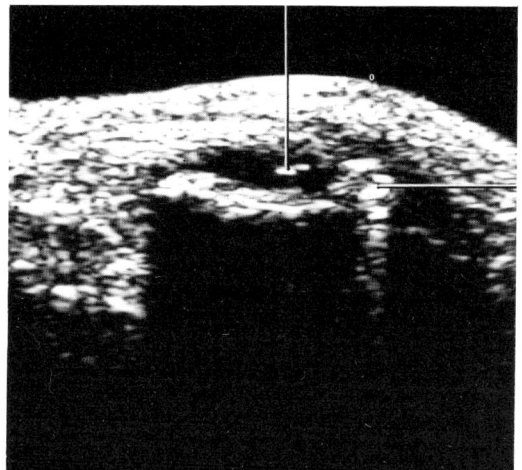

Abb. 9-29 b. In einer leicht **veränderten Darstellung der Bursa subachillea** ist wiederum zu erkennen, daß diese im Sinne einer Bursitis verändert ist. Im Vergleich mit der Voraufnahme kommt die eingebrachte Schraube (1) noch deutlicher zur Darstellung. Darüber hinaus kann in der Bursa ein kräftiges Binnenecho (2) ohne Schallschattenbildung ausgemacht werden

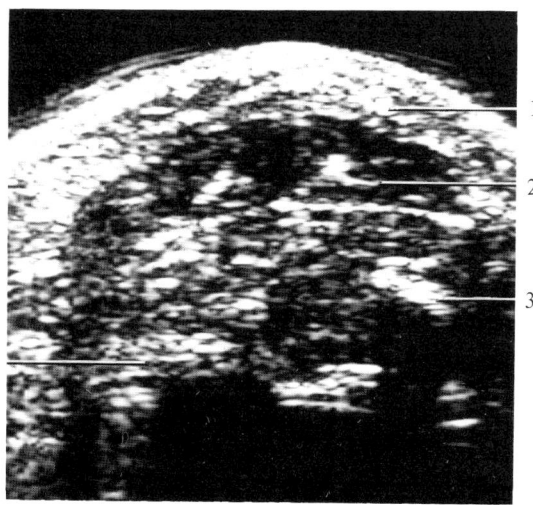

Abb. 9-29, c-f. Systematische Darstellung des distalen Unterschenkelanteiles bis zum Ansatz der Achillessehne in Horizontalschnitten

Abb. 9-29 c. Horizontalschnitt distal der Mm. gastrocnemii
Man erkennt unter der Haut, der Subkutis (1) und dem oberflächlichen Sehnenspiel die Echos des quergetroffenen M. soleus (2). Darunter liegen die Septen der Flexoren, die infolge des etwas mehr schrägen Verlaufes reflexreicher erscheinen. Tibia (4) und Fibula (3) begrenzen das Bild in der Tiefe mit Schallschattenbildung

Abb. 9-29 d. Horizontalschnitt weiter distal, unmittelbar vor dem Übergang des M. soleus (1) in die Achillessehne

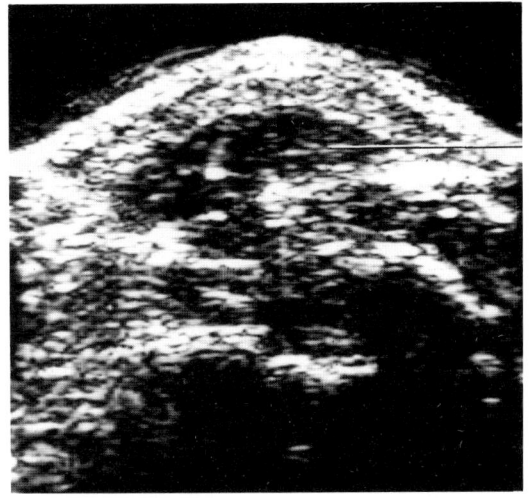

Abb. 9-29 e. Darstellung der Bursitis subachillea im Horizontalschnitt
Der knöcherne Reflex des Kalkaneus (1) begrenzt die Einsicht in die Tiefe. Über dem Kalkaneus sieht man unscharf begrenzt die entzündlich veränderte Bursa subachillea mit einem starken Binnenreflex (2) im Zentrum. Darüber liegt queroval die Achillessehne mit ihren mittelstarken Binnenechos (3)

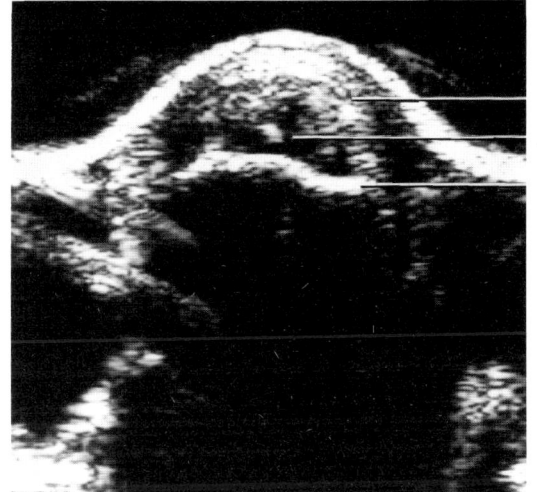

Abb. 9-29 f. Weiter distal erkennt man den **Ansatz der Achillessehne am Tuber calcanei. Die Bursa liegt kranial davon**. Der knöcherne Reflex des Kalkaneus ist unterbrochen durch den Schraubenkanal. Der Schraubenkopf ist mit seinem kräftigen Echo gut zu erkennen. Darstellung der Schraube im Kalkaneus (1). Diese ist an ihren Reflexen bis in die Tiefe des Kalkaneus zu erkennen

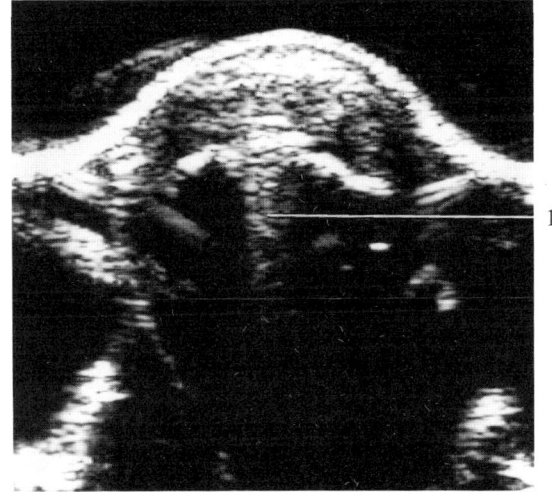

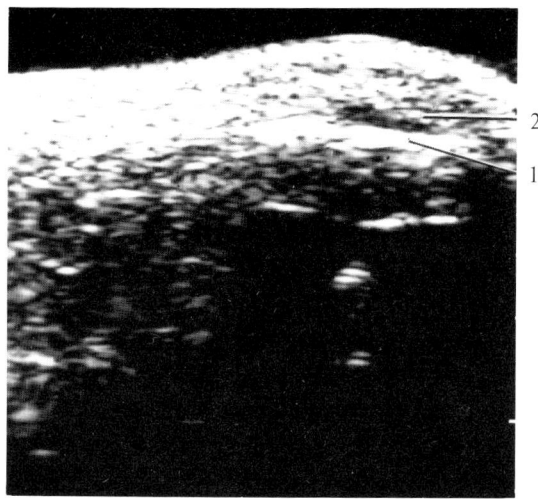

Abb. 9-29 g. Darstellung der Achillessehne rechts im Vergleich zu links (Abb. 9-29, a-f), wobei auch hier besonderer Wert auf eine exakte Abbildung der Sehne in ihrem Verlauf über dem Kalkaneus (1) gelegt wurde.
Man erkennt im Sonogramm, wie die Achillessehne über die Dorsalseite des Kalkaneus hinwegzieht. Dem echoarmen Bereich (2) zwischen Kalkaneus und Sehne kommt keine Bedeutung zu

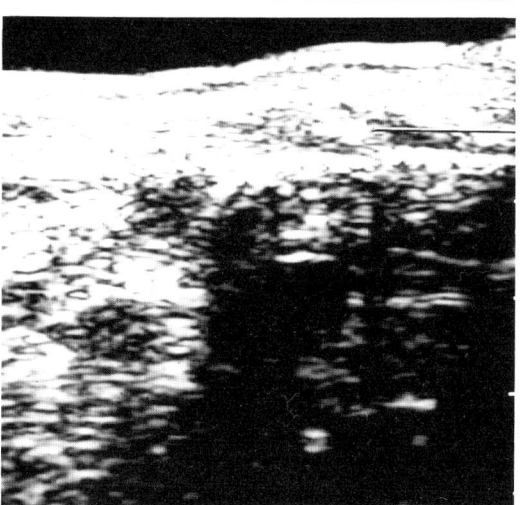

Abb. 9-30 a. Der Patient klagte beiderseits über **Beschwerden und** über einen **schmerzhaften Tastbefund über dem Kalkaneus.** Aufgrund der klinischen Untersuchung wurde eine Bursitis subachillea vermutet.
Sonographisch konnte nicht der erwartete, klar abgrenzbare, echoarme Bereich gefunden werden. Dafür fanden sich beiderseits in der Sehne über dem Kalkaneus Strukturstörungen, die sich reproduzierbar durch bis zu 5 mm große, stark reflexreiche Bereiche ohne Schallschattenbildung (1) zu erkennen gaben. Diese Befunde sprechen für eine Tendinitis unmittelbar vor dem Ansatz der Sehne

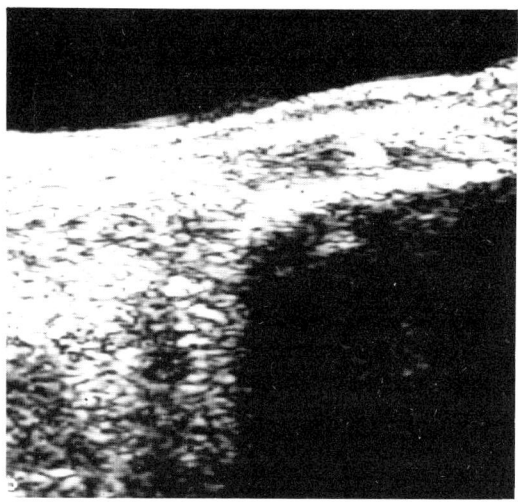

Abb. 9-30 b. Der **sonographische Befund** am Ansatz der Achillessehne links **gleicht dem auf der rechten Seite** (vgl. Abb. 9-30 a)

Abb. 9-31 a. 45jähriger Patient mit Beschwerden über der Achillessehne links bei intensiver Laufbelastung

Man erkennt im Sonogramm eine Verdickung der Achillessehne auf 11 mm als Ausdruck einer chronischen Tendinitis. Im Vergleich mit Normalbefunden ist das Kager-Dreieck verkleinert. Mit Vorsicht ist der reflexarme Streifen im ventralen Anteil der Achillessehne zu deuten. Die Ursache ist auf einen schrägen Schalleinfall auf die Sehne im ventralen, distalen Bereich zurückzuführen

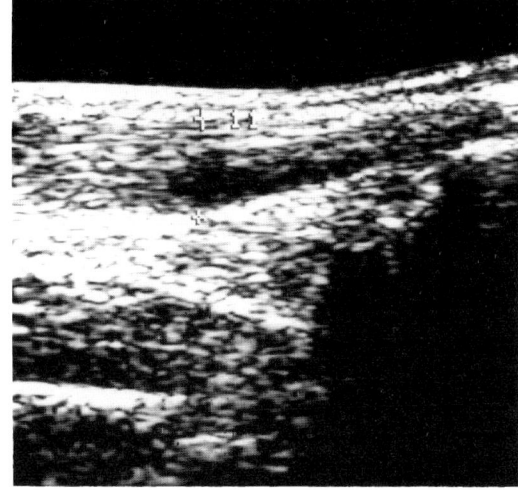

Abb. 9-31 b. Gleicher Patient wie Abb. 9-31 a, Achillessehne links

Die Dicke der Achillessehne beträgt hier 8 mm, wobei auch hier der Meßpunkt 3 cm proximal vom knöchernen Reflex des Kalkaneus gewählt wurde. Mit 8 mm Dicke liegt hier die Sehnenbreite im oberen Normgrenzbereich am Übergang in pathologische Werte. Dieser Befund ist ebenfalls als Hinweis auf eine chronische Überlastung der Sehne zu deuten

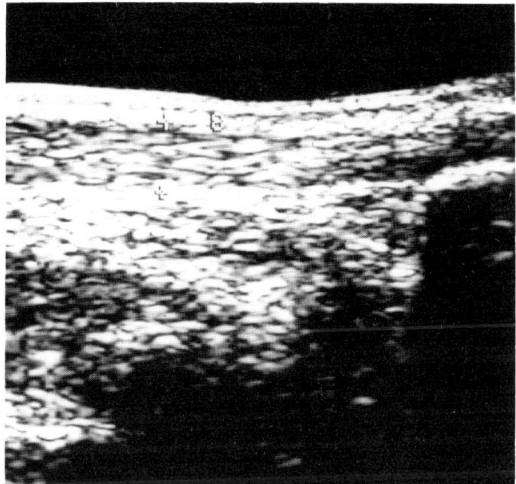

Stoffwechselbedingte Störungen. Es ist allseits bekannt, daß Störungen des Fettstoffwechsels zu einer Veränderung der Achillessehnenstruktur führen können. Neben einer generellen, die ganze Sehne umfassenden Verdickung, kann die Sehne auch im Einzelfall mehr nodulär aufgetrieben sein. Es lag daher nahe, die veränderten Achillessehnen sonographisch zu untersuchen und hinsichtlich ihrer Dicke und Struktur zu beurteilen.

Dabei hat sich gezeigt (16), daß die Sehnenverdickung infolge einer stoffwechselbedingten Erkrankung meistens doppelseitig auftrat. Im Gegensatz zu Patienten mit einer Tendinitis klagten die Patienten mit einer Achillessehnenverdickung auf dem Boden einer Fettstoffwechselstörung nahezu nie über Achillessehnenbeschwerden. Weiter hat sich gezeigt, daß die Dicke der Sehne bei familiärer Hypertriglyzeridämie im Normbereich oder im oberen Normgrenzbereich lag, während die Patienten mit einer familiären Hypercholesterinämie deutlich bis stark verdickte Sehnen aufwiesen.

Im Longitudinalschnitt waren die Sehnen teilweise über das 3fache der Norm verbreitert, so daß Werte zwischen 15 und 20 mm keine Seltenheit darstellten. Auch im Transversalschnitt waren die Sehnen deutlich breiter, so daß auch hier Werte über 20 mm gefunden werden konnten.

Bei den verdickten Sehnen bei familiärer Hypercholesterinämie ist das sonographische Erscheinungsbild der Sehne in vielen Fällen inhomogen. Sowohl im Längs- als auch im Transversalschnitt erscheint die Sehne echoärmer und das Peritendineum verdickt und echoreicher. In der Sehne können unterschiedlich große noduläre, von der übrigen Sehne durch eine Abnahme der Echogenität erkennbare Bereiche als Ausdruck einer vermehrten Fetteinlagerung gefunden werden.

Nach der bisherigen Erfahrung scheint die aktuelle Dicke der Achillessehne abhängig zu sein von der Dauer der Erkrankung, d. h., auch vom Alter des Patienten, sowie von der Höhe der gemessenen Cholesterinwerte (Abb. 9-32 bis 9-37).

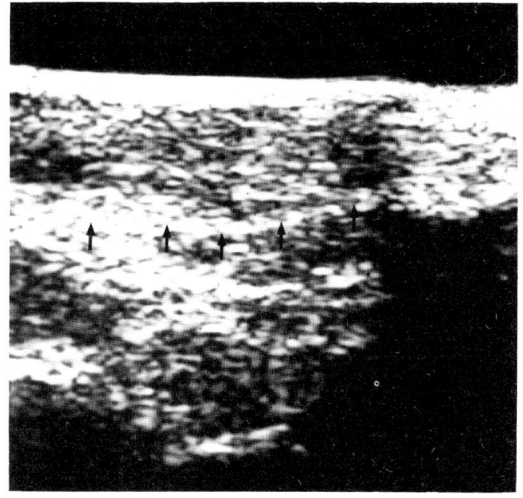

Abb. 9-32, a-e. Ältestes Mitglied einer Familie mit familiärer Hypercholesterinämie
Beidseitig fand sich eine tastbar verdickte Achillessehne, ein Befund, der sich sonographisch nachweisen und objektivieren ließ. Beispielhaft wird der Befund an der linken Sehne demonstriert

Abb. 9-32 a. Man erkennt die Sehne im distalen Anteil. Zunächst fällt **im Vergleich mit unauffälligen Sehnen** eine **deutliche Dickenzunahme** auf. Des weiteren sieht man eine insgesamt **inhomogene Zeichnung der Sehnenechos**, wobei sich Bereiche von unterschiedlicher Reflexintensität abwechseln. Der ventrale Teil des Peritendineums (↑) verläuft infolge der teilweise unterschiedlichen Sehnendicke nicht gerade und ist gegen das unter der Sehne liegende Fettgewebe vorgebuckelt

Abb. 9-32 b. Longitudinalschnitt etwas weiter kranial über der Sehne als in Abb. 9-32 a
Die inhomogene Struktur kommt hier besonders klar zur Darstellung. Die Dicke der Sehne kann auf 14 mm bestimmt werden

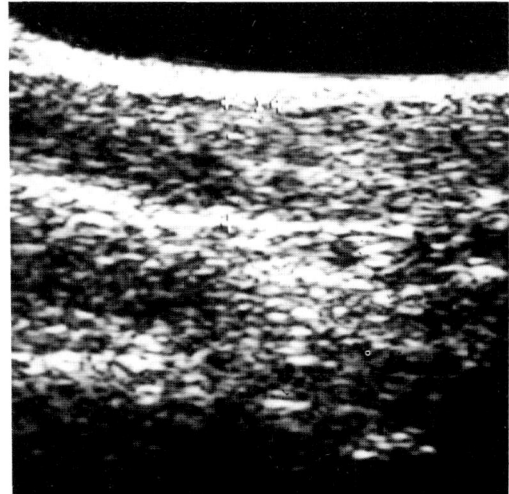

Abb. 9-32 c. Kraniales Ende der Achillessehne
Unter Berücksichtigung dieser Abb. kann nun ausgesagt werden, daß die Sehne im gesamten Bereich bis zum Muskel-Sehnen-Übergang massiv verdickt ist. Auch die Inhomogenität der Binnenechos kann in der gesamten Sehne nachgewiesen werden. Zudem ist im Sonogramm zu sehen, wie die Sehne sich am muskulären Übergang verdünnt, und wie von ventral die fibroadipösen Septen des M. soleus in die Sehne einstrahlen. Das ventrale Band des Peritendineums setzt sich in der Faszienhülle des M. soleus fort

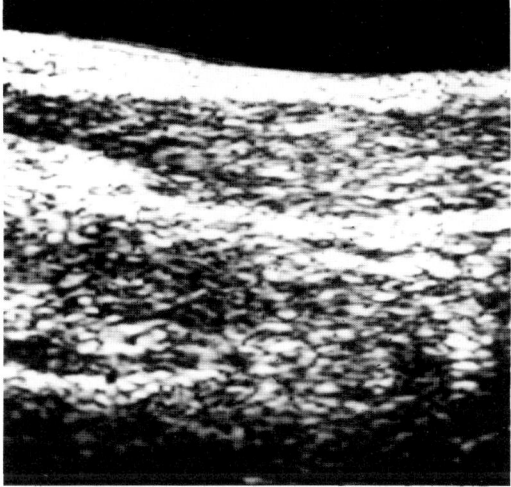

Abb. 9-32 d. Bei der **Darstellung der Sehne im Horizontalschnitt** fällt im Vergleich mit Normalbefunden auf, daß die Echogenität deutlich herabgesetzt ist. Sonographisch lassen sich nur schwache Binnenechos in der Sehne ausmachen. Der Befund kann durch eine diffuse Cholesterineinlagerung zwischen den kollagenen Fasern erklärt werden. Die Sehne ist nicht nur in ventrodorsaler Richtung verdickt, sondern auch deutlich verbreitert

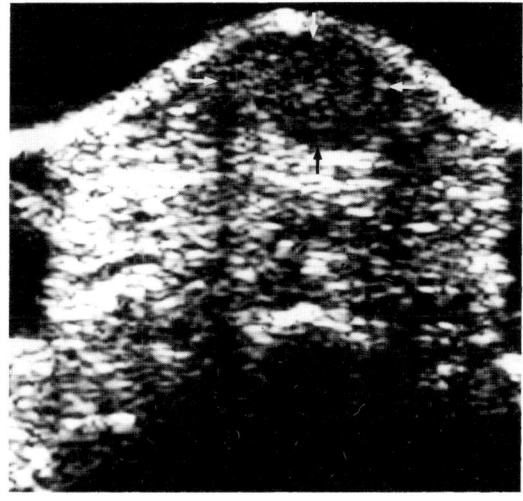

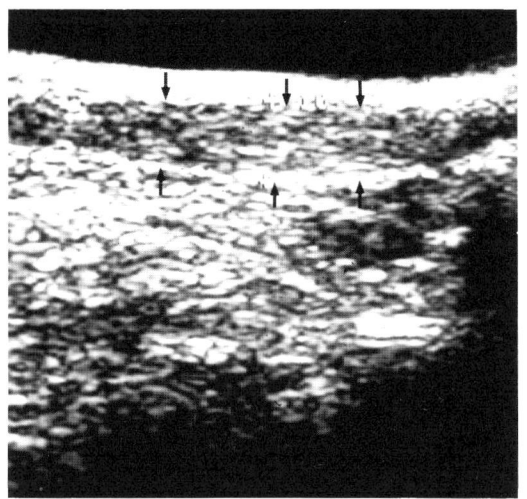

Abb. 9-32 e. Mit diesem Sonogramm wird die **Achilles-sehne der 35jährigen Tochter der Patientin** aus Abb. 9-32, a-d, gezeigt. Auch diese Patientin leidet an Hypercholesterinämie.
Man erkennt in der Bildmitte eine spindelförmige Auftreibung der Achillessehne mit einer größten Distanz von 10 mm. Das Ausmaß der Achillessehnenverdickung ist nicht so ausgeprägt wie bei der um 19 Jahre älteren Mutter. Mit 10 mm liegt jedoch der Befund deutlich im pathologischen Bereich. Die Inhomogenität der Sehnenstruktur spricht ebenfalls für eine Einlagerung von Cholesterin in die Sehne

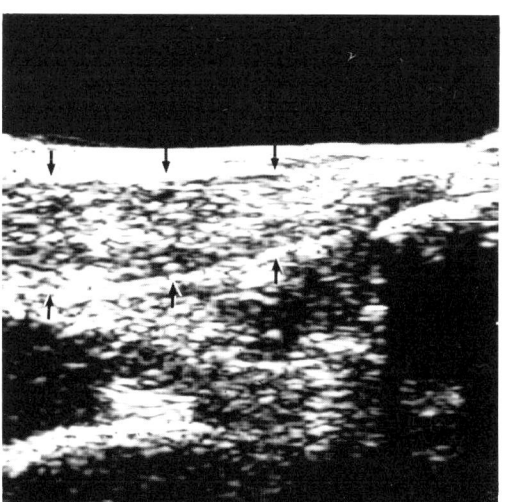

Abb. 9-33 a. Extrem verdickte Achillessehne bei familiärer Hypercholesterinämie
Zunächst die Darstellung der Achillessehne unmittelbar vor dem Ansatz am Kalkaneus (1). Neben der Verdik-kung der Achillessehne fällt wiederum die inhomogene Binnenstruktur mit unterschiedlich starken echogenen Abschnitten auf

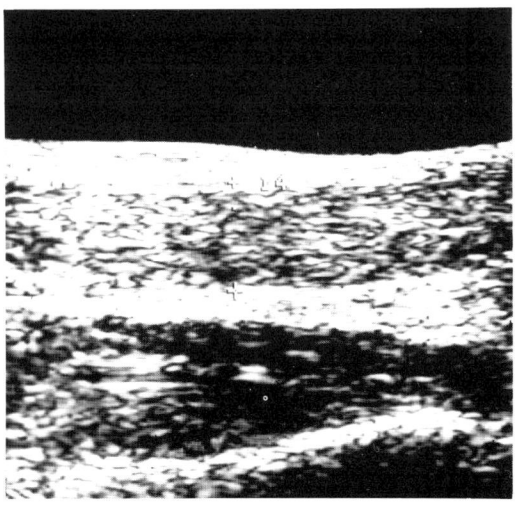

Abb. 9-33 b. Derselbe Patient wie in Abb. 9-33 a, die Sehne ist hier im mittleren Bereich abgebildet
Man erkennt in der Tiefe des Bildes die Tibiahinterkante mit dem Volkmann-Dreieck. Zwischen der Sehne und der Tibia liegen die Flexoren. Die Sehnendicke beträgt 14 mm und ist damit auf das 2,5fache der Norm verbreitert

Abb. 9-33 c. Derselbe Patient wie in Abb. 9-33 a, b, Achillessehne im Horizontalschnitt
Auf dieser Aufnahmeebene kommt die Strukturstörung am deutlichsten zur Darstellung. Im Sehnenquerschnitt erkennt man unterschiedlich große, teilweise wie ausgestanzt aussehende Bezirke, die die kollagenen Fasern auseinanderdrängen und die Sehne auf über 20 mm verbreitern. Im Vergleich mit einer gesunden Sehne scheint die Sehne insgesamt bei familiärer Hypercholesterinämie im Horizontalschnitt echoarm

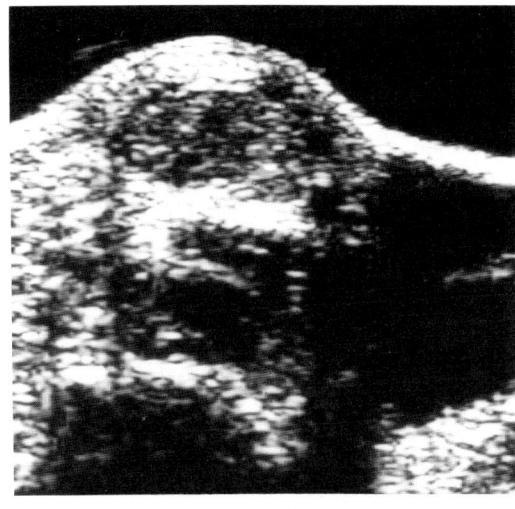

Abb. 9-34 a. Massiv verdickte Sehne im Longitudinalschnitt bei familiärer Hypercholesterinämie
Sonographisch identischer Befund wie bei dem Patienten in Abb. 9-33

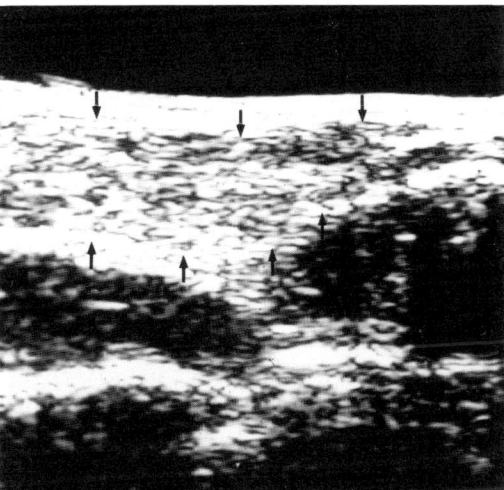

Abb. 9-34 b. Derselbe Patient wie in Abb. 9-34 a, die Sehne im mittleren Anteil
Man erkennt in dieser Aufnahme besonders gut die inhomogene Struktur der Sehne mit mehr oder weniger großen, echoarmen Arealen

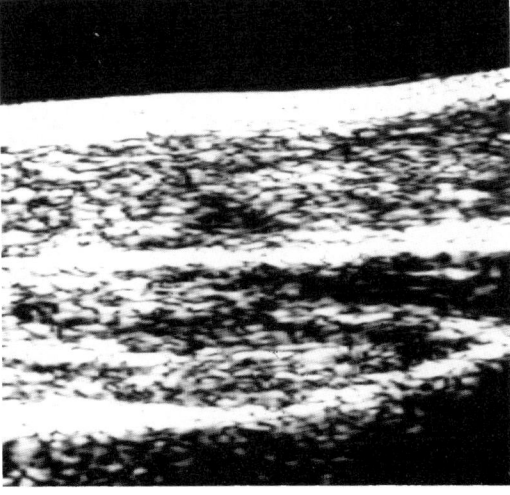

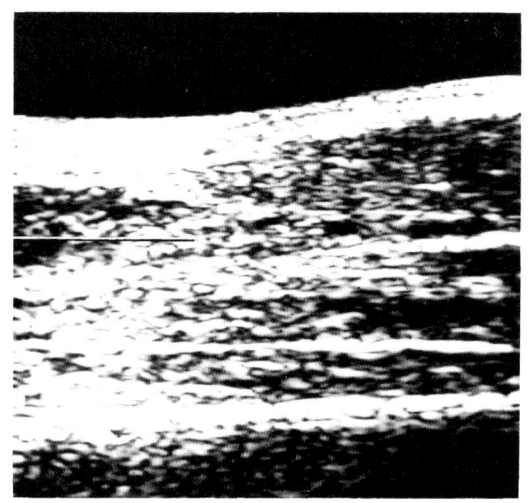

Abb. 9-34 c. Proximales Ende der Achillessehne kranial von Abb. 9-34 b

In dieser Aufnahme ist gut zu erkennen, wie die fibro-adipösen Septen des M. soleus (1) von dorsal in die gleich nach dem Ursprung massiv verdickte Achillessehne einstrahlen. Das Peritendineum setzt sich in der Faszienhülle des M. triceps surae fort

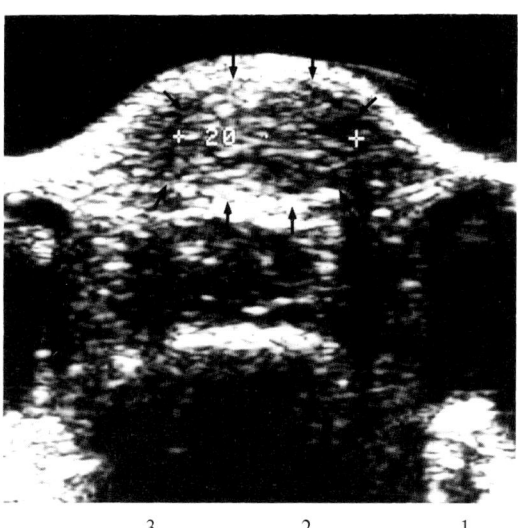

Abb. 9-34 d. Typisches Bild der durch Cholesterineinlagerung veränderten Sehne

Man kann im Sonogramm gut das dorsale und ventrale Blatt des Peritendineums abgrenzen (↑). Die Sehnenstruktur ist aufgelockert, die Sehne ist auch im Querschnitt deutlich verbreitert

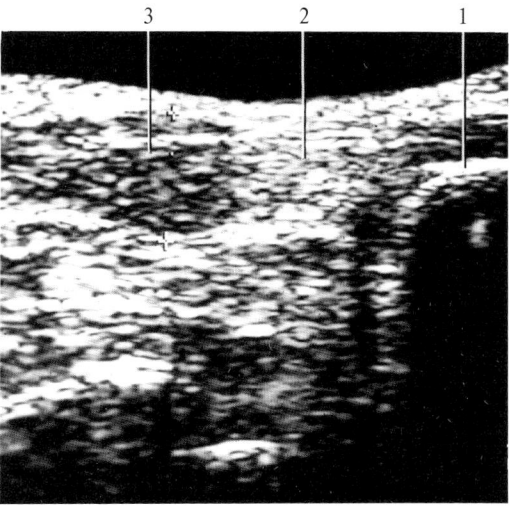

Abb. 9-35. Xanthom in der Achillessehne bei familiärer Hypercholesterinämie

Die Achillessehne ist im Längsschnitt dargestellt, so daß das kraniale Ende des Kalkaneus (1) noch zu erkennen ist. Man sieht zunächst den typischen Befund mit der echoarmen Zone über dem Kalkaneus. Die Sehne zieht dann mit unauffälliger Binnenstruktur nach kranial. Es fällt hier schon auf, daß die Sehne verdickt ist (2). Etwa 3 cm kranial vom Kalkaneus kommt es dann zu einer spindelförmigen Auftreibung auf 15 mm (3). Die Sehnenstruktur ist hier aufgelockert und echoärmer. Gegensinnig zur xanthomatösen Auftreibung verdünnt sich das subkutane Fettgewebe und das Kager-Dreieck

Abb. 9-36 a. 67jährige Patientin mit familiärer Hypercholesterinämie, die eine umschriebene Verdickung der Achillessehne aufwies
In diesem Bereich fand sich neben der Volumenauftreibung auch eine starke Strukturstörung mit weitgehendem Verlust der Echogenität.
Die erste Aufnahme zeigt den Beginn der Untersuchung mit Darstellung des proximalen Endes des Kalkaneus (1) und der Tibiahinterkante mit dem Volkmann-Dreieck (2). Man erkennt zunächst, daß die Achillessehne ganz im distalen Anteil ein annähernd normales Volumen mit unauffälligem Binnenmuster aufweist (3). Die kolbige Auftreibung beginnt dann proximal des Volkmann-Dreiecks gleichzeitig mit dem zunehmenden Verlust der Echogenität (4)

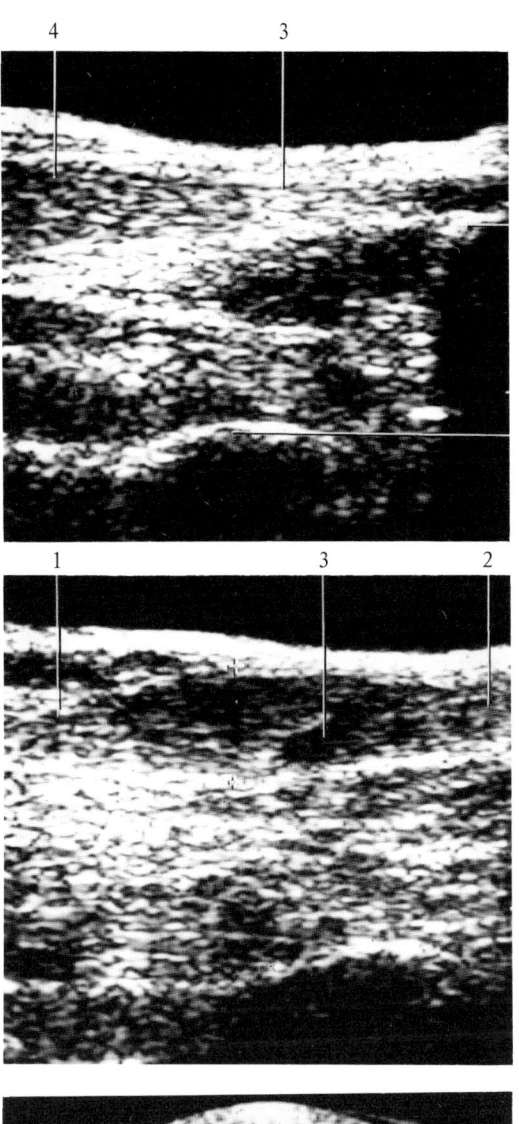

Abb. 9-36 b. Wird der **Schnitt weiter kranial gelegt** als in **Abb. 9-36 a,** so bildet sich isoliert eine umschriebene Sehnenverdickung mit einer maximalen Dickenzunahme von 15 mm ab. Die Echogenität ist nahezu aufgehoben, die sonst erkennbare Ausrichtung der Kollagenfasern ist zerstört. Proximal und distal dieses Bereiches erkennt man eine weitgehend normale Zeichnung der Sehne (1, 2)

Abb. 9-36 c. Wird der Schallkopf um 90° über dem veränderten Bereich rotiert, so stellt sich im **Horizontalschnitt** die Sehne nahezu echofrei dar. Lediglich ganz schwache Binnenechos sind in der auf ca. 20 mm verdickten Sehne zu erkennen

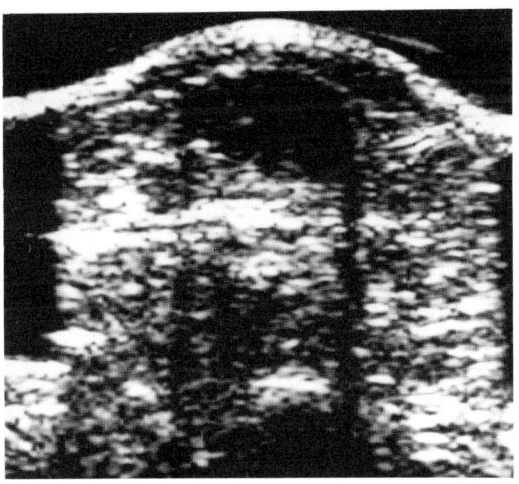

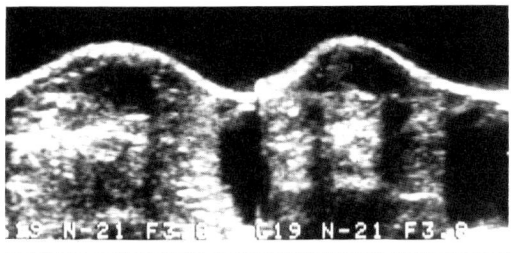

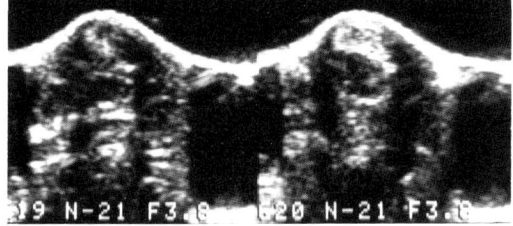

Abb. 9-36 d. Die Abb. zeigt auf einem Bild die systematische Untersuchung der linken Achillessehne mit Horizontalschnitten

Diese beginnt im kranialen Anteil und reicht bis unmittelbar an den Kalkaneus heran. Im linken oberen Quadranten, dem kranialsten Schnitt, sowie im rechten oberen Bild erkennt man eine völlig echofreie Achillessehne. Die kollagenen Fasern kommen in diesen Schnittebenen nicht zur Abbildung. Verschiebt man den Schallkopf weiter nach distal, so erkennt man zunächst eine mäßige Zunahme der Echos, bis dann unmittelbar im unveränderten Anteil vor dem Kalkaneus (rechtes unteres Bild) die Sehne wieder sonographisch eine normale Struktur erkennen läßt

Abb. 9-37, a-e. Achillessehne links bei familiärer Hypercholesterinämie

Abb. 9-37 a. Die Achillessehne ist exakt orthograd getroffen. Der dorsale und ventrale Peritendineumstreifen ist klar abgrenzbar. Die Sehne ist auf 12 mm verdickt, die Struktur der Sehne ist aufgelockert. Insgesamt typischer Befund bei Hypercholesterinämie

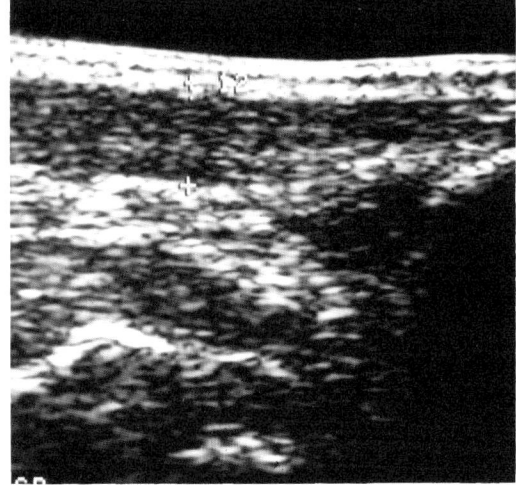

Abb. 9-37 b. Auch auf der rechten Seite findet man eine **massiv verdickte Sehne,** mit 14 mm nahezu auf das 2,5fache der Norm. Man erkennt gerade noch, daß im kranialen Bereich die Struktur echoärmer wird

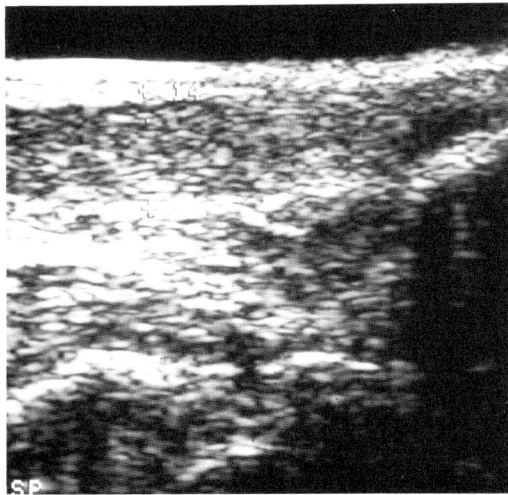

Abb. 9-37 c. Die Strukturauflockerung und der Verlust der Echogenität wird im Schnittbild weiter kranial noch besser sichtbar
Man erkennt in dieser Aufnahme besonders gut den tendomuskulären Übergangsbereich mit der Einstrahlung des M. soleus (1) von dorsal
2 Verdickte Achillessehne

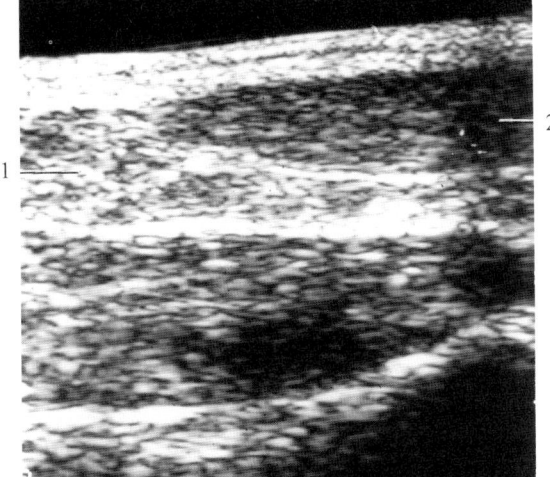

Abb. 9-37 d. Wie bei den anderen Patienten, die an familiärer Hypercholesterinämie leiden, wird die **Störung in der Sehnenstruktur am besten im Horizontalschnitt erkennbar.** Es finden sich lediglich schwache Binnenechos in der Sehne. Der dorsale und ventrale Teil des Peritendineums sind mit (+) markiert. Die Distanz beträgt auch im Longitudinalschnitt 14 mm

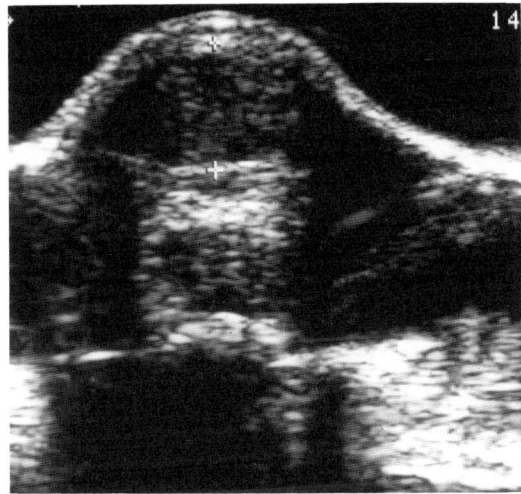

Abb. 9-37 e. Ergänzend und zur Vervollständigung des Befundes wird die **Sehnenbreite gemessen.** Die Schallauslöschung durch den stark gekrümmten Verlauf des Peritendineums im seitlichen Bereich dient als reproduzierbares Maß und kann auch bei Sehnen gefunden werden, die durch die Cholesterineinlagerung schwache Binnenechos aufweisen. Die Breite beträgt in diesem Beispiel 17 mm

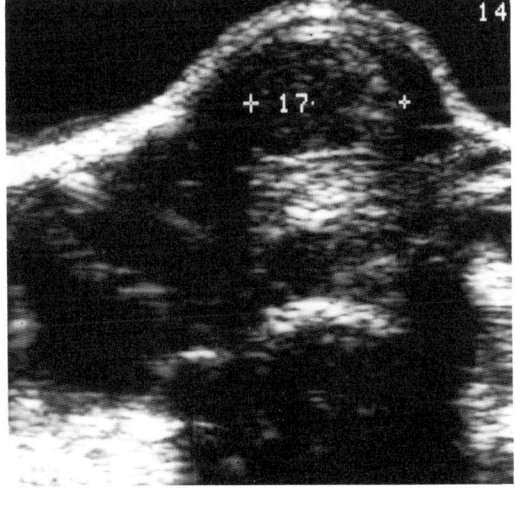

9.2.6 Methodische Probleme und klinische Relevanz

Eine frische Achillessehnenruptur kann in den meisten Fällen primär klinisch diagnostiziert werden. Die Anamnese des Unfallherganges sowie das Unvermögen des Patienten, den Zehenspitzenstand auszuführen, sind in Kombination mit einer tastbaren Delle und einem positiven Thompson-Test deutliche Hinweiszeichen.

Eine Fehlbeurteilung kann auftreten, wenn die Ruptur schon einige Tage zurückliegt, und eine Schwellung durch Ödem oder Hämatom das Tasten einer Delle erschwert. Der Fortbestand einer abgeschwächten Plantarflexion kann auch den Thompson-Test negativ ausfallen lassen. Gerade bei diesen Zweifelsfällen kann die Sonographie eine wertvolle diagnostische Hilfe sein. Eine frische oder veraltete Ruptur kann sicher aufgedeckt bzw. objektiviert werden.

Noch schwieriger wird die klinische Einschätzung einer inkompletten Ruptur. Unter dynamischer Beobachtung des funktionellen Bewegungsablaufes kann im longitudinalen Schnittbild eine klare Aussage über die Kontinuität der Sehne bzw. über die Konturunterbrechung der kollagenen Fasern getroffen werden. Die Abgrenzung gegenüber einer tiefsitzenden Muskelruptur des M. triceps surae ist möglich.

Die Sonographie der Achillessehne bei Verdacht auf Vorliegen einer Ruptur ergibt einen wesentlichen Informationsgewinn und ist sicherlich einer Röntgenaufnahme im seitlichen Strahlengang überlegen. Die relativ einfache Handhabung und die weite Verbreitung der Methode sowie die schnelle Verfügbarkeit sprechen für die Sonographie.

Postoperativ zeigt sich nach narbiger Ausheilung die Achillessehne verdickt. Das Sonogramm erscheint inhomogen von unterschiedlich echoarmer bis echoreicher Struktur. Inwieweit aus der sonographischen Verlaufsbeobachtung Hinweiszeichen bezüglich einer erneuten Rupturgefährdung abgeleitet werden können, bleibt abzuwarten. Wir glauben, daß hier noch große Vorsicht bei der Interpretation angebracht ist. Ein Vergleich mit der gesunden Gegenseite erscheint

uns nicht zweckmäßig, da die operativ versorgte Sehne ohnehin bereits sonographisch verändert und verdickt ist.

Welcher Stellenwert kommt der Sonographie bei der Achillodynie zu? Kann der Überbegriff Achillodynie, dessen Charakteristikum Schmerzzustände in der Gegend der Achillessehne sind, mit Hilfe der Sonographie in seine verschiedenen Ursachen aufgegliedert werden?

Am einfachsten ist sicherlich die Diagnose einer Achillobursitis oder einer Bursitis subachillea zu stellen. Eine echoarme bis echoleere Struktur zwischen Kalkaneus und Achillessehne ist ein eindeutiges Hinweiszeichen auf eine subachilläre Bursitis. Diese muß im Longitudinal- und im Transversalschnitt darstellbar sein. Fehlinterpretationen können auftreten, wenn die echoarme Zone des distalen Anteiles der Achillessehne unmittelbar vor der Einstrahlung in den Kalkaneus als Bursa fehlgedeutet wird.

Ein relativ sicheres Zeichen einer Tendinitis ist die Verdickung der Sehne im Longitudinal- und im Transversalschnitt. Die Sehne kann dabei im Longitudinalscan nahezu doppelt so dick sein, wie auf der gesunden Gegenseite. Schwierig ist die Interpretation von Befunden, die im oberen Normgrenzbereich liegen. Hier existieren nach unseren bisherigen Erfahrungen keine eindeutigen Hinweiszeichen auf das Vorliegen einer Tendinitis.

Die Beurteilung der Binnenechos der Sehne ist problematisch, da bereits eine leichte Änderung der Schallkopfführung eine sonographisch unterschiedliche Textur ergibt. Lediglich bei umschriebener nodulärer Strukturveränderung mit lokaler Dickenänderung der Sehne kann die Qualität der Binnenechos zur Beurteilung herangezogen werden. Wir sind daher bei der Interpretation der sonographischen Sehnenzeichnung sehr zurückhaltend.

Kalkeinlagerungen in der Sehne oder in der Bursa können wiederum eindeutig gesehen und durch den kräftigen Reflex, eventuell mit Schallabschattung, als Verkalkung diagnostiziert werden.

Eine exsudative Tenosynovitis kann, wie bei anderen Sehnen auch, relativ klar dargestellt werden. Ein echoarmer Raum zwischen Sehne und Peritendineum stellt das sonographische Korrelat dar. Ein sonographisch ähnliches Bild kann noch bei einer partiellen Ruptur gefunden werden.

Eine Unterscheidung – Erguß oder Hämatom – ist durch die Untersuchung nicht möglich. Da bei einer Teilruptur ein adäquates Trauma Hinweise für die richtige Interpretation gibt, kann auf eine ultraschallgeführte Feinnadelpunktion zur Differentialdiagnose nach unserer Ansicht verzichtet werden.

Stoffwechselstörungen können zu Veränderungen in der Struktur der Sehne führen. Diese können auftreten bei Diabetes mellitus, bei Gicht und insbesondere bei Fettstoffwechselstörungen. Nach unseren Untersuchungen neigen insbesondere Patienten mit einer familiären Hypercholesterinämie Typ IIa zu einer Strukturveränderung der Sehne, während Patienten, die an einer familiären Hypertriglyzeridämie erkrankt sind, sonographisch einen regelrechten Befund an der Sehne aufweisen.

Bei Patienten mit familiärer Hypercholesterinämie ist die Sehne deutlich über die Norm verdickt. Befunde, die ein doppeltes bis dreifaches Sehnenvolumen zeigen, sind keine Seltenheit. Auch abgrenzbare Xanthome lassen sich häufig finden. Sind mehrere Familienmitglieder erkrankt, so sind meist die Sehnen der Eltern stärker

verdickt als die der Kinder. Es scheint so zu sein, daß die Sehnenverdickung abhängig ist von der Dauer der Erkrankung und von der Höhe des Cholesterinwertes.

Durch die Fetteinlagerung in das Gefüge der kollagenen Fasern findet man neben der Verdickung noch eine verminderte Echogenität. Auffallend ist, daß nahezu alle Patienten mit einer Sehnenverdickung aus dieser Gruppe bislang über keinerlei Beschwerden im Sinne einer Achillodynie geklagt haben. Inwieweit die oben beschriebenen Veränderungen das Risiko einer erhöhten Sehnenruptur beinhalten, kann zum jetzigen Zeitpunkt ebenfalls noch nicht beantwortet werden. Weitere Untersuchungen überprüfen auch, ob bei Verlaufskontrollen nach therapeutischer Senkung des Cholesterinwertes die Sehnenveränderungen wieder zurückgehen.

Unabhängig von den jetzt noch offenen Fragen kann die Ultraschalluntersuchung bei familiärer Hypercholesterinämie Veränderungen an der Achillessehne aufdecken und objektivieren. Auf der anderen Seite sollte bei sonographisch verdickter Achillessehne an eine Hypercholesterinämie gedacht und eine entsprechende laborchemische Untersuchung veranlaßt werden.

10 Tumoren

10.1 Einleitung und Literaturüberblick

Zur Diagnose der Tumoren am Stütz- und Bewegungsapparat ist eine bildgebende Untersuchungsmethode unerläßlich. Ein entscheidender Fortschritt gegenüber der konventionellen Radiologie konnte in den vergangenen Jahren durch die Einführung der computertomographischen Untersuchungen sowie durch NMR erzielt werden.

Aber auch die Sonographie kann einen Beitrag dazu leisten, wobei hier der Schwerpunkt sicherlich bei der Erfassung und Dokumentation von Weichteiltumoren zu suchen ist. In diesem Zusammenhang wurden mit großem Interesse tumorartige Veränderungen im Bereich der Fossa poplitea [4, 6, 11, 13, 14, 16, 17, 21] untersucht. Hier leistet die Sonographie bei der Differentialdiagnose von zystischen und soliden Prozessen sowie von Aneurysmen [19, 22] gute Dienste. Darüber hinaus hat in jüngster Zeit Sattler [20] über die sonographische Erfassung eines Riesenzelltumors am Kniegelenk berichtet.

Einschränkend muß gleich gesagt werden, daß eine Differenzierung zwischen benignen und malignen Tumoren aufgrund der sonographischen Binnenstruktur nicht möglich ist. So sehen Bruch et al. [3] den Vorteil der Sonographie darin, daß die Beziehung zu den Nachbarstrukturen beurteilt

werden kann. Auch auf die Möglichkeit ultraschallgezielter Punktionen zur Gewebeentnahme und Diagnoseabsicherung wird hingewiesen.

Kratochwil et al. [12] berichteten über die Möglichkeit, invasiv wachsende Osteosarkome mittels Ultraschallcompoundbildern gegenüber dem gesunden Gewebe abzugrenzen. Es wurde darauf hingewiesen, daß Ewing-Sarkome und Osteosarkome gewöhnlich eine relativ scharfe Begrenzung gegenüber der Umgebung aufweisen. Dagegen lassen Liposarkome und Chondrosarkome eine scharfe Abgrenzung gegenüber dem umgebenden Gewebe vermissen.

Yeh [23, 24] weist jedoch darauf hin, daß bei der Beurteilung der Binnenstruktur eines Liposarkoms sonographisch nicht dieselbe Aussage erzielt werden kann, wie durch eine computertomographische Untersuchung. Nach Angaben von Yeh sind Rhabdomyosarkome und Spindelzellsarkome schwach echogen, da die histologische Zusammensetzung eher homogen ist, und die Penetrationsfähigkeit des Ultraschalls bei dieser Art von Tumoren eher gering ist.

Alonso et al. [1] berichteten über die sonographische Abklärung von Tumoren, die von der Wirbelsäule und vom Beckengürtel ausgehen. Mukuno et al. [18] weisen am Beispiel einer aneurysmatischen Knochenzyste auf die Möglichkeit hin, daß unter günstigen Bedingungen auch intraossäre Strukturstörungen darzustellen sind. Mit dem sonographischen Bild der Myositis ossificans haben sich Kamer et al. [10] beschäftigt.

10.2 Geräte und Dokumentation

Für die Ultraschalluntersuchung von Weichteiltumoren eignen sich alle handelsüblichen Geräte. Real-time-Geräte haben auch hier das B-Bild im Compound-scan-Verfahren weitgehend abgelöst. Für oberflächliche Strukturen eignen sich wegen der guten Nahauflösung hochfrequente Schallköpfe mit einer Sendefrequenz von 5–10 MHz. Die geringe Eindringtiefe limitiert jedoch den Einsatz. Tiefer in der Muskulatur gelegene Veränderungen erfordern eine Sendefrequenz von 3,0 bis 3,5 MHz.

Stehen nicht mehrere Schallköpfe zur Verfügung, so kann als vertretbarer Kompromiß ein Schallkopf mit einer Sendefrequenz von 5 MHz angesehen werden. Bei der Dokumentation sollen folgende Punkte festgehalten werden (nach Hovy):

1. Qualität des Prozesses (solide, komplex, zystisch)
2. Innere Struktur (homogen, inhomogen, Verkalkung)
3. Abgrenzung zum umgebenden Gewebe (glatt, unregelmäßig verdrängend, infiltrativ)
4. Größe (Längen- und Tiefenausdehnung)
5. Topographisch-anatomische Beziehung

Größenangaben sollen direkt in metrischen Maßen durch Kalipermessung dokumentiert werden. Dies ist besonders bei Verlaufsbeobachtung von eminenter Bedeutung.

10.3 Methode und Schallkopfposition

Eine Wasservorlaufstrecke kann oberflächlich gelegene Prozesse besser in die Fokusebene bringen und die Auflösung verbessern. An stark gekrümmten Flächen ist eine Schallankopplung ohne Wasservorlaufstrecke oder ohne Gelkissen nicht möglich. Die Untersuchungstechnik selbst ist abhängig von der erkrankten Region. Wichtig ist eine exakte Fokussierung und eine gute Ankopplung des Transducers.

Yeh weist in seiner Publikation 1985 [24] darauf hin, daß besonders bei der Diagnostik von Tumoren am Stütz- und Bewegungsapparat, die vorwiegend in den Extremitäten lokalisiert sind, ein Lineartransducer von genügender Länge verwendet werden soll. Andererseits wäre es nach seiner Erfahrung möglich, bei kleinen Öffnungswinkeln kleine, unter der Haut liegende Tumoren nicht mit ausreichender Sicherheit nachzuweisen.

10.4 Anatomie und Sonoanatomie

Durch den anatomisch nicht sehr differenzierten Aufbau der Extremitäten (Knochen, Muskeln, Fettgewebe) ergibt sich auch sonographisch ein verhältnismäßig leicht zu differenzierendes Echobild. Daher sind Tumoren sonographisch relativ leicht gegenüber Muskeln und Knochen abzugrenzen. Die einzelnen Muskeln sind durch die stark echogenen Faszien zwischen den einzelnen Muskelbündeln leicht zu differenzieren.

Die zahlreichen kleinen, parallel verlaufenden Echostreifen in jedem Muskel repräsentieren das Perimysium und die Räume zwischen diesen linearen Echostreifen die Faszikel. Das subkutane Fettgewebe ist in der Regel weniger echogen als der Muskel.

Durch eine computertomographische Untersuchung lassen sich zwar die einzelnen Muskelbündel klarer als im Ultraschalltransversalscan identifizieren, kleine Gewebsanteile mit annähernd gleicher Dichte können jedoch nicht so gut wie im Sonogramm unterschieden werden [2].

Das sonographische Binnenecho von Tumoren ist ausgesprochen uneinheitlich. Die Palette reicht von echoarmen oder echofreien zystischen Tumoren bis zu völlig inhomogenen mit wechselnd echoarmen und stark echogenen Zonen. Diese inhomogene Struktur kann, z. B. bei rasch wachsenden Tumoren, durch teilweise regressive Veränderungen im Tumorinneren hervorgerufen werden [12, 23, 24]. Hämangiome und Lymphangiome haben ein ähnliches sonographisches Erscheinungsbild:

Schlangenförmige tubuläre Strukturen werden von einem schmalen echogenen Saum umhüllt. In Hämangiomen finden sich oft hochgradig echogene Zonen, die Verkalkungen entsprechen und dadurch die Diagnose erleichtern können. Neurofibrome zeichnen sich zwar durch ovale streifige Strukturen aus, können aber auch völlig ohne Echo sein und somit eine Zyste vortäuschen. Maligne Tumoren zeichnen sich meist durch irreguläre und in das gesunde Gewebe übergehende Strukturen aus, die als Zeichen der Invasivität gelten können (Yeh).

Rasch wachsende, hochgradig maligne Tumoren sind oft mit einem umgebenden Ödem vergesellschaftet und werden daher oft sonographisch in ihrer wahren Größe überschätzt. Ein ähnliches Problem finden wir allerdings auch beim CT [7].

Das verhältnismäßig häufige Liposarkom zeichnet sich sonographisch durch kein besonderes Echomuster aus und variiert von Anechogenität bis zur starken Strukturverdichtung. Im Gegensatz zum normalen Lipom ist es jedoch in seiner sonographischen Struktur immer inhomogen. Geht ein normales Lipom jedoch mit verstärkter fibröser Septenbildung einher, kann es, ähnlich dem Liposarkom, leider auch zur inhomogenen Echobildung kommen.

Hämatome variieren in ihrem Echomuster von völliger Echofreiheit bis mäßiger Echogenität. Bei älteren Hämatomen kommt es häufig zu einer Zunahme der Echogenität [48], dennoch bedeutet ein echofreier Bezirk nicht automatisch, daß ein frisches Hämatom vorliegt, da sich ältere Hämatome zu Seromen umwandeln können. Liegt lediglich eine diffuse Einblutung in den Muskel vor, so kann der betroffene Bezirk gegenüber dem gesunden Muskelgewebe eine deutlich höhere Echogenität aufweisen [8, 9, 15, 24].

10.5 Spezielle Befunde

10.5.1 Entzündliche Prozesse

Die Frühphase einer entzündlichen Veränderung ist sonographisch wegen der fehlenden Abgrenzung zum umgebenden Weichgewebe nur sehr unsicher bis gar nicht erkennbar. Um mit Sicherheit sonographisch einen pathologischen Befund zu verifizieren, muß der Prozeß weiter fortgeschritten sein und zu einer Einschmelzung der Weichteile geführt haben. Im Sonogramm ist dann der Abszeß an einem meist unregelmäßig begrenzten, echofreien Bezirk unterschiedlicher Größe zu erkennen.

Je nach dem Ausmaß der Einschmelzung und der Ausbildung von Granulationsgewebe und Abszeßmembranen können im echofreien Bereich unterschiedlich starke und große Binnenechos auftreten. Vielfach ist der Bezirk von Septen durchzogen und scheint gekammert. Nach Abszeßdrainage ist die Sonographie das bildgebende Verfahren der Wahl zur weiteren Verlaufskontrolle.

10.5.2 Hygrom
(Pat. K. H., 33 Jahre)

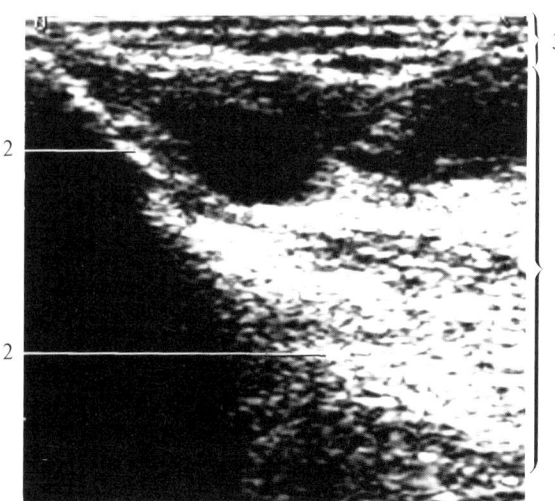

Abb. 10-1. Längsschnitt in ventrodorsaler Richtung distal des Kniegelenkes durch die Loge des M. tibialis anterior
Man erkennt im Sonogramm den M. tibialis anterior (1) mit seiner Einstrahlung am Schienbeinkopf (2). Dieser ist links am Bildrand mit der knöchernen Oberfläche und der Schallabschattung zu erkennen. Ventral stellen sich Haut und Subkutis (3) dar. Direkt dorsal der Subkutanfaszie kommt ein echoarmer Bereich zur Abbildung, der in den Randbereichen zarte Reflexe aufweist. Die tiefer gelegenen Muskelanteile zeigen ein unauffälliges Reflexmuster

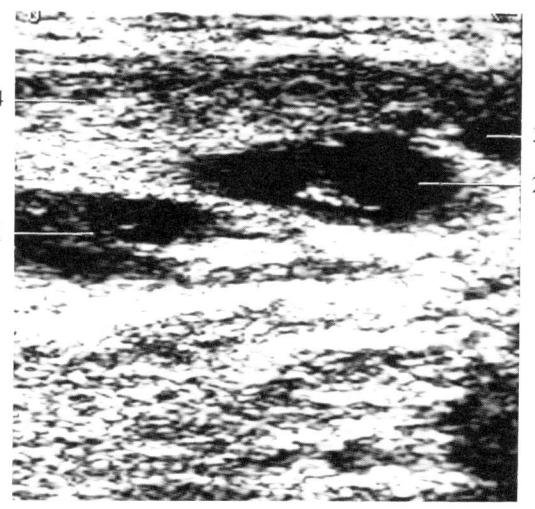

Abb. 10-2. Im mittleren Drittel des M. tibialis anterior kommt sonographisch ein ähnliches Bild wie in Abb. 10-1 zur Darstellung
Man findet unterschiedlich große, jedoch gut abgrenzbare, echoarme Bereiche (1, 2, 3), die nahezu die gesamte Muskelstruktur zerstören. Lediglich im ventralen Anteil sind noch sonographisch nicht veränderte Muskelbezirke (4) zu erkennen

Abb. 10-3. Weiter distal ähnlicher Befund wie in der Abb. 10-2

Das Muskelgefüge ist zerstört, die fibroadipösen Septen sind durch unterschiedlich große und gekammerte echoarme Areale (1, 2, 3) auseinandergedrängt

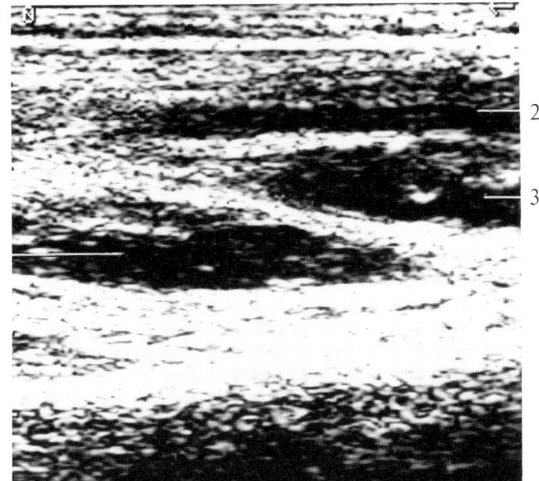

Abb. 10-4. Intraoperativer Situs

Eingelagert in den M. tibialis anterior ist ein nahezu 15 cm langer, mehrfach gekammerter Tumor, der mit gallertiger Flüssigkeit gefüllt ist. Die pathohistologische Untersuchung erbrachte die Diagnose eines Muskelhygroms

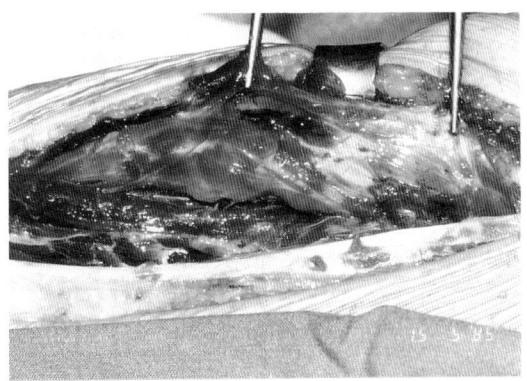

Abb. 10-5. Exstirpierter Tumor entsprechend den Sonogrammen von Abb. 10-1 bis 10-3

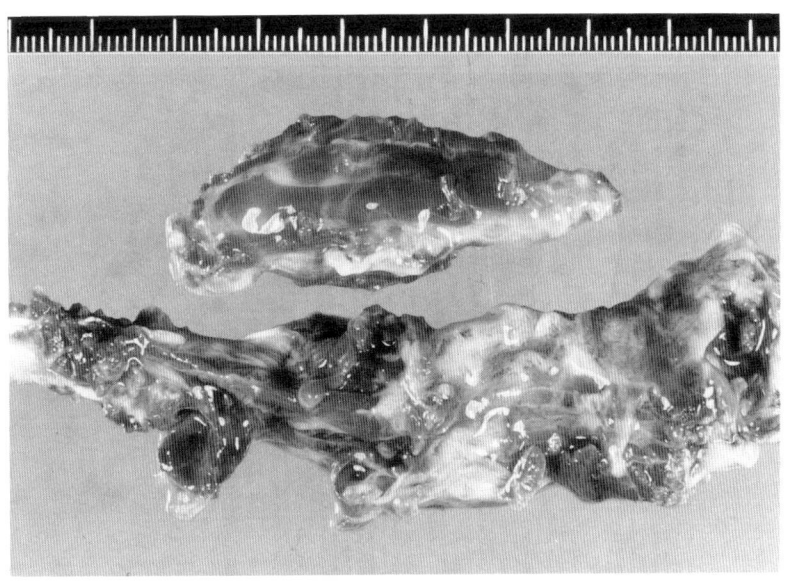

10.5.3 Verlaufsbeobachtung des Hygroms (Abb. 10-1 bis 10-5) mit Rezidiv

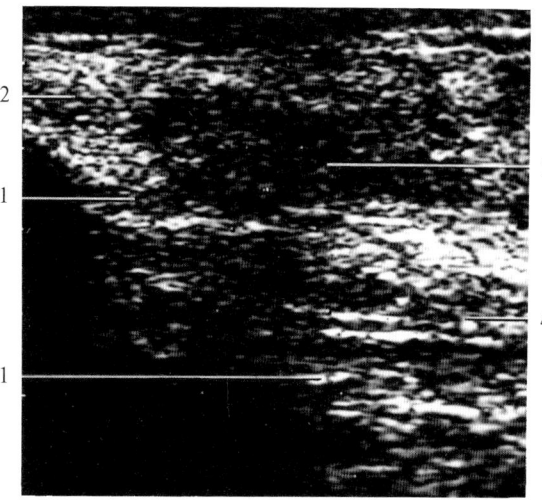

Abb. 10-6. Mit Abb. 10-1 vergleichbarer sonographischer Schnitt durch die Loge des M. tibialis anterior
Die Aufnahme wurde 2 Wochen nach Resektion des Muskelhygroms angefertigt.
Im Sonogramm sieht man am oberen linken Bildrand, unmittelbar am Schienbeinkopf (1) ansetzend, die regelrechte Zeichnung von Muskelgewebe (2). Diese insgesamt noch homogene Zeichnung bricht dann ab und geht in ein großes, echoarmes Areal (3) über, das zarte Echos aufweist, die in Längsrichtung verlaufen. Es liegt hier ein Defekt im Muskelgewebe vor, der nach Resektion des Hygroms entstanden ist. Die dorsal liegenden Muskelanteile zeigen wieder eine regelrechte, muskeltypische Zeichnung der fibroadipösen Septen (4)

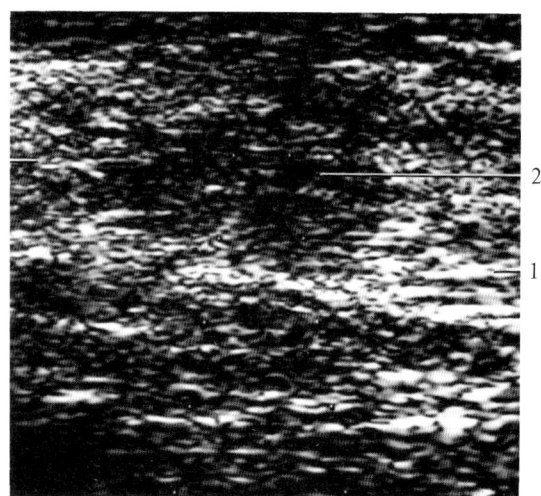

Abb. 10-7. Sonographisch ähnlicher Befund weiter distal als in Abb. 10-6, ebenfalls 2 Wochen postoperativ
Auch hier ist am rechten und linken Bildrand eine sonographisch unauffällige Zeichnung des M. tibialis anterior (1) zu erkennen. In der Bildmitte stellt sich ein längsovaler Bereich mit schwachen Binnenreflexen dar (2)

Abb. 10-8. 8 Monate nach Resektion des Muskelhygroms sonographisch nachweisbares Rezidiv.
Dieses stellt sich im Sonogramm ähnlich wie bei der ersten Diagnose dar (Abb. 10-1). Mehrere unterschiedlich große, teilweise gekammerte, echoarme bis echofreie Bezirke (1) drängen die Muskelsepten (2) auseinander. Dorsal davon kommt es zur Schallverstärkung (3)

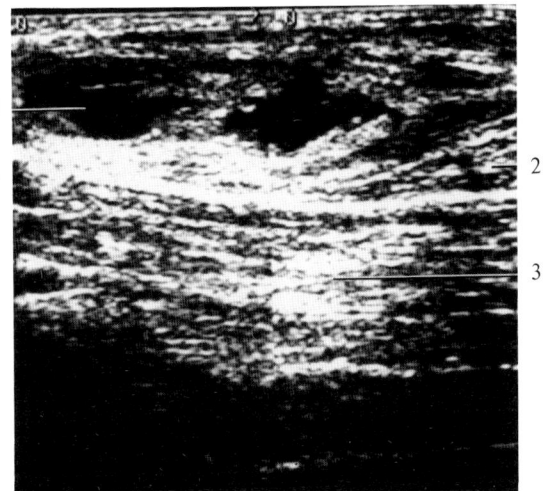

Abb. 10-9. Vergrößerte Darstellung des gleichen Befundes wie in Abb. 10-8
Auf dieser Aufnahme erkennt man neben der großen Zyste (1) mehrere kleine, echofreie Bereiche (2), die zwischen den Muskelsepten liegen und diese teilweise auseinanderdrängen. Im Sonogramm entsteht der Eindruck, als würden viele einzelne Zysten vorliegen, die zusammenhanglos zwischen die Muskelsepten eingestreut sind. In diesem Fall lagen jedoch nicht einzelne, unterschiedlich große Zysten vor, vielmehr fand sich intraoperativ ein zusammenhängendes Muskelhygrom, das vielfach septiert war und keine glatte Oberfläche aufwies. Wird der Tumor mit seiner gewellten Oberfläche nun im Randbereich geschallt, so kann durch die wechselnde Darstellung von muskulären und zystischen Anteilen auf dem Schnittbild der Eindruck entstehen, als würden einzelne, voneinander getrennte Zysten vorliegen

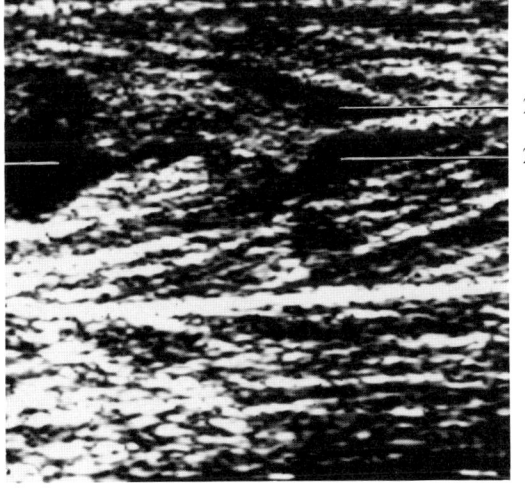

10.5.4 Zystischer Tumor der Kniekehle
(Pat. K. O., 62 Jahre)

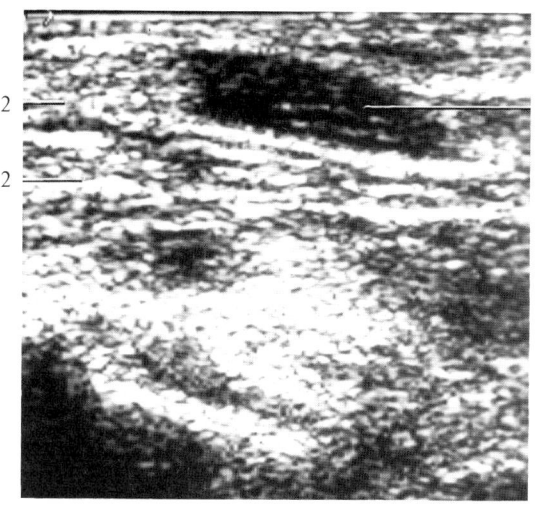

Abb. 10-10. Dorsoventraler Längsschnitt, zystischer Tumor mit wenigen Binnenechos

An diesem Bild fällt auf, daß die echoarme Textur des zystischen Tumors (1) plötzlich in eine echoreiche Struktur (2) mit in Längsrichtung verlaufenden Reflexen übergeht. Dies hängt damit zusammen, daß der Tumor schräg zu seinem Verlauf geschallt wurde. An der Schnittstelle der Zyste mit dem Muskel (2, M. gastrocnemius) kommt es daher zur Unterbrechung der Muskelzeichnung

10.5.5 Baker-Zyste
(Pat. D. H., 57 Jahre)

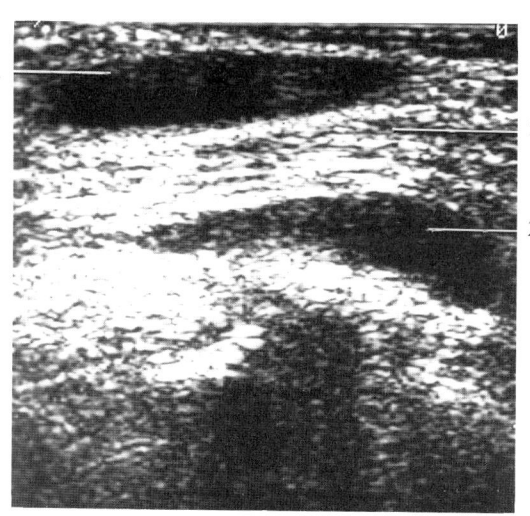

Abb. 10-11. Operativ bestätigte Baker-Zyste

Sie gab sich sonographisch auf einem dorsoventralen Längsschnitt als echoarmer, glatt begrenzter Tumor mit einzelnen Binnenechos zu erkennen.

Diese Abb. kann zu einer falschen Interpretation Anlaß geben, da zwei durch Muskulatur getrennte, echoarme Areale (1, 2) zu sehen sind. Dieses Phänomen findet seine Erklärung darin, daß der Tumor um den Muskelbauch des M. gastrocnemius (3) c-förmig herumzieht (s. Skizze)

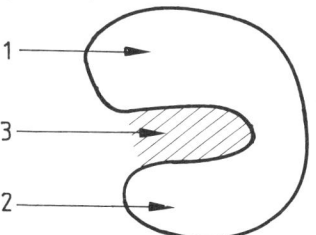

10.5.6 Suspekter Tumor in der Fossa poplitea (Pat. H. S., 6 Jahre)

Abb. 10-12. Dorsaler Längsschnitt über dem Kniegelenk
Ausgehend von den knöchernen Strukturen erkennt man am linken Bildrand gerade noch die Femurmetaphyse mit der noch weit offenen Epiphysenfuge (1). Der nach dorsal konvex geschwungene Femurkondylus (2) zeigt eine breite Knorpelauflage (3), die sich echoarm darstellt. Nach distal folgen der breite Gelenkspalt (*), der knöcherne Anteil des Schienbeinkopfes und die proximale Tibiaepiphyse (4). Daran anschließend bildet sich die offene Epiphysenfuge (5) mit dem Übergang in den metaphysären Bereich ab. Unter der Haut und im subkutanen Fettgewebe kommt das dreieckig zulaufende Gewebe der Fossa poplitea zur Darstellung (6)

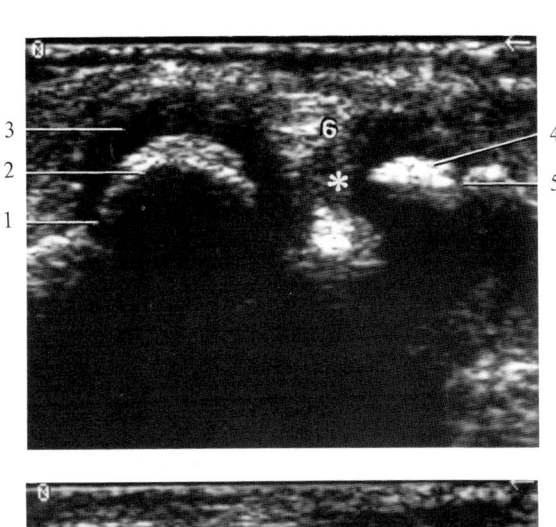

Abb. 10-13. Schräg über dem Kniegelenk verlaufender, dorsoventraler Schnitt über einem klinisch nicht sicher tastbaren Tumor
Man erkennt wiederum unter der Haut und der Subkutis einen echoarmen Tumor (1), der dem M. gastrocnemius (2) aufliegt. Bei dem nicht standardisierten Schnitt kommen die knöchernen Konturen der Gelenkkörper verändert zur Darstellung
3 Femur
4 Tibia

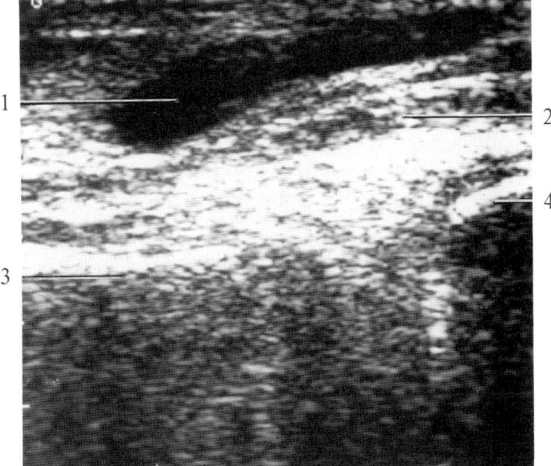

Abb. 10-14. Zur systematischen Untersuchung gehört das Aufsuchen der A. poplitea
Diese erkennt man an der echoreichen Gefäßwand mit echoarmem Lumen (1). Bei der Untersuchung ist die Pulsation des Gefäßes zu sehen. In Verbindung mit den anderen Aufnahmen kann eine Beziehung des zystischen Tumors mit der A. poplitea ausgeschlossen werden
2 Femur
3 Proximale Tibia mit offener Epiphysenfuge

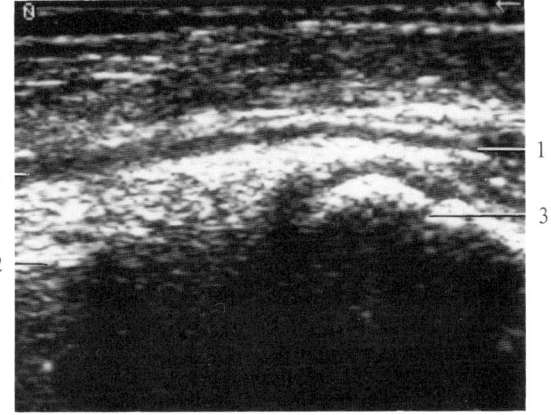

10.5.7 Baker-Zyste
(Pat. H. E., 41 Jahre)

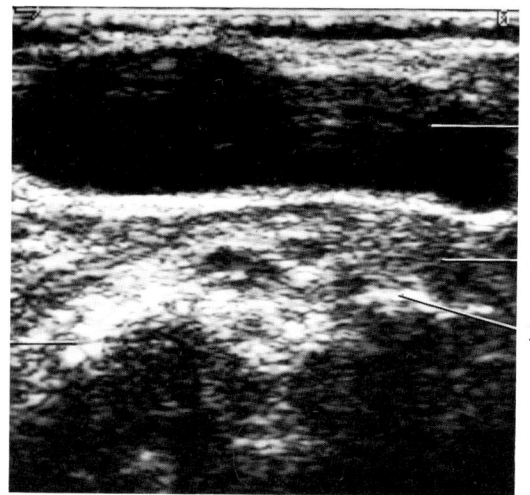

Abb. 10-15. Längsschnitt dorsal und distal des Kniegelenks
Unter der Haut und im subkutanen Fettgewebe stellt sich ein gut abgrenzbarer, nahezu echofreier Tumor dar, der lediglich einige Binnenechos (1) aufweist. Dorsal davon kommt die Muskelzeichnung des M. triceps surae (2) zur Darstellung. Bedingt durch die posteriore Schallverstärkung stellt sich dieser Bereich sehr echoreich dar. In Verbindung mit der Anamnese und dem klinischen Befund typischer Befund einer Baker-Zyste
3 Tibia
4 Femur

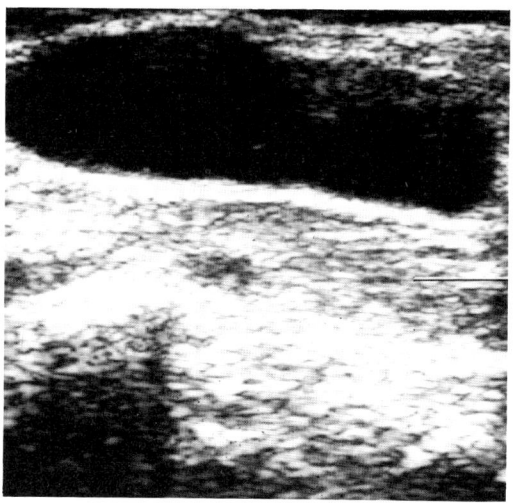

Abb. 10-16. Diese **Aufnahme** wurde **8 Wochen später** angefertigt und zeigt im Sonogramm nahezu den identischen Befund.
Beachte die dorsale Schallverstärkung (1)

Abb. 10-17. Nach Rotation des Schallkopfes um 90° kommt der zystische Tumor im Horizontalschnitt über dem Femurkondylus (1) zur Abbildung

In Verbindung mit den Voraufnahmen kann eine Aussage über die Größe der Zyste und die Beziehung zu den Nachbarstrukturen gemacht werden

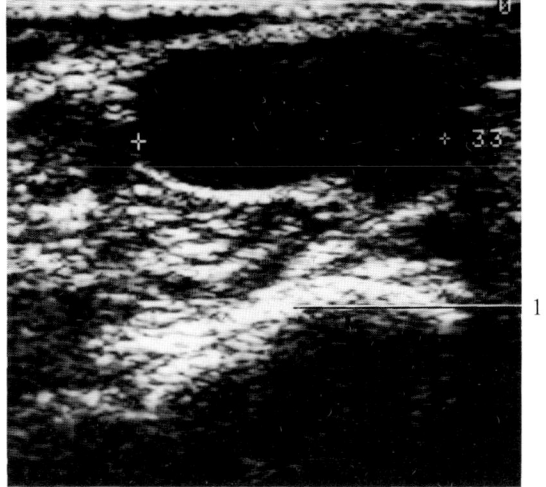

10.5.8 Handgelenkganglion (Pat. B. E., 22 Jahre)

Abb. 10-18. Darstellung des Handgelenks von dorsal bei klinisch diffuser Schwellung des Handrückens

Am linken Bildrand erkennt man Haut, Subkutis (1) und dorsale Begrenzung des Radius (2). Über dem Handgelenk findet sich sonographisch ein gut abgrenzbarer, echoarmer Bereich. Sonographischer Befund wie bei einem Handgelenkganglion. Intraoperativ zeigte sich ein intraartikulärer Erguß mit Synovialitis; anamnestisch bekannte PcP

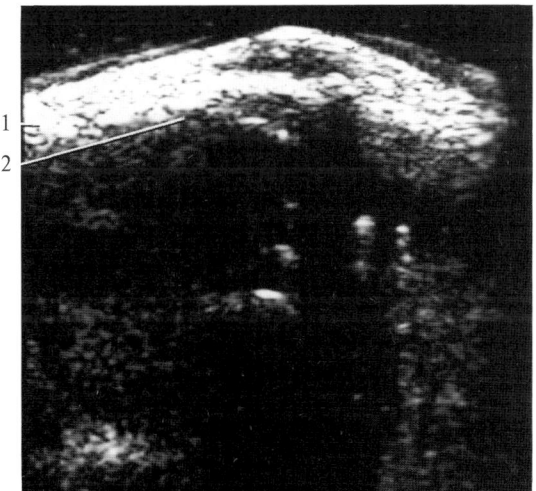

10.5.9 Mittelfußganglion
(Pat. V. T., 14 Jahre)

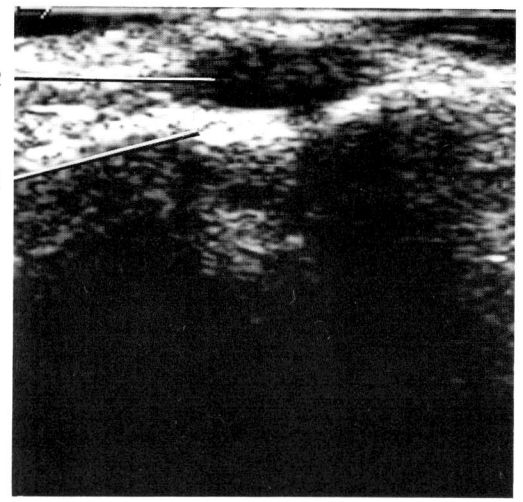

Abb. 10-19. Schmerzen beim Gehen und Stehen über dem medialen Längsgewölbe
Palpatorisch Verdacht auf einen kleinen, prall-elastischen Tumor.
Sonographisch kann proximal der Basis des Metatarsale I (1) ein nicht ganz 2mal 1 cm großer, echofreier Tumor (2) nachgewiesen werden

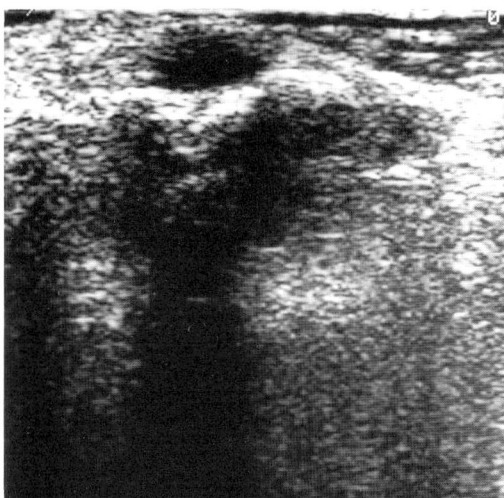

Abb. 10-20. Bei veränderter Schnittführung unterschiedliche Darstellung der Form des zystischen Tumors

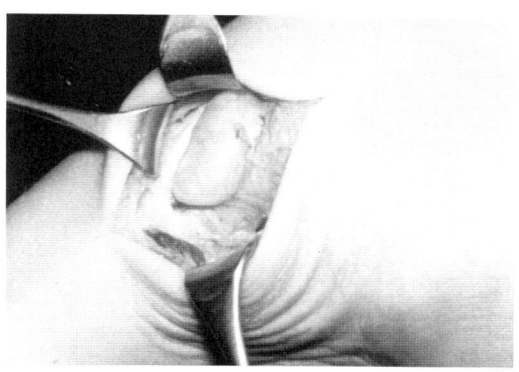

Abb. 10-21. Operativer Situs entsprechend dem Sonogramm der Abb. 10-19, 10-20
Pathohistologische Diagnose: Ganglion

10.5.10 Tumor unklarer Genese am Sprunggelenk
(Pat. K. N., 15 Jahre)

Abb. 10-22. Tumorhafte Anschwellung distal des Malleolus lateralis

Diese gibt sich im Sonogramm als relativ gut abgrenzbarer, echofreier Bezirk zu erkennen. Kranial am linken Bildrand Haut, Subkutis und Reflexionsfront der Fibulaspitze (1). Nach distal unter dem Tumor (2) kommt der Talus (3) zur Darstellung.

Intraoperativer Befund und pathohistologische Diagnose: Ganglion mit Verbindung zum oberen Sprunggelenk (Abb. 10-23, 10-24)

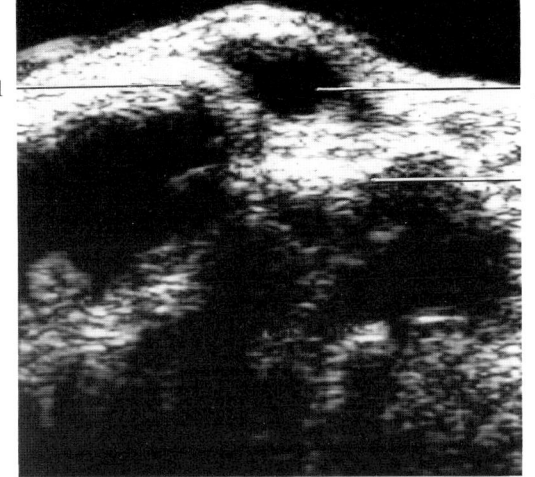

Abb. 10-23. Intraoperativer Situs

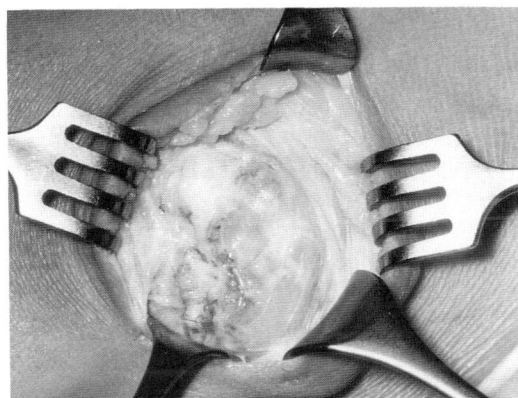

Abb. 10-24. Exstirpierter Tumor

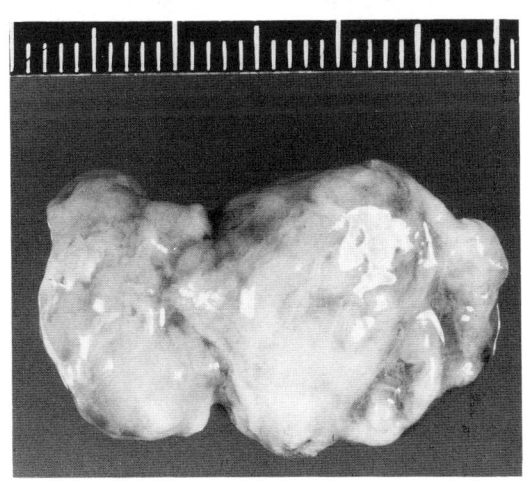

10.5.11 Tumoren im lateralen Kniegelenkspalt
(Pat. A. N., 39 Jahre)
(Pat., 54 Jahre)

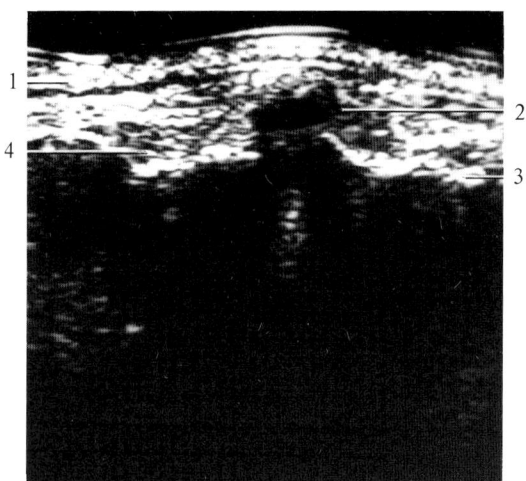

Abb. 10-25. Klinische Beschwerden wie bei Außenmeniskopathie

Anamnestisch jedoch Schwellung wechselnder Größe am lateralen Gelenkspalt; palpatorisch kein sicherer Nachweis eines Außenmeniskusganglions; wegen der Vorgeschichte Indikation zur Sonographie.

Zur besseren Ankoppelung und Fokussierung Verwendung einer Wasservorlaufstrecke. Unter der Haut mit dem subkutanen Fettgewebe (1) kommt in Höhe des Gelenkspaltes ein kleiner echofreier Bezirk, gut abgrenzbar, in einer Ausdehnung von 1mal 0,5 cm zur Darstellung (2). Der sonographische Befund wurde operativ bestätigt

3 Tibia

4 Femur

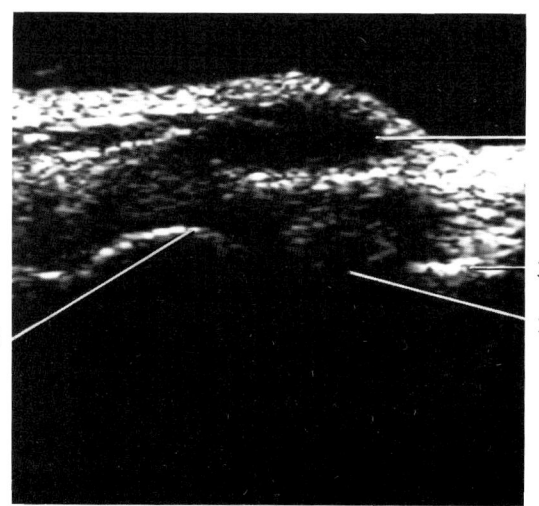

Abb. 10-26. Bei der klinischen Untersuchung palpatorisch nachweisbarer Tumor über dem äußeren Gelenkspalt

Im Sonogramm erkennt man vom linken Bildrand ausgehend die ventrolaterale Begrenzung des Femurkondylus (1) mit einer schmalen, echofreien Auflage, die dem Knorpelüberzug entspricht. Gelenkspalt (2) und Schienbeinkopf (3) schließen sich an. Über dem Gelenkspalt kommt ein etwa 2mal 1 cm großer, gut abgrenzbarer, echoarmer Bereich zur Darstellung (4). Intraoperativer Befund und patho-histologische Untersuchung bestätigten die Verdachtsdiagnose eines Außenmeniskusganglions

10.5.12 Intramuskuläres Lipom
(Pat. B. E., 44 Jahre)

Abb. 10-27. Anamnestisch uncharakteristische Beschwerden im rechten Schultergelenk seit nahezu 6 Monaten
Auswärtige Diagnostik einschließlich Muskel-PE unauffällig; bei der Untersuchung vor der Sonographie palpatorischer Verdacht eines Tumors.
Im Sonogramm Darstellung des Schultergelenkes von kranial über dem ventralen Anteil des M. deltoideus; zur besseren Ankoppelung Verwendung einer Wasservorlaufstrecke.
Unter der Haut und dem subkutanen Fettgewebe (1) erkennt man die längs verlaufende Zeichnung der fibroadipösen Septen des M. deltoideus (2). Nach dorsal wird das Bild begrenzt durch die ventrokranialen Anteile des Humeruskopfes (3) mit Schallabschattung. Ein von einer echoreichen, bindegewebigen Kapsel umschlossener Tumor (4) kann von dem umgebenden Muskelgewebe abgegrenzt werden. Die Struktur des Tumors ist homogen und echoreich

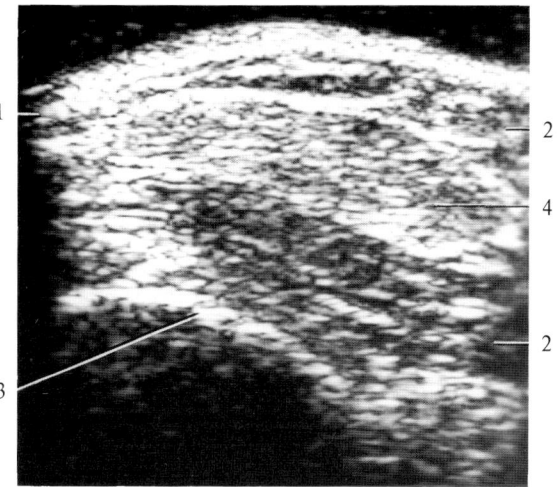

Abb. 10-28. Makroskopischer Befund nach Exstirpation des intramuskulär gelegenen Lipoms

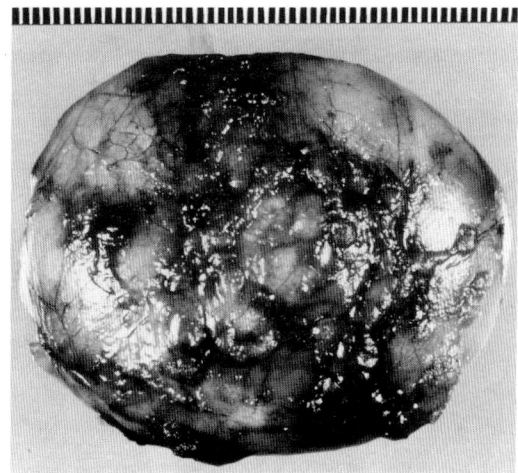

10.5.13 Abszeß am linken Oberschenkel bei Osteomyelitis (Pat. R. W., 50 Jahre)

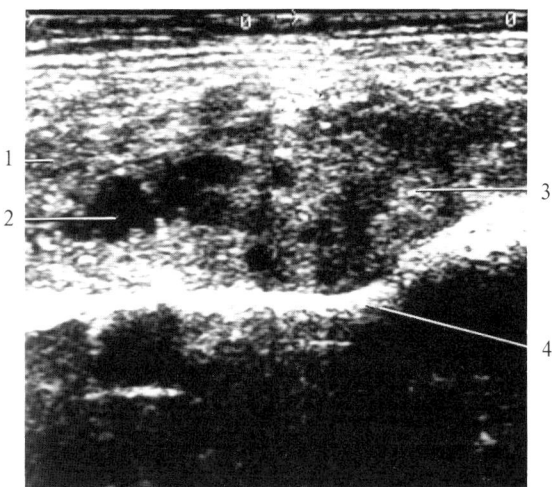

Abb. 10-29. Sonographisch weitgehende Zerstörung der gesamten Muskelstruktur des M. quadriceps im mittleren Oberschenkeldrittel
Unter der Haut und der Subkutis sind die ventralen Anteile des M. quadriceps (1) noch erhalten. Weiter zentral zum Femur hin kommt ein insgesamt inhomogenes Bild zur Darstellung. Im Zentrum liegt ein unregelmäßig begrenzter, echofreier Raum, der auf eine vollständige Einschmelzung der Muskulatur zurückzuführen ist (2). In der Umgebung wechseln sich je nach dem Grad der Einschmelzung und der Menge des Zelldetritus Bereiche mit verschieden starken Binnenechos ab (3)
4 Femurkortikalis mit unregelmäßiger Begrenzung

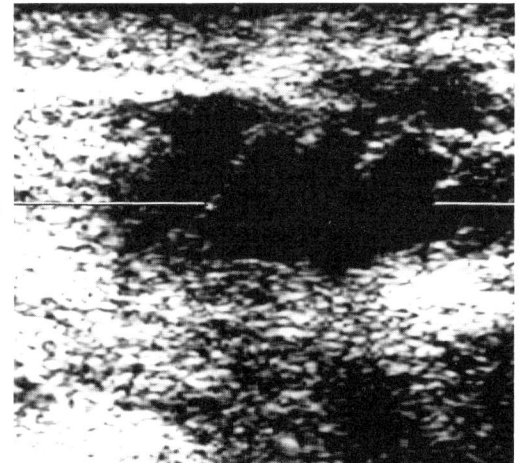

Abb. 10-30. Vergrößerte Darstellung des durch einen Abszeß zerstörten Muskelgefüges
1 Abszeß
2 Abszeßmembran

Abb. 10-31. Röntgenologisches Korrelat zu den Abb. 10-29, 10-30

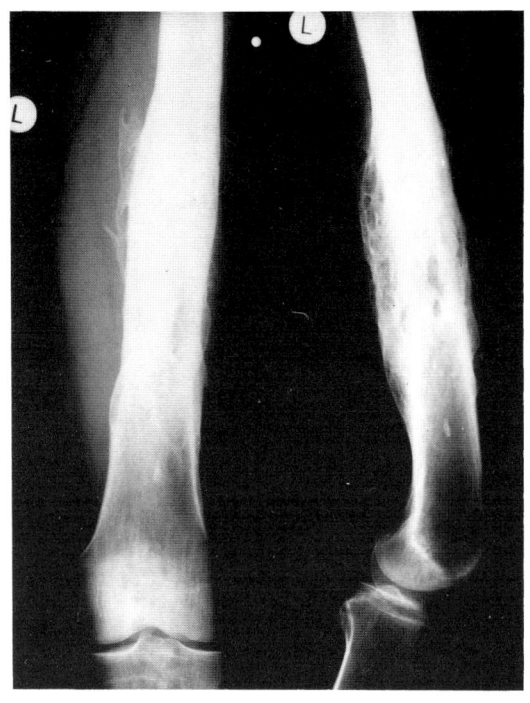

10.5.14 Weichteilschwellung nach Totalendoprothese des Hüftgelenks (Pat. R. W.)

Abb. 10-32. 10 Tage nach Implantation einer Hüfttotalen-doprothese mit einem epifaszialen Hämatom (1) unter Antikoagulanzientherapie
Wie der Vergleich mit Abb. 10-30 zeigt, ist dieses Weich-teilhämatom sonographisch nicht von einem Abszeß zu differenzieren
2 Posteriore Schallverstärkung

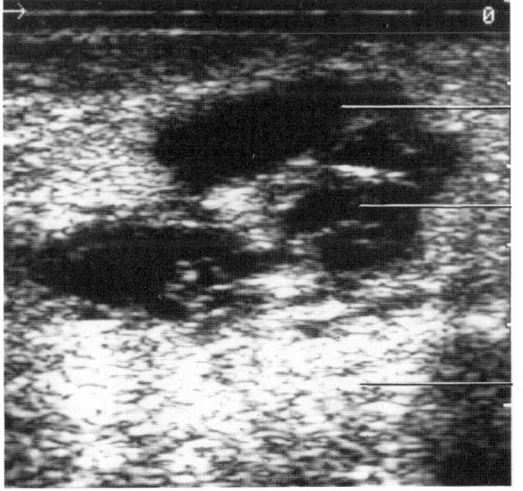

10.5.15 Tumor unklarer Genese in der Kniekehle

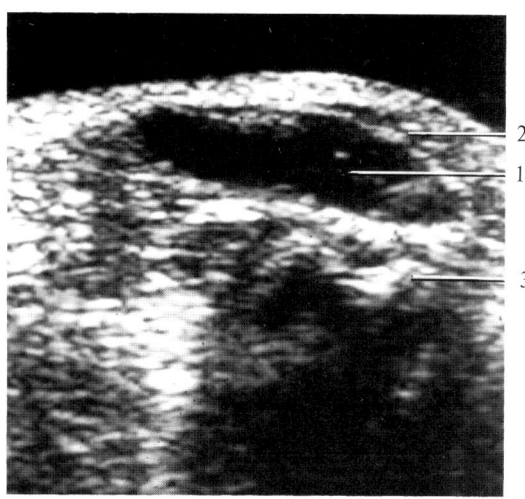

Abb. 10-33. Sonographische Untersuchung wegen diffuser Beschwerden in der Kniekehle unter Belastung
Sonographisch fand sich am distalen Unterschenkel in Höhe der Kondylen ein schräg von innen unten nach oben außen ziehender Tumor (1). Dieser liegt unmittelbar unter der Haut und zeigt, wenn der Tumor exakt in Verlaufsrichtung geschallt wurde, eine klare Begrenzung durch eine Kapsel (2). Der Tumor selbst weist nur vereinzelt schwache Binnenechos auf. Darunter kommt die knöcherne Begrenzung des Femurkondylus (3) zur Abbildung, der sich wegen der schrägen Schnittebene uncharakteristisch geformt darstellt und sich eigentlich nur durch die Schallschattenbildung als knöcherne Struktur zu erkennen gibt

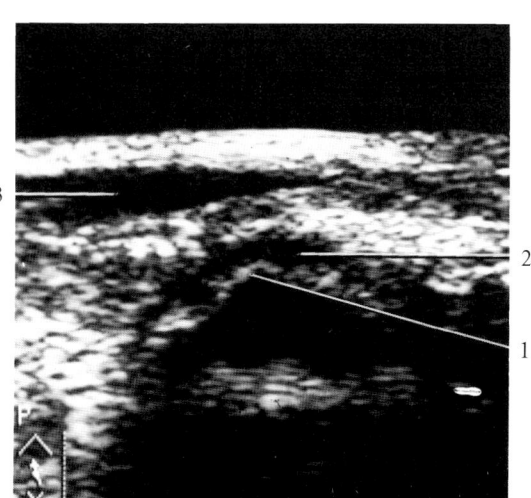

Abb. 10-34. Wird der **distale Oberschenkel in Längsrichtung über dem Kniegelenk geschallt,** so stellt sich in Bildmitte der Femurkondylus (1) mit dem Knorpelüberzug (2) dar. Distal findet man den Gelenkspalt mit der Tibiahinterkante. Der echoarme Tumor (3) liegt wieder unmittelbar unter der Haut. In dieser Schnittebene findet sich keine klare Begrenzung durch eine Kapsel. Der intraoperative Befund und das pathohistologische Untersuchungsergebnis ergaben ein in der Subkutis gelegenes Lipom

10.5.16 Varixknoten, linke Wade

Abb. 10-35. Im **Longitudinalschnitt** sind die Arteria (2) und die Vena (1) peronealis an den echoarmen Gefäßlumina gut zu erkennen. Bei bekannter Varikosis findet man im Sonogramm eine auffallende Erweiterung des Gefäßlumens der Vene

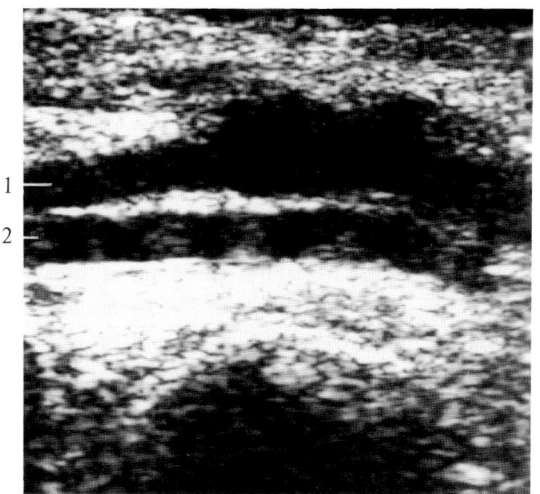

Abb. 10-36. Transversalschnitt mit regelrechter Darstellung der Arteria und Vena poplitea. Bezeichnungen wie Abb. 10-35

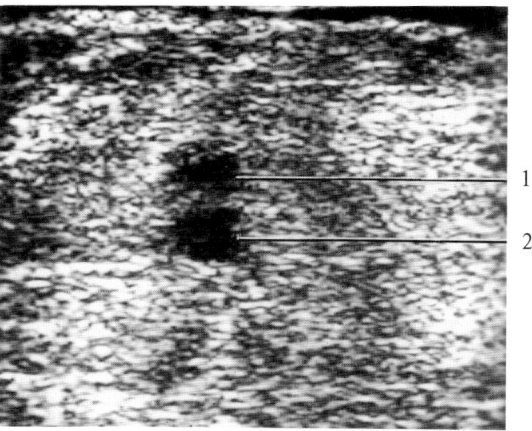

Abb. 10-37. Transversalschnitt über der dilatierten Vene (2). Dorsal davon die Arterie (1) mit posteriorem Schallverstärkungsphänomen

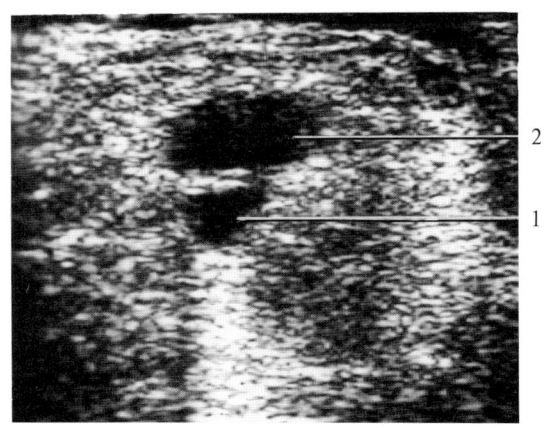

10.5.17 Riesenzelltumor am distalen Femur (Pat. E. D., 18 Jahre)

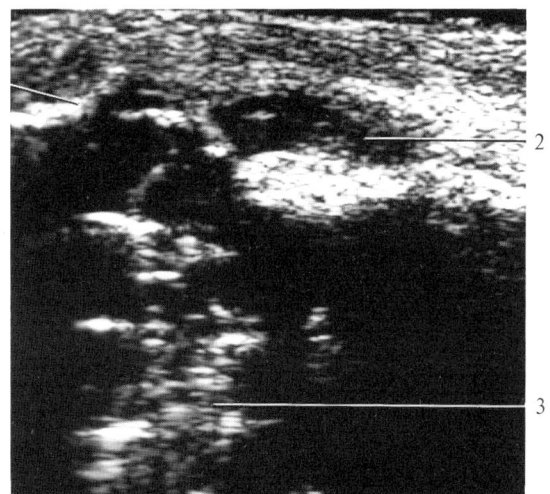

Abb. 10-38. Bekannter Riesenzelltumor des distalen Femurs

Im Sonogramm erkennt man bei einem Frontalschnitt lediglich eine Unterbrechung der Kortikalis (1). Zwischen Muskulatur und der Kortikalis liegt ein echoarmer Bereich, der sonographisch nicht weiter differenziert werden kann (2). Durch den Verlust der Totalreflexion bei Zerstörung der Kortikalis kommen unterschiedlich starke Reflexe aus der Tiefe des Tumors (3) zur Darstellung

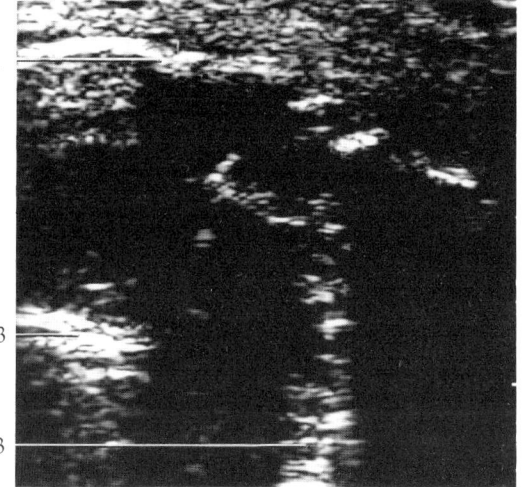

Abb. 10-39. Auch **bei veränderter Schnittführung** ergeben sich **keine weiteren Informationen**
1 Ventrale Femurkortikalis
3 Reflexe aus dem Tumor

Abb. 10-40. Insgesamt ist der **sonographische Befund völlig uncharakteristisch** und kann im Vergleich mit den anderen bildgebenden Methoden bei der Primärdiagnostik keinen wesentlichen Aufschluß bringen; evtl. liegen Vorteile bei der Nachuntersuchung

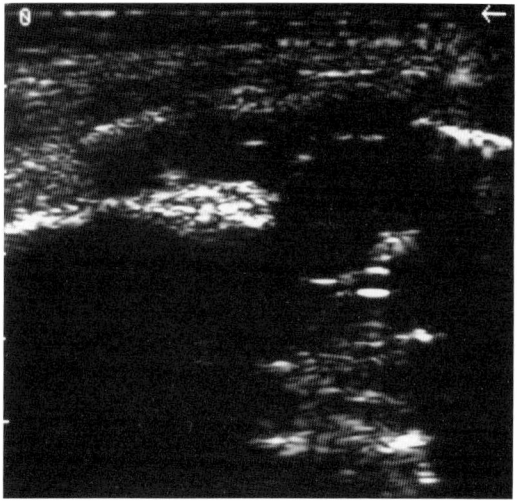

10.5.18 Kartilagenäre Exostose (Pat. L. M., 20 Jahre)

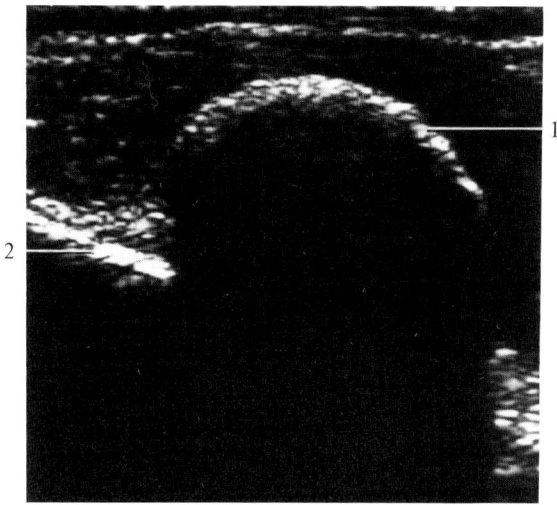

Abb. 10-41. Frontalschnitt distales Femur bei bekannter kartilaginärer Exostose
Man erkennt im Sonogramm den konvex verlaufenden knöchernen Anteil der Exostose mit Schallschattenbildung (1)
2 Femur

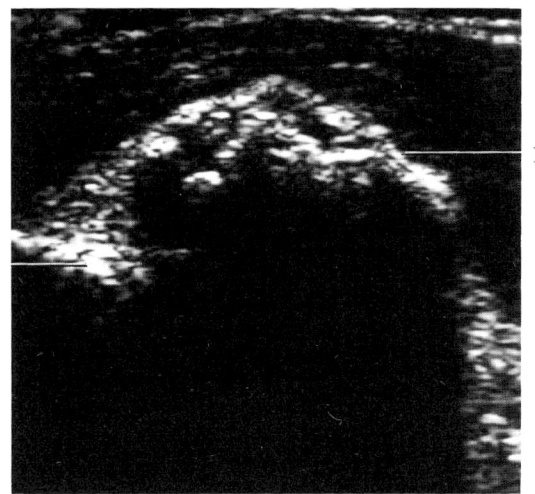

Abb. 10-42. Schnittebene etwas weiter dorsal, ebenfalls in der Frontalebene
Die glatt begrenzte Oberfläche ist in eine wellig begrenzte Oberfläche übergegangen. Anstatt der Totalreflexion kommen unterschiedlich echoarme bis echoreiche Areale zur Darstellung. Diese können bei bekanntem histologischen Befund hyalinem Knorpel bzw. bereits verkalkten Knorpelinseln zugeordnet werden (1)
2 Femur

Abb. 10-43. Röntgenologisches Korrelat zu Abb. 10-41, 10-42

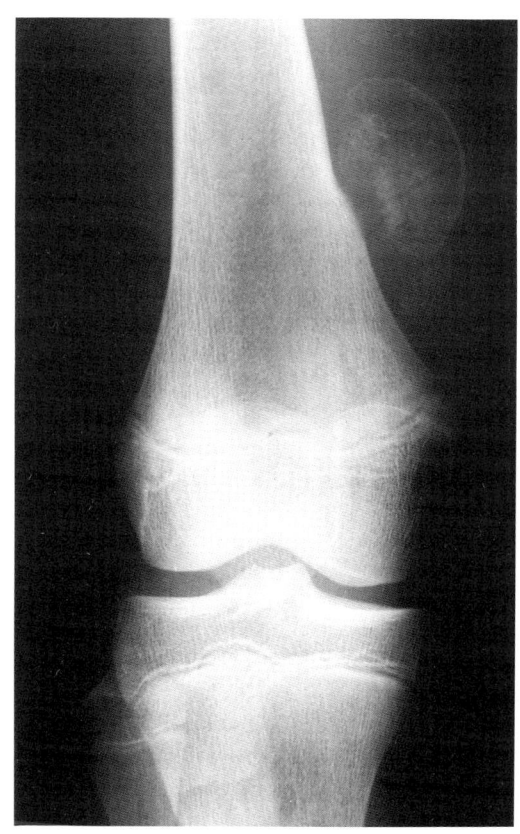

10.5.19 Tumor an der Tibiakante (Pat. L. N., 6 Jahre)

Abb. 10-44. Sagittalschnitt durch die linke Tibia
Klinisch fand sich eine leichte Schwellung prätibial, sonographisch eine echoarme, unscharf begrenzte, linsenförmige Aufhellung (1), direkt auf der Tibiakante aufliegend (2). Die Verdachtsdiagnose Rheumaknoten wurde klinisch und bioptisch bestätigt

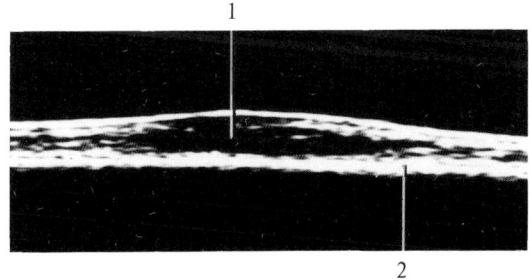

10.5.20 Malignes Synovialom mit Lokalrezidiv (Pat. N. O., 18 Jahre)

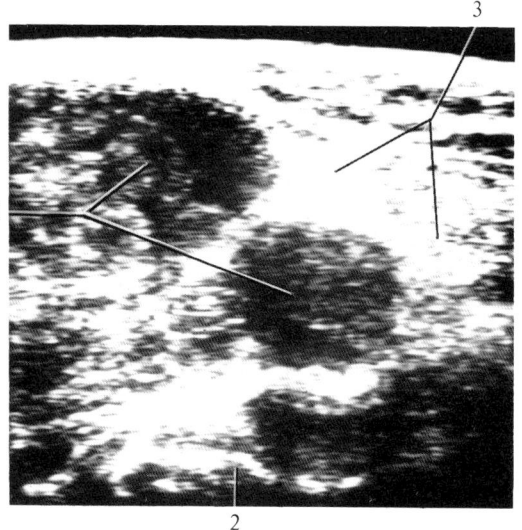

Abb. 10-45. Ventrodorsalschnitt am linken Hüftgelenk
Mächtige Tumormassen mit zystischen, regressiven Veränderungen (1) sind ventral des Schenkelhalses (2) sichtbar. Ein mächtiges perifokales Ödem verhindert die Tumorabgrenzung gegenüber dem gesunden Gewebe
3 Tumorgewebe

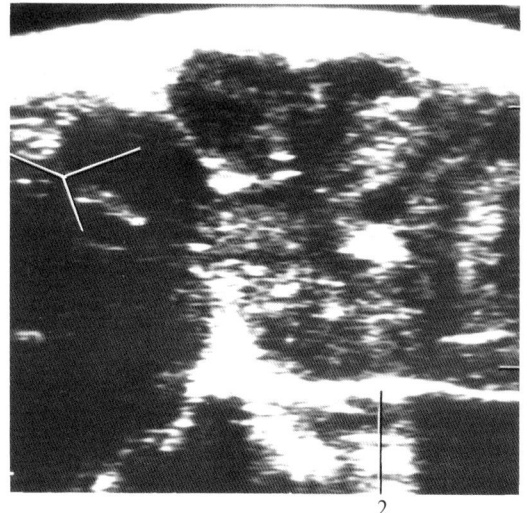

Abb. 10-46. Ventrodorsalschnitt, etwas weiter kranial
Mächtige knotige Tumormassen (1) mit unregelmäßiger Echogenität liegen ventral des Schenkelhalses (2). Nach kranial lassen sich die Tumormassen gegenüber dem Knochen nicht mehr mit Sicherheit abgrenzen

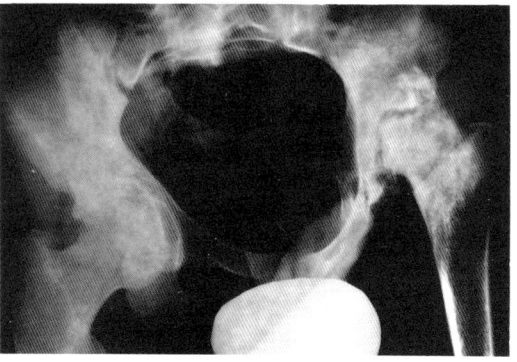

Abb. 10-47. Röntgenkorrelat zu Abb. 10-45, 10-46

10.6 Methodische Probleme und klinische Relevanz

Die überwiegende Zahl der in der Orthopädie relevanten Weichteiltumoren läßt sich durch Inspektion, Palpation und durch Erhebung der Vorgeschichte diagnostizieren. Dennoch ist es für den Untersucher und Behandler wichtig, Zusatzinformationen durch eine bildgebende Methode zu erhalten. Hier stehen, wie bei der Muskelverletzung, konventionelles Röntgen, Xeroradiographie, Computertomographie, angiographische Untersuchungen sowie die Sonographie zur Verfügung.

Der Aussagewert dieser Methoden kann durchaus verschieden sein, und vielfach ist es erforderlich, daß mehrere Untersuchungstechniken zur weiteren Diagnoseeinschränkung zur Anwendung kommen. Insbesondere bei Weichteilprozessen, deren Ursprung in einer knöchernen Erkrankung liegt, oder die zur ossären Begleitreaktion geführt haben, kann erst die Synopse der einzelnen Untersuchungen zur Diagnosefindung weiterhelfen.

Die Ultraschalluntersuchung bietet sich aufgrund ihrer relativ einfachen Handhabung, der fehlenden Patientenbelastung und wegen ihrer schnellen Verfügbarkeit bei einem schrittweisen Einsatz der bildgebenden Methoden zur Primärdiagnostik von Weichteiltumoren an.

Mit der Ultraschalldiagnostik läßt sich die Ausdehnung des Tumors bestimmen. Durch die Möglichkeit, den Tumor in mehreren Schnittebenen darzustellen, kann bereits präoperativ eine 3dimensionale Vorstellung von seiner Größe gewonnen werden.

Ferner erlaubt die Sonographie eine Aussage über die Binnenstruktur sowie über die Qualität des Tumors. Neben vorwiegend zystisch oder solid erscheinenden Tumoren finden sich auch Prozesse mit einem komplexen Erscheinungsbild. Die innere Struktur kann homogen oder inhomogen erscheinen. In einzelnen Fällen gelingt der Nachweis von Kalkeinlagerungen oder von Fremdkörpern.

Die Abgrenzung des Tumors zur Umgebung kann glatt oder unregelmäßig begrenzt verlaufen.

Es kann jedoch auch Schwierigkeiten bereiten, die Begrenzung eines Tumors festzulegen, so daß Aussagen über ein expansives, verdrängendes und infiltrierendes Wachstum nur bedingt möglich sind. Perifokale Ödeme können Tumoren größer erscheinen lassen, als sie tatsächlich sind.

Artspezifische Unterschiede bei Weichteiltumoren bestehen bei der Ultraschalluntersuchung nicht. Eine sonographische Gewebsdifferenzierung ist nicht möglich, selbst eine sichere Abgrenzung gutartiger von bösartigen Tumoren ist nach dem heutigen Kenntnisstand nicht möglich.

Das Wissen der anamnestischen und klinischen Daten kann in Verbindung mit dem sonographischen Befund die Diagnose zwar einengen, vielfach sind jedoch weitergehende diagnostische Maßnahmen einschließlich einer pathohistologischen Untersuchung notwendig, um eine sichere Klassifizierung des Tumors zu erhalten.

Die Vorteile der Sonographie sind zur Zeit sicher darin zu suchen, daß durch eine relativ einfache und schnelle Untersuchung eine Zusatzinformation gewonnen werden kann. Gerade bei Patienten, die über uncharakteristische Beschwerden in den Weichteilen oder periartikulär klagen, und bei denen ein Tumor palpatorisch nicht sicher nachweisbar ist, kann die Sonographie helfen, die weitere Diagnostik und Therapie in die richtigen Bahnen zu leiten.

Flüssigkeitsgefüllte, zystische Veränderungen eignen sich besonders gut für den sonographischen Nachweis. Hier können kleinste Veränderungen aufgedeckt werden, die vielfach einer klinischen Untersuchung entgehen. Ein weiterer Vorteil der Sonographie besteht noch darin, daß die Verschieblichkeit des Tumors gegenüber der Umgebung geprüft werden kann.

Wie bereits erwähnt, erlaubt die Sonographie keine artspezifische Diagnose von Weichteiltumoren. Selbst eine sichere Differenzierung in maligne oder benigne Tumoren ist nicht möglich. Es erscheint uns daher müßig, die von den verschiedenen Ursprungsgeweben ausgehenden Tumoren im einzelnen zu diskutieren. Bei einem fehlenden tumorspezifischen Echomuster ist die Sonographie zur artspezifischen Diagnose überfordert.

Natürlich kann die Sonographie in Verbindung mit Anamnese und klinischem Befund bei einem glatt begrenzten, echoarmen Tumor in der Knie-kehle die Verdachtsdiagnose „Poplitealzyste" festi-gen. Selbst bei dieser häufigen Diagnose muß daran gedacht werden, daß auch ein Schwannom im Bereich der Kniekehlenzyste auftreten kann, das sich sonographisch ebenfalls durch einen echoarmen Bereich zu erkennen gibt.

Intramuskuläre Lipome zeichnen sich in der Regel durch eine homogene und echoreiche Binnenstruktur mit unterschiedlich guter Abgren-zung gegen das umgebende Muskelgewebe aus. Da auch andere von Weichgeweben primär aus-gehende Tumoren oder Weichteilmetastasen sonographisch als solider Tumor in Erscheinung treten können, ist selbst bei der sonographischen Diagnose eines Lipoms große Vorsicht geboten.

Trotz dieser Einschränkungen bei der artspezi-fischen Diagnose stellt die Sonographie eine wert-volle Erweiterung der präoperativen Diagnostik und der postoperativen Nachsorge dar. Die über-wiegende Mehrzahl der Tumoren oder der tumor-ähnlichen Prozesse kann ohne Strahlenbelastung mit einem relativ geringen Aufwand sono-graphisch entdeckt oder verifiziert werden. Allein die exakte Beurteilung der Beziehung zu den Nachbarstrukturen und die exakte präoperativ mögliche Größenbeziehung sind wertvolle Hin-weise und rechtfertigen die Untersuchung. In der Tumornachsorge gelingt die Unterscheidung eines Tumorrezidivs von evtl. vorhandenen narbigen Veränderungen mit hoher Sicherheit.

Inwieweit in absehbarer Zeit eine Gewebsdif-ferenzierung und somit eine spezifische Diagnose durch Auswertung der Histeogramme möglich wird, bleibt abzuwarten. Bislang sind die einzel-nen Kriterien noch zu ungenau und nicht patho-gnomonisch.

11 Ultraschallgeführte Punktionen in der Arthrosonographie

von Hans-Raimund Casser und Heinz-Josef Vehr

11.1 Einleitung und Literaturüberblick

Ultraschallgeführte Punktionen werden seit Ende der 60er Jahre durchgeführt, nachdem Kratochwil 1969 den ersten Punktionsschallkopf vorgestellt hatte [20, 25]. Für die klinische Anwendung wurde die Methode insbesondere von Holm [21, 22, 23] und von Goldberg [12, 13, 14] weiterentwickelt.

Holm benutzte einen Compoundscanner, der wahlweise im A-Mode oder im B-Mode betrieben werden konnte. Zunächst erfolgte eine Darstellung der topographischen Verhältnisse im B-Bild, dann die Punktion durch den zentral perforierten Schallkopf.

Der ursprünglich von Goldberg [13] verwendete Punktionsschallkopf war ein reiner A-Mode-Scanner mit zentraler Nadelführung. Der Vorteil der größeren Beweglichkeit und leichteren Handhabung des Schallkopfes gegenüber dem Compoundscanner wurde mit einem Verlust an räumlicher Orientierung bei der Punktion erkauft. Eine sichere Identifizierung des Nadelspitzenechos gelang nur innerhalb zystischer Hohlräume, während sie in soliden Geweben oft mißlang.

Um nicht auf spezielle Punktionsschallköpfe mit zentraler Perforation angewiesen zu sein, und um die Bedingungen der Sterilität leichter einhalten zu können, wurden spezielle Nadelführungen entwickelt, die an herkömmliche Compoundschallköpfe adaptierbar waren und gewährleisteten, daß die Punktionsnadel exakt parallel zum Schallstrahl orientiert war.

Mit Hilfe der reproduzierbaren Winkeleinstellungen des Compoundscanarmes war dann die Punktion in genau der durch die vorhergehende Ultraschalluntersuchung festgelegten Richtung möglich; die Punktion selbst erfolgte „blind" [58].

Damit ergab sich eine Vielzahl von Anwendungsmöglichkeiten, z. B. die Punktion von Raumforderungen in Niere, Leber oder Pankreas, Überwachung suprapubischer Blasenpunktionen oder perkutaner Nephrostomien, der Perikardiozentese bei Perikarderguß, der Amniozentese oder der Aspiration intraabdominaler Flüssigkeitsansammlungen [14, 23, 49].

Mit der Entwicklung der Real-time-B-Bild-Technik wurde die sonographisch gesteuerte Punktion unter direkter Sicht möglich. 1975 stellte Holm [23] einen Linearscanner mit wahlweise zentraler oder extern adaptierbarer Nadelführung vor. Ein vergleichbarer Schallkopf wurde 1976 von Goldberg [14] entwickelt. Die praktische Anwendung wurde ausführlich erstmals von Pedersen 1977 [42] beschrieben.

In großem Umfang setzte sich die Real-time-Steuerung erst mit einem neu entwickelten Linear-Punktionsschallkopf von Otto durch [38, 39, 40]. Die erste Beschreibung der klinischen Anwendung eines Sektor-Punktionstransducers stammte von Saitoh 1979 [47]. Inzwischen hat die Real-time-Technik die Compoundmethode praktisch völlig verdrängt.

In der Orthopädie hat die sonographische Kontrolle von Punktionen erst wenig Verbreitung gefunden. Beschrieben wurden bisher Punktionen bei septischer Arthritis der Schulter [15], bei schmerzhaften Hüftgelenkergüssen [53], bei Verdacht auf infizierte Hüftgelenkprothesen [31], bei Coxitis fugax [44] sowie die allgemeine Technik und Indikation der ultraschallgeführten Punktion [51].

11.2 Geräte

11.2.1 Allgemeines

Indirekte Punktion. Die Punktion ohne permanente sonographische Kontrolle, d. h. lediglich nach vorausgegangener sonographischer Ortung, ist bei großen und oberflächlich gelegenen Punktionszielen oft ausreichend, z. B. bei ausgedehnten Hämatomen [36].

Hierbei wird zunächst mittels eines herkömmlichen Schallkopfes das Punktionsziel eingestellt und die Punktionsgeometrie festgelegt, d. h. Einstichwinkel und Tiefe bestimmt und der vorgesehene Punktionsort auf der Haut markiert. Zusätzlich werden die Ausdehnungen des Prozesses und Beziehungen zu Nachbarorganen ermittelt.

Somit ist ein sicherer Punktionsweg ohne Verletzungsgefahr von Gefäßen, Nerven oder Nachbarorganen gewährleistet. Der Punktionserfolg kann anschließend sonographisch beurteilt werden.

Direkte Punktion. Für kleine Prozesse, die zudem in größerer Tiefe liegen, ist die direkte Punktion zuverlässiger [52]. Bei Punktionen unter ständiger Real-time-Kontrolle entfällt die vorherige Bestimmung des Punktionsweges, dessen Berechnung aufgrund von Schallgeschwindigkeitsdifferenzen infolge unterschiedlicher Gewebsschichten, z. B. durch Fettanreicherungen, ohnehin Ungenauigkeiten aufweist [36].

Die Nadel kann bei der direkten Punktion permanent beobachtet werden, wodurch Abweichungen vom Punktionsweg durch Verbiegungen [25] oder durch Spiel in der Kanülenführung [21] erkannt werden. Verschiebungen des Punktionszieles – physiologisch bedingt oder durch Bewegungen des Patienten – werden ebenso dargestellt, wie die Kompression der Gewebsschichten beim Einführen der Nadel oder das Abgleiten der Nadel am Punktionsziel. Bei der Aspiration von Flüssigkeitsansammlungen kann der Punktionserfolg unmittelbar beobachtet werden.

11.2.2 Direkte Punktion mit herkömmlichem Schallkopf

Grundsätzlich muß zwischen der Ebene des Schallstrahls bzw. der tomographischen Ebene des Ultraschallkopfes und der Punktionsebene unterschieden werden.

Bei der „Freihandpunktion" wird die Punktionsnadel vollständig getrennt vom Schallkopf schräg zur Schallebene eingeführt. Es wird versucht, das Nadelecho während der Punktion in der Tiefe durch Neigung des Schallkopfes aufzufinden [13, 22, 40] (Abb. 11-1a).

Nachteile dieser Methode sind dementsprechend, daß starre, relativ dicke Nadeln verwandt werden müssen, und bereits bei geringer, unabsichtlicher Verkippung des Schallkopfes die Punktionsnadel aus der Schnittebene gelangt [8].

Die „Freihandpunktion" kann deshalb nur bei geeigneter Lokalisation des Punktionszieles eingesetzt werden [8], andererseits gibt sie dem Untersucher relativ viel Bewegungsspielraum sowohl in der Nadel- als auch in der Schallkopfführung.

Wenn die Punktion unmittelbar an der Längsseite eines Linearschallkopfes nahezu parallel zur Schallebene durchgeführt wird, entspricht diese Technik etwa der Verwendung eines Punktionsschallkopfes. Diese vereinfachte Methode kann sich aus Kostengründen anbieten, hat jedoch gegenüber dem Einsatz eines Punktionsschallkopfes Nachteile:

Der Einstich erfolgt freihand ohne exakte Nadelführung. Die Nadel ist nicht in ihrer gesamten Länge in der Schallebene darstellbar, sondern wird an den Schnittpunkten mit der Schallebene dargestellt. Möglicherweise kann es dadurch schwierig sein, die Echopunkte der Nadelspitze oder dem -schaft zuzuordnen.

Es ist bei dieser Technik besonders empfehlenswert, Nadeln mit einem kräftigen Spitzenecho und geringer Schaftechogenität zu verwenden, um die Verwechslung von Spitze und Schaft zu vermeiden. Besonders in soliden Geweben kann die Identifizierung des isolierten Spitzenechos schwierig oder unmöglich sein [35].

Livraghi [35] empfiehlt für diese Fälle ein Auf- und Abbewegen der Nadel. Dieses Vorgehen erscheint aber aufgrund der möglichen Gewebs-traumatisierung problematisch.

Bei Verwendung von Linearscannern empfiehlt sich die Punktion im 45°-Winkel zur Schallausbreitungsrichtung, unmittelbar an der kurzen Seite des Schallkopfes [51, 52]. Dieser Einstichwinkel entspricht der speziellen Präparation der verwendeten Kanüle, die eine stärkere Echogenität der Nadelspitze bewirkt. Der hierdurch bedingte längere Punktionsweg wird somit in Kauf genommen, um eine sichere Darstellung der Nadelspitze zu gewährleisten.

Bei Sektorscannern kann der Einstichwinkel aufgrund der Form des Schallfeldes kleiner gehalten werden, ca. 20° [20, 25].

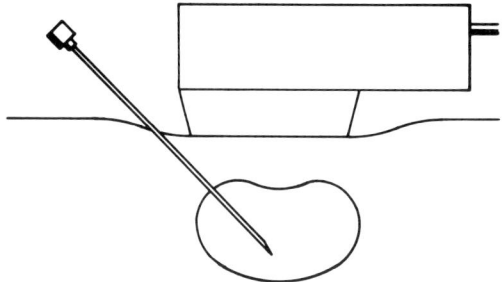

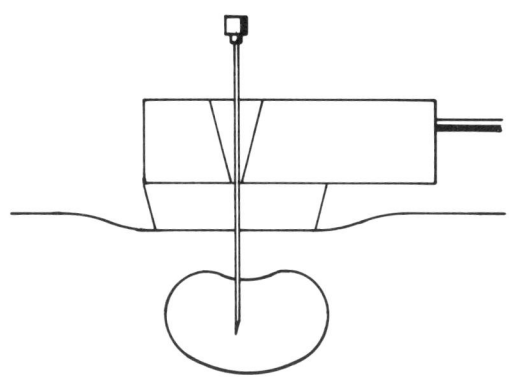

11.2.3 Geführte Punktion mit Punktionsschallkopf

Punktionsschallköpfe ermöglichen die Punktion kleiner Ziele durch eine exakte Nadelführung und die Darstellung des Punktionsweges auf dem Bildschirm durch eine elektronisch eingeblendete Visierlinie [16]. Allgemein gilt, daß die Verwendung von zentral perforierten Punktionsschallköpfen gegenüber der Freihandtechnik den Vorteil bietet, daß sich die Nadel beim Einstich konstruktionsbedingt im Schallfeld befindet und keinen Positionswechsel zuläßt (Abb. 11-1b). Dagegen erlaubt die Freihandpunktion aufgrund der größeren Beweglichkeit des Transducers die Untersuchung der Umgebung der Nadelspitze, z. B. bei der Aspiration von Flüssigkeiten.

Linearschallkopf. Bei Linearschallköpfen erfolgt die Kanülenführung in der Regel durch eine zentrale Perforation, bei einigen Modellen ist eine zusätzliche Halterung an der Seitenwand des Schallkopfes angebracht [25] (Abb. 11-2). Günstig sind austauschbare Führungseinsätze, welche die Einhaltung der Sterilität erleichtern; röhrenförmige Konstruktionen gewährleisten eine sichere Führung der Nadel, wohingegen nach vorne offene Führungskeile eine größere Beweglichkeit von Nadel und Transducer und das Entfernen des Schallkopfes bei liegender Kanüle ermöglichen [40].

Abb. 11-1. Schematische Darstellung der direkten ultraschallgeführten Punktion
a „Freihandpunktion"
b Punktion mittels Punktionsschallkopf

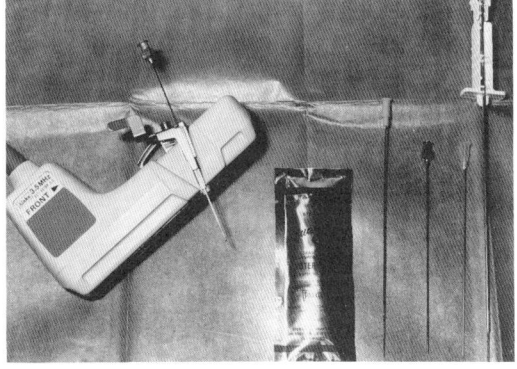

Abb. 11-2. Punktionsset mit Punktionsschallkopf, sterilem Kontaktgel und verschiedenen Punktionskanülen

Die Führungseinsätze sind in der Regel so aus-gebildet, daß sie schnell sowohl eine parallele als auch eine leicht schräge Punktion zur Schallebene gestatten. Dies ist bedeutsam für die Darstellung der Nadel.

Bei paralleler Punktion erübrigt sich die Ein-blendung einer Markierungslinie für den Punk-tionsweg, der in diesem Fall einfach durch den Schallschatten – bedingt durch die zentrale Lücke im Schallkopf – vorgegeben ist. Entsprechend dieser Konstruktion eignet sich der Punktions-schallkopf in der Regel nicht als Routinescanner [40].

Wegen des hohen Preises [8, 35] lohnt sich die Anschaffung also nur bei häufig durchgeführten Punktionen. Im Gegensatz zur Sektorscantechnik befindet sich die Nadel in ihrer gesamten Länge im Ultraschallfeld.

Sektorschallkopf. Bei mechanischen Sektor-scannern mit rotierendem Schallkopf ist eine zen-trale Nadelführung naturgemäß nicht möglich, bei elektronischen Sektorschallköpfen wäre sie denk-bar, ist aber unüblich. Gebräuchliche Sektor-scanner haben eine extern adaptierbare Halte-rung, durch die die Kanüle von der Seite her in das Ultraschallfeld geführt wird. Bei einigen Modellen ist der Punktionswinkel (üblicherweise 20°) varia-bel einstellbar.

Die Führung der Nadel kann durch einen Kanal oder eine Rinne gewährleistet werden. Die Halte-rung mit Führungsrinne ermöglicht es, den Schall-kopf samt Nadelhalterung bei liegender Kanüle schnell zu entfernen, um weitergehende Inter-ventionen (z. B. Anlegen eines Drainagekatheters) zu erleichtern [34]. Die schräge Nadelführung bedingt einen längeren Punktionsweg, als bei den zentral perforierten Linearscannern [40].

Ein wesentlicher Vorteil des Sektorscanners ist, daß er auch in der Version als Punktionsschallkopf für die normale sonographische Routineunter-suchung geeignet ist. Die kleine Auflagefläche ermöglicht auch den Einsatz bei kleinen Schall-fenstern und erleichtert eine sichere, sterile Abdeckung des Punktionsortes.

Die Beschaffenheit der Punktionsnadel – Durch-messer, Oberfläche, Form der Spitze, Mandrin – beeinflußt ihre Darstellbarkeit im Sonogramm erheblich. Wegen ihrer geringen Komplikations-rate [20, 40] sollte nach Möglichkeit den dünneren Nadeln der Vorzug gegeben werden.

Als **Feinnadel** werden Nadeln mit einem Durch-messer von 0,6–1 mm bezeichnet [40]. Sie dienen im wesentlichen zur zytologischen Tumordiagno-stik, aber auch zur Aspiration von Körperflüssig-keiten.

Dickere Nadeln (1,2 mm $\emptyset$) werden z. B. bei der Entleerung von Flüssigkeitsansammlungen (z. B. flüssiger Abszeß) oder als Führungsschiene für Feinnadeln durch die oberflächlichen Hautschich-ten verwendet [20, 40].

Zur Entnahme von Gewebsproben stehen **Stanzbiopsienadeln** zur Verfügung (z. B. Trucut-Nadel, $\emptyset$ 2,1 mm). Um die Komplikationsrate der histologischen Punktion zu senken, wurden in letzter Zeit Feinnadel-Schneidbiopsiekanülen ent-wickelt, mit denen ebenfalls histologisch beurteil-bares Material gewonnen werden kann: Schneid-biopsiekanüle nach Otto [40] $\emptyset$ 0,8 mm, 0,95 mm oder 1,1 mm, Schneidbiopsienadel Surecut $\emptyset$ 0,6 mm oder 0,8 mm [20].

Ein Problem der Feinnadel ist ihre Biegsamkeit [21, 25]: Die Nadel kann während des Einstichs vom geraden Punktionsweg abweichen, was sich im Sonogramm als direkt sichtbare Verbiegung oder als Verlust des Nadelspitzenechos äußert [25]. Von Holm [21] wurde das Problem 1972 in Post-mortalstudien mit 0,6 mm dicken Feinnadeln nach Franzén näher untersucht.

Dabei zeigte sich, daß die Abweichungsrich-tung unabhängig war von der Orientierung des schrägen Nadelspitzenanschliffs beim Einstich. Die absoluten Werte für die laterale Abweichung der Nadelspitze schwanken zwischen 0 und 2,5 mm in 4 cm Tiefe, zwischen 0 und 5,0 mm in 8 cm Tiefe.

Da das Schallfeld nur etwa 1–3 mm breit ist [40], kann es sehr schnell während der Punktion zu einem Hinauswandern der Nadelspitze aus der Schallebene kommen.

Die Verwendung stabiler Feinnadeln mit Mandrin erscheint unter diesem Aspekt vorteilhaft, sofern die Flexibilität der Nadel nicht bei der Punktion atemverschieblicher Organe erwünscht ist. Darüber hinaus sind Mandrins für die sonographische Darstellbarkeit der Nadel von Bedeutung (11.4.1).

Von Otto [40] werden nur Feinnadeln mit Stilett verwendet. Als Vorteile werden der mühelose und wenig schmerzhafte Einstich sowie die Vermeidung einer Verstopfung des Hohlzylinders genannt. Damit wird auch ein mögliches Sterilitätsrisiko, nämlich das Eindringen des Hautzylinders in den Gelenkraum, vermieden [17].

Um die Abweichung der Feinnadel vom Punktionsweg zu minimieren, wird z. B. bei Punktionen im Abdominalbereich von vielen Autoren zunächst eine 1,2 mm dicke Führungsnadel durch die oberflächlichen Gewebeschichten (z. B. Bauchwand) eingeführt [23]. Dies erleichtert auch die Punktion, wenn die Nadel, z. B. wegen fehlender Darstellung oder Verbiegung [40], mehrfach eingeführt werden muß.

Eine solche Technik kann auch bei Gelenkpunktionen vorteilhaft sein. Achsenabweichungen der Nadeln werden bei schräg verlaufender Punktionsrichtung häufiger beobachtet. Bei dickeren Nadeln stellt sich das Problem der seitlichen Abweichung während der Punktion nicht [21].

11.3 Methode und Untersuchungstechnik

11.3.1 Sterilität

Die Einhaltung der Sterilitätsbedingungen ist im orthopädischen Bereich von besonderer Bedeutung, gerade im Hinblick auf ultraschallgeführte Gelenkpunktionen. Die Besonderheit der ultraschallgeführten Punktion liegt im engen Kontakt von Kanüle und Schallkopf und der dadurch notwendigen Sterilisation des Transducers. In der Literatur werden verschiedene Techniken der Desinfektion beschrieben:

Die **Dampfsterilisation** im Autoklav ist ungeeignet, da hierdurch der Schallkopf beschädigt

wird [20, 25]. Sie kann allerdings für die Sterilisation abnehmbarer Nadelführungen verwendet werden [34, 47].

Eine **Hitzesterilisation** des Transducers kommt wegen der Änderung der piezoelektrischen Eigenschaften der Kristalle ebenfalls nicht in Frage [14].

Vereinzelt praktiziert wird die **Kaltgassterilisation.** Sie ist allerdings sehr zeitaufwendig [20, 25], was zur Folge hat, daß der Punktionsschallkopf nur einmal am Tag einsetzbar ist [26]. Die Gassterilisation kann z. B. über Nacht mit Formalingas [47] oder über 24 h mit Äthylenoxidgas [14] durchgeführt werden.

Ebenfalls möglich ist die **Flüssigkeitssterilisierung** [20, 25]. Je nach verwendeter Lösung hat auch sie den Nachteil des hohen Zeitaufwandes [50]. Geeignete Lösungen sind: 1 %iges Glutaraldehyd (Korsoline), 3 h [8]; 3 %iges Glutaraldehyd, 30 min [26]; 0,5 %iges Chlorhexidin in Alkohol, 10 min [50].

Die flüssige Sterilisation ist natürlich auch geeignet zur Desinfektion abnehmbarer Nadelführungen, z. B. die 10minütige Sterilisation in 5 %ges Chlorhexidinlösung in Alkohol [42]. Vor Anwendung dieser Technik sollte Rücksprache mit dem Schallkopf-Hersteller gehalten werden, um sicherzustellen, ob der Schallkopf wasserdicht ist und die verwendeten Chemikalien toleriert.

Eine häufig angewandte Methode ist die Verpackung des Schallkopfes in eine sterile Hülle [25, 26, 34, 35, 40, 51]. Hierfür kann z. B. ein Beutel aus Polyäthylen (völlig schalldurchlässig) oder auch ein steriler Gummihandschuh verwendet werden.

Die Bildqualität wird nicht beeinträchtigt [35]. So ergab die Untersuchung mit steril verpacktem Schallkopf und Desinfektionsflüssigkeit als Kontaktmedium genauso gute Bilder, wie die herkömmliche Untersuchung ohne Folie und mit Kontaktgel [35].

Voraussetzung für eine gute sterile Verpackung von Punktionsschallköpfen ist allerdings, daß sich die separat sterilisierte Nadelführung auch an den verpackten Schallkopf adaptieren läßt [20, 40].

Die Sterilisation der Nadelführungen ist unproblematisch; möglicherweise lassen sich auch Einmalkunststoffführungen verwenden [36].

Eine selbstverständliche Maßnahme stellt die sterile Abdeckung der Umgebung des Punktionsortes und das Tragen steriler Handschuhe dar.

11.3.2 Ankopplung

Als Ankopplungsmedium können benutzt werden: Steriles Kontaktgel [34] oder Kathetergleitmittel [36], steriles Öl oder Desinfektionsflüssigkeit [35]. Wird der Schallkopf in eine sterile Hülle verpackt, so muß natürlich innerhalb und außerhalb der Folie Kontaktmittel appliziert werden.

11.3.3 Durchführung der Punktion

Die Punktion kann ambulant durchgeführt werden [16, 25, 26]. Nur wenige Autoren bestehen auf einer stationären Aufnahme mit 12stündiger Beobachtungszeit nach der Punktion [36]. Als notwendige Voruntersuchung wird die Überprüfung der Blutgerinnung gefordert (Quick-Wert 50%, Thrombozytenzahl 80.000/ml [40]).

Diese Angaben beziehen sich aber im wesentlichen auf Punktionen im abdominellen Bereich, bei denen die Gefahr von Blutungskomplikationen relativ größer ist, als in anderen Regionen. Als Kontraindikationen gelten eine schwere Gerinnungsstörung [36] sowie die Punktion von Echinokokkuszysten und Phäochromozytomen [12, 25].

Eine Notwendigkeit zur Lokalanästhesie bei Feinnadelpunktionen besteht nicht. Bei Verwendung dickerer Nadeln oder bei Mehrfachpunktionen ist eine lokale Betäubung angezeigt.

Eine Hautinzision zur leichteren Einführung der Nadeln ist ebenfalls nur bei dickeren Kanülen notwendig [40].

Für die diagnostische Punktion hat sich in der inneren Medizin der Pistolenhandgriff nach Franzén bewährt [36]. Er läßt sich mit nur einer Hand leicht bedienen. Es wurden auch für die Biopsie mit der Trucut-Nadel Maschinen zur Einhandbedienung entwickelt [34].

Die Durchführung der Punktion durch einen Untersucher allein hat sich nicht bewährt, da bereits ein leichtes Verkippen des Schallkopfes während der Punktion bewirkt, daß die Nadelspitze nicht mehr dargestellt wird. Deshalb soll der Schallkopf von einem Assistenten eingestellt und gehalten werden.

11.4 Sonoanatomie

Das Problem der sonographischen Darstellung von Punktionsnadeln wurde von verschiedenen Autoren im Experiment und in vivo untersucht [10, 18, 19, 40, 51]. Die Ergebnisse sind nicht einheitlich.

11.4.1 Nadelschaft

Ein ideal verarbeiteter Nadelschaft reflektiert die Ultraschallwellen bei schrägem Einfall wie ein Spiegel und wird damit sonographisch nicht sichtbar. Aufgrund von Unebenheiten und Materialfehlern stellen sich aber oft vereinzelt Echos dar, besonders bei Untersuchungen im Wasserbad. Für die Darstellung des Schaftes im Gewebe reicht diese geringe Echogenität aber in der Regel nicht aus.

Wesentlich für die Darstellung des Schaftes dünnerer Nadeln ist die Tatsache, daß ein Teil der Schallenergie in die Nadel eindringt [40]. Die Echogenität des Schaftes wird also bestimmt durch die äußere und die innere Oberfläche der Hohlnadel und die Oberfläche des evtl. verwendeten Mandrins.

Der Gebrauch unbehandelter, also glatter Mandrins (z. B. bei der Chiba-Nadel oder der TSK-supra-Nadel) scheint die Schaftechogenität (im Gegensatz zum Spitzenecho, s. unten) nicht zu beeinflussen. In einer Untersuchung von Heckemann [18, 19] ergab sich weder bei Feinnadel mit Mandrin noch bei der Nordenstrom-Nadel ohne Führungsdraht eine Schaftechogenität. Die Untersuchungen erfolgten bei schrägem Einstich. Bei senkrechtem Einstich, wie bei zentral perforierten Linear-Punktionsschallköpfen, stellt sich der Schaft in der Regel nicht dar.

Möglichkeiten der Schaftkontrastierung ergeben sich durch Aufrauhung der Einkerbung des Schaftes bzw. des Mandrins.

Es wurden verschiedene Techniken zur äußeren Schaftbearbeitung entwickelt. Dem wird entgegengehalten, daß dadurch die Traumatisierung des Gewebes möglicherweise verstärkt werde [18], und sich durch Bearbeitung des intraluminalen Mandrins oder durch Verwendung eines spiralig gewundenen Führungsdrahtes ein vergleichbarer Effekt erzielen ließe [19].

Eine einfache Möglichkeit ist die unregelmäßige Aufrauhung des Schaftes durch Sandstrahlbehandlung [19] oder durch Einkerbung mit zahlreichen, unregelmäßig verteilten, sehr feinen Rillen [51]. Eine solche unregelmäßig geriffelte Chiba-Feinnadel ist kommerziell erhältlich (Hakko, Japan) [40]. Im Wasserbadversuch ergibt sich hier eine deutlich bessere Abbildung des Schaftes, möglicherweise auch wegen der Bildung kleinster Luftbläschen [40]. Im praktischen Gebrauch tritt dieser Effekt im Gewebe aber zurück.

In unseren Versuchen führten einseitig geschliffene, v-förmige Riefen bei einem Einstichwinkel von 45° zu einer partiellen Schallreflexion in Richtung des Schallkopfes und zu guter Darstellbarkeit der Nadel auch im echoreicheren Gewebe [51]. Ein Vorteil dieser Technik ist, daß sich die Nadel bei unzureichender Darstellung im Gewebe durch Rotation in ihrem Echomuster verändert und dadurch sicherer identifizieren läßt [52] (Abb. 11-3a,b).

Schließlich kann die Kanüle auch mit einer spiralförmigen, regelmäßigen Rille versehen werden, wodurch bei schräger Anschallung eine Vielzahl kleiner Streuzentren in regelmäßigem Abstand längs der Nadel entsteht [40].

Dabei wird der aus der Optik bekannte Gittereffekt ausgenutzt, bei dem sich für bestimmte Winkel durch konstruktive bzw. destruktive Interferenz der Schallwellen Intensitätsmaxima bzw. -minima ergeben. Wird die Nadel bei der Punktion im Winkel eines Interferenzmaximums eingestochen, so ist eine hellere Darstellung im Sonogramm zu erwarten.

In experimentellen Studien im Wasserbad konnte dieser Effekt bestätigt werden, wobei die gemessenen Winkel für die Maxima bzw. Minima näherungsweise mit den theoretisch berechneten übereinstimmten [10]. Ob sich dies in der Praxis bestätigen läßt, muß noch untersucht werden.

Nachteilig ist die Bindung an bestimmte Punktionswinkel, die auch abhängig von der Transducerfrequenz wären.

Bearbeitungstechniken, die sich auf den Mandrin beschränken und experimentell wie auch klinisch zur deutlicheren Darstellung des Schaftes führten, sind die Sandstrahlbearbeitung des Mandrins oder die Verwendung eines spiralig gewundenen Führungsdrahtes [18, 19, 20].

Abb. 11-3. Spezialpunktionskanüle zur besseren Darstellung des Nadelspitzenechos bei 45° Einstichwinkel
a Nadelende mit eingeschliffenen Riefen,

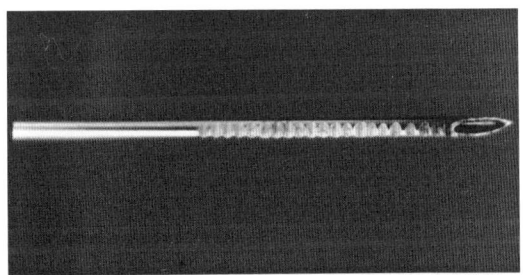

b unterschiedliche Echogenität des Nadelspitzenechos bei Normal- und Spezialpunktionskanüle im Wasserbad

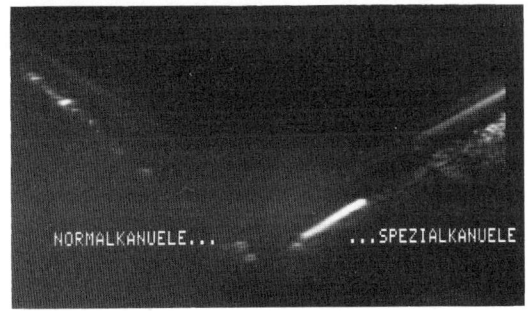

Aus den zitierten Veröffentlichungen wird deutlich, daß durch spezielle Behandlungstechniken der Nadelschaft sonographisch deutlicher hervortreten kann. Es stellt sich jedoch die Frage, ob die sonographische Darstellung des Schafts überhaupt notwendig und wünschenswert ist.

Eine hohe Echogenität des Nadelschaftes hat oft zur Folge, daß sich das Nadelspitzenecho nicht mehr deutlich abhebt [40]. Eine sichere Darstellung des Spitzenechos ist aber erwünscht, da hierdurch am besten die Lage der Kanüle festgestellt werden kann:

Bei Verwendung eines Punktionsschallkopfes mit sicher gewährleisteter Punktion in der Schall-

ebene garantiert die Darstellung der Nadelspitze, daß sich die gesamte Kanüle in der Schallebene befindet (Abb. 11-4). Da außerdem der Punktionsweg durch den Einstichwinkel und den Punktionsort bekannt ist und auf dem Bildschirm angezeigt wird, ist die echoreiche Abbildung des Schaftes entbehrlich (Abb. 11-5).

Sie kann sogar Anlaß für Fehlinterpretationen sein: Gibt die gesamte Nadel ein mäßiges Echomuster ab, kann die unbetonte Spitze u. U. die Schnittebene verlassen, ohne daß dies rechtzeitig bemerkt wird [40].

Aus diesen Gründen erscheint es vorteilhafter, wenn sich das Nadelspitzenecho deutlich von

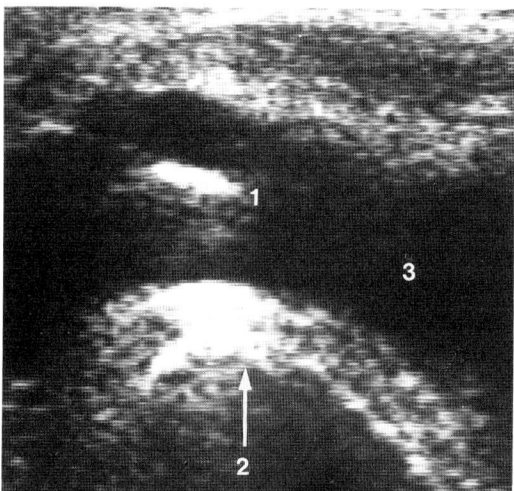

Abb. 11-4. Nadelspitzenecho (1) der Spezialpunktionskanüle bei 45° Einstichwinkel **bei Punktion eines Oberschenkelhämatoms (3)**
Femurknochenkontur (2) quer angeschallt

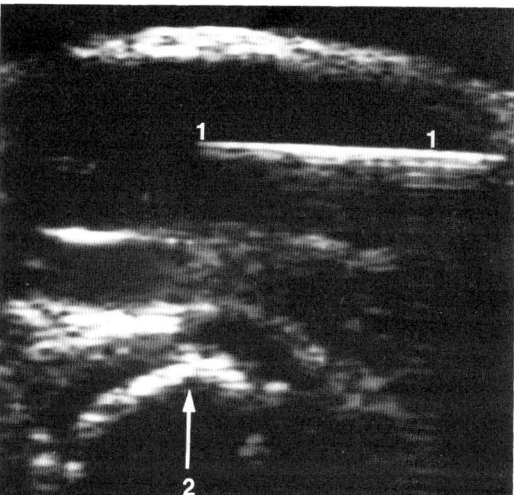

Abb. 11-5. Deutliche **Darstellung des gesamten Nadelschaftes** einer senkrecht zur Schallausbreitungsrichtung befindlichen Normalkanüle (1) **bei Baker-Zysten-Punktion.**
Dorsale Kontur der lateralen Femurkondyle (2) sichtbar

einem echoarmen Schaft absetzt. Eine mechanische Bearbeitung des Schaftes sollte sich deshalb wohl besser auf den spitzennahen Bereich beschränken.

11.4.2 Nadelspitze

Die Spitze einer Kanüle kann als Beugungszentrum aufgefaßt werden, woraus sich ihre Echogenität erklärt. Die Intensität des Echos hängt stark vom Kaliber, Anschliff und Mandrin ab. Nach Hjelmroth [20] kann allgemein gesagt werden, daß eine höhere Schallfrequenz offenbar zu helleren Spitzenechos führt. Bei nicht rotationssymmetrischen Spitzen hängt die Stärke des Echos von der Stellung der Nadel ab [40]. Metallnadeln sind echogener als kunststoffbeschichtete Nadeln [14].

Einen wesentlichen Einfluß auf die Helligkeit des Spitzenechos hat der Mandrin. In experimentellen Untersuchungen fand Einighammer [10], daß die Helligkeit durch Zurückziehen – es genügen wenige mm – oder Entfernen des Mandrins gesteigert werden könne. Dies wird in der klinischen Anwendung von Otto [40] bestätigt.

Zum Einfluß des Kalibers und des Spitzenanschliffs der Nadeln läßt sich feststellen, daß bei senkrechter Punktion dickere Nadeln, z. B. Follikelaspirationsnadeln, $\emptyset$ 1,2 mm, und Trucut-Biopsienadel, $\emptyset$ 2,1 mm, einen schwächeren Spitzenreflex aufweisen und sich deshalb bei leicht schräger Punktion besser darstellen [40].

Feinnadeln eignen sich dagegen aufgrund ihres relativ starken Spitzenreflexes besser zur vertikalen Punktion. Nadeln mit spitzerem Anschliff sind tendenziell besser sichtbar.

Besonders helle Spitzenechos ergeben sich bei Chiba-Feinnadeln (einschließlich Stilett schräg angeschliffen, Spitzenwinkel 24°), die von Otto [40] routinemäßig für Feinnadelpunktionen verwendet werden.

In anderen Publikationen [18, 19] wird der kräftige Spitzenreflex der TSK-supra-Nadel hervorgehoben: Schräganschliff, Spitzenwinkel kleiner als bei der Chiba-Nadel.

Die Feinnadel nach Franzén (ähnlich der TSK-supra-Nadel, Spitzenwinkel 13°), die normalerweise ohne Mandrin verwendet wird, läßt sich in

ihren Abbildungseigenschaften verbessern, wenn der dünne Reinigungsdraht eingeführt wird, dessen Spitze sich deutlicher darstellt, als die Nadelspitze selbst.

Vim-Silverman-Spaltnadeln und Menghini-Nadeln (Schräganschliff, Spitzenwinkel 48°) sind wegen ihrer schlechten Darstellbarkeit und ihrer Invasivität (Silverman-Nadel) nicht empfehlenswert [40].

Eine leicht schräggeführte Punktion – bei Sektorscannern unumgänglich – erweist sich für die Darstellung dicker Nadeln als günstiger [34]. In manchen Fällen ermöglicht sie überhaupt erst die Darstellung.

Bei Unsicherheit über die Lage des Spitzenechos kann eine Rotation der Nadel um ihre Längsachse helfen, sofern die Nadel einen asymmetrischen Schliff aufweist [52]. Bei einseitigen Präparationen, wie z. B. der von uns bearbeiteten Punktionsnadel [51] zur Hervorhebung des Spitzenechos, ist dies besonders effektiv.

Eine weitere interessante Methode zur Identifizierung des Spitzenechos geht auf die Erfahrung zurück, daß bei der Punktion von Perikardergüssen durch die Instillation einiger Milliliter steriler Kochsalzlösung im Real-time-Sonogramm ein „contrast jet" erzeugt wird, durch den sich die Nadelspitze anhand des intensiven Echos in ihrer Umgebung verrät [20]. Empfehlenswert ist die Anwendung dieser Technik vor gezielter Instillation von Medikamenten [51].

11.4.3 Artefakte

Es gibt mehrere Bildartefakte bei der Darstellung von Punktionsnadeln [40]. Typisch sind der Bogen- und der Hakenartefakt. Bogenartefakte an Spitzen lassen sich durch Zurücknahme der Intensität oder des Kontrastes am Gerät reduzieren. Hakenartefakte sind von der Nadel- oder der Mandrinspitze ausgehende, schweifförmige Gebilde, die ein Objekt hinter der Nadel vortäuschen.

Zusammenfassend kann man feststellen, daß vorbehandelte Punktionsnadeln in der Regel eine schwache Schaftechogenität und unterschiedlich starke Spitzenreflexe aufweisen. Bei Feinnadeln scheint ein langer Schrägschliff günstig für ein kräftiges Spitzenecho zu sein. Dicke Nadeln ($>$ 1,2 mm) sollten eher schräg eingestochen werden, da sie nur ein relativ schwaches Spitzenecho aufweisen.

Im Interesse der Stabilität und der Betonung des Nadelspitzenechos empfiehlt sich die Punktion mit leicht zurückgezogenem Mandrin. Oberflächenbehandlungen der Nadel oder des Mandrins können die Darstellbarkeit insbesondere in echoreichen Geweben verbessern, sollten sich aber vorzugsweise auf den distalen, spitzennahen Bereich beschränken, da eine gleichmäßige Kontrastierung der gesamten Kanüle nicht notwendig oder sogar nachteilig ist.

Weitere praktikable Techniken zur Hervorhebung des Spitzenechos sind die vorsichtige Rotation der Nadel um ihre Längsachse und möglicherweise die Instillation steriler Kochsalzlösung.

11.5 Anwendungsbeispiele

Indikation. Allgemein gilt, daß bei oberflächlichen und ausgedehnten Prozessen die indirekte Punktionsmethode ausreichend ist, während sich bei tiefergelegenen und kleineren Punktionszielen der Einsatz eines Punktionsschallkopfes empfiehlt, zumindest aber die Punktion unter ständiger sonographischer Kontrolle (Tabelle 11-1).

Folgende Indikationen zur indirekt oder direkt durchgeführten Ultraschallpunktion ergeben sich nach unseren bisherigen Erfahrungen:

Tabelle 11-1. Indikationen zur ultraschallgeführten Punktion in der Orthopädie

1. Gelenkergüsse
2. Zysten
3. Synovialitiden
4. Periartikuläre Raumforderungen
5. Flüssigkeitsgefüllte Weichteilprozesse
6. Weichteiltumoren
7. Injektionen

1. **Ausgedehnte Gelenkergüsse.** Entlastung und diagnostische Abklärung (Hüft-, Schulter-, Knie- und oberes Sprunggelenk, s. Tabelle 11-1)

2. **Flüssigkeitsansammlungen im Gewebe:** Hämatome, Serome, Abszesse
3. **Gezielte und sichere Instillationen** von Medikamenten in schwer zugängliche Gelenke, Schleimbeutel und Weichteilprozesse
4. **Gewebeentnahme** zur diagnostischen Abklärung (z. B. Synovialis-PE)

11.5.1 Hüftgelenk

Hüftbeschwerden, speziell im Kindesalter, die mit einem Hüftgelenkerguß einhergehen, ließen sich bisher nur schwer objektivieren. Differentialdiagnostisch kommen Coxitis fugax, septische oder rheumatische Koxitis, M. Perthes, Osteomyelitis, Epiphyseolysis capitis femoris, aktivierte Koxarthrose etc. in Frage.

Der Hüftgelenkerguß entzieht sich dem direkten klinisch-palpatorischen Nachweis, und auch radiologisch fehlen oft eindeutige Hinweiszeichen [4, 54].

Fettlinien im Röntgenbild stellen nur ein unsicheres diagnostisches Kriterium dar [54], wobei ihre Verdrängung eher auf eine Fehlhaltung der Hüfte, als auf den Erguß selbst zurückzuführen ist [6]. Auch ein Zusammenhang zwischen radiologischer Gelenkspaltbreite und Ergußbildung läßt sich nicht sicher nachweisen [4].

Computertomographisch ist die Diagnose eines Hüftgelenkergusses zuverlässig möglich [9, 54]. Der Erguß zeigt sich im Computertomogramm regelmäßig am deutlichsten auf der anterioren Seite des Schenkelhalses [9].

Anhand der bisher vorliegenden Studien [3, 30, 37] läßt sich ebenfalls durch Kernspintomographie (NMR) eine sichere Ergußdiagnostik bei geeigneter Schnittführung und Signalverarbeitung durchführen. Eine Charakterisierung der Ergußflüssigkeit (Blut, Eiter oder seröse Flüssigkeit) scheint in Zukunft durchaus möglich zu sein.

Als ebenfalls zuverlässiges, aber deutlich einfacheres und nebenwirkungsfreies Nachweisverfahren für Hüftgelenkergüsse erweist sich die Sonographie; sie findet dementsprechend zunehmend Verbreitung.

Hüftgelenkergüsse im Sonogramm (s. Abschn. 6.4). Über die Möglichkeiten des Ultraschalls bei der

Ergußdiagnostik am Hüftgelenk wurde zunächst von Seltzer 1979 [24, 48] berichtet. In den letzten Jahren haben sich mehrere Autoren im skandinavischen und im englischen Raum mit der sonographischen Ergußdiagnostik speziell bei Hüftgelenkerkrankungen des Kindes beschäftigt [1, 4, 9, 24, 27, 28, 32, 41, 44, 46, 54, 55, 56, 57].

Die von ventral sonographisch untersuchten Hüftgelenke erlauben eine gute Darstellung der Schenkelhals- und Hüftkonturen (Abb. 11-6a,b). Je nach Alter des Patienten zeigt sich die noch vorhandene Wachstumsfuge als Konturunterbrechung im distalen Hüftkopfbereich. Ebenfalls zur Darstellung kommt die den Pfannenrand und das Hüftgelenk umgebende Muskulatur (M. sartorius, M. rectus femoris, M. iliopsoas [51]).

Besondere Bedeutung für die Ergußdiagnostik kommt der gut darstellbaren Gelenkkapsel zu (s. Abb. 11-6). Die Messung der Schenkelhalskontur-Kapsel-Distanz ist ein wichtiges Maß für die Ergußdiagnostik im Vergleich zur Gegenseite.

Im sonographischen Bild einer gesunden Kinderhüfte liegt die Gelenkkapsel der Knochenkontur des Schenkelhalses nicht unmittelbar auf, sondern ist von ihr durch eine echoarme Zone getrennt, die der Membrana synovialis entspricht [28].

Bei einem Hüftgelenkerguß wird die Gelenkkapsel durch die Flüssigkeit von der Femuroberfläche abgehoben. Dies ist – wie auch in CT-Untersuchungen ersichtlich – am ausgeprägtesten auf der Ventralseite des Schenkelhalses, etwa in Halsmitte erkennbar.

Dadurch nimmt die Gelenkkapsel einen etwas bogigen, nach ventral konvexen Verlauf an [44, 54]. Der distale Kapselansatz am Schenkelhals ist nicht mehr spitzwinklig, sondern stumpfwinklig [51].

Da für die Kapseldistanz Absolutwerte schwer zu ermitteln sind [1, 28], wird ein Hüftgelenkerguß dann angenommen, wenn sich die Kapseldistanzen links und rechts deutlich voneinander unter-

Abb. 11-6. Sonogramm einer linken Erwachsenenhüfte in Schenkelhalsrichtung mit Bezeichnung der wichtigsten Strukturen.
a Normale Hüftgelenkverhältnisse

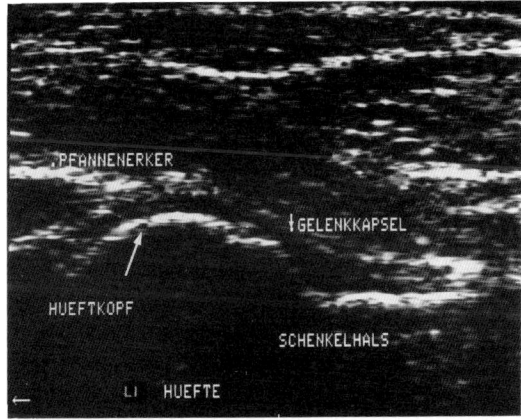

b Hüftgelenkerguß mit deutlicher Abhebung der Gelenkkapsel vom Schenkelhals

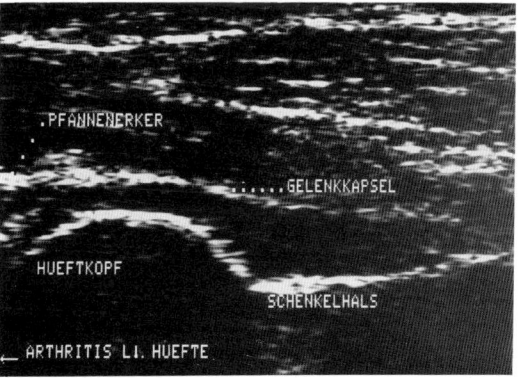

scheiden – und zwar um mehr als 2 mm [52, 53]. Unsichere Zeichen stellen eine Verbreiterung oder unscharfe Zeichnung, „capsular blurring" [24, 28], der Gelenkkapsel dar.

Die sonographische Kapselverbreiterung als möglicher differentialdiagnostischer Hinweis für eine septische Arthritis [1] bedarf noch näherer Untersuchungen. Eine Abgrenzung zwischen synovitischem Gewebe und Gelenkflüssigkeit ist im Hüftgelenk sonographisch nur schwer möglich. Damit erklären sich auch vergebliche Aspirationsversuche im Hüftgelenk trotz sonographisch sichtbarer Gelenkkapselabhebung und gesicherter intraartikulärer Nadellage bei Punktion.

Hüftgelenkpunktion. Untersuchungen und Punktionen werden mit Real-time-Geräten und Linearscannern durchgeführt. Die indirekte Punktion erfolgt mit einem 5-MHz-Linearschallkopf, die direkte Punktion mit einem 3,5-MHz-Punktionsschallkopf.

Zur Erzielung größtmöglicher Sterilität müssen die üblichen Kautelen der Gelenkpunktion eingehalten werden. Als Ankopplungsmedium wird steriles Kontaktgel oder Desinfektionsflüssigkeit verwendet. Der Punktionsschallkopf wird in eine sterile Hülle verpackt (Abb. 11-8).

Nach entsprechenden Vorversuchen im Wasserbad wurden zur Verbesserung der Sichtbarkeit spezielle Punktionskanülen mit in 45°-Richtung eingeschliffenen Riefen im Nadelspitzenbereich verwendet (s. Abb. 11-3a).

Die Ultraschalluntersuchung und Punktion wird in Rückenlage des Patienten durchgeführt, wobei die betroffene Hüfte in leichter Abduktion

(10–20°) und Rotations-Null-Stellung (bei Kindern Innenrotation!) gelagert wird (Abb. 11-7a,b; 11-8a,b). Erweist sich die Streckstellung des Hüftgelenkes als zu schmerzhaft, wird eine Schonhaltung bis zu 20° Hüftbeugung durch Unterlagerung im Kniebereich unterstützt. Stärkere Beugestellungen im Hüftgelenk gefährden die Durchführung der ultraschallgeführten Punktion.

Nach üblicher Hautdesinfektion wird der Schallkopf in steriler Hülle unter Verwendung von sterilem Kontaktgel oder flüssigem Desinfektionsmittel parallel zur Schenkelhalsachse ventral aufgesetzt, die bestmögliche Position zur Darstellung des Schenkelhalses und der Gelenkkapsel aufgesucht und von einem Assistenten exakt unter Monitorkontrolle beibehalten.

Zur Vorbereitung der Punktion verwenden wir ein Lokalanästhetikum, bei Kindern genügen Chloralhydrat-Rectiolen oder Valium-Zäpfchen. Die Notwendigkeit einer Vollnarkose, wie sie in der Literatur bei kleinen Kindern beschrieben wird [9, 27, 45, 53], können wir bezüglich Gelenkpunktionen nicht bestätigen.

Zur Punktion sind Nadeln mit Durchmessern zwischen 0,9 und 1,2 mm völlig ausreichend. Nur in Ausnahmefällen (z. B. eingedickte Abszesse) sind großlumigere Kanülen erforderlich. Unter strengen Sterilitätskautelen und Verwendung von sterilen Handschuhen wird die vorgesehene Punktionskanüle durch die sterilisierte Haltevorrichtung des Punktionsschallkopfes geführt und die Punktion entsprechend der im Ultraschallbild dargestellten Markierungslinie durchgeführt.

Bei der direkten Freihandpunktion wird die Nadel unter ständiger Ultraschallkontrolle von

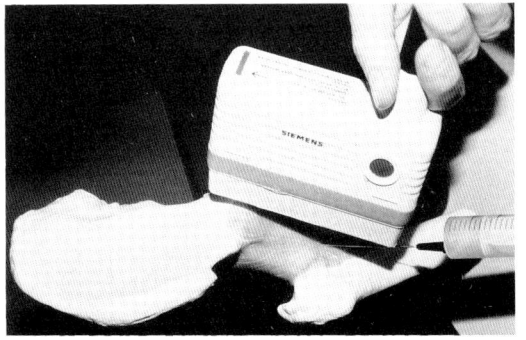

Abb. 11-7. „Freihandpunktion" des Hüftgelenkes, Schallkopf in Richtung des Schenkelhalses aufgesetzt a Am Modell

b Hüftpunktionsszene mit steril verpacktem Schallkopf und sterilem Kontaktgel

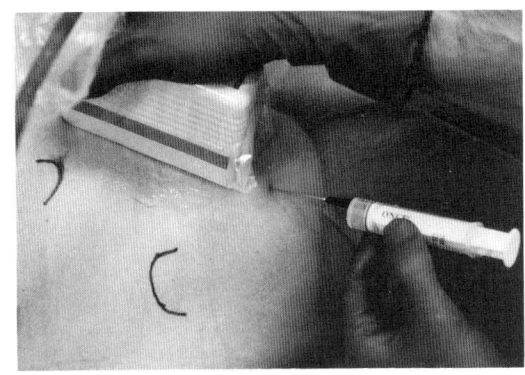

Abb. 11-8. Hüftpunktion mittels Punktionsschallkopf
a Steril eingepackter Schallkopf mit sterilisierbarem Einsatz zur Nadelführung

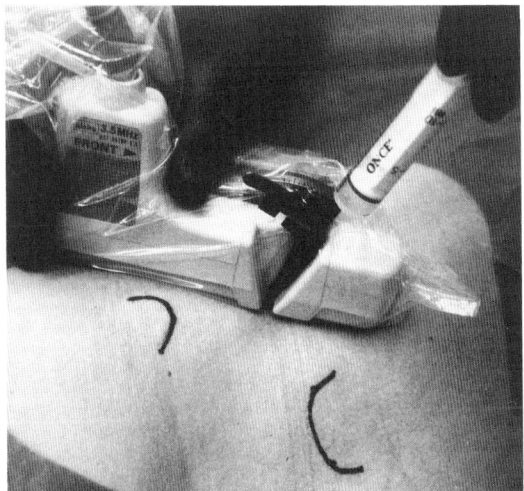

b Im Monitorbild eingeblendete Visierlinie bei Punktion eines Hämatoms nach Implantation einer Totalendoprothese
1 Hämatom
2 Prothesenkopf
3 Prothesenhals
4 Femur
5 Visierlinie des Punktionsschallkopfes

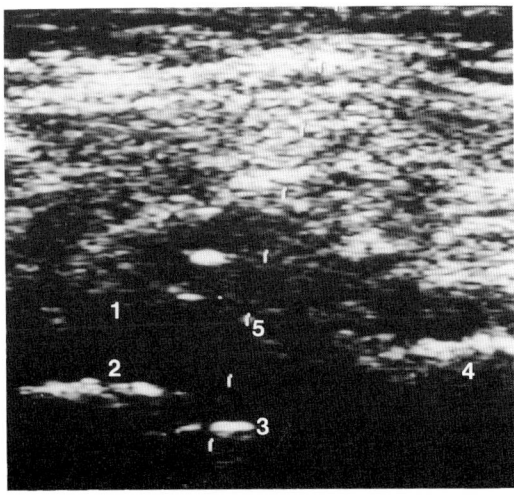

ventrolateral nach vorheriger Ortung des Ziel-
gebietes in einem Winkel von ca. 45° zur Schallrichtung ca. 2–3 cm vor der kurzen Seite des
Schallkopfes eingeführt (s. Abb. 11-7) und in das
Schallfeld vorgeschoben.

Unter ständiger Kontrolle des Nadelspitzenechos wird die Nadel im Gelenk im Bereich der
größten Kapselauslenkung kurz vor dem Periost
positioniert (Abb. 11-9). Eine Berührung des
Periostes sollte aufgrund der starken Schmerz-
reaktion des Patienten vermieden werden. Unter
Ultraschallkontrolle wird dann unter gelegent-
licher Rotation der Nadel Flüssigkeit aspiriert. Der
Punktionserfolg kann somit sofort beurteilt werden.

11.5.2 Kniegelenk

Der sichere sonographische Nachweis von
Poplitealzysten hat andere bildgebende Verfahren
verdrängt [15]. Aufgrund der guten palpatorischen
Zugänglichkeit der Kniegelenke sind ultraschallgeführte Punktionen nur bei kleineren Baker-
Zysten mit Durchmessern unter 2,5 cm indiziert,
die aufgrund von ausgeprägtem poplitealen Fettgewebe nicht sicher lokalisiert werden können.
Kniegelenkergüsse sind allein durch Palpation
nachweisbar. Die Indikation zur Durchführung
einer Punktion mittels Ultraschallkontrolle ergibt
sich nur bei Punctio sicca, z. B. bei gekammerten
Ergüssen.

11.5.3 Schultergelenk

Im Bereich der Schulter lassen sich pathologische
Veränderungen bei ausreichender Erfahrung des
Untersuchers mittels Ultraschall identifizieren.
Mit Hilfe der Ultraschalluntersuchung im sog.
korakoakromialen Fenster nach Hedtmann lassen
sich indirekte Punktionen und Injektionen im subakromialen Bereich sonographisch kontrollieren
und steuern. Die relativ selten auftretenden
Gelenkergüsse im Schultergelenk können sonographisch nachgewiesen und mittels sonographisch gesteuerter Punktion diagnostisch abgeklärt werden. Zur sonographischen Darstellung
von Schultergelenkergüssen eignet sich nach

unseren Erfahrungen am besten der dorsale Trans-
versalabschnitt, der Flüssigkeitsansammlungen
als echoarme Zone zwischen dem querverlaufen-
den M. infraspinatus und den knöchernen Konturen von Collum scapulae und Caput humeri
wiedergibt.

So konnten wir mehrmals ein Empyem gezielt
punktieren und weitere Therapieschritte einleiten.
Die sonographische Untersuchung und Punktion
erleichterten in diesen Fällen auch die präoperative Planung.

11.5.4 Sprunggelenk

Der diagnostische Einsatz der Sonographie im
Sprunggelenkbereich empfiehlt sich bei der
Untersuchung unklarer gelenknaher Schwellungen. Dabei erweist sich die Ultraschalluntersuchung speziell bei Rheumatikern als geeignetes
Verfahren zur Abgrenzung einer Artikulosynovitis
von einer Tenosynovitis, was für das weitere therapeutische Vorgehen von größter Bedeutung ist
[11].

Zur Untersuchung werden hochfrequente
Schallköpfe verwandt, Sektor- oder Linearschallköpfe mit geringer Auflagefläche und einer
Frequenz von 5–7,5 MHz. Eine Vorlaufstrecke
wird eingesetzt.

Die sonographische Darstellung des Sprunggelenkes erfolgt in Längs- und Querschnitten von
ventral, medial und lateral. Von lateral her können
die Peroneal-, von medial die Flexoren- und von
ventral die Extensorensehnen beurteilt werden.

Bei einer Tenosynovitis stellt sich die betroffene Sehne als echoreicher, heller Strang im
Längsschnitt bzw. im Querschnitt als heller Punkt
innerhalb eines reflexarmen Areals dar [11], das die
ödematöse aufgetriebene Sehnenscheide repräsentiert. Beim Gesunden läßt sich die Sehne oft
kaum von der Umgebung abgrenzen.

Entsprechendes gilt für Patienten mit einem
Erguß bzw. einer Artikulosynovitis des oberen
Sprunggelenkes, bei denen der Erguß erwartungsgemäß echoarm imponiert, während die Sehnen
zur Hautoberfläche hin verdrängt werden und sich
echoreich darstellen.

Aufgrund der oberflächlichen Lage des Sprung-
gelenks sind direkte sonographische Punktionen

Abb. 11-9. Hüftgelenkergußpunktion mit sichtbarer Punktionsnadel (1) im Gelenkspalt (2) am Hüftkopf (3)

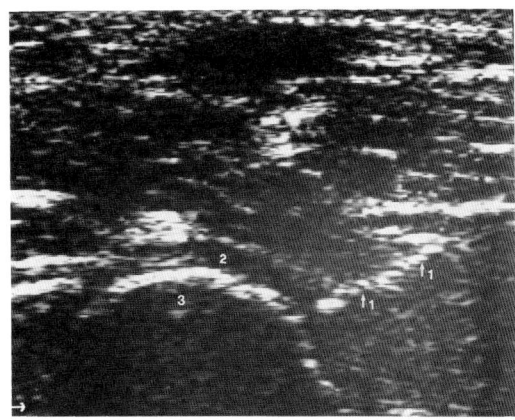

Abb. 11-10. Sonographische Darstellung der Lendenwirbelsäule
a Paramediansagittalschnitt,

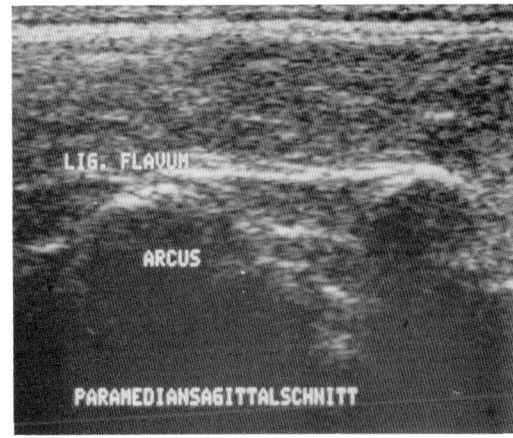

b Querschnitt bei Facetteninfiltration
1 Punktionsnadel
2 Facettenkontur

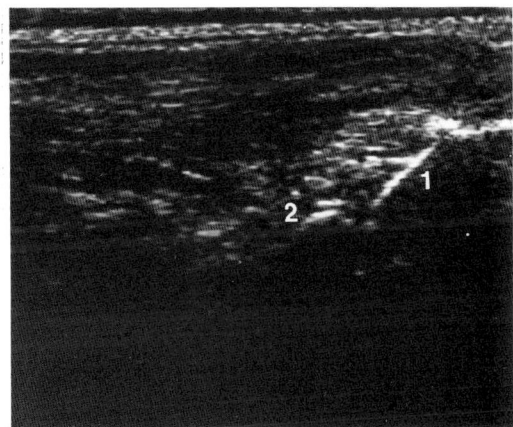

nicht erforderlich. Zur sicheren intraartikulären Punktion genügt die vorherige sonographische Darstellung mit Festlegung der Einstichgeometrie.

11.5.5 Wirbelsäule

Neben der üblichen sonographischen Darstellung von Weichteilprozessen im Bereich der Wirbelsäule interessierte uns eine sonographisch unterstützte gezielte Injektion in die kleinen Wirbelgelenke (Abb. 11-10a,b). Die in direkter Technik durchgeführten Untersuchungen zeigten, daß sich eine verbesserte Orientierung anhand der sonographischen Konturdarstellung der Facetten erreichen läßt.

Aufgrund der geringen Gelenkspaltbreite der Wirbelgelenke ist eine Darstellung der Gelenkverhältnisse, insbesondere eine Überprüfung der intraartikulären Nadellage, bei dem bisherigen Auflösungsvermögen der Ultraschallgeräte nicht möglich.

11.5.6 Tumoren

Aufgrund der Abbildungseigenschaften des Ultraschalls ist bei der Erwägung sonographisch geführter Punktionen in erster Linie an Weichteiltumoren zu denken. Die schlechte Darstellbarkeit von Knochengewebe im Ultraschall läßt dagegen den Einsatz der Sonographie zur Punktionssteuerung bei Knochentumoren wenig aussichtsreich erscheinen (Tabelle 11-2).

Obwohl über die Anwendung der Feinnadelaspirationszytologie zur Diagnose maligner Weichteiltumoren von einem orthopädisch-onkologischen Zentrum in Schweden [2] erfolgreich berichtet wird, wird die Feinnadelbiopsie in der Regel abgelehnt [43], da sie nur Material zur zytologischen, nicht aber zur histologischen Beurteilung gewinnt.

Die Stanzbiopsie, die z. B. mit der Tru-cut-Nadel durchgeführt werden kann, wird in der Diagnostik von Weichteiltumoren allgemein nicht empfohlen, weil es infolge der Elastizität des Tumorgewebes häufig nicht gelingt, ausreichend Material zu gewinnen [43].

Bei Weichteilgeschwülsten wird heute in der Regel die offene Inzisionsbiopsie angewandt. Dem Ultraschall kommt somit nur indirekte Bedeutung zu, indem er dazu beiträgt, Lage, Ausdehnung und Größe des Weichteiltumors zu bestimmen und somit die präoperative Planung zu verbessern.

11.6 Methode und bisherige Erfahrungen

Als „ultraschallgeführte Punktion in der Orthopädie" verstehen wir eine unter direkter oder indirekter sonographischer Kontrolle durchgeführte perkutane Punktion von Gelenkhöhlen, Zysten, flüssigen sowie soliden Gewebsprozessen, ggf. mit Probenentnahme oder gezielter Instillation von Medikamenten zur diagnostischen Abklärung und gezielten Therapie.

Bei der indirekten Punktionssteuerung werden sonographisch lediglich Einstichstelle und Punktionsweg (Richtung und Länge) in einer vorhergehenden Untersuchung festgelegt. Die Punktion selbst erfolgt „blind", also ohne permanente Ultraschallkontrolle. In Erweiterung dieser Technik kann die Lage der Nadel nach dem Einstich mit einem seitlich versetzten Transducer kontrolliert werden.

Bei der direkten Technik bleibt die Nadel während des gesamten Punktionsvorgangs unter direkter sonographischer Beobachtung. Die Nadel kann einfach von Hand („Freihandtechnik") oder aber – bei speziellen Punktionsschallköpfen – von einer an den Schallkopf gekoppelten Haltevorrichtung geführt werden.

Punktionen werden aus diagnostischen und/oder therapeutischen Gründen durchgeführt. Die diagnostische Punktion dient der Gewinnung von Material zur weiteren histologischen, zytologischen, mikrobiologischen oder laborchemischen Untersuchung. Zellen aus solidem Gewebe können per Punktion im Zellverband (Stanzbiopsie oder Schneidbiopsie) oder als zytologisches Präparat als Aspirationsbiopsie (Feinnadelpunktion) gewonnen werden. Bei der therapeutischen Anwendung ist in erster Linie an die Entlastung flüssigkeitsgefüllter Hohlräume zu denken.

Tabelle 11-2. Indikationen zur ultraschallgeführten Gelenkpunktion (UGP)
mit Angabe der durchgeführten Untersuchungen

Untersuchte Region Indikation	Anzahl der Ultra- schalluntersuchungen	Anzahl UGP
1. Hüftgelenk		
Aktivierte Arthrose	38	7
Nach TEP-Operation	124	48
Arthritischer Reiz- erguß	55	35
Septische Arthritis	13	13
SH-Fraktur	9	0
2. Kniegelenk		
Baker-Zysten	67	15
Reizerguß	86	4
3. Schultergelenk		
Hämarthros	2	2
Empyem	3	3
4. Sprunggelenk		
Reizerguß	25	4
Empyem	2	2
Gesamt	424	133

Bisherige Erfahrungen. Untersuchungen am Hüftgelenk zeigten, daß eine „blinde Punktion", d. h. ohne Zuhilfenahme eines bildgebenden Verfahrens, in Abhängigkeit vom Zugang mit einer Fehlerquote bis zu 34 % behaftet ist. Fördert die blinde Punktion kein Punktat, so kann nicht sicher von einer intraartikulären Lage der Punktionskanüle ausgegangen werden, die bei erfolgloser Aspiration nur durch die Injektion von Kontrastmittel unter Durchleuchtungskontrolle gesichert werden kann [31, 37]. Dies beinhaltet jedoch den Nachteil eines erhöhten technischen Aufwandes, einer vermehrten Strahlenbelastung und des Risikos einer Kontrastmittelallergie.

Bei der hier vorgestellten, ultraschallgeführten Punktion konnte bei Nachweis eines Ergusses die exakte Positionierung der Nadel erfolgen. Abgesehen von 2 Kindern mit erheblicher Synovialishypertrophie – bei einem Kind operativ gesichert – konnte in jedem Falle ein Punktat gewonnen werden. Bei Verwendung des Punktionsschallkopfes ist eine Korrektur der Nadellage nicht erforderlich.

Von den auf dem Markt befindlichen Punktionsschallköpfen haben wir für Gelenkpunktionen diejenigen Modelle gewählt, deren Führungseinsatz leicht zu sterilisieren ist, so daß die gerade bei Gelenkpunktionen erforderliche Asepsis erreicht werden kann. Darüber hinaus erübrigt sich bei Verwendung eines zentralperforierten Punktionsschallkopfes der Einsatz spezieller Kanülen.

Bei der indirekten Gelenkpunktion, die aufgrund ihrer Entfernung zum Schallkopf keine wesentlichen Sterilitätsprobleme aufwirft, ist eine Spezialkanüle zur Verstärkung des Nadelspitzenechos dringend erforderlich (Abb. 11-11). Insbesondere bei Patienten mit ausgedehntem, echoreichem subkutanem Fettgewebe ist eine sichere Ortung der Nadelspitze eine wesentliche Voraussetzung für den Erfolg der Punktion.

Die hier vorgestellte spezielle Oberflächenbearbeitung der Kanülenspitze hat sich für diese Zwecke bewährt. Bei exakt beibehaltener Schallkopfposition und parallel zur Schallkopflängsachse in 45°-Richtung zur Schallebene eingeführter

Punktionsnadel waren nur selten Nadelkorrekturen erforderlich.

Komplikationen wie Infektionen, Gefäß- und Nervenverletzungen oder Nadelabbrüche konnten bei den bisher durchgeführten Gelenkpunktionen (s. Tabelle 11-1) nicht beobachtet werden. Der Erfolg der Punktion kann sonographisch unmittelbar mitverfolgt und ggf. auf einem Videofilm aufgezeichnet werden.

Interessant ist in diesem Zusammenhang unsere Erfahrung, daß auch nach möglichst vollständiger Entleerung eines Gelenkergusses häufig eine deutliche Differenz zur Kapseldistanz der Gegenseite fortbesteht – trotz sicher nachgewiesener intraartikulärer Nadelspitzenlage. Diese Seitendifferenzen wurden auch von anderen Untersuchern beobachtet [1, 27] und auf eine Verdickung der Synovialis zurückgeführt.

Unterstützt wird diese Annahme durch eine Studie von Wingstrand [54], in der eine deutliche Diskrepanz zwischen den Seitendifferenzen der Kapseldistanzen und den gewonnenen Punktaten bestand. Die Tatsache, daß bei gleichaltrigen Kindern gleiche Ergußvolumina mit unterschiedlichen Kapselausdehnungen einhergehen können, muß als Hinweis für unterschiedlich ausgeprägte Synovialisverdickungen gewertet werden.

Andererseits können wir die Beobachtung von Wingstrand [54, 57] bestätigen, daß Verlaufsbeobachtungen von Gelenkergüssen bei Kindern unmittelbar nach der Punktion noch 50 % des Kapseldistanzausgangswertes zeigten, am darauffolgenden Tag sogar 80 %, und erst an den darauffolgenden Tagen ein Abklingen auf 50 % (5. Tag) und 25 % (15. Tag). Diese verzögerte Besserung läßt sich sicherlich mit dem Reizzustand der Synovialis und der damit verbundenen Ergußbildung in Verbindung bringen.

Um reproduzierbare Ergebnisse zu erhalten, sei nochmals auf die exakte Lagerung des Patienten hingewiesen und auf eine saubere sonographische Darstellung der Hüftgelenkverhältnisse in ventrodorsaler Schallrichtung parallel zum Schenkelhals.

Besondere Bedeutung kommt der Echokontur der Gelenkkapsel zu. Kommt diese nicht sicher zur Darstellung, besteht die Gefahr der Verwechslung des relativ echoarmen M. psoas mit einem Gelenkerguß [1].

Die vor totalendoprothetischer Versorgung des Hüftgelenkes sonographisch nachgewiesenen Ergüsse konnten intraoperativ bestätigt werden. Andererseits konnten postoperative, z.T. ausgedehnte subfasziale Serome und Hämatome ausfindig gemacht und abpunktiert werden.

Hüftgelenkergüsse bei Empyem, Arthritis urica, rheumatoider Arthritis sowie aktivierter Koxarthrose konnten aufgrund der ultraschallgeführten Punktionen mit Hilfe von laborchemischen, mikrobiologischen und histologischen Untersuchungen einer schnellen differentialdiagnostischen Abklärung zugeführt werden.

Die therapeutische Indikation zur Hüftgelenkpunktion bei Coxitis fugax dient im wesentlichen dazu, den intraartikulären Druck zu senken, die Beschwerden des Patienten zu bessern, und einer Ischämie des Hüftkopfes vorzubeugen.

Szintigraphische Studien [29, 33, 54] konnten nachweisen, daß es bei bestehendem Hüftgelenkerguß zu einer deutlichen Einschränkung der Blutversorgung des Hüftkopfes kommen kann. Die Ischämie kann so stark sein, daß das szintigraphische Bild eines M. Perthes entsteht.

Schon jetzt ist anzunehmen, daß die sonographische Ergußdiagnostik dazu beiträgt, schwere Arthritiden, insbesondere septische Prozesse frühzeitiger zu erkennen und zu behandeln, möglicherweise aber auch Frühstadien des M. Perthes schneller zu erkennen.

Es ist bekannt, daß trotz fehlender klinischer Zeichen mit Hilfe der Gelenkpunktion eine septische Arthritis nachgewiesen werden konnte [7, 53]. Andererseits ist ein möglicher ätiologischer Zusammenhang zwischen Coxitis fugax und M. Perthes weiter in Diskussion [29, 54].

Bei unklaren Hüftbeschwerden im Kindesalter sollte auf jeden Fall eine sofortige sonographische Abklärung erfolgen. Stellt sich dabei ein Gelenkerguß heraus, sollte zur Druckentlastung und weiteren diagnostischen Abklärung eine ultraschallgeführte Punktion erfolgen. Der weitere Verlauf sollte unter immobilisierenden und antiphlogistischen Maßnahmen engmaschig sonographisch kontrolliert werden.

Abb. 11-11. Distales Nadelecho (1) bei postoperativer Hämatompunktion der Hüfte

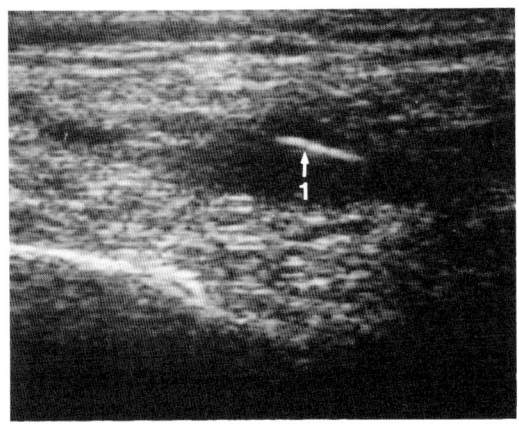

12 Rheumatologie

von Jutta Ernst

12.1 Einleitung und Literaturüberblick

Als weichteildarstellende Methode ist die Sonographie zur Sichtbarmachung des eigentlichen Entzündungssubstrates rheumatischer Krankheiten entzündlicher Genese geradezu prädestiniert. Sie ergänzt somit die konventionelle Röntgentechnik, die dieses Entzündungssubstrat lediglich an seinen Auswirkungen am Knochen indirekt nachweisen kann.

In der Darstellung solcherart entstandener knöcherner Veränderungen ist die Ultraschalldiagnostik wiederum der konventionellen Radiologie unterlegen. Auch vermag die Sonographie wegen der sich gegenseitig überlagernden Knochenabschnitte mit daraus resultierenden schalltoten Zonen keinen umfassenden Gelenküberblick vergleichbar dem konventionellen Röntgenbild zu bieten.

Gegenüber der Computertomographie, die beide Darstellungsmöglichkeiten, sowohl die des Knochens als auch die der Weichteile in sich vereinigt, läßt sich mit der weit weniger kostspieligen Ultraschalldiagnostik die Strahlenbelastung vermeiden, was jederzeitige Wiederholbarkeit mit dem Vorteil kurzer Untersuchungszeiten und der Möglichkeit der Bed-side-Methodik beinhaltet.

Es sind nicht nur die der Palpation sich entziehenden Manifestationen rheumatischer Krankheiten, die naturgemäß eine Indikation zur Sonographie darstellen, welche damit die diagnostischen Möglichkeiten über die der konventionellen Röntgenologie hinaus erweitern, sondern gerade auch die der Palpation durchaus zugänglichen Manifestationen einer Artikulo- oder Tenosynovitis oder einer Bursitis lassen sich mit der Ultraschalldiagnostik über die Möglichkeiten der körperlichen Untersuchung hinaus wesentlich differenzierter explorieren.

Die Arthrosonographie in der Rheumatologie ist etwa 15 Jahre alt. Die ersten Veröffentlichungen befaßten sich vornehmlich mit der sonographischen Darstellung von Baker-Zysten. Bereits 1972 berichteten McDonald und Leopold [31] über die Abgrenzung der Thrombophlebitis zur Baker-Zyste mit Hilfe des Ultraschalls. In den folgenden Jahren erschien eine Reihe weiterer Publikationen über Baker-Zysten und Kniegelenkschwellungen, so 1976 von Carpenter [6] und Ambanelli [3], 1977 von Kremer [26], 1978 Cooperberg [7], 1980 Lukes [27].

Der Begriff „Arthrosonographie" geht auf Seltzer [46] zurück, der mit intraartikulären Flüssigkeitsinstillationen die kleinsten, sonographisch darstellbaren Flüssigkeitsmengen in verschiedenen Gelenken ermittelte. 1982 beschrieb Kaufmann [25] die sonographische Darstellung der pigmentierten villonodulären Synovitis des Kniegelenkes.

Seit 1984 ist eine Vielzahl arthrosonographischer Arbeiten auf dem Gebiet der Orthopädie veröffentlicht worden. In der gleichen Zeit befaßten sich Publikationen im Bereich der Rheumatologie mit der sonographischen Darstellung von Manifestationen der entzündlich-rheumatischen Systemkrankheiten: Biewer [4], Ernst [10, 11, 12], Hauer [20], Niksch [35], Sattler [40–43], Wetzel [51], Wörth [53].

12.2 Geräte, Dokumentation und Methode

Die Wahl der Schallkopffrequenz ist von verschiedenen Faktoren abhängig. Für Übersichtsbilder größerer Gelenke eignen sich Transducer mit einer Frequenz von 3,5 oder 5,0 MHz. Detaildarstellungen im oberflächennahen Bereich lassen sich besonders gut mit einem 7,5-MHz-Schallkopf erfassen.

Vorlaufstrecken sind zur besseren Ankopplung wegen der mitunter sehr unebenen Gelenkoberflächen sehr vorteilhaft. Zudem wird durch die Vorlaufstrecke das Nahfeld mit seinen möglicherweise zu Fehlinterpretationen führenden Schallintensitätsinhomogenitäten aus dem Hautniveau herausgerückt. Eine an den Schallkopf fest adaptierte Vorlaufstrecke ist wegen der bequemeren Handhabung zu bevorzugen.

Die sonographische Gelenkdiagnostik beinhaltet eine vollständige Untersuchung des Gelenkes – soweit möglich – in allen Ebenen, die Beobachtung des Gelenkinhaltes bei Bewegung und die Palpation der Weichteilstrukturen unter sonographischer Sicht.

Die Gerätejustierung (Verstärkung, Tiefenausgleich und Monitorhelligkeit) muß individuell jedem Gelenk angepaßt werden. Die Einstellung sollte so gewählt werden, daß nach den etwas echoreicheren Hautschichten das subkutane Gewebe meist echoärmer erscheint, und daß der Schallstrahl am Knochen total reflektiert wird. Bei einer zu hohen Gesamtverstärkung entsteht ein weißes Bild, bei dem die einzelnen Strukturen überstrahlt werden, und Artefakte wie Rauschen und Wiederholungsechos zunehmen.

Dadurch entsteht die Gefahr, daß flüssigkeitsgefüllte Hohlräume fälschlicherweise als solide fehlinterpretiert werden. Umgekehrt erzeugt eine zu geringe Verstärkung ein schwarzes Bild, bei dem feine Echos unterdrückt und mitunter solide Strukturen als flüssigkeitsgefüllt fehlgedeutet werden.

Bei Verwendung eines Kunststoffpolsters (Gemisch aus Weichmacher und Polyvinylchlorid) als Vorlaufstrecke müssen auch deren Schall-abschwächung, die mit höheren Schallkopffrequenzen zunimmt, und deren Artefaktbildungen berücksichtigt werden.

Zur Dokumentation empfehlen sich standardisierte, durch ossäre Bezugspunkte charakterisierte Schnittebenen, die bei pathologischen Befunden zuweilen durch zusätzliche Schnittbilder ergänzt werden müssen. Zu den Standardebenen gehört auch diejenige mit Darstellung des zur intraartikulären Instillation üblichen Punktionsortes.

12.3 Hand

Obwohl Synovitiden im Bereich der Hand meist gut palpabel und sichtbar sind, kann die Sonographie hier praktische Bedeutung bei Adipositas, zur Differenzierung des morphologischen Entzündungssubstrats beim Karpaltunnelsyndrom, zur Abklärung eines Handrückenödems und zur Beurteilung der Sehnen bei Tenosynovitis gewinnen.

12.3.1 Anatomische Vorbemerkungen

Handgelenk. Der aus acht Handwurzelknochen bestehende Karpus ist nach volar konkav geformt und wird von einem Band, dem Retinaculum flexorum, überspannt. Dadurch wird ein osteofibröser Kanal, Canalis carpi, gebildet. Durch den Kanal ziehen die langen Beugesehnen und der N. medianus. Die Kapsel des proximalen Handwurzelgelenkes ist schlaff, dorsal relativ dünn, und wird von zahlreichen Bändern verstärkt. Der verzweigte Gelenkspalt enthält zuweilen Plicae synoviales und steht häufig mit dem distalen Handwurzelgelenk, der Articulatio mediocarpea, in Verbindung.

Ihre Gelenkkapsel ist volar straff, dorsal dagegen schlaff. Der Gelenkspalt ist gleichfalls verzweigt. Im Bereich des Os trapezium und Os trapezoideum bestehen Verbindungen zu den betreffenden Karpometakarpalgelenken. Die Plicae synoviales sind innerhalb des Gelenkspaltes zahlreich vorhanden. Außerdem füllt eine Plica synovialis den Raum zwischen den Carpalia Os lunatum, Os triquetrum, Os capitatum und Os hamatum aus. Die distale Handwurzelreihe ist mit den Metakarpalknochen, die zusammen eine funktionelle Einheit bilden, durch straffe Bänder fest verbunden.

Fingergelenke. Die Fingergrundgelenke, die Kugelgelenke darstellen, werden von einer schlaffen, weiten Gelenkkapsel umschlossen. Diese wird palmar durch Ligamenta palmaria, lateral durch Ligamenta collateralia verstärkt. Die Fingermittel- und -endgelenke sind dagegen Scharniergelenke. Ihre Gelenkkapseln werden palmar durch Faserknorpel, dorsal durch die Dorsalaponeurose der Streckmuskeln und durch die Ligamenta collateralia verstärkt.

Vaginae tendinum. Im Bereich der Hand werden die dorsalen karpalen Sehnenscheiden von den palmaren karpalen und den palmaren digitalen unterschieden.

Dorsale karpale Sehnenscheiden. Die Vaginae synoviales dorsales der Extensorensehnen gelangen in 6 getrennten Fächern unter dem Retinaculum extensorum zum Handrücken.

Palmare karpale Sehnenscheiden. Durch den Canalis carpi ziehen die Vagina tendinis m. flexoris pollicis longi, die die Sehne des langen Daumenbeugers enthält und bis zur Endphalanx reicht, und die Vagina synovialis communis mm. flexorum. Letztere Sehnenscheide ist mehrfach gekammert und umschließt die 8 Sehnen der Mm. flexorum digitorum superficiales und profundi. Diese erstreckt sich ungefähr von der proximalen Handwurzelbeugefalte bis zu den Basen der Mittelhandknochen. Die Vagina synovialis tendinis m. flexoris carpi radialis liegt außerhalb des Canalis carpi in einem eigenen osteofibrösen Kanal.

Palmare digitale Sehnenscheiden. Die fünf Vaginae synoviales digitorum manus werden außen durch eine fibröse Scheide, die aus einer Pars anularis und Pars cruciformis besteht, verstärkt. Die digitalen Sehnenscheiden beginnen über den Köpfchen

der Metacarpalia und ziehen bis zur Basis der Endphalangen. Die digitale Sehnenscheide des 5. Fingers hängt meist mit der karpalen Sehnenscheide der Beugesehnen zusammen. In seltenen Fällen werden auch andere Variationen beobachtet.

12.3.2   Sonoanatomie der Hand

Für die Ultraschalluntersuchung im Bereich der Hand sind hochfrequente, z. B. 7,5-MHz-Schallsonden mit einer Vorlaufstrecke zu bevorzugen.

Volares Handgelenk. Bei einer Schallkopfposition etwa in der Mitte der Beugeseite des Handgelenkes können beim Gesunden im Längsschnitt in der Tiefe die gelenkbildenden Knochenanteile von Radius, einzelnen Carpalia und eines Metacarpale als mehrere echoreiche Linien unterschiedlicher Länge erfaßt werden. Vor diesen Strukturen stellen sich die Flexorensehnen als ein relativ breites, echoreicheres Band mit einem längsgerichteten, parallel-streifigen Muster, umgeben von einem echoärmeren Saum dar. Die einzelnen Sehnen können dabei nicht voneinander abgegrenzt werden.

Ventral der Carpalia im Canalis carpi ist diese Sehnentextur zuweilen nicht immer sicher erkennbar und darf nicht mit einer etwaigen Sehnenschädigung verwechselt werden. Diese scheinbare Unterbrechung der Sehnentextur ist einerseits wohl durch eine Richtungsänderung des Sehnenverlaufs, andererseits möglicherweise durch eine ungünstigere Schalleitung im Bereich des Retinaculum flexorum bedingt (Abb. 12-1).

Gelegentlich kann die Identifizierung der einzelnen anatomischen Substrate Schwierigkeiten bereiten. Flexions- und Extensionsbewegungen des Handgelenkes lassen die knöchernen Strukturen besser hervortreten. Zum Auffinden der Sehnen sind Flexionsbewegungen der Finger sehr hilfreich.

Im Querschnitt stellt sich der Canalis carpi über den Totalreflexionslinien einiger Carpalia als ein relativ echoarmes Areal dar. Die durch diesen Kanal ziehenden Beugesehnen sind meist nicht abgrenzbar (Abb. 12-2).

Dorsales Handgelenk. Bei dorsovolarer Schallrichtung weist das Handgelenk eine kleine, echoarme Grube über den gegenüber Radius und Metacarpalia tiefer gelegenen Totalreflexionslinien der Carpalia auf. Die Strecksehnen sind als ein echoreicher Strang unmittelbar unter der Hautschicht abgrenzbar (Abb. 12-3).

Fingergelenke. Im Longitudinalschnitt mit dorsovolarer Schallrichtung zeigt sich der Gelenkbinnenraum der Fingergrundgelenke als ein winziges, echoarmes Areal zwischen den Totalreflexionslinien der Metacarpalia und der Phalangen. Unmittelbar unter der Hautschicht, parallel zu den Totalreflexionslinien, sind die Strecksehnen als reflexreicher Strang sichtbar (Abb. 12-4).

Beim Gesunden erweist sich die sonographische Darstellung der Fingergrundgelenke im Querschnitt als nicht sehr eindrucksvoll. Die ossären Anteile können als horizontale Totalreflexionslinien erfaßt werden. Der Gelenkbinnenraum ist beim Gesunden nicht immer eindeutig erkennbar.

12.3.3 Sonoanatomie entzündlich-rheumatischer Veränderungen

Synovitische Schwellungen im Handgelenkbereich sind meist eine Kombination aus Tenosynovitiden mit einer mehr oder weniger stark ausgeprägten Artikulosynovitis (Abb. 12-5).

Das morphologische Entzündungssubstrat des Karpaltunnelsyndroms im Rahmen entzündlichrheumatischer Erkrankungen ist in aller Regel die Tenosynovitis. Neben rein exsudativen Formen gibt es fließende Übergänge zu überwiegend proliferativen, mit daraus resultierender schlechter Abgrenzbarkeit der Sehnen (Abb. 12-6 bis 12-9).

Eine derartige Differenzierung, die der Tastbefund – schon gar nicht bei Adipositas – nicht immer zuläßt, erweist sich für das therapeutische Vorgehen im Hinblick auf lokale Kortisoninstillationen als hilfreich. Auch bei exsudativen Formen mit entsprechend prägnanter Sehnendarstellbar-

keit können die einzelnen durch den Karpalkanal ziehenden Beugesehnen aufgrund ihrer Lage zueinander und eines meist unregelmäßigen synovitischen Befalls nicht immer gleich gut abgebildet und somit nicht eindeutig zugeordnet werden.

Der N. medianus läßt sich nicht abgrenzen. Am günstigsten sind die oberflächlichen Beugesehnen des 3. und 4. Fingers, die über denen des 2. und 5. Fingers liegen, sonographisch darstellbar. Weniger gut lassen sich die in der Tiefe liegenden Beugesehnen des Flexor digitorum profundus erfassen.

Für die Verlaufskontrolle des Karpaltunnelsyndroms empfiehlt sich als standardisierte Schallkopfposition die sogenannte „Rascetta". Diese konstante Querfurche, die der Articulatio mediocarpea entspricht, bleibt auch bei Schwellungszuständen infolge ihrer festen Verankerung mit der Unterlage erhalten. Das Maximum tenosynovitischer Schwellungen findet sich jedoch proximal des Retinaculum flexorum.

Die Beurteilung der Sehnenstruktur im Bereich des Canalis carpi ist wegen der oben angegebenen Gründe nicht zuverlässig.

Tenosynovitiden oberflächlicher und tiefer Beugesehnen lassen sich in der Hohlhand sonographisch in idealer Weise darstellen (Abb. 12-10, 12-11, 12-12). Gelegentlich kann man auch eine isolierte Tenosynovitis einer Beugesehne, die sich von der Hohlhand bis in den Bereich der Phalangen erstreckt, beobachten (Abb. 12-13).

Je exsudativer eine Tenosynovitis ist, um so prägnanter bildet sich die zugehörige Sehne ab, und um so exakter können deren Kontur und Struktur beurteilt und somit möglicherweise etwaige eingetretene Sehnenschädigung durch das penetrierende synoviale Proliferationsgewebe aufgedeckt werden.

Zur Vermeidung von Fehlinterpretationen muß der Schallkopf streng parallel zur anatomischen Achse liegen und senkrecht aufgesetzt werden. Der infolge des hohen Impedanzsprunges an der Begrenzung tenosynovitischer Schwellungen beobachtete Schallschatten, der zu einer scheinbaren Kontinuitätsunterbrechung der Sehnentextur führt, darf nicht als Sehnenschädigung interpretiert werden (Abb. 12-14).

Abb. 12-1. Volodorsaler Longitudinalschnitt durch das Handgelenk

Normalbefund

1 Hautschichten
2 Radius
3 Carpalia
4 Os metacarpale
5 Beugesehnen

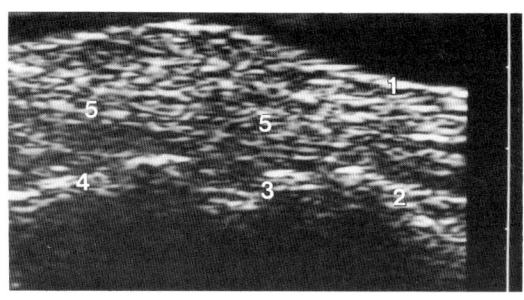

Abb. 12-2. Volodorsaler Querschnitt durch das Handgelenk in Höhe der Articulatio mediocarpea, Normalbefund

Der Canalis carpi ist als ein echoarmes Areal vor den Totalreflexionslinien einiger Carpalia erkennbar. Die Beugesehnen sind nicht abgrenzbar. Der Schallschatten rechts im Bild wird durch das Os pisiforme hervorgerufen

1 Hautschichten
2 Carpalia
3 Os pisiforme
4 Canalis carpi

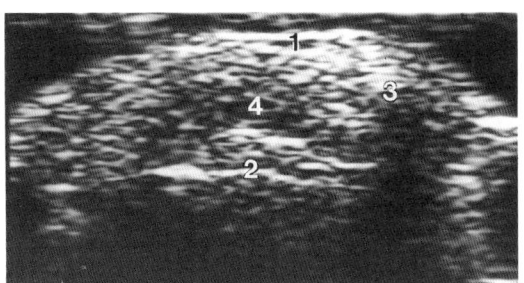

Abb. 12-3. Dorsovolarer Longitudinalschnitt durch das Handgelenk

Normalbefund

1 Hautschichten
2 Radius
3 Carpalia
4 Os metacarpale
5 Strecksehne

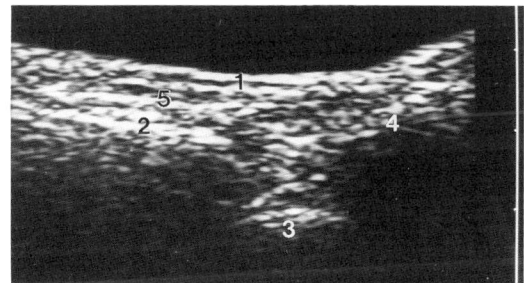

Abb. 12-4. Dorsovolarer Longitudinalschnitt durch ein Fingergrundgelenk

Normalbefund

1 Hautschichten
2 Os metacarpale
3 Grundphalanx
4 Gelenkspalt
5 Strecksehne

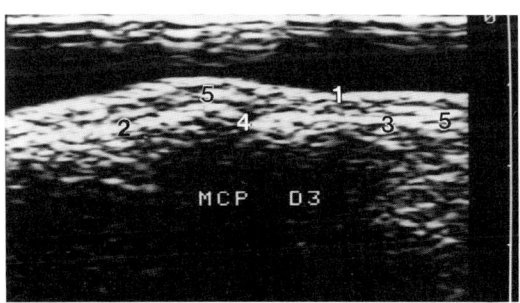

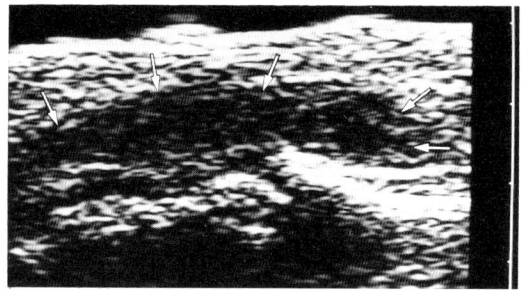

Abb. 12-5. Volodorsaler Longitudinalschnitt durch das Handgelenk bei Artikulosynovitis
Das Entzündungssubstrat ist als ein ausgedehntes, gut abgrenzbares, echoarmes Areal vor den kleinen, bogigen Totalreflexionslinien einiger Carpalia links und der keilförmigen Totalreflexionslinie des Radius erkennbar. (Linke Bildhälfte entspricht distalen, rechte Bildhälfte proximalen Körperabschnitten)
↓ Articulo-synovitis

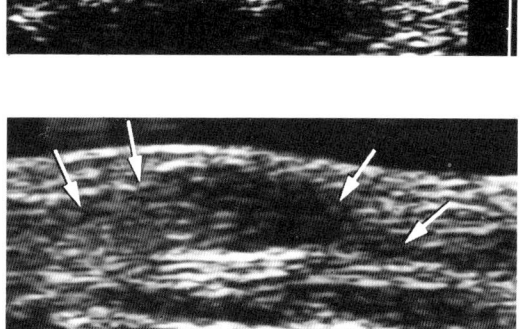

Abb. 12-6. Volodorsaler Longitudinalschnitt durch den Karpalkanal bei Tenosynovitis
Rechts im Bild ist die Totalreflexionslinie des Radius erkennbar
↓ Tenosynovitis

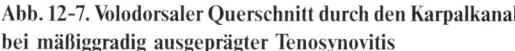

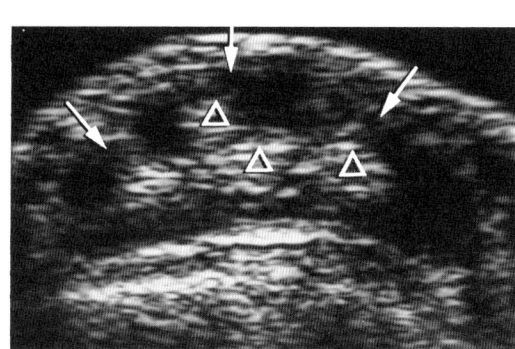

Abb. 12-7. Volodorsaler Querschnitt durch den Karpalkanal bei mäßiggradig ausgeprägter Tenosynovitis
Dieser Querschnitt liegt in Höhe der konstanten Hautfalte, der sogenannten Rascetta, die der Articulatio mediocarpea entspricht
↓ Tenosynovitis
△ Sehnen

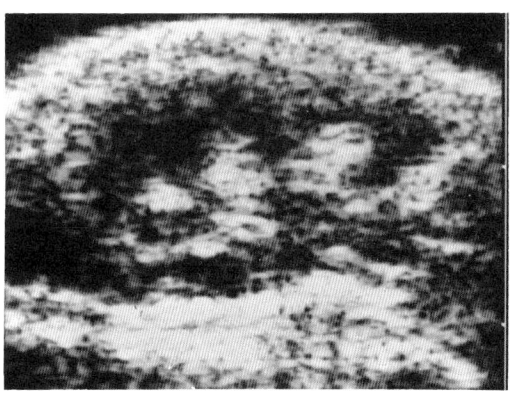

Abb. 12-8. Volodorsaler Querschnitt durch den Karpalkanal bei ausgeprägter Tenosynovitis

**Abb. 12-9. Volodorsaler Querschnitt durch den Karpalka-
nal bei Tenosynovitis mit nur geringer Exsudation**
Befund wurde computertomographisch und histologisch bestätigt

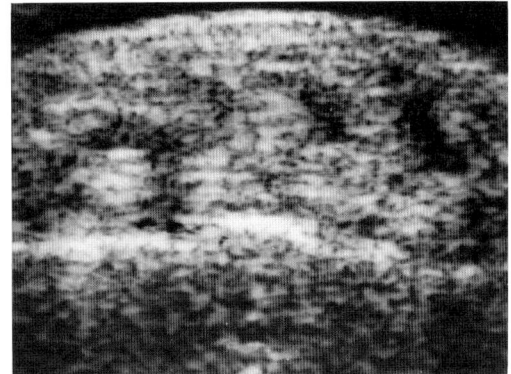

Abb. 12-10. Querschnitt durch die Hohlhand bei aus-
geprägter **Tenosynovitis der** oberflächlichen und tiefen
Beugesehne des 3. Fingers, die im distalen Bereich der
Hohlhand dicht übereinander liegen
Während die Beugesehne des 3. Fingers infolge der
Tenosynovitis gut erkennbar ist, läßt sich die rechts
davon gelegene, nicht befallene Beugesehne des 4. Fin-
gers kaum abgrenzen
△ Sehnen

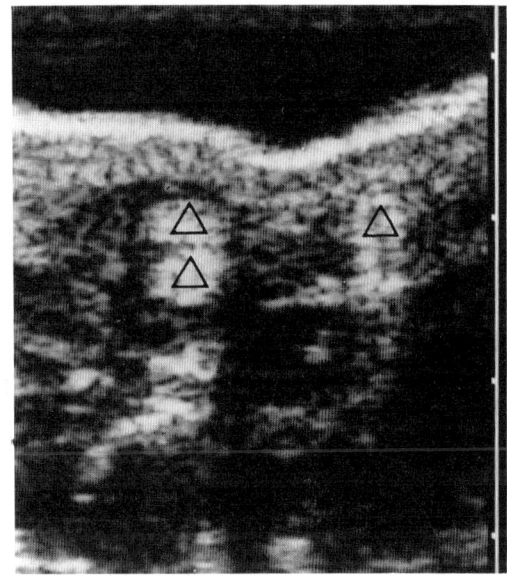

**Abb. 12-11. Zugehöriger Longitudinalschnitt zur Abb. 12-10
bei ausgeprägter Tenosynovitis**
△ Sehnen

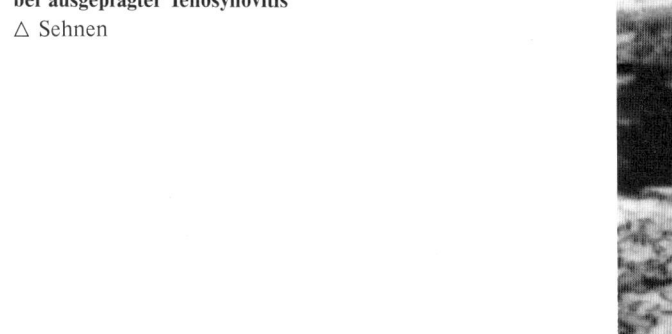

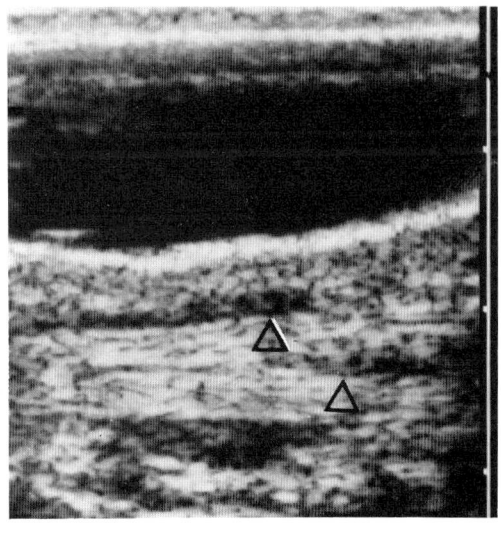

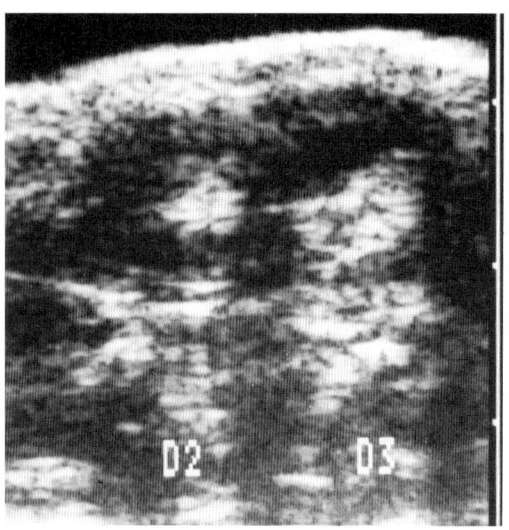

Abb. 12-12. Querschnitt durch die Hohlhand bei ausgedehnter Tenosynovitis der Beugesehne D II und D III

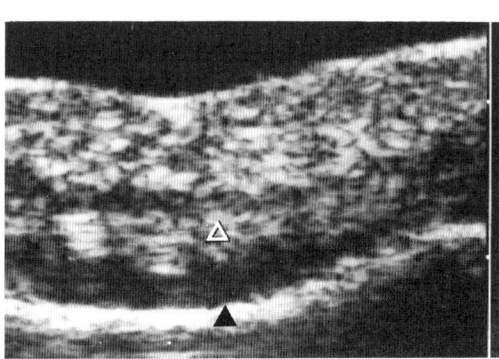

Abb. 12-13. Volodorsaler Longitudinalschnitt durch die 3. Grundphalanx mit digitaler Tenosynovitis der Beugesehne

△ Sehne
▲ Phalanx proximalis

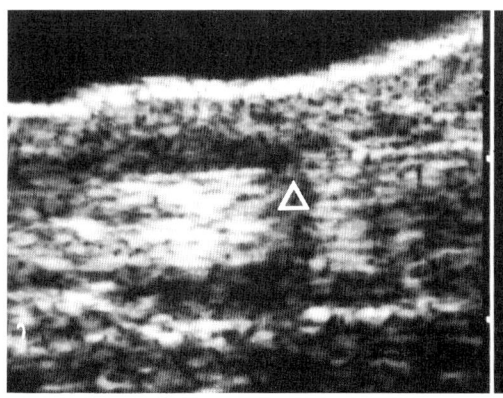

Abb. 12-14. Längsschnitt durch die Hohlhand mit umschriebener Tenosynovitis einer Beugesehne, die eine scheinbare Kontinuitätsunterbrechung aufweist (Näheres s. Text)

scheinbare
Kontinuitätsunterbrechung
(△)

Wie zuverlässig der sonographische Befund einer Sehnenschädigung ist, kann zur Zeit noch nicht beantwortet werden. Weitere vergleichende Studien zwischen sonographischen und operativen Ergebnissen sind erforderlich. Da das axiale Auflösungsvermögen einer 7,5-MHz-Schallsonde etwa 1 mm beträgt, sind diskrete Sehnenschädigungen durch den Sehnenpannus sonographisch nicht faßbar. Zudem verschlechtert sich die Schallleitung bzw. die Darstellbarkeit der Sehnentextur mit abnehmender Exsudation.

Die Tenosynovitis des Handrückens stellt sich in analoger Weise dar (Abb. 12-15).

Nach einer Sehnenruptur kann die sonographische Lokalisationsbestimmung des proximalen und distalen Sehnenstumpfes für die Operationsplanung hilfreich sein. Nach unseren bisherigen Erfahrungen gelingt im Handrückenbereich das Aufsuchen des distalen Sehnenendes durch passive Bewegungen der Finger wesentlich leichter, während die Darstellung des proximalen Sehnenstumpfes erhebliche Schwierigkeiten bereitet.

Wenngleich Synovitiden der Fingergrund- und Fingermittelgelenke meist gut palpabel sind, kann die Sonographie bei unsicherem Tastbefund, z.B. bei Adipositas, diagnostische Bedeutung gewinnen (Abb. 12-16 bis 12-19).

Handrückenödem. Ein pathogenetisch bislang ungeklärtes Phänomen stellt das Handrückenödem bei entzündlich-rheumatischen Erkrankungen dar. Sonographisch findet man meist eine deutliche Verbreiterung der subkutanen Gewebsschichten mit einem echoarmen Reflexmuster (Abb. 12-20). Analoge Ultraschallbilder entstehen bei einem postinfektiösen Handrückenödem. Zuweilen kann das als Handrückenödem imponierende klinische Bild durch Tenosynovitiden der Flexorensehnen bedingt sein (Abb. 12-21), wie im Fall der Arthritis psoriatica der Abb. 12-22.

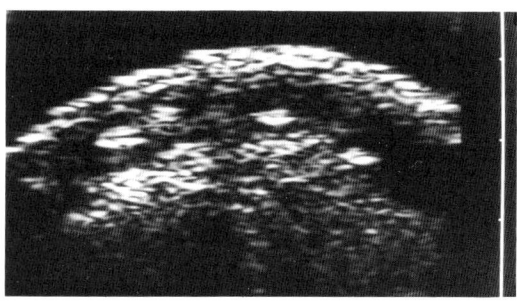

Abb. 12-15. Dorsovolarer Querschnitt durch einige Streck-sehnen bei ausgeprägter karpaler Tenosynovitis auf dem Handrücken

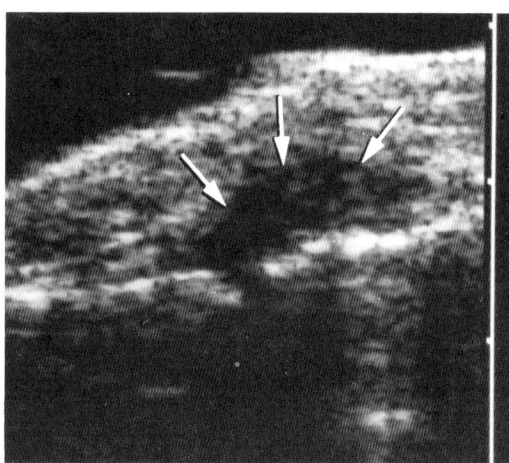

Abb. 12-16. Dorsovolarer Longitudinalschnitt durch das 4. Fingergrundgelenk bei ausgeprägter Synovitis, die als echoarmes Areal vor den Totalreflexionslinien des Metacarpale und der Grundphalanx imponiert
Zwischen den Totalreflexionslinien ist der Gelenkspalt gut erkennbar
↓ Synovitis

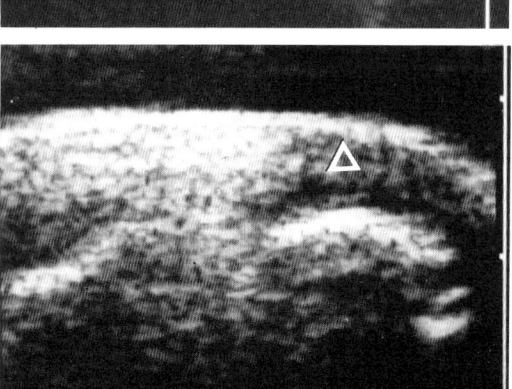

Abb. 12-17. Dorsovolarer Querschnitt durch die Finger-grundgelenke D II und D III bei ausgeprägter Synovitis
Unmittelbar über der bogigen Totalreflexionslinie des Metacarpale D II sind ein echofreier und darüber ein echoarmer Saum abgrenzbar. Hierbei dürfte es sich zum einen um Erguß, zum anderen um synoviale Prolifera-tionen handeln
△ synoviale Proliferation

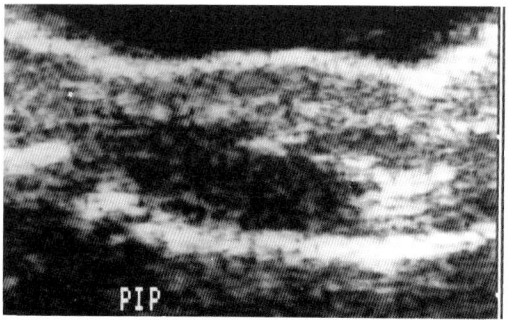

Abb. 12-18. Volodorsaler Longitudinalschnitt durch ein Fin-germittelgelenk bei ausgeprägter Synovitis, die als echo-armes Areal vor der bogigen Totalreflexionslinie der Grundphalanx erkennbar ist
Darüber kann der reflexreiche Strang der Beugesehne abgegrenzt werden

Abb. 12-19. Dorsovolarer Longitudinalschnitt durch das 4. Fingermittelgelenk bei relativ diskreter Synovitis, welche die Phalangen als prägnante, echoreiche Linien hervortreten läßt.
Darüber ist die Strecksehne als echoreicher Strang sichtbar

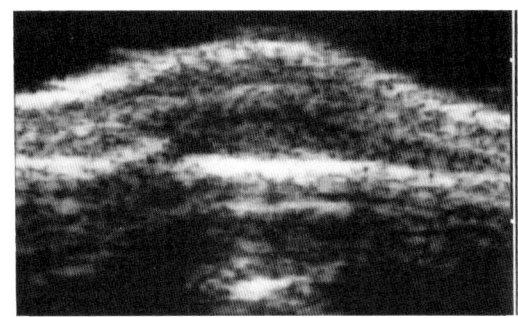

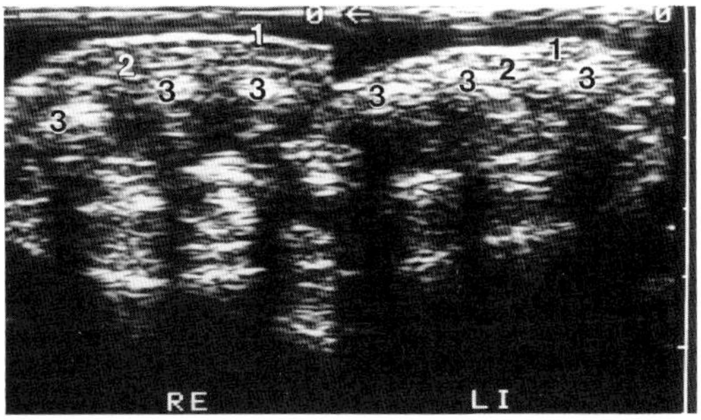

Abb. 12-20. Dorsovolarer Querschnitt durch den Handrücken bei Handrückenödem rechts im Vergleich mit der unauffälligen Gegenseite.
Die subkutanen Schichten stellen sich rechts deutlich verbreitert und echoärmer dar. Die 3 kräftigen, echoreichen Linien mit dorsalem Schallschatten entsprechen Metacarpalia
1 Hautschichten
2 Subkutane Schicht
3 Metacarpalia mit
  Schallschatten

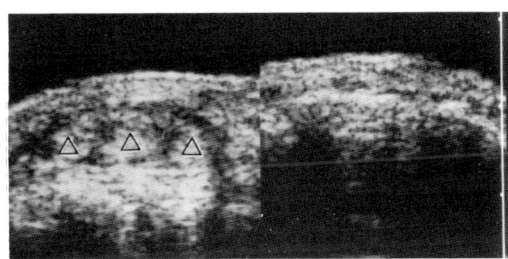

Abb. 12-21. Dorsovolarer Querschnitt durch den Hand-rücken bei ausgeprägter Tenosynovitis, die klinisch als Handrückenödem imponiert im Vergleich mit der unauffälligen Gegenseite

△ Sehne

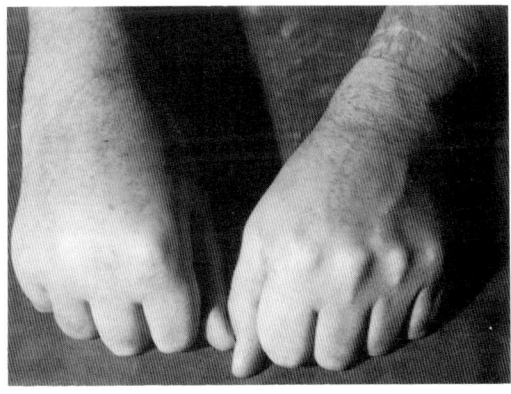

Abb. 12-22. Entsprechendes klinisches Bild des Falles der Abb. 12-21

12.4   Ellbogengelenk

12.4.1   Anatomische Vorbemerkungen

Die Articulatio cubiti ist ein aus drei Teilen zusammengesetztes Gelenk, das von einer einheitlichen Gelenkkapsel umschlossen wird. Die dünne, schlaffe Gelenkkapsel umgreift ventral die Fossa radialis sowie die Fossa coronoidea, dorsal die Fossa olecrani und läßt die beiden Epikondylen frei. Sie setzt an der Ulna am Rand der Incisura trochlearis an und bezieht die Spitze des Olekranons und den Processus coronoideus in den Gelenkbinnenraum mit ein. Am Radius liegt ihre Ansatzlinie unterhalb des Ligamentum anulare radii. Diese Aussackung ist als Recessus sacciformis superior bekannt. Im Bereich der drei Gruben sind die Membrana synovialis und die Membrana fibrosa der Gelenkkapsel durch Fettgewebe voneinander getrennt.

12.4.2   Sonoanatomie des Ellbogengelenkes

Regio cubiti anterior. Für die sonographische Untersuchung des Ellbogengelenkes sind 5- bzw. 7,5-MHz-Schallsonden am besten geeignet. Auf Longitudinalschnitten mit ventrodorsaler Schallrichtung durch das Humeroulnargelenk imponiert die Trochlea humeri als bogige Totalreflexionslinie. Die distal davon gelegene, durch einen schmalen Spalt getrennte Totalreflexionslinie entspricht dem Processus coronoideus.

Der über diesen Reflexionslinien gelegene echoarme, schmale Saum des Gelenkbinnenraumes wird ventral durch das relativ echoreiche Band der Gelenkkapsel begrenzt, deren Ansatzstellen einerseits an der Ulna unmittelbar distal des Processus coronoideus, andererseits am Humerus proximal der Fossa coronoidea erkennbar sind. Zwischen Haut und Gelenkkapsel können der M. brachialis und zuweilen die Bizepssehne dargestellt werden (Abb. 12-24).

Auf Longitudinalschnitten durch das Humeroradialgelenk kann vor der halbrunden Total-

reflexionslinie des Capitulum humeri und der hakenförmigen des Capitulum radii der echoarme Saum des Gelenkbinnenraumes erfaßt werden. Dieser wird ventral durch das echoreiche Band der Gelenkkapsel begrenzt (Abb. 12-23).

Regio cubiti posterior. Auf dorsoventralen Longitudinalschnitten kann die Fossa olecrani, die durch eine Einkerbung des Humerus zwischen Schaft und Trochlea gebildet wird, als dreieckiges, echoarmes Areal dargestellt werden (Abb. 12-25). Zwischen der bogigen Totalreflexionslinie der Trochlea humeri und derjenigen des Olekranons kann der Gelenkspalt abgegrenzt werden, durch den bei einer Kubitalarthritis das Entzündungssubstrat hervorquellen kann.

Zu den Standardschnittebenen zählen auch diejenigen durch das laterale Grübchen zwischen Epicondylus lateralis und Olekranon, da hier der übliche Punktionsort zur intraartikulären Instillation lokalisiert ist.

Auf Longitudinalschnitten mit lateromedialer Schallrichtung ist der Gelenkspalt zwischen den Totalreflexionslinien des Humerus und des Radius als ein echoarmer, schmaler Keil gerade erkennbar. Ventral dieser Totalreflexionslinien sind Anteile der dorsalen Unterarmmuskelgruppe (M. extensor digitorum communis, M. extensor digiti minimi, M. extensor carpi ulnaris, M. anconaeus und M. supinator) als echoarmes Areal sichtbar (Abb. 12-26).

Da sich die sonographische Darstellung dieser Strukturen beim Gesunden als oftmals schwierig erweist, können Flexions- sowie Pro- und Supinationsbewegungen des Ellbogengelenkes zu deren Identifizierung verhelfen.

Bei horizontaler, lateromedialer Schnittführung dienen die bogigen Totalreflexionslinien des Olekranons und des Epicondylus lateralis bzw. des Radiusköpfchens als ossäre Bezugslinien. Zwischen diesen Leitstrukturen befindet sich im ventralen Bereich ein rundliches, echoarmes Areal, welches Muskulatur entspricht (Abb. 12-27).

Dieses darf jedoch nicht mit dem gleichfalls echoarmen Entzündungssubstrat bei einer floriden Kubitalarthritis verwechselt werden, das sich aus der Tiefe heraus auch zwischen diesen Totalreflexionslinien hervorwölbt.

Abb. 12-23. Longitudinalschnitt durch die Regio cubiti anterior im Bereich des Humeroulnargelenkes
Normalbefund. Rechts neben der bogigen Totalreflexionslinie der Trochlea humeri, von dieser durch einen schmalen Spalt getrennt, erkennt man die Totalreflexionslinie des Processus coronoideus. Der echoarme Gelenkbinnenraum wird durch das reflexreiche Band der Gelenkkapsel begrenzt, dessen Ansatzstelle unmittelbar distal des Processus coronoideus liegt

1 Hautschichten	4 Ulna
2 M. brachialis	5 Trochlea humeri
3 Gelenkkapsel	6 Gelenkbinnenraum

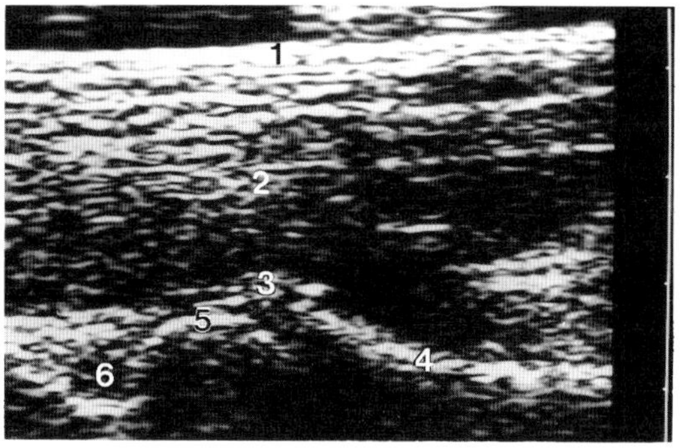

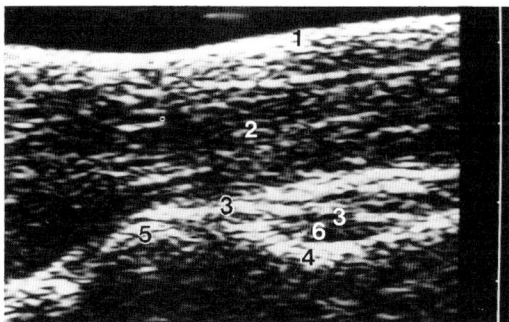

Abb. 12-24. Ventraler Longitudinalschnitt durch die Regio cubiti anterior im Bereich des Humeroradialgelenkes
Normalbefund. Über den charakteristischen Totalreflexionslinien des Capitulum humeri und des Radius kann das reflexreiche Band der Gelenkkapsel abgegrenzt werden

1 Hautschichten
2 M. brachialis
3 Gelenkkapsel
4 Radius
5 Capitulum humeri
6 Gelenkbinnenraum

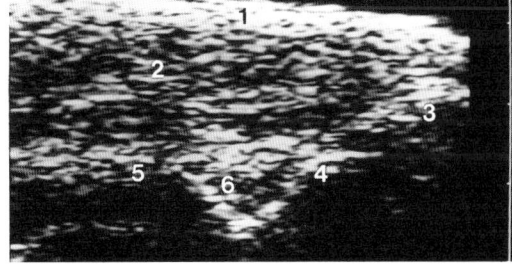

Abb. 12-25. Dorsoventraler Longitudinalschnitt durch die Fossa olecrani bei gebeugtem Ellbogengelenk
Normalbefund. In der Tiefe sind die charakteristisch gekrümmte Totalreflexionslinie des Humerus und rechts davon, durch einen Spalt getrennt, die bogige des Olekranons erkennbar. Der M. triceps stellt sich zwischen den ossären Reflexionslinien und den Hautschichten als ein echoarmes, mit feinen Reflexen durchzogenes Areal dar

1 Hautschichten	4 Trochlea
2 Musculus triceps	5 Humerusschaft
3 Olecranon	6 Fossa olecrani

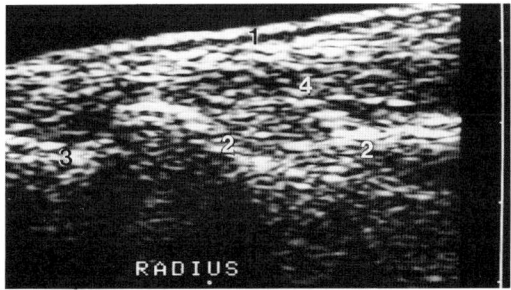

Abb. 12-26. Lateromedialer Longitudinalschnitt durch die Regio cubiti posterior lateralis
Normalbefund. Unter den echoreicheren Haut- bzw. echoarmen Muskelschichten ist der keilförmige Gelenkspalt zwischen den beiden Totalreflexionslinien (links des Humerus, rechts des Radius) erkennbar

1 Hautschichten
2 Radius
3 Humerus
4 Unterarmmuskelgruppe

12.4.3 Sonoanatomie der Kubitalarthritis

Regio cubiti anterior. In Abhängigkeit von Art und Ausmaß des Entzündungssubstrates wird die Gelenkkapsel, insbesondere im Bereich der Articulatio humeroradialis, da sie hier ihre größte Längsausdehnung besitzt, nach ventral vorgewölbt. Ein ausgedehnter, echoarmer Bezirk, der das Entzündungssubstrat dokumentiert, läßt die charakteristischen Konturen des Radiusköpfchens und der Trochlea humeri gestochen scharf hervortreten und den dazwischen gelegenen Gelenkspalt klar erkennen.

Ventral dieses echoarmen Areals markiert ein echoreiches, konvexbogiges, relativ breites Band die Gelenkkapsel. Diese erfährt gelegentlich in Höhe der distalen Begrenzung des Radiusköpfchens eine durch das Ligamentum anulare radii verursachte Einschnürung (Abb. 12-28).

Auf Longitudinalschnitten durch die Articulatio humeroulnaris stellt sich das Entzündungssubstrat in analoger – jedoch weniger eindrucksvoller – Weise zwischen der Gelenkkapsel und den Totalreflexionslinien des Humerus und der Ulna dar (Abb. 12-29).

Regio cubiti posterior. Auf Longitudinalschnitten mit lateromedialer Schallrichtung führt das sonographisch faßbare echoarme Areal des Entzündungssubstrates zu einer mehr oder weniger prägnanten Darstellung des keilförmigen, echoarmen Gelenkspaltes zwischen den Totalreflexionslinien des Radius und des Humerus (Abb. 12-30, 12-31).

Bei horizontaler Schnittführung kann der Raum zwischen den bogigen Totalreflexionslinien des Olekranons und des Epicondylus lateralis bzw. des Radiusköpfchens je nach Ausmaß des eigentlichen Entzündungssubstrates unter Umständen vollständig durch dieses ausgefüllt werden. In Abhängigkeit von der Art des eigentlichen Entzündungssubstrates können hier unterschiedliche Reflexmuster beobachtet werden (Abb. 12-32 bis 12-34).

12.5 Schultergelenk

12.5.1 Anatomische Vorbemerkungen

Die weite, schlaffe Gelenkkapsel der Articulatio humeri entspringt vom Labrum glenoidale und setzt am Collum anatomicum an. Als Vagina synovialis intertubercularis umhüllt sie die intrakapsulär verlaufende lange Bizepssehne bis zum distalen Ende des Sulcus intertubercularis. Sie stülpt sich außerdem noch als Bursa subtendinea m. subscapularis kaudal des Processus coracoideus unter die Subscapularissehne nach außen vor.

Die Kapsel wird neben den schwachen Ligg. glenohumeralia durch das Ligamentum coracohumerale, das vom Processus coracoideus zum Tuberculum majus und minus zieht, und vor allem durch die Rotatorenmanschette – die Sehnen des M. subscapularis, M. supraspinatus, M. infraspinatus und M. teres minor – verstärkt. Quere Faserzüge der fibrösen Gelenkkapsel überbrücken den Sulcus intertubercularis und schließen ihn so zu einem osteofibrösen Kanal.

Die größten und wichtigsten Schleimbeutel des Schultergelenkes sind die Bursa subacromialis, die sich mitunter sehr weit zwischen Akromion und Gelenkkapsel ausdehnt, und die unter dem M. deltoideus vor dem Humerus befindliche Bursa subdeltoidea.

Beide Schleimbeutel können miteinander zusammenhängen. Sie kommunizieren normalerweise nicht mit dem Schultergelenk, während die schon erwähnte Bursa subtendinea m. subscapularis, die Bursa subcoracoidea und die Bursa m. coracobrachialis mit dem Gelenkbinnenraum in Verbindung stehen.

Abb. 12-27. Lateromedialer Querschnitt durch die Regio cubiti posterior lateralis

Normalbefund. Das zwischen den bogigen Totalreflexionslinien des Olekranons links und des Epicondylus lateralis rechts gelegene, rundliche, echoarme Areal entspricht Muskulatur

1 Hautschichten
2 Epicondylus lat.
3 Olecranon
4 Unterarmmuskelgruppe

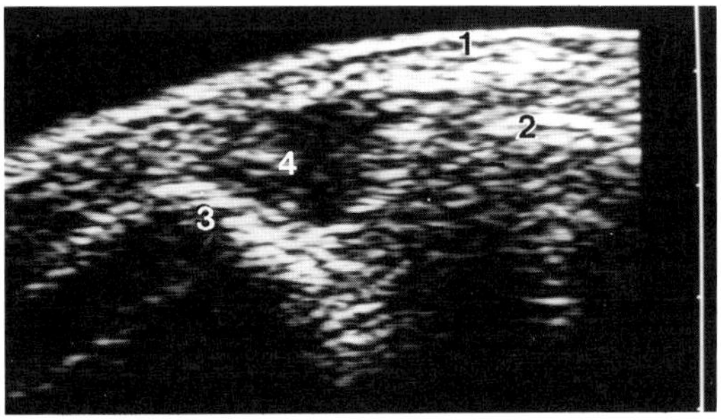

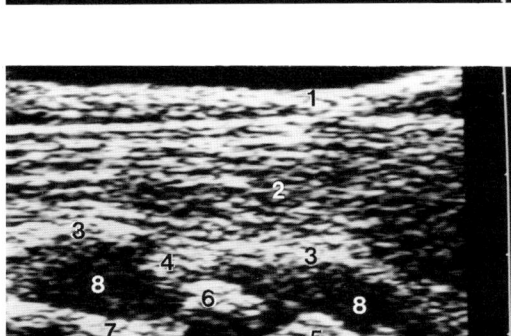

Abb. 12-28. Ventraler Longitudinalschnitt durch das Humeroradialgelenk bei ausgedehnter Kubitalarthritis, die als echoarmes Areal vor den Totalreflexionslinien rechts der Trochlea humeri und links des Radius imponiert, (linke Bildhälfte entspricht ausnahmsweise distalen, rechte Bildhälfte proximalen Körperabschnitten).
Darüber läßt sich die relativ dicke Gelenkkapsel abgren-

1 Hautschichten	5 Trochlea humeri
2 M. brachialis	6 Caput radii
3 Gelenkkapsel	7 Radiusschaft
4 Ligamentum anulare radii	8 Gelenkbinnenraum

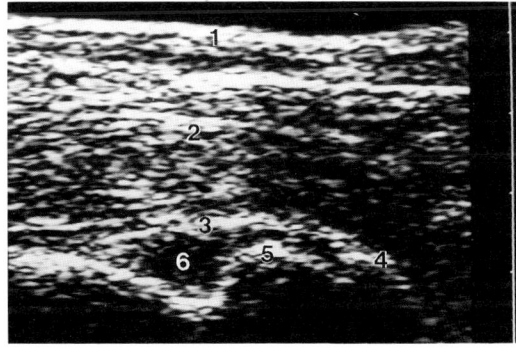

Abb. 12-29. Ventraler Longitudinalschnitt durch das Humeroulnargelenk bei ausgedehnter Kubitalarthritis

1 Hautschichten
2 M. brachialis
3 Gelenkkapsel
4 Ulna
5 Trochlea humeri
6 Synovitis

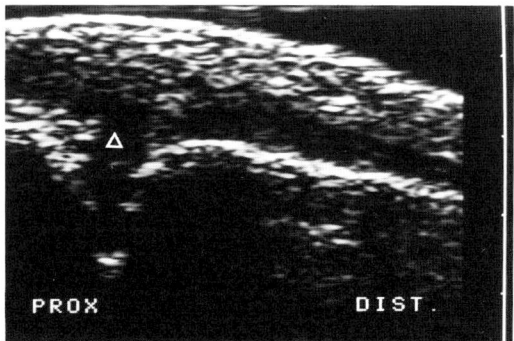

Abb. 12-30. Lateromedialer Längsschnitt durch die Regio cubiti posterior lateralis bei rechtsseitiger Kubitalarthritis
Zwischen der Totalreflexionslinie links des Humerus und rechts des Radius kann in dem keilförmigen Gelenkspalt das echoarme Entzündungssubstrat abgegrenzt werden

△ Entzündungssubstrat

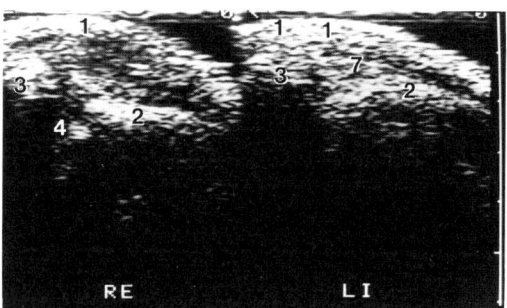

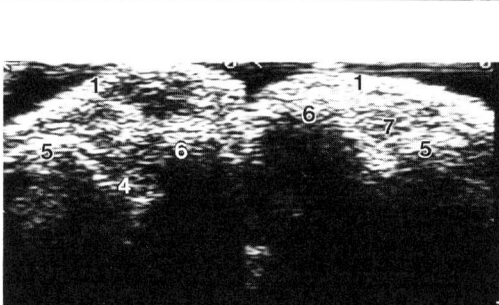

Abb. 12-31, 12-32. Lateromedialer Längs- und Querschnitt durch die Regio cubiti posterior lateralis bei rechtsseitiger Kubitalarthritis im Vergleich mit der unauffälligen Gegenseite
Das Entzündungssubstrat stellt sich auf dem Longitudinalschnitt als echoarmes Areal vor und zwischen den Totalreflexionslinien (links des Humerus und rechts des Radius) dar. Auf dem Querschnitt entspricht die bogige Totalreflexionslinie links dem Olekranon, rechts dem Radius

1 Hautschichten
2 Radius
3 Humerus
4 Entzündungssubstrat
5 Olecranon
6 Epicondylis lat.
7 Unterarmmuskelgruppe

Abb. 12-33. Lateromedialer Querschnitt durch die Regio cubiti posterior lateralis mit Darstellung einer ausgedehnten Kubitalarthritis
Das eigentliche Entzündungssubstrat imponiert hier als ein glatt abgrenzbares, homogenes, echoarmes Areal zwischen der bogigen Totalreflexionslinie links des Olekranons und rechts des Radius

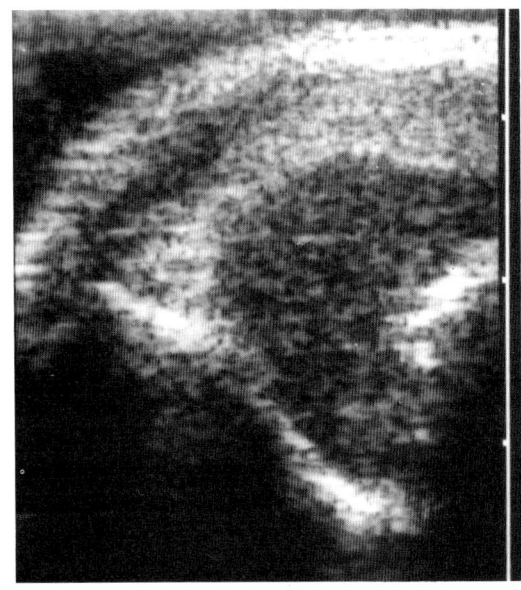

Abb. 12-34. Lateromedialer Querschnitt durch die Regio cubiti posterior lateralis bei weit fortgeschrittener Kubitalarthritis mit Zerstörung der normalen Gelenkarchitektur
Im Gegensatz zur Abb. 12-33 weist hier das eigentliche Entzündungssubstrat ein völlig unregelmäßiges Ultraschallmuster mit echoarmen bis echofreien Arealen auf
△ Entzündungssubstrat

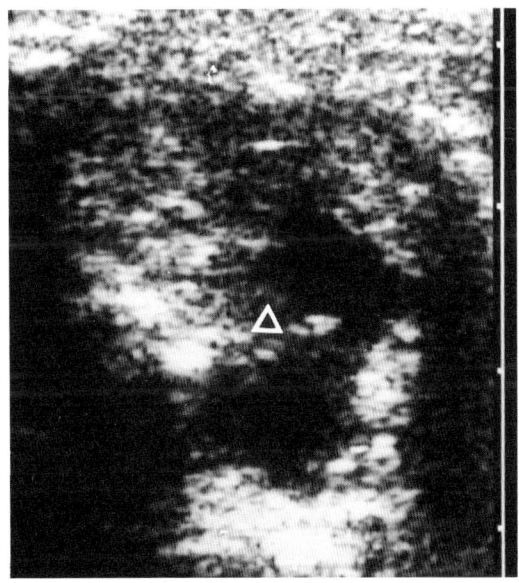

12.5.2 Sonoanatomie des Schultergelenkes

Für die Ultraschalluntersuchung des Schultergelenkes hat sich eine 5-MHz-Schallsonde bewährt. Bei einer horizontalen Schallkopfposition etwa in Höhe der korakoakromialen Linie sind bei Neutralstellung des Oberarmes unter den echoreichen Hautschichten die Pars acromialis des M. deltoideus als echoarmes, mit feinen Reflexen durchzogenes Areal, und in der Tiefe die ossären Leitstrukturen des Processus coracoideus und des Humeruskopfes mit dem Tuberculum majus und minus erkennbar.

Darüber erstreckt sich vom Tuberculum majus bis zum Schallschatten des Processus coracoideus eine nach ventral konvexbogige Linie, die der Fascia subdeltoidea entspricht. Zwischen dieser Linie und der doppelgipfeligen Totalreflexionslinie des Humeruskopfes befindet sich die echoarme Rotatorenmanschette. Zwischen dem Supraspinatus- und Subscapularisanteil markiert eine reflexreiche, rundliche Struktur die intrakapsulär verlaufende lange Bizepssehne. Die Unterfläche der Sehnen und die Gelenkkapsel sind vom Gelenkbinnenraum beim Gesunden nicht sicher abgrenzbar (Abb. 12-35).

Das Akromion ist in Abhängigkeit von der Schallkopflänge bei großen Schultern häufig nicht faßbar.

Auf Longitudinalschnitten mit ventrodorsaler Schallrichtung kann die Bizepssehne als ein echoreicher Strang zwischen dem echoarmen Band des M. deltoideus und der Totalreflexionslinie des Humerusschaftes dargestellt werden (Abb. 12-36).

Auf Longitudinalschnitten mit lateromedialer Schallrichtung sind unter den echoreichen Haut- bzw. etwas echoärmeren subkutanen Schichten das echoarme, mit feinen Reflexen durchzogene Band des M. deltoideus und in der Tiefe die Totalreflexionslinie des Akromions und des Humeruskopfes bzw. -schaftes sichtbar.

Zwischen Akromion und Tuberculum majus sind Anteile der Rotatorenmanschette und darüber mitunter die echoarme Bursa subacromialis erkennbar. In dieser Schnittebene kann auch die lange Bizepssehne erfaßt werden (Abb. 12-37).

Abb. 12-35. Ventrodorsaler Querschnitt in Höhe der korakoakromialen Linie durch das rechte Schultergelenk in Neutralstellung
Normalbefund

1 Hautschichten
2 M deltoideus
3 Fascia subdeltoidea
4 Processus coracoideus
5 Humerus
6 M. subscapularis

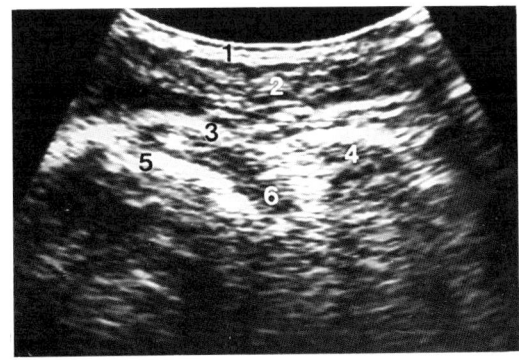

Abb. 12-36. Ventrodorsaler Longitudinalschnitt durch den rechten Oberarm mit Darstellung der Bizepssehne im Längsschnitt
Normalbefund

1 Hautschichten
2 Humerus
5 Bizepssehne

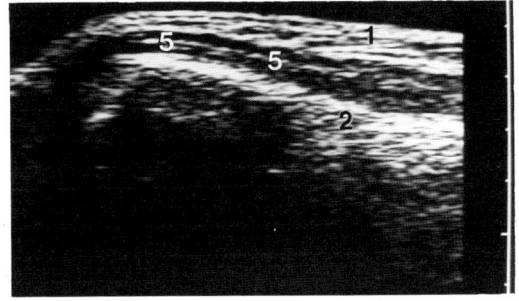

Abb. 12-37. Lateromedialer Longitudinalschnitt durch das rechte Schultergelenk
Normalbefund

1 Hautschichten
2 Humerus
3 Acromion
4 Fascia subdeltoidea
5 Bizepssehne

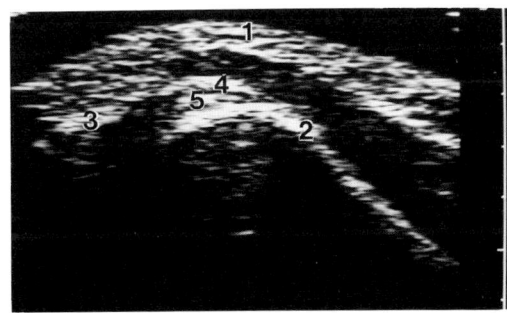

12.5.3 Sonoanatomie entzündlich-rheumatischer Veränderungen

In analoger Weise führt die Synovitis des Schultergelenkes zur Vergrößerung des Gelenkbinnenraumes und läßt die Konturen des Humeruskopfes klarer hervortreten. Zum Nachweis diskreter Ergußbildungen empfiehlt sich die Untersuchung mit fest an die Thoraxwand adduziertem Oberarm, wodurch ein etwaiger Erguß aus dem Recessus axillaris ausgepreßt werden kann (Abb. 12-38). Studien von Seltzer [46] zufolge kann ein Erguß im Schultergelenk ab einer Menge von etwa 16 ml sonographisch erfaßt werden (s. Abschn. 4.2.5).

Durch die Synovitis des Schultergelenkes mit seiner Ausstülpung – der Vagina synovialis intertubercularis – tritt die lange Bizepssehne in ihrem distalen Anteil gestochen scharf hervor (Abb. 12-39). Nach Untersuchungen von Middleton [32]

an Leichenschultern sind prägnante Darstellungen der Bizepssehne mit ihrer Sehnenscheide bei etwa 25 ml Flüssigkeit intraartikulär gegeben.

Sehr häufig sind bei der chron. Polyarthritis die benachbarten Bursen, die dann meist mit dem Schultergelenk kommunizieren, in den Entzündungsprozeß involviert. Zuweilen überwiegt die entzündliche Komponente der Bursitis über die der Artikulosynovitis (Abb. 12-40 bis 12-44). Das Binnenmuster dieser Bursitiden zeigt oftmals ein relativ dichtes, homogenes, schneeflockenartiges Reflexmuster, bei dem die Einzelreflexe bei Palpation in der Flüssigkeit schweben wie in einer Suspension (Abb. 12-45). Aber auch bizarre Formationen können zuweilen aufgedeckt werden (Abb. 12-46).

Fortgeschrittene Stadien einer Omarthritis führen meist zur Ruptur der Rotatorenmanschette. Die Synovitis kann dann bisweilen mantelförmig den Humeruskopf umgreifen (Abb. 12-47, 12-48).

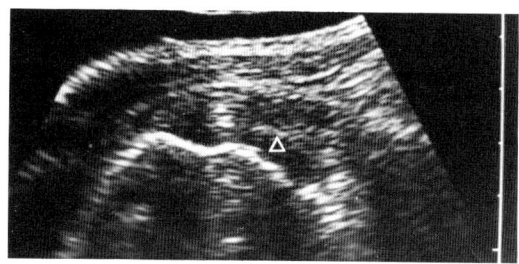

Abb. 12-38. Ventrodorsaler Querschnitt durch das rechte Schultergelenk etwa in Höhe der korakoakromialen Linie **bei diskreter Omarthritis,** die sich als echoarmer Saum zwischen der Totalreflexionslinie des Humeruskopfes und der Rotatorenmanschette darstellt

△ Entzündungssubstrat

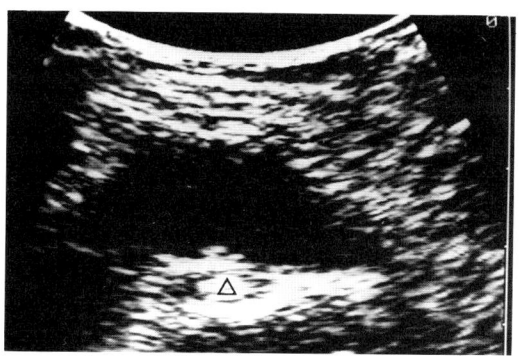

Abb. 12-39. Ventrodorsaler Querschnitt durch das linke Schultergelenk distal der korakoakromialen Linie **mit Darstellung der Bizepssehne** im Sulcus intertubercularis. Das ventral davon gelegene, ausgedehnte echoarme Areal entspricht einer Bursitis subacromialis

△ Bizepssehne

Abb. 12-40. Ventrodorsaler Querschnitt in Höhe der korakoakromialen Linie **durch das rechte Schultergelenk** in Neutralstellung mit Nachweis einer diskreten **Bursitis subacromialis** bei chronischer Polyarthritis

△ Bursitis subacromialis

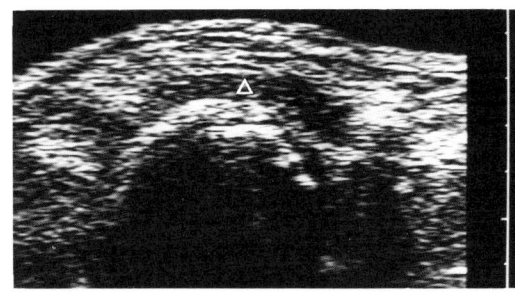

Abb. 12-41. Ventrodorsaler Querschnitt in Höhe der korakoakromialen Linie **durch das linke Schultergelenk** in Innenrotation mit Nachweis einer **Bursitis subacromialis** bei chronischer Polyarthritis
Diese Bursitis stellt sich als echoarmes Areal ventral der Rotatorenmanschette bzw. der Fascia subdeltoidea und lateral des Humeruskopfes dar

1 Hautschichten	4 Fascia subdeltoidea
2 Humerus	5 Bizepssehne
3 Processus coracoideus	6 Bursa subacromialis

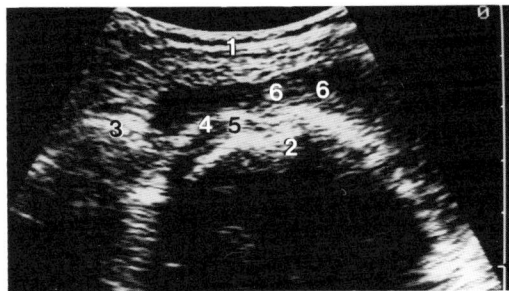

Abb. 12-42. Ausschnittvergrößerung zu Abb. 12-41

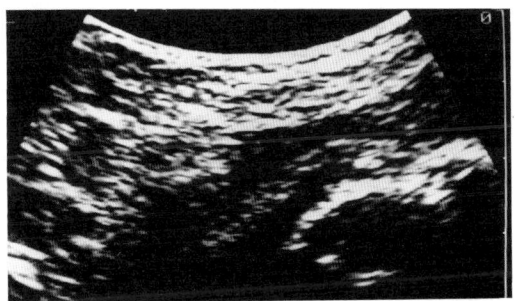

Abb. 12-43. Ventrodorsaler Querschnitt durch das linke Schultergelenk etwa 3 cm distal des Akromions mit Darstellung eines echoarmen Areals, das halbmondförmig den Humeruskopf umgreift
Hierbei dürfte es sich um eine Bursitis subacromialis und subdeltoidea handeln

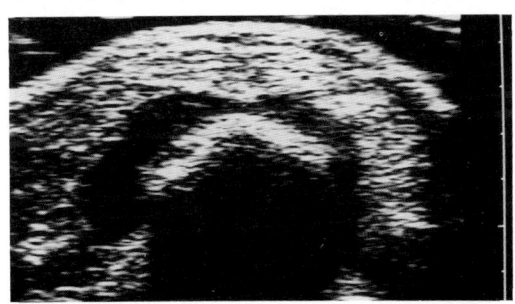

Abb. 12-44. Ventrodorsaler Longitudinalschnitt (vgl. Abb. 12-43) durch den linken Oberarm
Das echoarme Areal der Bursitis erstreckt sich vom Akromion auf den Humerusschaft

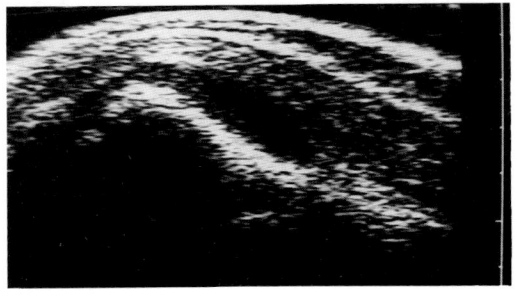

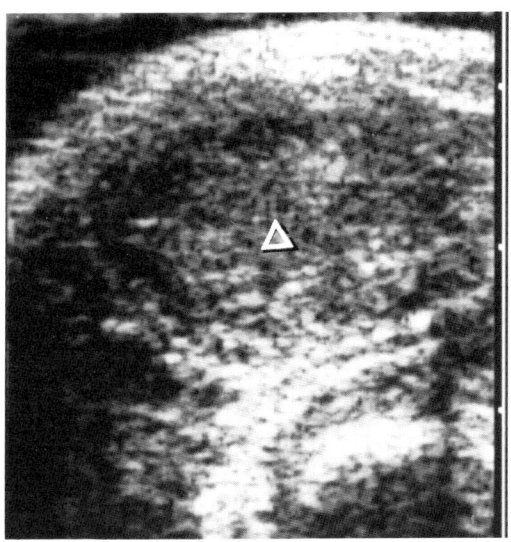

Abb. 12-45. Ventrodorsaler Longitudinalschnitt durch das rechte Schultergelenk mit Darstellung einer durch das Entzündungssubstrat enorm **ausgeweiteten Bursa subacromialis**
Die Einzelreflexe dieses relativ homogenen Binnenmusters scheinen bei Palpation in der Flüssigkeit zu schweben wie in einer Suspension
△ Entzündungssubstrat

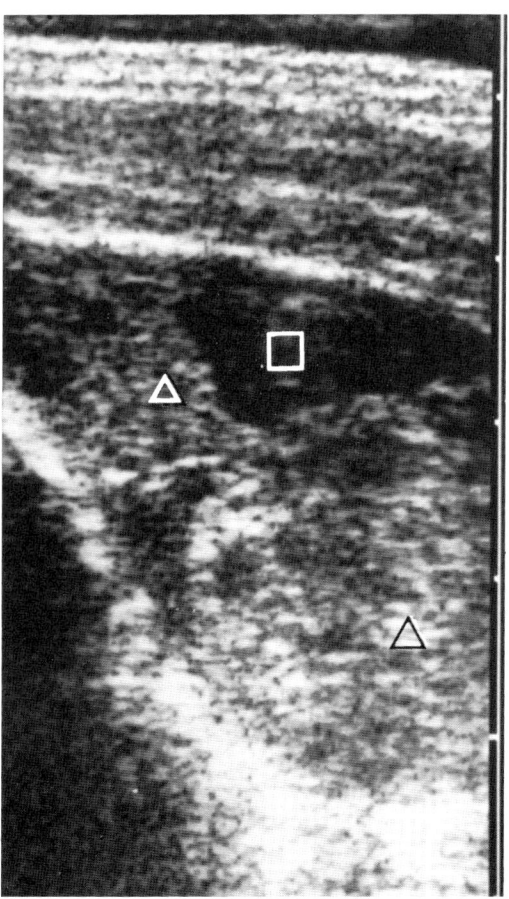

Abb. 12-46. Ventrodorsaler Longitudinalschnitt durch das linke Schultergelenk mit Darstellung einer ausgedehnten **Bursitis subacromialis** mit inhomogenem Binnenmuster
Dieses besteht zum einen aus einem reflexarmen Areal, zum andern aus reflexreichen, bei der Palpation solide erscheinenden Komplexen

☐ reflexarmes
   Entzündungssubstrat
△ reflexreiches
   Entzündungssubstrat

Abb. 12-47. Ventrodorsaler Querschnitt durch das rechte Schultergelenk mit Darstellung eines ausgedehnten Ergusses und Destruktionen des Humeruskopfes bei weit **fortgeschrittener Omarthritis**

△ Erguß

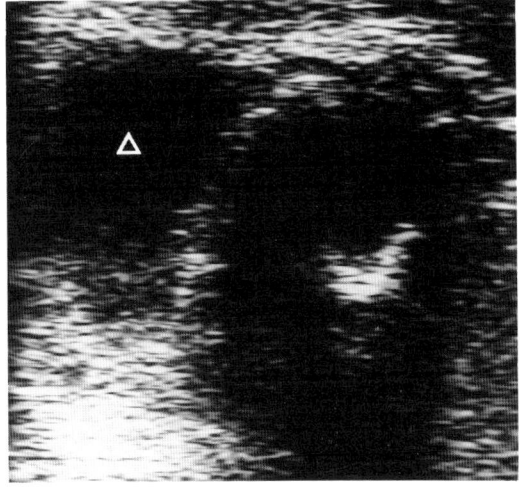

Abb. 12-48. Röntgenbild zu Abb. 12-47

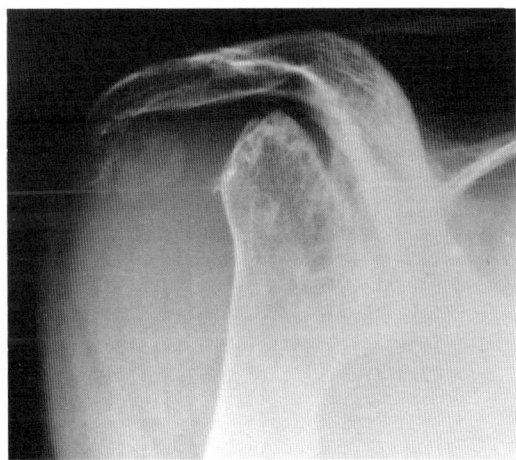

12.6 Zehengrundgelenke

Synovitiden der Zehengrundgelenke werden nicht nur bei der chronischen Polyarthritis, sondern – nicht selten isoliert oder als Frühsymptom – bei den seronegativen HLA-B-27-positiven Spondylarthropathien beobachtet. Gerade die Synovitiden der Zehengrundgelenke pflegen sich sehr oft dem palpatorischen Nachweis zu entziehen. Die rechtzeitige Diagnose einer Synovitis der Zehengrundgelenke hätte auch klinische Bedeutung, sofern man auch hier Frühsynovektomien ins Auge faßt.

12.6.1 Anatomische Vorbemerkungen

Die fibröse Gelenkkapsel der Zehengrundgelenke wird seitlich durch die Ligamenta collateralia und die mehr plantar gerichteten Ligamenta plantaria verstärkt.

12.6.2 Sonoanatomie der Zehengrundgelenke

Analog zur Ultraschalluntersuchung im Bereich der Hand erfolgt die des Vorfußes mit einer 7,5-MHz-Schallsonde und einer Vorlaufstrecke. Beim Gesunden können die Phalangen und die Metatarsalia, die im Ultraschallbild als Totalreflexionslinien imponieren, dargestellt werden.

Der Gelenkbinnenraum stellt sich im dorsoplantaren Längsschnittbild als ein nahezu reflexfreies, längsovales Areal dar, dessen Größe in Abhängigkeit von der Flexion und der Schallkopfposition variieren kann (Abb. 12-49). Zwischen den Hautschichten und den ossären Totalreflexionslinien können schemenhaft die Sehnen, umgeben von einem echoärmeren Saum, abgegrenzt werden.

Das Ultraschallbild der Zehengrundgelenke im Querschnitt ist wie das der Fingergrundgelenke wenig ergiebig (Abb. 12-50).

12.6.3 Sonoanatomie der Zehengrundgelenkarthritis

Das Ultraschallbild synovitischer Zehengrundgelenke ist mit dem der Fingergrundgelenke im wesentlichen identisch. Auch hier führt das Entzündungssubstrat zur Erweiterung des Gelenkbinnenraumes und läßt die darunter liegenden ossären Strukturen klarer erkennen. Beim Vergleich mit den anderen Zehengrundgelenken im Querschnitt muß die unterschiedliche Frontalstellung der Zehengrundgelenke zueinander berücksichtigt werden (Abb. 12-51 bis 12-54).

12.6.4 Fußrückenödem

Analog zum Handrückenödem kann auch ein solches im Bereich des Fußrückens bei entzündlich-rheumatischen Erkrankungen beobachtet werden (Abb. 12-55 bis 12-59).

Abb. 12-49. Längsschnitt durch das Großzehengrund-gelenk

Normalbefund

1 Hautschichten
2 Os metacarpale
3 Grundphalanx
4 Gelenkbinnenraum
5 Strecksehne

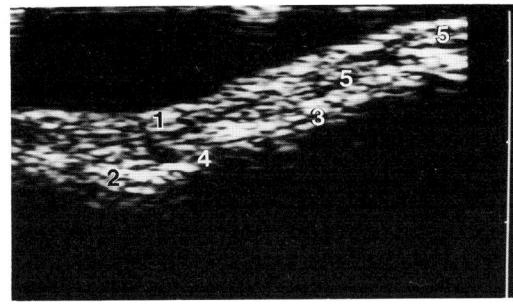

Abb. 12-50. Querschnitt durch die Zehengrundgelenke D I bis D III

Normalbefund

1 Hautschichten
2 Os metacarpale

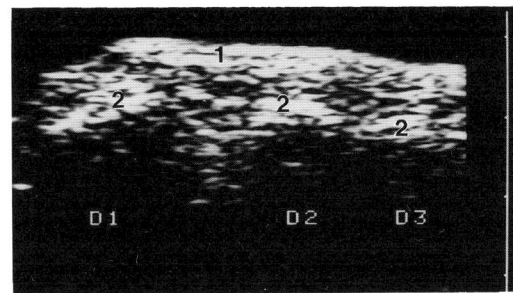

Abb. 12-51. Artikulosynovitis des Großzehengrundgelenkes im Longitudinalschnitt

Vor den Reflexionslinien des 1. Metatarsale und der 1. Grundphalanx läßt sich ein echoarmes Areal, die Arti-kulosynovitis, abgrenzen

△ Entzündungssubstrat

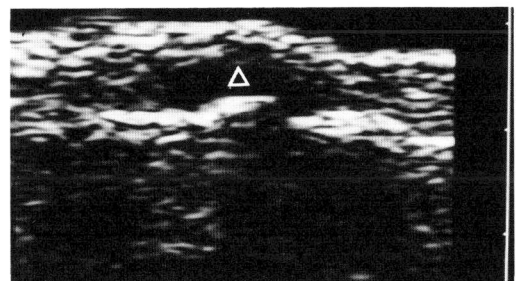

Abb. 12-52. Artikulosynovitis des Großzehengrundgelen-kes im Querschnitt

Während sich die Totalreflexionslinie des Köpfchens des 1. Metatarsale infolge des ventral gelegenen echoarmen Areals der Synovitis deutlich abhebt, sind die der nicht befallenen Zehengrundgelenke D II und D III gerade eben als echoreiche Striche erkennbar

△ Entzündungssubstrat

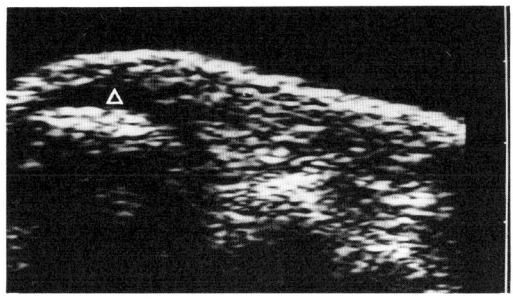

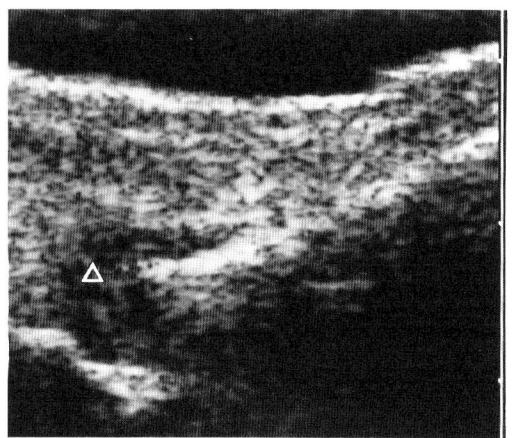

Abb. 12-53. Synovitis des 2. Zehengrundgelenkes im Längsschnitt
Echoarmes Areal vor den Totalreflexionslinien des 2. Metatarsale und der 2. Grundphalanx

△ Entzündungssubstrat

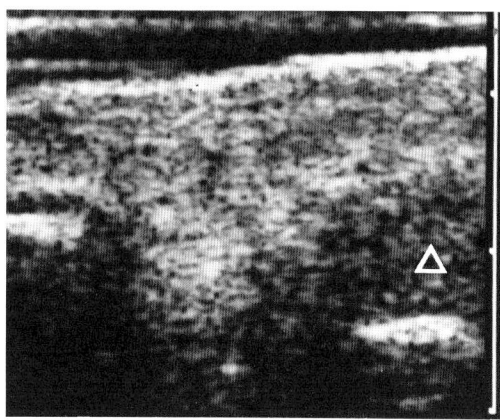

Abb. 12-54. Synovitis des 2. Zehengrundgelenkes im Querschnitt im Vergleich mit dem kaum befallenen Großzehengrundgelenk (links im Bild)

△ Entzündungssubstrat

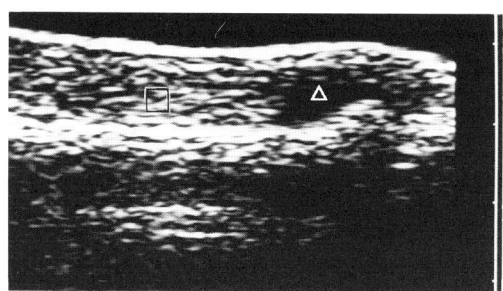

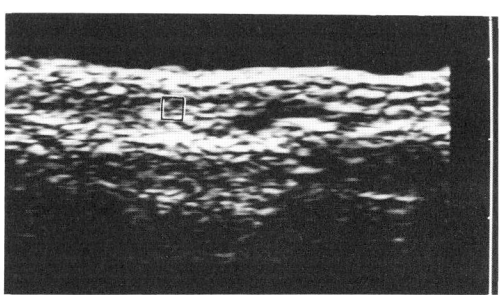

Abb. 12-55, 12-56. Fußrückenödem beiderseits, links Abb. 12-55 ausgeprägter als rechts Abb. 12-56
Proximal der Synovitis des Großzehengrundgelenkes stellt sich das subkutane Gewebe, besonders links, deutlich verbreitert dar

□ subcutanes Gewebe

△ Entzündungssubstrat

Abb. 12-57, 12-58. Längs- und Querschnitt durch den Fuß-rücken bei ausgeprägtem Fußrückenödem links

1 Hautschichten
2 Os metatarsale
3 Subcutane Schicht

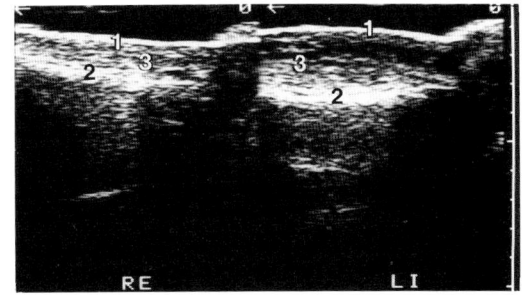

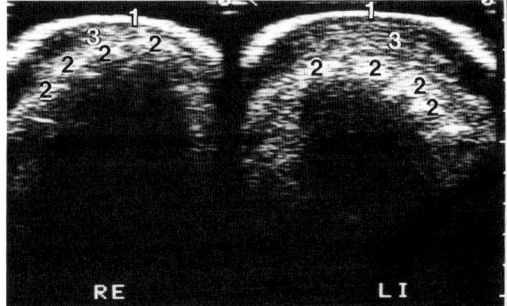

Abb. 12-59. Klinisches Bild zu Abb. 12-57, 12-58

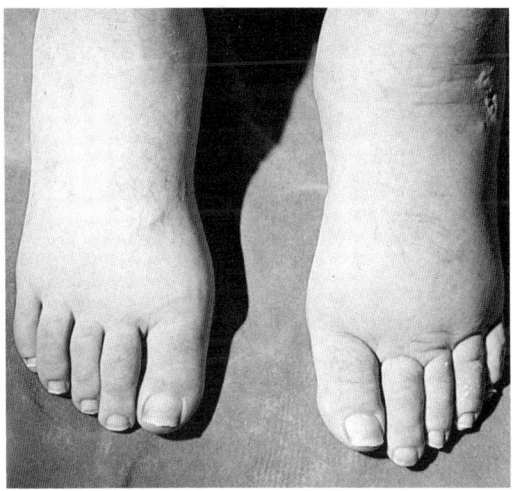

12.7   Sprunggelenke

Schwellungszustände gerade im Sprunggelenkbereich werfen zuweilen differentialdiagnostische
Probleme auf. Nicht immer läßt sich aus der Klinik
folgern, welche Ursachen diesen Schwellungen
zugrunde liegen. Mit der Sonographie gelingt zum
einen der sichere Ausschluß von Synovitiden, zum
anderen die Abgrenzung einer Artikulosynovitis
zur Tenosynovitis, Befunde, die nach dem Tastbefund nicht immer einwandfrei zu trennen sind.

12.7.1   Anatomische
Vorbemerkungen

Die Gelenkkapsel des oberen Sprunggelenkes entspringt von den Rändern der überknorpelten
Flächen, läßt die Malleolen frei und setzt nahe des
Talushalses an. Sie ist ventral mit den Sehnenscheiden der Strecksehnen verwachsen. Das
untere Sprunggelenk besteht aus zwei vollständig
getrennten Gelenken, der Articulatio subtalaris
und der Articulatio talocalcaneonavicularis. Ihre
Gelenkkapsel setzt an den Rändern der Gelenkflächen an und wird seitlich durch Bänder verstärkt.

Sehnen und Schleimbeutel im Bereich der
Sprunggelenke: Die drei Strecksehnen ziehen
unter dem Retinaculum mm. extensorum inferius
in eigenen Sehnenscheiden zum Fußrücken. Die
Sehnenscheide des M. tibialis anterior reicht nach
proximal bis unter das Retinaculum mm. extensorum superius. Die Sehnenscheide des M. extensor hallucis erstreckt sich weit nach distal bis zur
Basis des Mittelfußknochens.

Die Sehnen des M. peronaeus longus und
brevis besitzen streckenweise eine gemeinsame
Scheide, die oberhalb des Malleolus lateralis
beginnt und am Kuboid endet. Sie werden durch
das Retinaculum mm. peronaeorum superius et
inferius am Knochen fixiert. An der Fußsohle
besitzt die Sehne des M. peronaeus longus nochmals eine Sehnenscheide.

Die drei Beugesehnen ziehen durch das Retinaculum mm. flexorum und besitzen selbständige
Sehnenscheiden. Diese beginnen oberhalb des
Malleolus medialis und reichen unterschiedlich
weit nach distal.

Im Bereich des Sprunggelenkes gibt es zahlreiche Schleimbeutel. Bekanntester ist die Bursa
tendinis calcanei, die sich zwischen der Achillessehne und dem oberen Teil des Tuber calcanei
befindet. Weiterhin werden eine Bursa subcutanea calcanea und gelegentlich eine Bursa über den
Malleolen beobachtet. Häufig findet man auch
eine Bursa subtendinea m. tibialis anterioris
zwischen der Sehne und dem Os cuneiforme
mediale.

12.7.2   Sonoanatomie des
Sprunggelenkes

Das obere Sprunggelenk läßt sich sehr gut bei
passiven Flexionsbewegungen im Längsschnitt
erfassen. Beim Gesunden stellt sich sonographisch der Gelenkbinnenraum des oberen
Sprunggelenkes im Längsschnitt als ein sehr
schmales, schnabelförmiges, echoarmes Areal vor
der bogigen Totalreflexionslinie des Talus und der
Tibia dar.

Die Gelenkkapsel, die ventral mit den Sehnenscheiden der Strecksehnen verwachsen ist, kann
meist als eine echoreichere Linie erfaßt werden,
die sich von der Tibia bis zum Talushals ausdehnt.
Auch die Strecksehnen imponieren als echoreichere Banden, umgeben von einem echoärmeren Areal ventral der Gelenkkapsel (Abb. 12-60).

Die Darstellung des oberen Sprunggelenkes im
Querschnitt ist sonographisch sehr viel schwieriger. Man orientiert sich am zweckmäßigsten an der
angedeuteten m-förmigen Kontur der Trochlea tali
und schwenkt den Schallkopf dann etwas nach
kranial. Auch hier sind zum Auffinden des Gelenkes Flexionsbewegungen sehr hilfreich. Das Ultraschallbild des unteren Sprunggelenkes ist wenig
aussagekräftig.

12.7.3 Sonoanatomie entzündlich-rheumatischer Veränderungen

Folgende pathomorphologische Substrate können hier unterschieden werden:

1. Artikulosynovitis. Bei einer Articulosynovitis des oberen Sprunggelenkes findet man – je nach Ausprägung – ein deutlich echoarmes bis reflexfreies Areal vor den bogigen Totalreflexionslinien des Talus und der Tibia, die sich um so prägnanter darstellen, je liquider und ausgedehnter die Synovitis ist (Abb. 12-61 bis 12-64).

Auch im Bereich des unteren Sprunggelenkes können Synovitiden erfaßt werden. Ein echoarmes Areal, Zeichen einer Synovitis, läßt sich dann weiter distal, ventral des Taluskopfes und des Os naviculare nachweisen (Abb. 12-65).

2. Tenosynovitiden. Ist eine Schwellung im ventralen Bereich des Sprunggelenkes ausschließlich durch Tenosynovitiden der Strecksehnen bedingt, zeigt sich sonographisch ein völlig anderes Bild. Infolge der entzündlich verdickten Sehnenscheiden treten die drei Strecksehnen klar hervor (Abb. 12-66, 12-67). Die umgebenden selbständigen Sehnenscheiden der einzelnen Strecksehnen können jedoch nicht voneinander abgegrenzt werden.

In analoger Weise können auch Tenosynovitiden der Peronäussehnen und der Beugesehnen im Bereich der Regio retromalleolaris lateralis bzw. medialis dargestellt werden (Abb. 12-68, 12-69).

3. Achillobursitis. Auch die Bursa tendinis calcanei kann bei entzündlich-rheumatischen Erkrankungen in den Entzündungsprozeß involviert sein. In diesem Fall zeigt sich die entzündlich veränderte, vergrößerte Bursa als ein echoarmes Areal zwischen der parallel angeordneten Textur der Achillessehne und der Totalreflexionslinie des Tuber calcanei (Abb. 12-70).

Abb. 12-60. Longitudinalschnitt durch das obere Sprunggelenk
Normalbefund
1 Hautschichten
2 Strecksehnen
3 Gelenkkapsel
4 Talus
5 distales Tibiaende
6 Gelenkbinnenraum

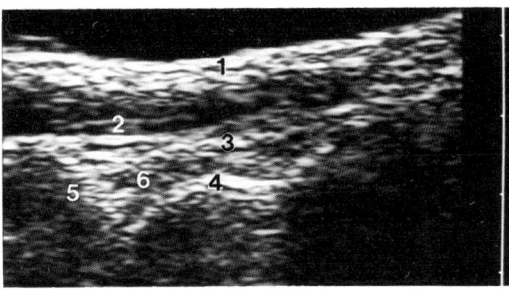

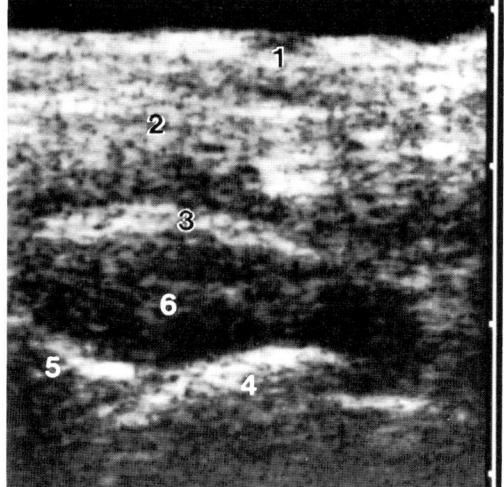

**Abb. 12-61. Longitudinalschnitt durch das obere Sprungge-
lenk bei ausgeprägter Artikulosynovitis**

Ein ausgedehntes, echoarmes Areal, das der Artikulosynovitis entspricht, hebt die bogige Totalreflexionslinie
das Talus deutlich hervor. Links dieser Totalreflexionslinien ist die der distalen Tibia gerade noch faßbar. Der
echoarme Bezirk wird ventral durch ein reflexreiches
Band, das der Gelenkkapsel entspricht, begrenzt. Zwischen den Hautschichten und der Gelenkkapsel sind die
Strecksehnen schemenhaft erkennbar

1 Hautschichten
2 Strecksehnen
3 Gelenkkapsel
4 Talus
5 distales Tibiaende
6 Gelenkbinnenraum

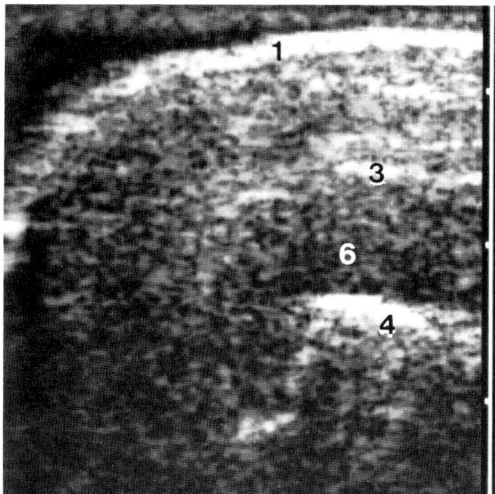

**Abb. 12-62. Querschnitt durch das obere Sprunggelenk bei
ausgeprägter Artikulosynovitis (s. Abb. 12-61)**

Die in der unteren Bildhälfte gelegene, bogige Totalreflexionslinie entspricht dem medialen Anteil der Trochlea tali. Seitlich und ventral des Talus imponiert die Artikulosynovitis als ein echoarmes Areal, das von einem
reflexreichen Band, der Gelenkkapsel, begrenzt wird

1 Hautschichten
3 Gelenkkapsel
4 Talus
6 Gelenkbinnenraum

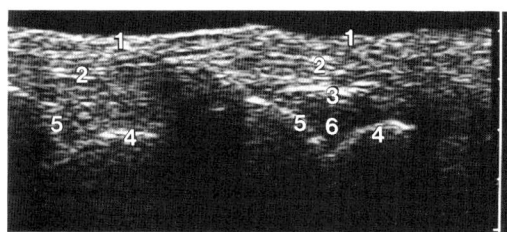

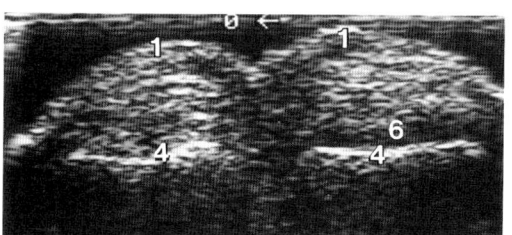

**Abb. 12-63, 12-64. Artikulosynovitis des oberen Sprungge-
lenkes im Längs- und Querschnitt im Vergleich mit der
unauffälligen Gegenseite**

1 Hautschichten
3 Gelenkkapsel
4 Talus
6 Gelenkbinnenraum

Abb. 12-65. Longitudinalschnitt durch die Articulatio talocruralis und partiell durch die Articulatio talocalcaneonavicularis

Hier erstreckt sich ein echoarmes Areal, einer Artikulosynovitis entsprechend, weiter nach distal und wird durch einen etwas echoreicheren Strang in Höhe des Talushalses in zwei Kammern unterteilt

1 Hautschichten   5 distales Tibiaende
2 Strecksehnen   6 Gelenkbinnenraum
3 Gelenkkapsel   7 Os naviculare
4 Talus

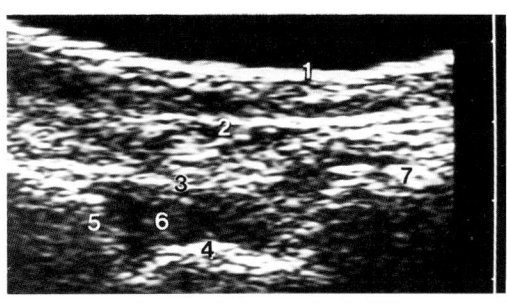

Abb. 12-66. Querschnitt in Höhe des oberen Sprunggelenkes bei ausgeprägter Tenosynovitis der Strecksehnen

Die als helle, echoreiche, ovaläre Strukturen imponierenden Strecksehnen werden von einem breiten, dunklen Saum, den entzündlich verdickten Sehnenscheiden, umhüllt

△ Sehne
↓ Tenosynovitis

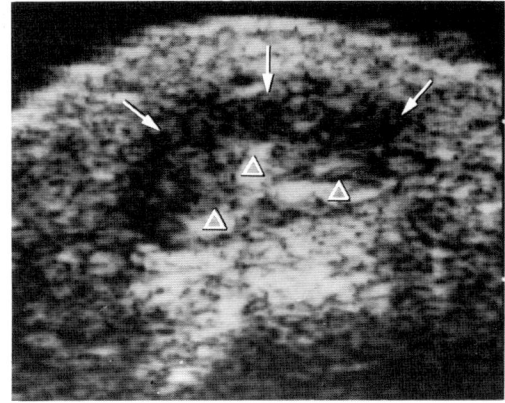

Abb. 12-67. Longitudinalschnitt in Höhe des oberen Sprunggelenkes bei ausgeprägter Tenosynovitis der Strecksehnen (vgl. Abb. 12-66)

Durch die entzündlich verdickten Sehnenscheiden können die Strecksehnen als helle Stränge deutlich abgegrenzt werden; auf diesem Längsschnitt sind nur zwei Strecksehnen sichtbar

△ Sehne
↓ Tenosynovitis

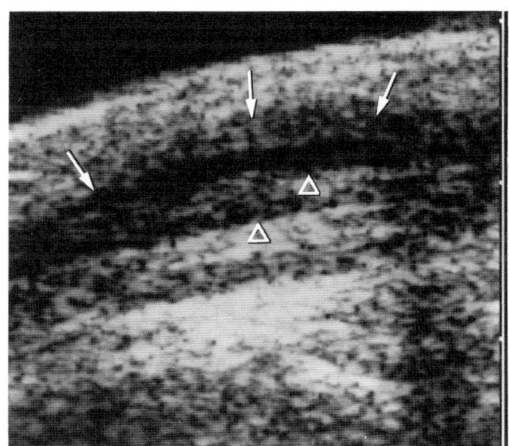

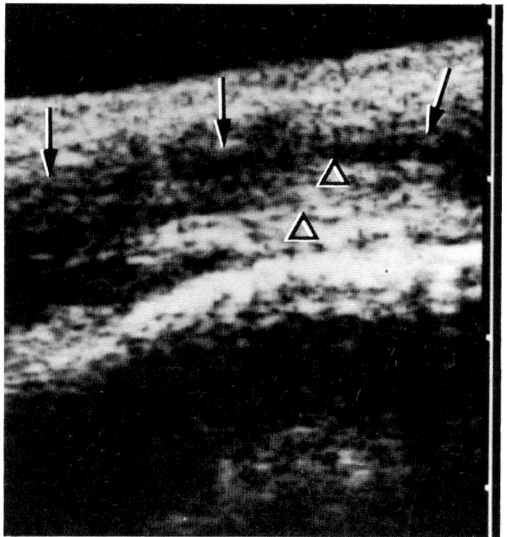

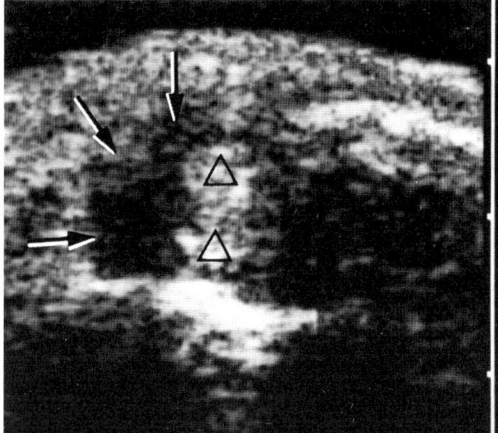

Abb. 12-68, 12-69. Tenosynovitis der Beugesehnen im Bereich des medialen Malleolus im Längs- und Querschnitt
Auf dem Querschnitt imponieren die Beugesehnen als helle Punkte dorsal (links des breiten Schallschattens) der Totalreflexionslinie des medialen Malleolus

△ Sehne
↓ Tenosynovitis

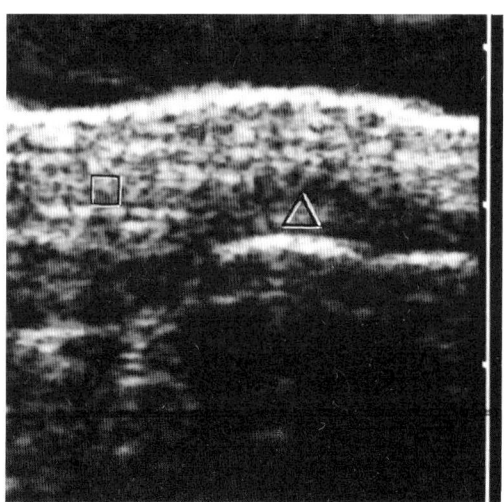

Abb. 12-70. Längsschnitt durch die Achillessehne mit Darstellung einer Achillobursitis, die sich zwischen der parallel angeordneten Längstextur der Achillessehne und ventral der Totalreflexionslinie des Tuber calcanei als echoarmes Areal markiert

□ Achillessehne
△ Achillobursitis

12.8 Kniegelenk (vgl. Kap. 7)

12.8.1 Anatomische Vorbemerkungen

Die Membrana synovialis und die Membrana fibrosa der Gelenkkapsel sind durch Fetteinlagerungen sowohl im infrapatellaren Bereich als auch in der Kniekehle voneinander getrennt. Ventral entspringt die Membrana synovialis am Femur nahe der Knorpelränder, bildet weiter proximal dieser Kapselansatzstelle eine Umschlagsfalte und setzt an der Tibia nahe der Knorpelränder an.

Dorsal befindet sich die Ansatzstelle der Membrana synovialis am Femur und an der Tibia unmittelbar an der Knorpel-Knochen-Grenze. Die Patella ist in die Vorderwand der Kapsel eingeschlossen. Die Gelenkkapsel wird durch zahlreiche Bänder verstärkt.

Beim Kniegelenk findet man zahlreiche Bursen, die zum Teil mit der Gelenkhöhle kommunizieren. Die größte dieser kommunizierenden Bursen ist die Bursa suprapatellaris, die den Gelenkraum proximalwärts vergrößert.

Dorsal befinden sich eine Reihe weiterer kommunizierender Bursen, von denen die Bursa gastrocnemiosemimembranosa hervorzuheben ist. Diese liegt im Sulcus popliteus medialis, eingebettet zwischen M. semimembranosus und M. gastrocnemius; sie stellt in den meisten Fällen das anatomische Substrat für die Baker-Zyste dar. Darüber hinaus sind ventral und dorsal mehrere mit der Gelenkhöhle nicht kommunizierende Bursen bekannt.

12.8.2 Sonoanatomie des Kniegelenkes

Für die Ultraschalldiagnostik des Kniegelenkes eignen sich 3,5-MHz- und 5,0-MHz-Schallsonden. Lediglich bei spezieller Fragestellung nach der Art des intraartikulären Entzündungssubstrates ist der Einsatz einer 7,5-MHz-Sonde angezeigt. Eine Vorlaufstrecke ist meist nicht erforderlich.

Im ventrodorsalen Längsschnitt oberhalb der Patella stellt sich der Gelenkbinnenraum mit der Bursa suprapatellaris als ein schmaler, echoarmer Saum vor der Totalreflexionslinie des Femurs dar. Ventral davon sind nachfolgend zunächst die Quadrizepssehne als ein echoreiches Band mit parallel gezeichneter Längstextur, darüber das echoarme subkutane Gewebe sowie die schmale echoreichere Linie der Hautschichten faßbar (Abb. 12-71). Auf ventrodorsalen Querschnitten suprapatellar kann der Gelenkbinnenraum als eine zarte, echoarme Linie vor der bogigen Totalreflexionslinie des Femurs gerade abgegrenzt werden.

Infrapatellar können auf Längsschnitten vor den Totalreflexionslinien der Patella, des Femurs und der Tibia das Corpus adiposum als ein dreieckförmiges Areal mit inhomogenem Echomuster und davor das sehr echoreiche Band des Ligamentum patellae dargestellt werden (Abb. 12-72). Die Knorpelfläche hebt sich als eine echofreie, scharf gezeichnete Linie vor den Femurkondylen im Längs- und Querschnitt deutlich ab (Abb. 12-73).

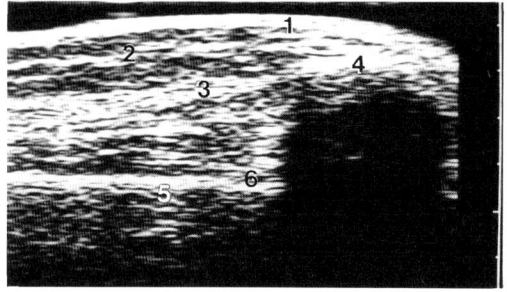

Abb. 12-71. Ventrodorsaler Longitudinalschnitt durch den oberen Recessus
Normalbefund

1 Hautschichten
2 Subcutane Schicht
3 Quadrizepssehne
4 Patella
5 Femur
6 Gelenkbinnenraum

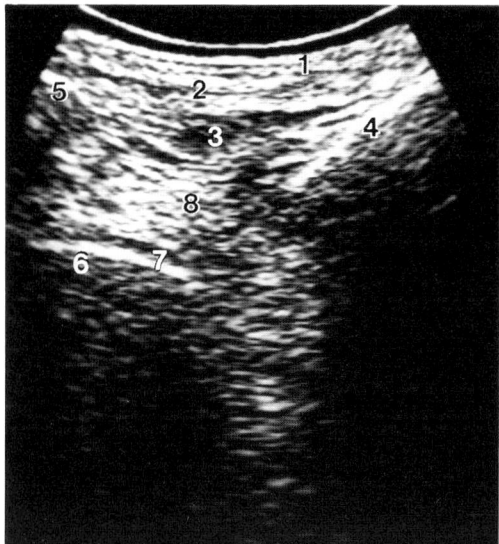

Abb. 12-72. Infrapatellarer Längsschnitt
Normalbefund

1 Hautschichten
2 Ligamentum patellae
3 Bursa infrapatellaris
  profunda
4 Tibia
5 Patella
6 Femur
7 Knorpelüberzug
8 Corpus adiposum

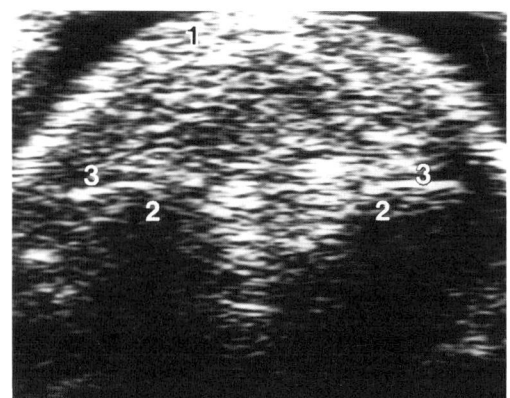

Abb. 12-73. Infrapatellarer Querschnitt
Normalbefund
1 Hautschichten
2 Femurkondylus
3 Knorpelüberzug

Fossa poplitea. Auf dorsoventralen Longitudinalschnitten durch die Kniekehle dienen die charakteristischen rundlichen Totalreflexionslinien der Femurkondylen und die mehr eckigen der Tibiakondylen als ossäre Bezugspunkte. Auch hier kann der die Femurkondylen bedeckende Knorpelüberzug als echofreier, zarter Saum erfaßt werden. Die A. poplitea fällt als eine nahezu reflexfreie, pulsierende tubuläre Struktur über der Innenseite des lateralen Femurkondylus auf. Die darunter lokalisierte dorsale Gelenkkapsel ist meist nicht abgrenzbar (Abb. 12-74, 12-75).

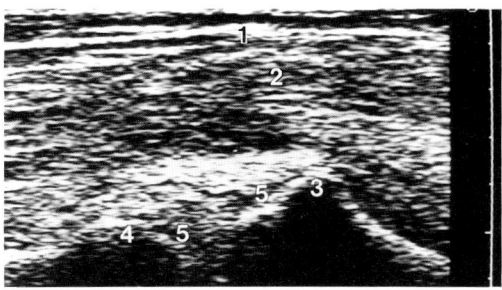

Abb. 12-74. Dorsoventraler Längsschnitt durch die Fossa poplitea
Normalbefund

1 Hautschichten
2 M. Gastrochemius
3 Tibia
4 Femur
5 Knorpelüberzug

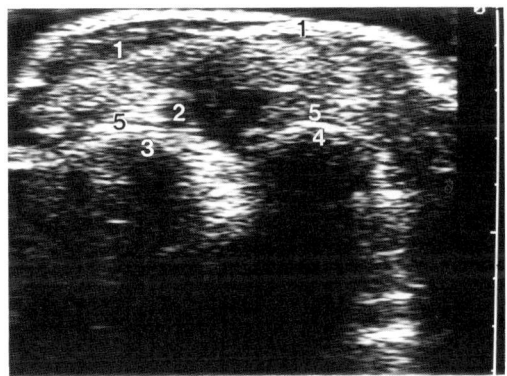

Abb. 12-75. Dorsoventraler Querschnitt durch die Fossa poplitea
Normalbefund

1 Hautschichten
2 Arteria popolitea
3 Femurkondylus lat.
4 Femurkondylus med.
5 Knorpelüberzug

12.8.3 Sonoanatomie der Gonitis

Die Synovitis des Kniegelenkes offenbart sich als ein reflexarmes bis reflexfreies Areal – in Abhängigkeit von der Art des Entzündungssubstrates – am eindrucksvollsten suprapatellar. Je nach Ausmaß des Entzündungsprozesses kann der obere Recessus zu Zapfen- bzw. Hufeisenform im Längs- und Querschnitt aufgeweitet werden (Abb. 12-76, 12-77). Gelegentlich können auch Septen den oberen Recessus durchziehen (Abb. 12-77).

Die sichere Differenzierung des eigentlichen intraartikulären Entzündungssubstrates zwischen synovialer Proliferation und Exsudation ist mit Ausnahme des Extremfalles des reinen Ergusses problematisch. Zum einen gelingt sonographisch nicht immer eine klare Trennung zwischen der Synovialitis (einschließlich der ventralen Gelenkkapsel) und den periartikulären Strukturen. Zum anderen kann ein fibrinreicher Erguß die Grenze zwischen der synovialen Proliferationsschicht und dem Erguß unscharf erscheinen lassen. Somit wird die Messung der Synovialisdicke erschwert bzw. unmöglich gemacht (Abb. 12-78 bis 12-83).

Bei der infrapatellaren Schnittführung treten Femur- und Tibiakondylen als bogige Totalreflexionslinien um so prägnanter hervor, je ausgedehnter die Exsudation ist. Die Knorpeldicke, die in dieser Schnittführung dargestellt werden kann, läßt sich bei Vorliegen eines Ergusses infolge eines nahezu gleichen Reflexionsverhaltens nicht bestimmen (Abb. 12-84).

Fossa poplitea. Zur sonographischen Untersuchung des Kniegelenkes gehört obligat die der Fossa poplitea. Sie wurde bereits ausführlich in Kap. 7 beschrieben und soll daher nur kurz gestreift werden.

McDonald wies bereits 1972 [31] auf die Bedeutung der Sonographie bei akuten Schwellungen des Unterschenkels bei gelenkerkrankten Patienten hin. Bei einem derartigen klinischen Befund gelingt mit Hilfe der Sonographie die differentialdiagnostische Abgrenzung einer Thrombophlebitis gegenüber einer bis in die Wade hinabreichenden Baker-Zyste, deren Größe, Wanddicke und Nachbarschaftsbeziehung erfaßt werden können (Abb. 12-85).

Das zugrundeliegende anatomische Substrat der Baker-Zyste stellt in der Mehrzahl der Fälle die Bursa gastrocnemiosemimembranosa dar, die meist mit dem Kniegelenk kommuniziert. Ihre Verbindung zum Kniegelenk liegt nach Untersuchungen von Rauschning, zitiert nach Gerber [17], unmittelbar distal der Gastroknemiussehneninsertion hinter dem medialen Femurkondylus.

Ihre Öffnung liegt vor in Form eines queren Schlitzes am oberen Ansatz der Kniegelenkkapsel, gegenüber der posterolateralen Begrenzung des medialen Femurkondylus und kann sonographisch dargestellt werden (Abb. 12-86 bis 12-88).

Neben reflexfreien Binnenmustern kann der Inhalt von Baker-Zysten eine Palette verschiedener Strukturen aufweisen, die von kleinen knospigen Vorwölbungen (Abb. 12-90) über korallenähnliche, bizarre Formationen (Abb. 12-89 bis 12-95) bis hin zu dichten homogenen Reflexmustern reichen, die den Binnenraum solcher Baker-Zysten vollständig ausfüllen können (Abb. 12-93).

Abb. 12-76. Ventrodorsaler Longitudinalschnitt durch den oberen Recessus bei ausgedehntem Erguß links im Vergleich mit der unauffälligen Gegenseite
Die Quadrizepssehne läßt sich als kräftiges Band vor dem oberen Recessus abgrenzen

1 Hautschichten
2 Patella
3 Femur
4 Quadrizepssehne
6 Oberer Recessus mit Erguß

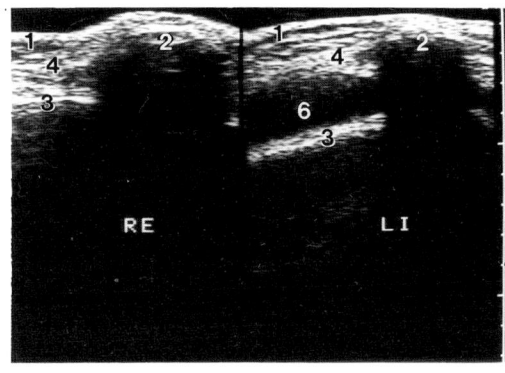

Abb. 12-77. Suprapatellarer Querschnitt durch den oberen Recessus bei ausgedehntem Erguß links im Vergleich mit der unauffälligen Gegenseite (vgl. Abb. 12-76)
Ein kräftiges Septum durchzieht den oberen Recessus links medialseitig. Bei den Reflexen im ventralen Bereich des Ergusses und unterhalb des Femurs handelt es sich um Artefakte im Sinne von Schichtdickenartefakten und akustischen Spiegelbildern

1 Hautschichten
3 Femur
5 Septum
6 Oberer Recessus mit Erguß
7 Artefakt

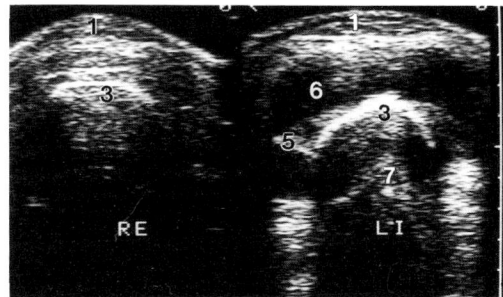

Abb. 12-78. Ventrodorsaler Querschnitt durch den oberen Recessus bei ausgeprägtem Erguß
Im ventralen Bereich erscheint die Kapselwand durch Artefaktbildung deutlich verbreitert
△ Erguß

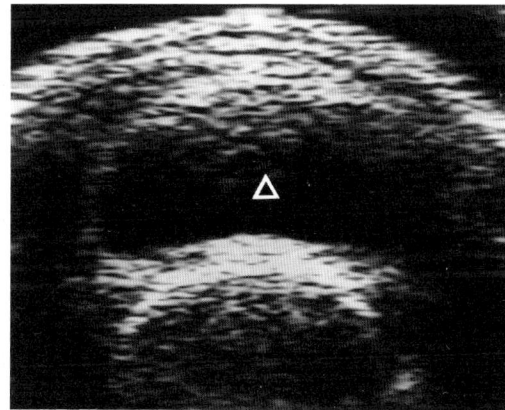

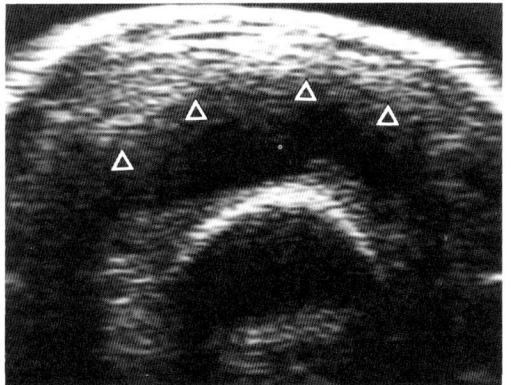

Abb. 12-79. Ventrodorsaler Querschnitt durch den oberen Recessus

Ein zentral gelegenes, völlig reflexfreies Areal wird von einem echoarmen Saum begrenzt, der sich auch klar vom periartikulären Gewebe abhebt. Dieser echoarme Saum erwies sich bei der histologischen Untersuchung als lymphoplasmazelluläre Synovialitis

△ lympho-plasmazelluläre
  Synovialitis

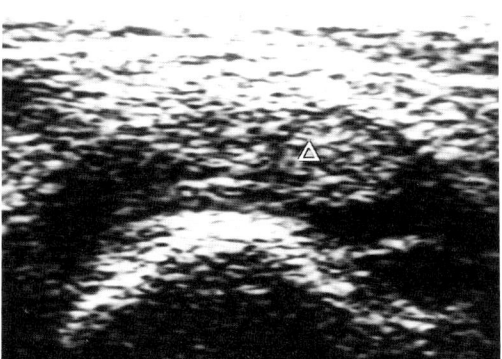

Abb. 12-80. Ventrodorsaler Querschnitt durch den oberen Recessus

Neben reflexfreien Arealen sind größere Echokomplexe im oberen Recessus sichtbar. Nach der Palpation unter sonographischer Beobachtung konnten Artefakte und ein lockeres Fibringerinnsel ausgeschlossen werden. Bei diesen soliden Massen dürfte es sich um synoviales Proliferationsgewebe handeln

△ synoviales
  Proliferationsgewebe

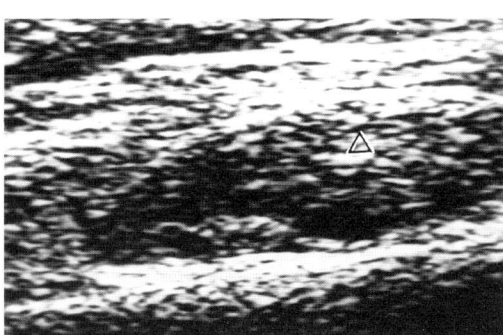

Abb. 12-81. Longitudinalschnitt durch den oberen Recessus lateral mit Darstellung der soliden Massen (vgl. Abb. 12-80)

△ synoviales
  Proliferationsgewebe

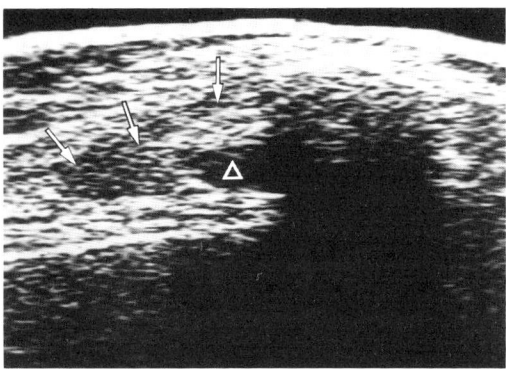

Abb. 12-82. Ventrodorsaler Longitudinalschnitt durch den oberen Recessus

Der obere Recessus ist weitgehend durch solide, echoarme Massen ausgefüllt. Diese umhüllen lediglich ein kleines, keilförmiges reflexfreies Areal, bei dem es sich um Erguß handeln dürfte. Dieses Areal ist kranial des Patellaschattens und ventral der Totalreflexionslinie des Femurs gelegen

△ Erguß
↓ synoviale Proliferation

Abb. 12-83. Ventrodorsaler Querschnitt suprapatellar durch den oberen Recessus mit Darstellung eines echoarmen, jedoch nicht reflexfreien Areals ventral der Totalreflexionslinie des Femurs (vgl. Abb. 12-82)

↓ synoviale Proliferation

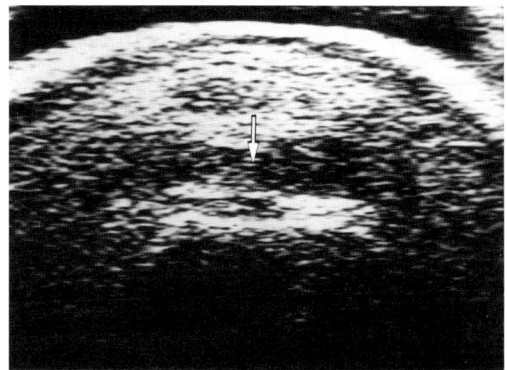

Abb. 12-84. Infrapatellarer Querschnitt bei ausgedehntem Erguß, der vor den bogigen Totalreflexionslinien der Femurkondylen als echoarmes Areal erscheint
Eine Beurteilung der Knorpelschicht ist dabei nicht möglich

△ Erguß

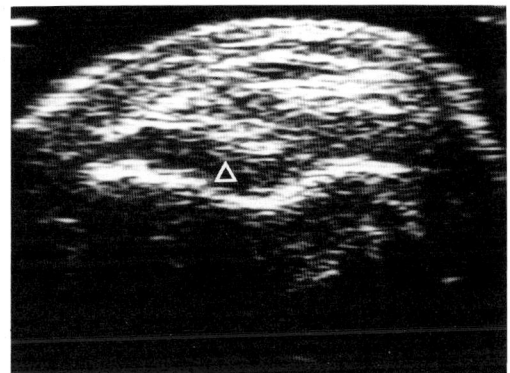

Abb. 12-85. Dorsoventraler Longitudinalschnitt durch eine Baker-Zyste im Bereich der Wade
Das ausgedehnte echoarme Areal dorsal der Totalreflexionslinie der Tibia stellt eine bis in die Wade reichende Baker-Zyste dar. In der Fossa poplitea, erkennbar an der dreieckförmigen Totalreflexionslinie des Tibiakondylus links, findet sich nur der schlauchartige Zystenstiel

↓ Bakerzyste

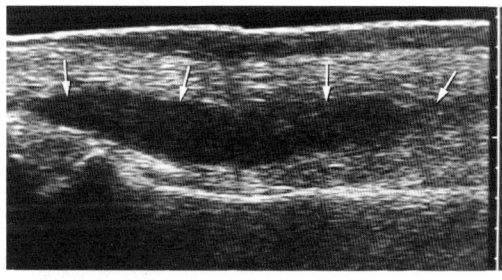

Abb. 12-86. Dorsoventraler Querschnitt durch eine Baker-Zyste im Bereich der Fossa poplitea links mit Darstellung des Zystenstiels
Ventral des medialen Femurkondylus stellt sich die Verbindung zwischen Baker-Zyste und Gelenkbinnenraum als feiner Stiel dar

△ Cystenstiel

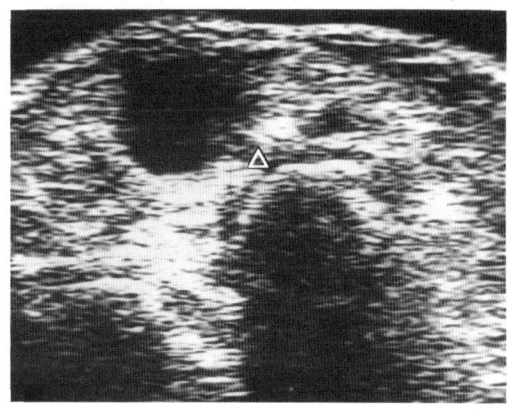

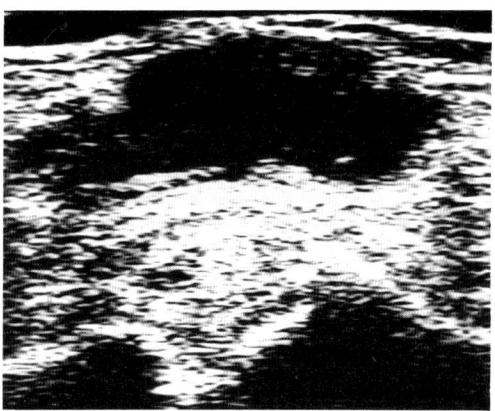

Abb. 12-87. Dorsoventraler Longitudinalschnitt durch die Baker-Zyste der Abb. 12-86
Der Zystenstiel läßt sich auf Longitudinalschnitten in der Regel kaum erfassen

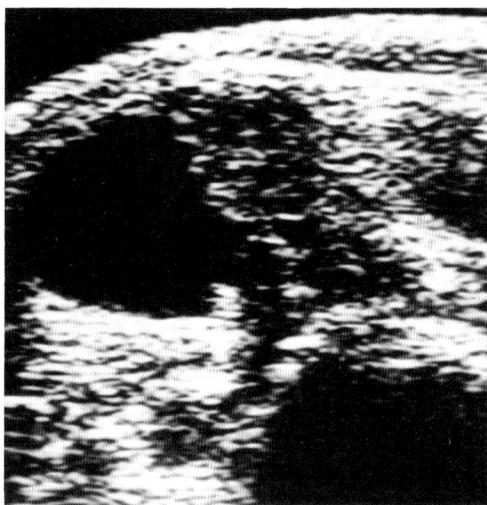

Abb. 12-88. Ausschnittsvergrößerung der Abb. 12-86 mit Darstellung des Zystenstiels
Statt einer 3,5-MHz-Schallsonde wurde hier mit einer 7,5-MHz-Schallsonde untersucht
Medialseitig wird die Zyste und der Zystenstiel von einem echoarmen Reflexmuster ausgekleidet. Ob es sich dabei um Fibrinauflagerungen oder um synoviales Proliferationsgewebe handelt, kann sonographisch nicht differenziert werden

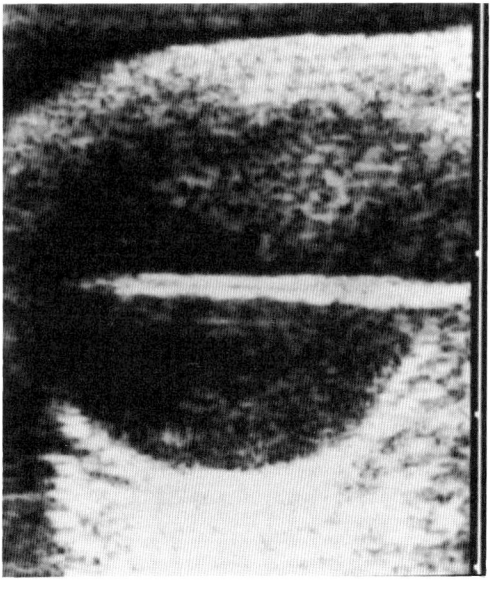

Abb. 12-89. Dorsoventraler Querschnitt durch eine gekammerte Baker-Zyste
Unterhalb des Septums ist eine relativ kräftige Zystenwand sichtbar

Abb. 12-90. Dorsoventraler Longitudinalschnitt durch eine Baker-Zyste im Bereich der Kniekehle mit knospigen Strukturen

△ knospige Strukturen

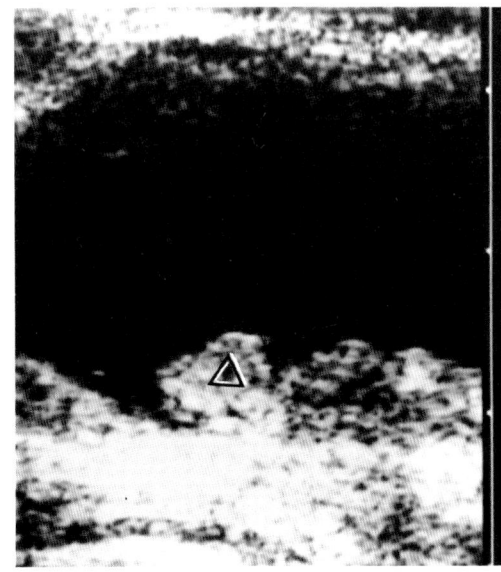

Abb. 12-91. Dorsoventraler Längsschnitt durch eine Baker-Zyste im Bereich der Fossa poplitea
In das reflexfreie Areal ragen relativ zarte, fransige Strukturen, die bei Palpation unter sonographischer Sicht flottieren

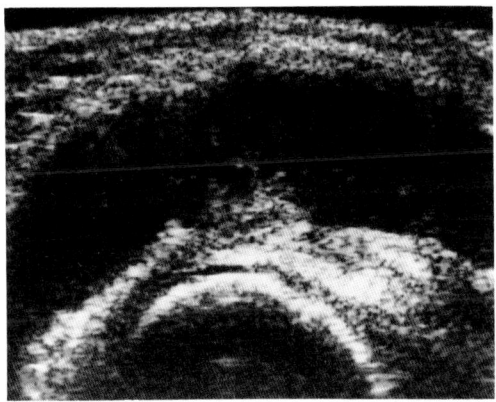

Abb. 12-92. Dorsoventraler Longitudinalschnitt durch eine Baker-Zyste mit bizarren, korallenähnlichen Formationen

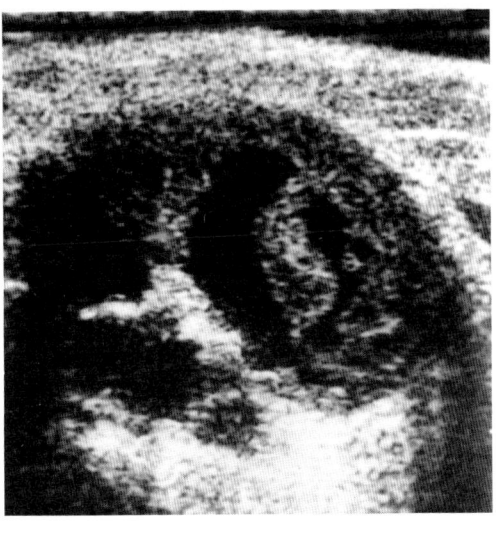

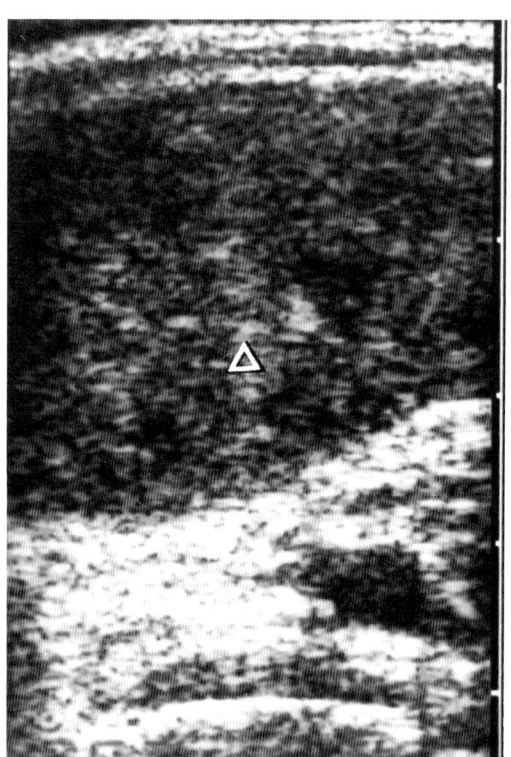

Abb. 12-93. Dorsoventraler Longitudinalschnitt durch eine Baker-Zyste mit einem dichten, weitgehend homogenen, unter Palpation kaum verformbaren Reflexmuster, das sich makroskopisch und histologisch als **Fibrinkomplex** erwies

△ Fibrinkomplex

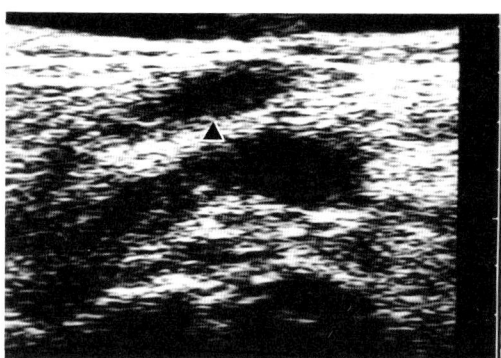

Abb. 12-94, 12-95. Dorsoventraler Längs- und Querschnitt durch eine Baker-Zyste, die durch den M. gastrocnemius im Längsschnitt zweigeteilt erscheint

▲ Musculus gastrocnemius

12.9 Hüftgelenk (vgl. Abschn. 6.4)

Zum Nachweis einer Koxitis ist man immer auf bildgebende Verfahren angewiesen, da das Hüftgelenk der Palpation nicht zugänglich ist. Mit der üblichen konventionellen Röntgentechnik können auch hier lediglich die Auswirkungen des destruierend wachsenden synovialen Proliferationsgewebes am Knochen, zudem mit zeitlicher Verzögerung und nicht dieses selbst dargestellt werden. Somit lassen sich Initialstadien der rheumatischen Koxitis mit der konventionellen Röntgenologie nicht erfassen.

Dies ist allerdings mit der Computertomographie möglich, die schon frühzeitig das intraartikuläre Entzündungssubstrat als hypodensen Saum erkennen läßt. Bekanntlich spielt aber gerade bei der chronischen Polyarthritis, die über Jahre und Jahrzehnte immer wieder Verlaufskontrollen erfordert, die Strahlenbelastung eine weit größere Rolle als bei akuten Krankheitsfällen.

12.9.1 Anatomische Vorbemerkungen

Die Gelenkkapsel entspringt von dem knöchernen Rand der Gelenkpfanne, umgreift ventral den ganzen Schenkelhals und setzt an der Linea intertrochanterica an. Dorsal liegt ihre Ansatzlinie 1–2 cm proximal der Crista intertrochanterica. Die Kapsel wird durch 4 Bänder (Ligamentum iliofemorale, Ligamentum pubofemorale, Ligamentum ischiofemorale und Zona orbicularis) verstärkt. Zwischen den Längsbändern gibt es je eine schwache Kapselstelle. In den Gelenkraum ragt das Labrum acetabulare als freie Lippe hinein.

12.9.2 Sonoanatomie des Hüftgelenkes

Günstig ist die Ultraschalluntersuchung des Hüftgelenkes von ventral. Der Schallkopf sollte dabei etwa in der Mitte des Femurkopfes parallel zum Schenkelhals aufgesetzt werden. In dieser Schnittebene imponieren Femurkopf und -hals als eine s-förmige Totalreflexionslinie. Die kranial davon gelegene, durch einen Spalt getrennte, bogige Totalreflexionslinie wird durch die Gelenkpfanne hervorgerufen.

Zwischen diesen beiden Reflexionslinien spannt sich die Gelenkkapsel als ein zartes, reflexreiches Band aus. Der Gelenkbinnenraum stellt sich als ein haarfeiner, echoarmer Saum dar. In den Gelenkbinnenraum ragt ein kleiner, zapfenförmiger Vorsprung der Gelenkpfanne, das Labrum acetabulare.

Unmittelbar ventral der Gelenkkapsel ist der M. iliopsoas als ein sehr echoarmes, mit feinen Reflexen durchzogenes Areal erkennbar. Die darüberliegenden Muskelschichten (Anteile des M. rectus femoris und ventral davon des M. sartorius) weisen eine etwas stärkere Echogenität im Vergleich zum M. iliopsoas auf (Abb. 12-96).

12.9.3 Sonoanatomie der Koxitis

Das eigentliche Entzündungssubstrat führt bei einer floriden Koxitis zur Vergrößerung des Gelenkbinnenraums und wölbt die normalerweise gestreckte Gelenkkapsel konvexbogig nach ventral vor (Abb. 12-97). Die Gelenkkapsel selbst erscheint zuweilen deutlich verbreitert, wobei die durch Verstärkungsbänder bedingte, unterschiedliche Dicke der Gelenkkapsel zu berücksichtigen ist (Abb. 12-98, 12-99). Nach Untersuchungen von Seltzer [46] läßt sich bereits ein Erguß ab 10 ml im Hüftgelenk sonographisch erfassen.

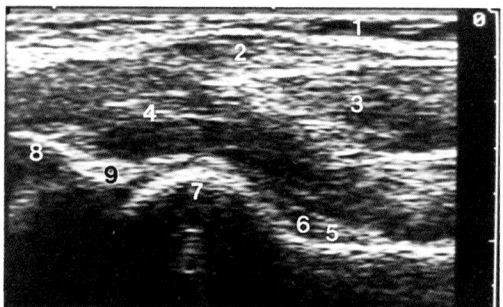

Abb. 12-96. Ventrodorsaler Längsschnitt durch das Hüftgelenk
Normalbefund

1 Hautschichten	6 Gelenkbinnenraum
2 M sartorius	7 Femur
3 M rectus femoris	8 Os coxae
4 M. iliopsoas	9 Labrum acetabulare
5 Gelenkkapsel	

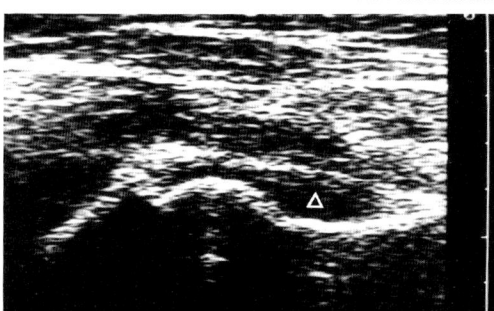

Abb. 12-97. Ventrodorsaler Longitudinalschnitt durch ein Hüftgelenk bei florider Koxitis
Der Gelenkbinnenraum stellt sich deutlich verbreitert dar. Die etwas nach ventral vorgewölbte Gelenkkapsel erscheint nicht wesentlich verdickt
△ Entzündungssubstrat

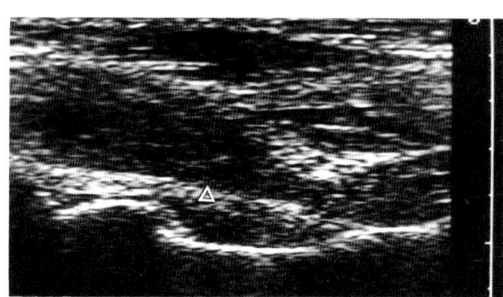

Abb. 12-98. Ventrodorsaler Longitudinalschnitt durch ein rechtes Hüftgelenk bei florider, weit fortgeschrittener Koxitis
Im Gegensatz zur Abb. 12-97 zeigt sich hier eine deutlich verbreiterte Gelenkkapsel. Computertomographisch wurde dieser Befund bestätigt
△ verbreiterte Gelenkkapsel

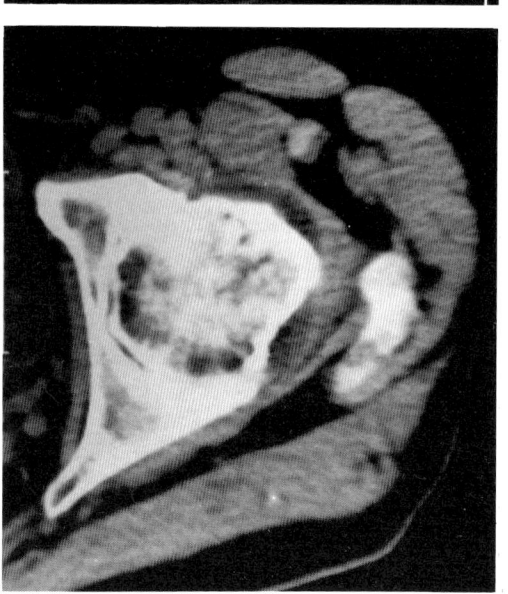

Abb. 12-99. Computertomographie der rechtsseitigen Koxitis der Abb. 12-98
Unter der verdickten Gelenkkapsel erkennt man das Entzündungssubstrat als hypodensen, intraartikulären Saum

Bei der Gegenüberstellung einer Koxitis mit der nicht befallenen Seite lassen sich zuweilen trotz identischer Schallkopfposition keine überzeugenden Vergleichsbilder bezüglich muskulärer Leitstrukturen erstellen. Dies hängt wohl mit der unterschiedlich beanspruchten Muskulatur bei der Einseitigkeit des Gelenkbefalls zusammen.

12.10 Klinische Relevanz der Methode

Nach der Darstellung der Sonomorphologie der Gelenke erscheint resümierend eine kritische Bewertung angezeigt, die zu den Fragen Stellung nehmen soll, inwieweit die Sonographie in der klinischen Rheumatologie tatsächlich eine Bereicherung für Diagnose, Differentialdiagnose, Therapieindikationsfindung sowie Verlauf- und Therapiekontrolle gebracht hat.

Diagnostische Bedeutung gewinnt die Sonographie bei denjenigen Gelenken, die der Palpation nicht oder nur schlecht zugänglich sind, wie Hüftgelenke, u. U. auch Schulter- und Zehengrundgelenke. Bei ausgeprägter Adipositas leistet sie diagnostische Hilfe bei allen Gelenken.

Wie verläßlich jedoch die sonographische Aussage über das Vorliegen einer Synovitis ist, kann z. Zt. noch nicht abgeschätzt werden. Fließende Übergänge von normalen zu pathologischen Befunden und individuelle Unterschiede erschweren die exakte Beantwortung der Frage nach Vorliegen zumindest einer geringgradigen Synovitis.

Auch der sonographische Vergleich mit der schmerzfreien, klinisch unauffälligen Gegenseite ist infolge eines intraindividuellen Schwankungsbereiches nicht immer verläßlich.

Die ebenfalls weichteildarstellenden Referenzmethoden wie die Computertomographie, u. U. auch die Kernspintomographie, können zum einen wegen der Strahlenexposition, zum anderen aus finanziellen Gründen, womit deren Nachteile gegenüber der Sonographie gleich aufgeführt sind, nicht immer gleichzeitig erfolgen. Somit fehlen bislang statistische Ergebnisse in größerem Umfang über Sensitivität und Spezifität der Arthrosonographie im Methodenvergleich.

Selbst bei palpablen, sichtbaren Befunden erweist sich die Sonographie zur **differentialdiagnostischen Abklärung** als eine sehr hilfreiche Methode. Bekanntestes Beispiel für ihre differentialdiagnostische Bedeutung ist die Situation der geschwollenen Wade, bei der das Ultraschallbild der Baker-Zyste den Ausschluß der Thrombophlebitis ermöglicht. Aber auch bei unklaren Schwellungszuständen z. B. im Sprunggelenkbereich können einerseits eine Tenosynovitis zur Artikulosynovitis abgegrenzt, andererseits aber auch eine solche ausgeschlossen werden – Ursachen, die klinisch nicht immer sicher zu differenzieren sind.

Die sonographische Darstellung palpabler Manifestationen der chronischen Polyarthritis kann auch dann notwendig werden, wenn sie zur Beantwortung **therapeutischer Fragestellungen** beiträgt. Schon das sonographische Bild der Artikulosynovitis mit Darstellung des Gelenkspaltes verhilft bei den der Palpation schwer zugänglichen Gelenken zur sicheren intraartikulären Punktion.

Meist jedoch handelt es sich in Abhängigkeit von der Art des intraartikulären Entzündungssubstrates um die Differentialindikation zwischen intraartikulärer Instillation, wie chemische bzw. Radiosynoviorthese, und chirurgischer Synovektomie.

Müller z. B. sieht bei einer proliferativen Synovitis die Indikation zur Radiosynoviorthese, bei einer exsudativen Synovialitis dagegen zur chemischen Synovektomie mit Osmiumsäure oder Varicocid gegeben [53]. Andere sind der Auffassung, daß bei massiven Proliferationen ohne wesentliche Exsudation die Synoviorthesen weniger erfolgversprechend sind; sie bevorzugen die chirurgische Synovektomie.

Rückschlüsse vom sonographischen Bild auf die Qualität des intraartikulären Entzündungssubstrates sind jedoch mit Ausnahme des reinen Ergusses meist nicht eindeutig möglich. Wenngleich mit der Palpation und mit Bewegen des Gelenkes unter sonographischer Sicht eine gewisse Möglichkeit zur weiteren Differenzierung des intraartikulären Entzündungssubstrates gegeben ist, lassen die sonographischen Einzelkriterien keine artspezifische Aussage zu. Zudem erschweren Artefakte zusätzlich die Beurteilung gerade zystoider Strukturen.

Neben gerätetechnischen Fehlern geben die auf physikalischen Eigenschaften der Schallwellen beruhenden, bekannten Artefakte wie Rauschen, Wiederholungsechos und Schichtdickenartefakte Anlaß zur Fehlinterpretation des sonographischen Bildes. Diese Artefakte lassen sich auch bei korrekter Handhabung nicht immer beseitigen. So kann man z. B. durch das sogenannte Rauschen flüssigkeitsgefüllte Räume fälschlicherweise als solide mißdeuten, während Wiederholungsechos und insbesondere Schichtdickenartefakte z. B. die Wand zystischer Strukturen unscharf und scheinbar breiter erscheinen lassen.

Außerdem ist die von der abdominellen Sonographie her bekannte Möglichkeit der „richtigen" Geräteeinstellung anhand von Referenzorganen für die Arthrosonographie nicht sicher gegeben. Somit dürfte die Differenzierung des eigentlichen intraartikulären Entzündungssubstrates mit der Sonographie allein ohne zusätzliche histologische Untersuchung nur selten gelingen, denn meistens handelt es sich um ein Nebeneinander von synovitischer Proliferation und Exsudation mit mehr oder weniger Fibrinbildung.

Diese Annahme wird auch durch eine vergleichende Studie sonographischer, computertomographischer und arthroskopischer Befunde bei zehn derart untersuchten Patienten bestätigt [53].

Hilfreich für die Therapieindikationsfindung ist die Sonographie auch im Falle der Baker-Zyste. Zeigt die Sonographie nämlich eine dünne Zystenwand, sollte die Indikation zur Radiosynoviorthese wegen der Rupturgefahr eher zurückhaltend gestellt werden.

Aber auch das Muster des Zysteninhaltes kann das therapeutische Vorgehen mitbestimmen. So können Baker-Zysten z. B. neben reflexfreien Binnenmustern eine Fülle verschiedener Strukturen aufweisen, die die therapeutische Differentialindikation zur zusätzlichen Zystektomie bzw. alleinigen Artikulosynovektomie beeinflussen.

Ist die Zyste von organisierten Fibrinmassen ausgefüllt, wird die alleinige Gelenksynovektomie in der Regel nicht genügen, um sie zur Rückbildung zu bringen. Ihre zusätzliche operative Entfernung ist dann – insbesondere bei mechanischer Irritation – erforderlich. Bei lockerem Fibringerinnsel, erst recht natürlich bei reinem Erguß, darf man nach Beseitigung der sie verursachenden Kniegelenksynovitis eher ihre vollständige Rückbildung erwarten.

Inwieweit der sonographische Befund einer Tenosynovitis tatsächlich die Indikation zur Tenosynovektomie beeinflußt, müssen weitere Studien belegen. Eine sonographisch unauffällig parallel angeordnete Sehnentextur läßt zumindest diskrete Schädigungen nicht ausschließen, was im positiven Fall den Dringlichkeitscharakter zur Operation noch erhöht.

Auch für **Verlaufs- und Therapiekontrollen** bietet sich die Sonographie an, denn sie ermöglicht prinzipiell die exakte Bestimmung des Ausmaßes einer Artikulosynovitis. Voraussetzung zur genauen Vergleichbarkeit ist neben der identischen Geräteeinstellung die analoge Schallkopfposition mit gleichem Auflagedruck. Gerade aber deren präzise Reproduzierbarkeit kann außerordentlich schwierig und zeitaufwendig sein.

Bei Änderung des Schalleinstrahlwinkels z. B. von 30° erfährt eine Synovialitis eine scheinbare Verbreiterung von 15 %, während die ossären Bezugspunkte noch identisch erscheinen können. Zudem läßt sich die Synovialisdicke, insbesondere bei fibrinreichem Erguß, infolge einer unscharfen Begrenzung nicht exakt abmessen.

Ein weiterer limitierender Faktor zur genauen Bestimmung der Synovialitis liegt in dem gerätetechnisch bedingten Auflösungsvermögen. Durch diese Problematik wird der Einsatz der Sonographie bei Verlaufs-und Therapiekontrollen sehr eingeschränkt.

Während sich somit die Sonographie für Diagnostik, Differentialdiagnostik und z. T. für Therapieindikationsfindung bereits bewährt hat, ist ihr Einsatz als exaktes Meßverfahren für Therapie- und Verlaufkontrollen noch nicht genügend gesichert (Tabelle 12-1).

Tabelle 12-1. Aufgabenbereiche der Sonographie in der Rheumatologie

Diagnose	Nicht oder schlecht palpable Befunde
	   Hüftgelenke
	   Schultergelenke
	   Zehengrundgelenke
	   Alle Gelenke bei Adipositas

Differentialdiagnose	Palpable Befunde
	   Abgrenzung Baker-Zyste – Thrombophlebitis
	   Abgrenzung Tenosynovitis – Artikulosynovitis
	   Ausschluß einer Synovitis

Therapieindikations-
findung
	Intraartikuläre Instillation oder chirurgische Synovektomie
	   Qualifizierung des intraartikulären Entzündungssubstrates?
	Abschätzung der Dringlichkeit einer Tenosynovektomie
	   Sehnenschädigung bei Tenosynovitis?

Verlaufskontrolle	Bestimmung des Ausmaßes einer Synovitis?

13   Fremdkörperdiagnostik

13.1   Einleitung

Die Darstellung und das Aufsuchen von Fremdkörpern hat naturgemäß große klinische Bedeutung. In Abhängigkeit von der Materialbeschaf-
fenheit wird man bei der bildlichen Darstellung
von Fremdkörpern zwischen Röntgenaufnahmen
und Ultraschalluntersuchungen entscheiden
müssen.
   Natürlich ist bei metallenen Fremdkörpern
primär die Röntgenuntersuchungstechnik zu Rate
zu ziehen. Es ist aber auch ohne weiteres möglich,
sonographisch Metallteile zu lokalisieren. Problematisch wird die Lokalisierung von nicht rönt-
gendichten Fremdkörpern, wie Holz und Glas.
Besonders bei Holzfragmenten leistet die Sonographie bei der Lokalisierung derselben hervor-
ragende Dienste [1, 2].

13.2   Geräte und Dokumentation

In der Regel kommt man mit 5-MHz-Schallköpfen
gut aus. Auch tiefer liegende Implantate, wie
Endoprothesen oder Osteosynthesematerial, lassen sich mit 5-MHz-Schallköpfen noch gut darstellen. Bei eingespießten Holz- oder Glassplittern
empfiehlt sich oft die Verwendung einer Wasservorlaufstrecke oder eines Silikonpolsters, da sie oft
knapp unter der Haut in den Weichteilen liegen.

Auf jeden Fall sollte man bei der Dokumentation von Fremdkörpern Wert darauf legen, daß
diese mindestens in 2 Ebenen geschallt werden,
wobei die umgebenden Strukturen deutlich zur
Darstellung kommen müssen. Die klare Darstellung anatomisch relevanter Bezugspunkte ist zur
eindeutigen Lokalisierbarkeit des Fremdkörpers
absolut notwendig.

13.3   Echomuster von Fremdkörpern

Metallische Fremdkörper imponieren als harte,
helle Reflexe [3]. Je nach Oberflächenbeschaffen-
heit nimmt die Reflextätigkeit mehr oder weniger
zu. Bei angerauhten und unregelmäßigen Metall-
oberflächen erhöht sich die Reflextätigkeit
wesentlich. Dieser Umstand wird bei Feinnadelpunktionen ausgenützt, wenn es darum geht, die
Punktionsnadel sonographisch noch besser sichtbar zu machen.
   Auch Holz und Glas sowie Kunststoffteile
geben harte Reflexe und sind gegenüber den
Weichteilen in der Regel gut abgrenzbar. Bei
Holzsplittern ist anzumerken, daß sie bei länge-
rer Verweildauer im Gewebe manchmal sonographisch schwer oder kaum darstellbar sind. Der
Grund ist darin zu suchen, daß sie sich auflösen
und in diesem Stadium gegenüber dem Zelldetritus in der Abszeßhöhle kaum mehr in toto darstellbar sind.

13.4 Spezielle Befunde

Holzspanverletzung (Patient T. J., Abb. 13-1 bis 13-3). Am rechten Oberschenkel konnte sonographisch ein ca. 3 cm langer und 4 mm starker, radiologisch nicht sichtbarer Fremdkörper lokalisiert werden.

Osteosyntheseplatte (Patient N. M.). Im Frontalschnitt der Abb. 13-4 ist die aufgeschraubte Metallplatte deutlich sichtbar, ebenso können die Schraubenköpfe als helle Reflexe dargestellt werden. Die Echostruktur des Vastus lateralis ist infolge des Operationstraumas gestört und echoarm.

Hüftendoprothetik (Abb. 13-5 bis 13-8). Verwendet wird einerseits die Einstrahlrichtung in der Frontalebene, ähnlich wie bei der Säuglingshüftsonographie (Abb. 13-8), oder die ventroposteriore Einstrahlrichtung, ähnlich wie bei der Koxitisdiagnostik. Dargestellt werden können der Prothesenhals und Teile des Prothesenkopfes sowie die Gelenkpfanne. Die Reflexaktivität der Prothesenteile unterscheidet sich nur unwesentlich von der des Knochens.

Im ventroposterioren Strahlengang kann vor allem der „Schlammfang" im Bereich des ventrokaudalen Prothesenhalsanteiles beurteilt werden. Abszedierungen sind ebenfalls gut sichtbar (Abb. 13-7 und 13-8).

13.5 Klinische Relevanz der Methode

Der Vorteil der Sonographie bei der Lokalisierung von Fremdkörpern liegt hauptsächlich darin, daß nicht röntgendichte Fremdkörper problemlos lokalisiert werden können. Zu achten ist darauf, daß Holzsplitter mit langer intrakorporaler Verweildauer eine zunehmende Echoverminderung aufweisen, da sie sich gerne auflösen und abszedieren.

Bei metallischen Fremdkörpern wird man sicherlich dem Röntgenbild den Vorzug geben. Der Wert der Sonographie ist in diesen Fällen darin zu sehen, daß eventuelle Abszeßhöhlen oder Granulome, die sich um Metallimplantate bilden können, ebenfalls dargestellt werden können.

Bei Endoprothesen sehen wir in der Beurteilung des „Schlammfanges" eine gewisse Chance, den Abrieb und die Reaktion der Endoprothese zu kontrollieren. Allerdings liegen derzeit noch keine längerfristigen, exakten Untersuchungen mit entsprechenden Schlüssen vor. Ob tatsächlich die Größe des Schlammfanges mit Prothesenverweildauer, Prothesenabrieb und Prothesenlockerung korreliert, müßten erst weitere Untersuchungen zeigen.

Wer einmal auch unter Bildwandlerkontrolle einen winzigen Metallsplitter im Oberschenkel gesucht hat und erst nach langwierigen Manipulationen extrahieren konnte, wird möglicherweise auch die folgende Anregung aufgreifen: Ähnlich wie bei der Feinnadelpunktion könnten auch metalldichte Fremdkörper ultraschallgezielt mit einem entsprechenden Schallkopf, bei dem statt der Punktionsnadel ein Greifinstrument eingeführt wird, problemlos und ohne aufwendige Manipulation entfernt werden.

Abb. 13-1. Oberschenkellängsschnitt
Im Bereich des M. quadriceps kommt ein ca. 3 cm langer
und 4 mm dicker, stark echogener Fremdkörper zur Darstellung

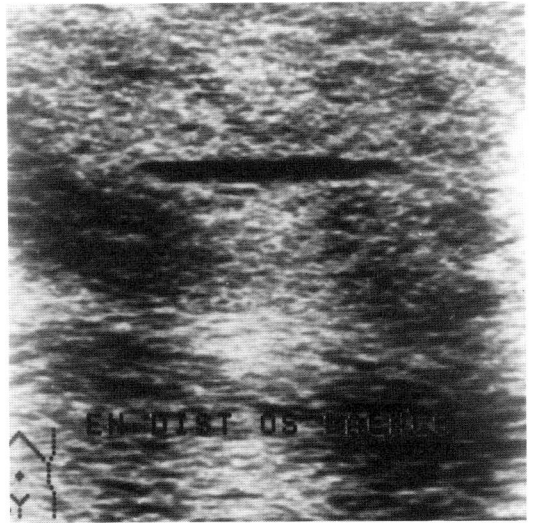

Abb. 13-2. Im mittleren rechten Oberschenkelanteil, 90°
zur Aufnahme in Abb. 13-1 gedreht, ist ein **stark echogener Fremdkörper,** ventral der Kontur **des Femurs** sichtbar

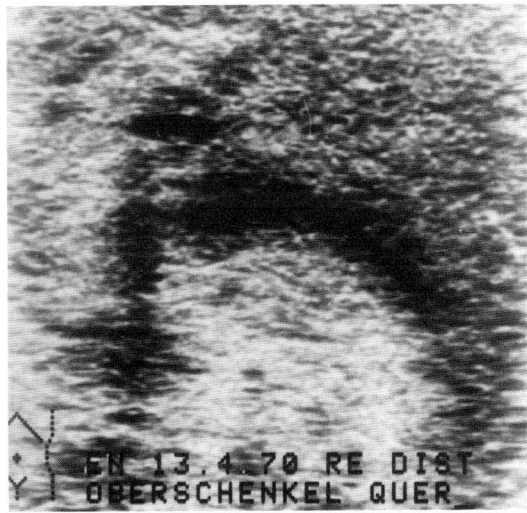

**Abb. 13-3. Holzspan, entsprechend den Sonogrammen
in Abb. 13-1 und 13-2**
(Abb. 13-1 bis 13-3 stammen dankenswerterweise von
M. Püschmann [1])

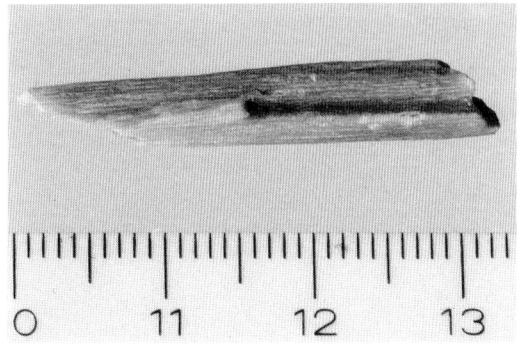

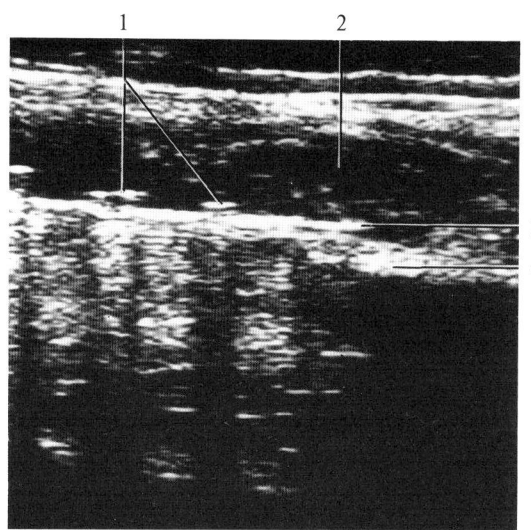

Abb. 13-4. Sonographischer Längsschnitt im frontalen Strahlengang eines rechten Oberschenkels
1 Schraubenköpfe
2 Vastus lateralis
3 Metallplatte
4 Femur

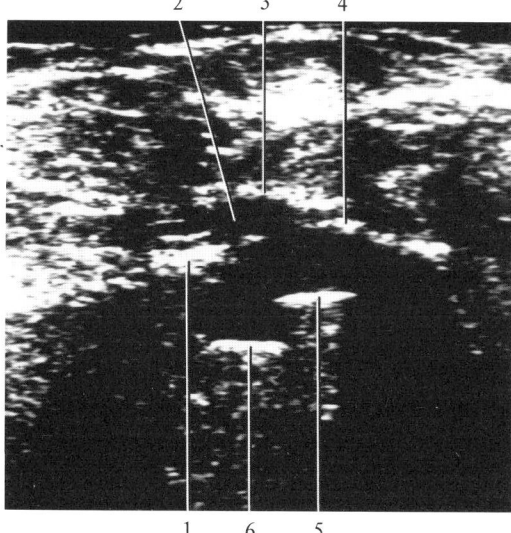

Abb. 13-5. Hüftendoprothese im anteroposterioren Strahlengang
1 Femurschaft
2 Gelenkraum
3 Den Gelenkraum umhüllendes Bindegewebe
4 Vorderer Pfannenrand
5 Prothesenkopf
6 Prothesenhals
Die Verweildauer der Endoprothese beträgt 2 Jahre. Es findet sich nur ein gering erweiterter Gelenkraum (2) (vgl. Abb. 13-6)

Abb. 13-6. Hüftendoprothese rechts, Verweildauer 5 Jahre
Dieselben Bezeichnungen wie in Abb. 13-5
Im Vergleich mit Abb. 13-5 scheint bei dieser Endopro-
these der Gelenkraum (2) deutlich verbreitert

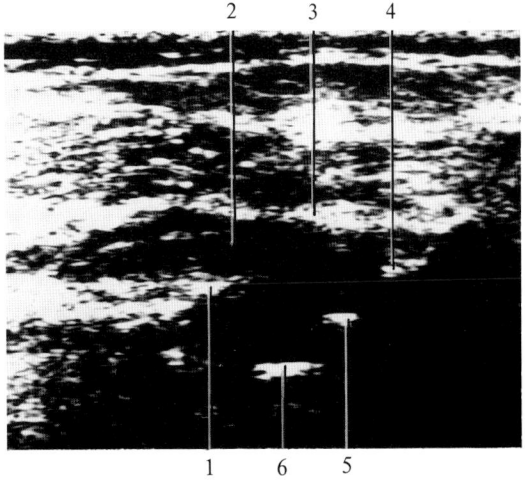

**Abb. 13-7. Sonogramm einer rechten Hüftendoprothese,
Verweildauer 6 Monate, mit chronischem Infekt**
Die Patientin ist fieberfrei, gut gehfähig, mit mäßigem
Spannungsgefühl im Hüftgelenkbereich
Anteroposteriorer Strahlengang
1 Femur
2 Prothesenhals
3 Riesige Abszeßhöhle, die bis knapp unter die Hautoberfläche reicht

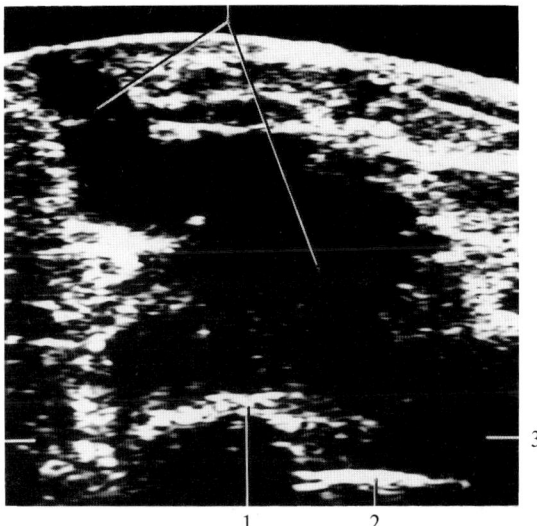

**Abb. 13.8. Frontalschnitt im Bereich einer rechten Hüften-
doprothese**
Projektion ähnlich der Säuglingshüftsonographie,
rechts a.-p.-ähnlich; Verweildauer der Prothese 10 Jahre
bei einem 80jährigen Patienten mit hochgradiger Osteo-
porose und Prothesenlockerung.
An der Femuroberfläche sind deutlich 2 gekammerte,
echoarme Bezirke, die intraoperativ einem Granulationsgewebe entsprachen, sichtbar. Deutliche Kommu-
nikation mit dem Gelenkraum (1). Die Femuroberfläche
(3) ist unregelmäßig begrenzt
4 Prothesenhals
5 Prothesenschaft

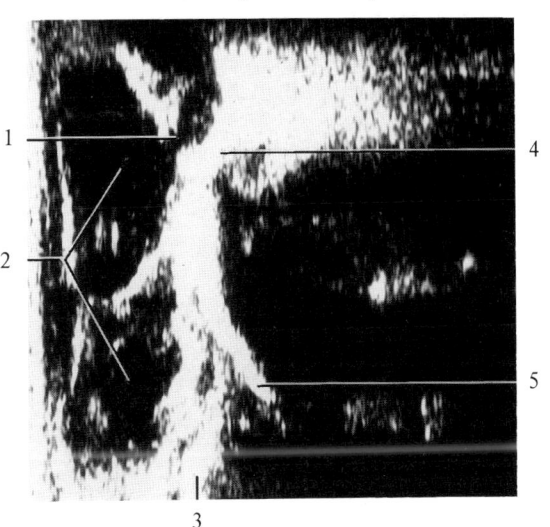

14 Beurteilung der Knochenfestigkeit – Darstellung von Frakturen

14.1 Einleitung und Literaturüberblick

Bei der Beurteilung der Knochenfestigkeit, bei der Überwachung des Heilungsverlaufes und zur Beurteilung der endgültigen Frakturfestigkeit stehen als nicht invasives und einfach zu handhabendes Mittel lediglich Röntgenaufnahmen zur Verfügung. Ein exaktes, nicht invasives und nicht strahlenbelastendes Meßverfahren zur Feststellung der Frakturfestigkeit, das auch routinemäßig eingesetzt werden kann, besteht bis dato nicht.

Allerdings ist aus der Technik bekannt, daß das Ultraschallimpulsechoverfahren nicht nur für die Fehlersuche in Werkstoffen oder zur Dickenmessung, sondern auch für die Gefügebeurteilung und damit zur Abschätzung mechanischer Eigenschaften eingesetzt werden kann. Besonders in der Knochenbruchbehandlung interessiert die Frage nach den Zusammenhängen der mechanischen Eigenschaften zwischen Strukturausbildung oder Strukturveränderung in Korrelation zur Schallausbreitung.

Schon zu Beginn der 70er Jahre beschrieben amerikanische Autoren [1] Ultraschallgeschwindigkeitsmessungen an intakter und frakturierter Tibia. Pätzold und Vogl [nach 7] nahmen bereits 1973 Absorptionsmessungen an der Tibia mit senkrecht auftreffenden Schallwellen vor. Hand in Hand mit dem Problem der Schallausbreitung im Knochen wurde nach Parametern gesucht, die Demineralisierung auf sonographischem Wege zu quantifizieren [4, 5, 8, 10, 13].

Untersuchungen über die Schallausbreitung im Knochen [3, 6] wurden in jüngster Zeit immer wieder an der Tibia, wegen der guten Applikations-möglichkeiten, durchgeführt [2, 8, 10] (Abb. 14-2, 14-3). Nitz et al. [12] wiesen auf die Brauchbarkeit der sonographischen Untersuchung bei Streßfrakturen des Tibiaplateaus hin. Moss et al. [11] berichteten ebenfalls über die Anwendung der Sonographie bei Streßfrakturen. Bedford [2] beschreibt deren Einsatz bei suspekter Kahnbeinfraktur.

14.2 Geräte

Von Hüller et al. [7] wurde bei ihren experimentellen und klinischen Untersuchungen ein Impulsschallgerät USIP 11 mit 2 Winkelprüfköpfen WB 60-1/1 der Firma Krautkrämer, Köln, verwendet. Mit diesem Gerät wird die Tibia in Längsrichtung durchschallt. Leitgeb [9], der von einem anderen Prinzip ausgeht (s. unten), verwendet herkömmliche Real-time-Geräte mit einfacher Kalipermessung oder einblendbarem A-Mode.

14.3 Methode und Schallkopfpositionen

Es gibt prinzipiell 2 Möglichkeiten, eine Festigkeitsprüfung durchzuführen. Bei der ersten Methode dient die Dämpfung des Ultraschalles, bei der anderen Methode die Messung der Ultraschallgeschwindigkeit, zur Bestimmung der Knochenfestigkeit. Hüller verwendete mit dem Gerät USIP 2 Prüfköpfe, wobei der eine als Sender, der zweite distal der Frakturstelle als Empfänger diente. Der Abstand der Prüfköpfe voneinander betrug 3 cm, dazwischen lag der Frakturspalt.

14.4   Sonoanatomie

Bei allen Methoden wird vorwiegend das sonographische Signal des „A-Mode", d. h. die „Zackenschrift", verwendet. Die Schwierigkeiten liegen nun in der Erkennung des knochenspezifischen Signals, und der Trennung desselben von Wiederholungsechos und Artefakten. Von diesen methodischen Interpretationsschwierigkeiten abgesehen, besitzen nur wenige handelsübliche Ultraschallgeräte zu ihrem B-Real-time-Bild noch den A-Mode.

Hier setzt Leitgeb [9] mit seinem Konzept der Distanzmessung (Geschwindigkeitsmessung) bei Kallusbildungen an. Bei diesem Verfahren können herkömmliche B-Real-time-Sonogramme verwendet werden.

14.5   Spezielle Befunde

Nach Angaben von Hüller existiert ein tibiaspezifisches Signal am Oszillographen, das sich nicht mit anderen verwechseln läßt. Interessant ist auch, daß die Haut und die Weichteile zwischen Prüfkopf und Tibia keinen Einfluß auf die Meßergebnisse erbrachten. Allerdings mußte bei eingebrachten Osteosyntheseplatten eine Plazierung der Prüfköpfe neben den Platten sowie eine Erhöhung des Ausgangsimpulses vorgenommen werden.

Interessant ist in diesem Zusammenhang, daß Marknägel das tibiaspezifische Signal nicht veränderten. Es kam zu einer guten Korrelation zwischen der Verkleinerung der Ultraschallabsorption und der fortschreitenden Frakturheilung, wobei allerdings eine massive Kallusbildung die Meßwerte unbrauchbar machte [7].

Aus diesem Grunde ging Leitgeb [9] von der bisherigen Grundkonzeption ab: Kommt es zum Knochenbruch mit konsekutivem Hämatom, welches sich langsam in Kallus umwandelt, so ist

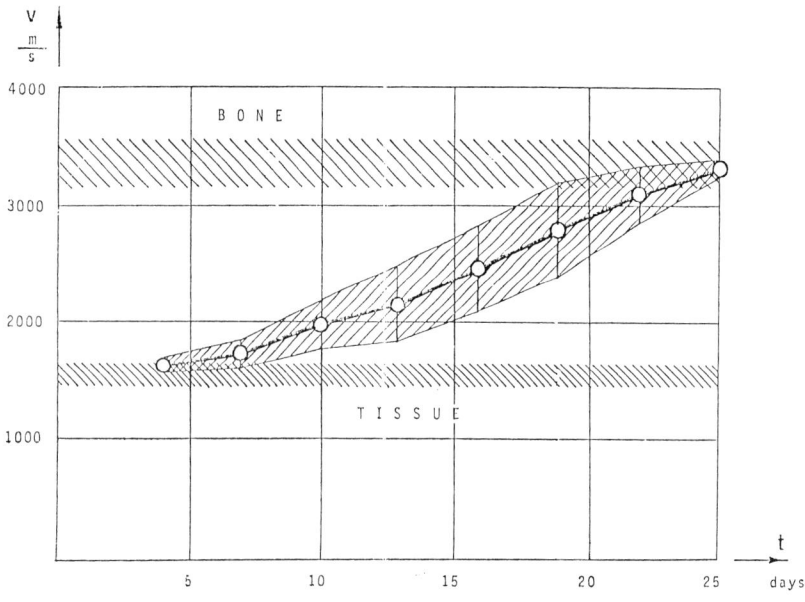

Abb. 14-1. In Tierversuchen in vivo ermittelter Verlauf der Schallgeschwindigkeit im Kallus im Verlauf der Frakturheilung. (Nach N. Leitgeb [9])

Abb. 14-2. Tibiafraktur links, entsprechend dem Röntgenbild in Abb. 14-3
Der Frakturspalt mit dem abgehobenen Periost ist deutlich erkennbar
1 Proximale Kortikalis
2 Hämatom
3 Abgehobenes Periost
4 Distale Kortikalis

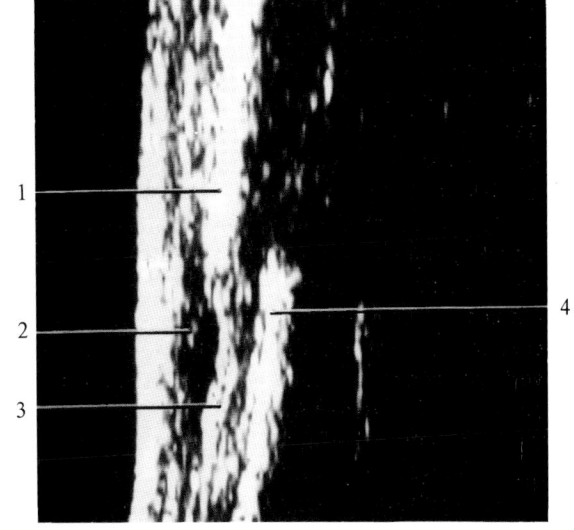

Abb. 14-3. Röntgenbild zu Abb. 14-2
Die geschallte Stelle ist mit einem Pfeil markiert

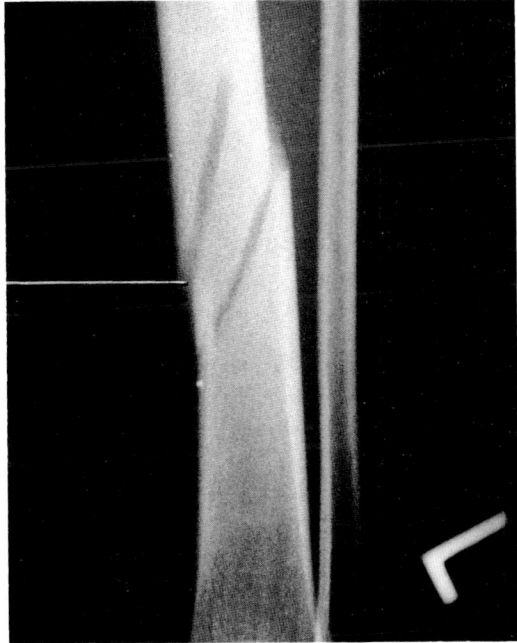

dies das Kennzeichen für die zunehmende Stabilisierung der Fraktur. Die Anwendung des sonographischen Untersuchungsverfahrens nach Leitgeb konzentriert sich daher nicht auf die Analyse des Frakturspaltes, sondern auf die indirekte Beurteilung der Frakturheilung durch die sonographische Analyse der Kallusbildung.

Da sich die Schallgeschwindigkeit von Blut und Knochen mit Werten von ca. 1 570 m/s bzw. ca. 3 500 m/s um mehr als 100 % unterscheidet, mußten sich Umbauprozesse des Kallus durch entsprechende Änderungen der Schallgeschwindigkeit verfolgen lassen. Zur Laufzeitbestimmung wurde ein 4-MHz-Ultraschall-A-Scan herangezogen. Die vorläufig nur im Tierversuch erstellte Schallgeschwindigkeitskurve zeigt folgendes (Abb. 14-1):

Die Schallgeschwindigkeitswerte des Kallus liegen bei frischen Frakturen noch im Bereich der für Weichteile charakteristischen Werte und nehmen im Verlauf des Heilungsprozesses immer mehr zu, bis sie schließlich den für den Knochen typischen Wert erreichen. Verzögerungen oder Komplikationen im Heilungsverlauf verändern die Kurve der Schallgeschwindigkeitswerte deutlich. Wie auch aus der Verlaufskurve ersichtlich, streut der Zeitpunkt bei Erreichen der für den Knochen typischen Schallgeschwindigkeit über einen relativ weiten Bereich. Dies würde allerdings bedeuten, daß die endgültige Knochenfestigkeit nicht bei jedem Individium nach dem gleichen Zeitraum erreicht wird, so daß für manche Fälle eine zu lange Ruhigstellung, für andere jedoch eine zu kurze durchgeführt wird.

Der Vorteil dieses Ansatzes zur Lösung des Problems der Knochenbruchheilung liegt zweifellos darin, daß es keine Relativwertmessungen gibt, sondern daß der Absolutwert der Schallgeschwindigkeit unmittelbar eine Aussage über die Kallusbildung gestattet. Es ist daher keine kontinuierliche Messung zur Abschätzung des Trends erfor-

derlich, vielmehr ist, zumindest derzeit im Tierversuch, durch eine einmalige Messung eine klare Aussage über die Knochenfestigkeit möglich.

14.6 Methodische Probleme und klinische Relevanz

Eine routinemäßige Durchführung der Festigkeitsprüfung mittels Ultraschall hat sich bisher nicht endgültig durchsetzen können. Die derzeitigen Ansätze erscheinen jedoch so vielversprechend, daß sie auf jeden Fall erwähnt werden sollen, da unsere bisherigen Kriterien der Festigkeitsbeurteilung nach dem Röntgenbild Erfahrungswerte sind und objektive Kriterien nach wie vor fehlen.

Die Methode nach Hüller hat zweifellos den Vorteil, auch bei liegendem Osteosynthesematerial brauchbare Ergebnisse zu liefern, obwohl eine Überprüfung an einem größeren Patientengut noch aussteht. Sie versagt allerdings, wie bereits erwähnt, bei größeren Kallusbildungen. Diese Lücke scheint die Methode nach Leitgeb zu schließen, die eine Kallusmessung zum Gegenstand hat. Diese wird allerdings versagen, wenn eine primäre Osteosynthese, also eine Frakturbehandlung ohne konsekutive Kallusbildung, vorliegt.

Es erscheint daher notwendig, beide Verfahren, die durchaus nicht miteinander konkurrieren, im Auge zu behalten. Es wäre nur wünschenswert, möglichst bald eine routinemäßig und auch auf breiter Basis anwendbare Methode, die Knochenfestigkeit auf nicht invasivem Wege zu prüfen, in der Hand zu haben.

Literatur

Literatur zu Kapitel 2

[1] Bernaschek G, Beck A, Vutuc C, Kratochwil A (1985) Effizienz des echographischen Mißbildungsscreening in Wien. In: Judmeier G, Frommhold H, Kratochwil A (Hrsg) Ultraschalldiagnostik 1984. Thieme, Stuttgart, S 324

[2] Hansmann M (1981) Nachweis und Ausschluß fetaler Entwicklungsstörungen mittels Ultraschallscreening und gezielter Untersuchung – ein Mehrstufenkonzept. Ultraschall 2:206

[3] Hartlock FP, Harris RP, Park RL (1982) Fetal femur length as predictor of menstrual age. AJR 138:875–878

[4] Lassmann R, Mengels M, Staudach A, Menzel C (1982) Tumordiagnostik am caudalen Kindespol. Sonographische Differentialdiagnostik und Prozedere. In: Kratochwil A, Reinold E (Hrsg) Ultraschalldiagnostik 81. Thieme, Stuttgart, S 282

[5] Mulz D, Wagner NJ (1985) Wert der Sonographie für die pränatale Mißbildungsdiagnostik. In: Judmeier G, Frommhold H, Kratochwil A (Hrsg) Ultraschalldiagnostik 1984. Thieme, Stuttgart, S. 326

[6] Rauskolb R, Jovanovic V, Rohlfink W. Probleme bei der pränatalen Ultraschalldiagnostik von Extremitätenfehlbildungen. In: Kratochwil A, Reinold E (Hrsg) Ultraschalldiagnostik 81. Thieme, Stuttgart, S 287

[7] Schlenzker KH. Sonographische Diagnostik fetaler Mißbildungen. In: Kratochwil A, Reinold E (Hrsg) Ultraschalldiagnostik 81. Thieme, Stuttgart, S 2/84

[8] Staudach A, Lachmann R, Wenzel C. Mißbildungsdiagnostik vor der 24. Woche. In: Kratochwil A, Reinold E (Hrsg) Ultraschalldiagnostik 81. Thieme, Stuttgart, S 2/80

[9] Weyand M, Weisner D (1985) Wachstumskurven fetaler Extremitätenknochen im 2. und 3. Trimenon. In: Judmeier G, Frommhold H, Kratochwil A (Hrsg) Ultraschalldiagnostik 84. Thieme, Stuttgart, S 343

Literatur zu Kapitel 3

[1] Dorwart RH, Genant HK (1983) Anatomy of the lumbosacral spine. Radiol Clin North Am 21:201–220

[2] Filly RA, Golbus MS (1982) Ultrasonography of the normal and pathologic fetal skeleton. Radiol Clin North Am 20:311–323

[3] Finlay D, Stockdale HR, Lewin E (1981) An appraisal of the use of diagnostic ultrasound to quantify the lumbar spinal canal. Br J Radiol 54:870–874

[4] Hawkes CM, Roberts GM (1980) Lumbar canal stenosis. Br J Hosp Med 23:502

[5] Hibbert CS, Delaygue C, McGlen B, Porter RW (1981) Measurement of the lumbar spinal canal by diagnostic ultrasound. Br J Radiol 54:905–907

[6] Junghanns H, Schmorl G (1968) Pathologische Anatomie der Zwischenwirbelscheiben. In: Die gesunde und die kranke Wirbelsäule im Röntgenbild und Klinik, 5. Aufl. Thieme, Stuttgart

[7] Kadziolka R, Aszetelex M, Hanai K, Hanson T, Nachemson A (1981) Ultrasonic measurement of the lumbar spinal canal. J Bone Joint Surg [Br] 63:504

[8] Kangarloo H, Gold RH, Diament MJ, Boechat MI, Barrett C (1984) High resolution spinal sonography in infants. AJR 142:1243–1247

[9] Leopold GR (1980) Ultrasonography of superficially located structures. Radiol Clin North Am 18:161–173

[10] Miller JH, Reid BS, Kemberling CR (1982) Utilization of ultrasound in the evaluation of spinal dysraphism in children. Radiology 143:737–740

[11] Naidich TP, Fernbach SK, McLone DG, Shkolnik A (1984) Sonography of the caudal spine and back: Congenital anomalies in children. AJR 142:1229–1242

[12] Ottewell D, Howells P (1981) The use of diagnostic ultrasound to measure the lumbar spinal canal (letter). Br J Radiol 54:430

[13] Portela LA (1985) Sonography of the normal and abnormal intact lumbar spinal canal. AJR 144:386–390

[14] Porter RW, Wicks M, Ottewell D (1978) Measurement of the spinal canal by diagnostic ultrasound. J Bone Joint Surg [Br] 60:481–484

[15] Porter RW, Hibbert CS, Wicks M (1978) The spinal canal in symptomatic lumbar disc lesions. J Bone Joint Surg [Br] 60:485–487

[16] Raghavendra BN (1985) Ultrasonography of the spine and the spinal cord. Raven, New York, p 227 (Ultrasound annual)

[17] Raghavendra BN, Epstein F, Horii SC, Hilton S, Subramanyam BR, Genieser NB (1983) Real time ultrasound study of spinal cord motion. 69th Scientific Assembly and Meeting of the RSNA, Nov 13–18, Chicago

[18] Raghavendra BN, Epstein F, Pinto RS, Subramanyam BR, Greenberg J, Mitnick JS (1983) The tethered spinal cord: Diagnosis by high resolution real time ultrasound. Radiology 149:123–128

[19] Scheible W, James HE, Leopold GR, Hilton SVW (1983) Occult spinal dysraphism in infants: Screening with high resolution real time ultrasound. Radiology 146:743–746

[20] Stockdale HR, Finlay D (1980) Use of diagnostic ultrasound to measure the lumbar spinal canal. Br J Radiol 53:1101

[21] Stolle E, Sundermeyer R (1985) Zur Darstellung des lumbalen Duralsackes durch das anteriore intervertebrale Fenster. In: Judmeier G, Frommhold H, Kratochwil A (Hrsg) Ultraschalldiagnostik 84. Thieme, Stuttgart, S 250

[22] Toelly E, Ebner F (1984) Transabdominal sonography of lumbar intervertebral discs and intraspinal structures. J Ultrasound Med [Suppl] 3:169

[23] Veiga-Pires JA, Beek RVD, Kaiser MC (1981) Use of diagnostic ultrasound to measure the lumbar spinal canal (letter). Br J Radiol 54:269

[24] Williams AL, Haughton VM, Syvertsen A (1980) Computed tomography in the diagnosis of herniated nucleus pulposus. Radiology 135:95–99

Weiterführende Literatur

[1] Asztely N, et al. (1983) A comparsion of sonography and myelography in clinically suspected spinal stenosis. Spine 8(8):885–890

[2] Babic M (1981) Comparsion of ultrasound and myelographic findings in compressive syndromes in the lumbosacral vertebrae. Reumatizam 28(2):45–49

[3] Babic M (1982) Ultrasound in the evaluation of compression in the lumbosacral region. Lijec Vjesn 104(9):354–357

[4] Braun IF, et al. (1983) Spinal cord imaging using real-time high-resolution ultrasound. Radiology 147(2):459–465

[5] Chu DA, et al. (1985) Deep venous thrombosis: diagnosis in spinal cord injured patients. Arch Phys Med Rehabil 66(6):365–368

[6] Davies P (1982) Ultrasound measurement of the spinal canal in spinal stenosis (letter). Br Med J 285(6345):893–894

[7] Dewes W, et al. (1986) Intraoperative sonographic demonstration of intraspinal tumors. ROEFO 144(5):558–561

[8] Eismont FJ (1984) The role of intraoperative ultrasonography in the treatment of thoracic and lumbar spine fractures. Spine 9(8):782–787

[9] Engel JM, et al. (1985) Ultrasound of the spine in focal stenosis and disc disease. Spine 10 (10):928–931

[10] Hales ED, et al. (1984) Sonography of occult cord prolapse. JCU 12(5):283–285

[11] Hoddick WK, et al. (1984) Ultrasound evaluation of benign sciatic nerve sheath tumor. J Ultrasound Med 3(11):505–507

[12] Howie DW, et al. (1983) Failure of ultrasound in the investigation of sciatica. J Bone Joint Surg [Br] 65(2):144–147

[13] Jacobs NM, et al. (1984) Ultrasound identification of neural elements in myelomeningocele. JCU 12(1):51–53

[14] James HE, et al. (1983) Comparison of high resolution real time ultrasonography and high resolution computed tomography in an infant with spinal dysraphism. Neurosurgery 13(3):301–305

[15] Jequier S, et al. (1985) Ultrasound of the spinal cord in neonates and infants. Ann Radiol (Paris) 28(3–4):225–231

[16] Jones NA, et al. (1981) Ultrasonographic determination of lumbar spine angulation. Anat Rec 199(2):281–286

[17] Legg SJ, et al. (1984) Measurement of the lumbar spinal canal by echo ultrasound. Spine 9(1):79–82

[18] McDonald EB, et al. (1984) The relationship between spinal canal diameter and back pain in coal miners. Ultrasonic measurement as a screening test? J Occup Med 26(1):23–28

[19] Montalvo F, et al. (1984) Intraoperative sonography in spinal trauma. Radiology 153(1):125–134

[20] Montalvo BM, et al. (1985) The central canal of the spinal cord: ultrasonic identification (letter). Radiology 155(2):535–536

[21] Naidich TP, et al. (1983) Sonographic evaluation of caudal spine anomalies in children. AJNR 4(3):661–664

[22] Pasto ME, et al. (1984) Real-time ultrasonography of the spinal cord, intraoperative and postoperative imaging. Neuroradiology 26(3):183–187

[23] Quencer RM, et al. (1984) Normal intraoperative spinal sonography. AJR 143(6):1301–1305

[24] Quencer RM, et al. (1984) Intraoperative spinal sonography of soft-tissue masses of spinal cord and spinal canal. AJR 143(6):1307–1315

[25] Quencer RM, et al. (1985) Intraoperative spinal sonography in thoracic and lumbar fractures: evaluation of Harrington rod instrumental. AJR 145(2):343–349

[26] Theodotou BC, et al. (1986) Use of intraoperative ultrasound in decision making during spinal operations. Neurosurgery 19(2):205–211

[27] Tölly E (1984) Transabdominal sonography of the lumbar intervertebral disks and intraspinal structures. ROEFO 141(5):546–555

Literatur zu Kapitel 4.1

[1] Bateman JE (1978) The shoulder and neck, 2nd edn. Saunders, Philadelphia

[2] Bretzke CA, Crass JR, Craig EV, Feinberg SB (1985) Ultrasonography of the rotator cuff: normal and pathologic anatomy. Invest Radiol 20:311

[3] Crass JR, Craig EV, Thompson R, Feinberg SB (1984) Ultrasonography of the rotator cuff: surgical correlation. JCU 12:487

[4] De Palma A (1983) Surgery of the shoulder, 3rd edn. Lippincott, Philadelphia

[5] Eulert J, Gekeler J (1975) Die Rolle des Lig. coracoacromiale bei degenerativ-entzündlichen Erkrankungen der Rotatorenmanschette. Orthop Prax 11:310

[6] Eulert J, Gekeler J (1979) Die häufigste Ursache des Schulterschmerzes: Das Supraspinatussyndrom. Aerztebl Baden-Wuerttemb 34:249

[7] Fornage BD, Touche DH, Segal P, Rifkin MD: Ultrasonography in the evaluation of muscuolosceletal trauma. J Ultrasound Med 1983(2):549–554

[8] Freiberger RH, Kaye JJ, Spiller J (1979) Arthrography. Appleton-Century-Crofts, New York

[9] Götz AJ (1983) Kompendium der medizinisch-diagnostischen Ultrasonographie. Enke, Stuttgart

[10] Graf R (1985) Sonographie der Säuglingshüfte. Enke, Stuttgart

[11] Hedtmann A, Weber A, Schleberger R (1985) Möglichkeiten der Ultraschalldiagnostik am Schultergelenk. In: Kölbel R (Hrsg) 2. Hamburger Schulterworkshop. 311-Deutschland, Neuss

[12] Hedtmann A, Weber A, Schleberger R (1985) Ultraschalluntersuchungen bei der sogenannten Periarthropathia humeroscapularis (Abstr). Mitteilungsbl DGOT 3:63–64

[13] Hedtmann A, Schleberger R, Weber A, Fett H (1986) Ultraschalluntersuchung des Schultergelenkes bei der sog. Periarthropathia humeroscapularis. Orthop Prax 22, 647–661

[14] Heinzerling J (1984) Physik der Bildgebung mit Ultraschall. In: Maurer H-J, Physik der bildgebenden Verfahren in der Medizin. Zielen E (Hrsg) Springer, Berlin Heidelberg New York

[15] Kessel L (1982) Clinical disorders of the shoulder. Livingstone, Edinburgh

[16] Krämer J (1980) Periarthropathia humeroscapularis. Leitsymptome, konservative Therapie, operative Methoden, Prophylaxe. Inf Arzt 6:22

[17] Krämer J, Seibel R (1983) Funktionell-anatomische Grundlagen zur operativen Behandlung der Periarthropathia humeroscapularis. Z Orthop 121:98–102

[18] Lanz T von, Wachsmuth W (1959) Arm. Springer, Berlin Göttingen Heidelberg (Praktische Anatomie, Bd I/3, 2. Aufl)

[19] Laumann U (1980) The so-called „periarthritis humeroscapularis" – Possibilities of an operative treatment. Arch Orthop Trauma Surg 97:23

[20] Middleton WD, Edelstein G, Reinus WR, Melson GL, Murphy WA (1984) Ultrasound of the rotator cuff: technique and normal appearance. J Ultrasound Med 3:549–551

[21] Middleton WD, Edelstein G, Reinus WR, Melson GL, Murphy WA, Totty WG (1985) Sonographic detection of rotator cuff tears. AJR 144:349–353

[22] Middleton WD, Reinus WR, Totty WG, Leland-Melson C, Murphy WA (1986) Ultrasonographic evaluation of the rotator cuff and biceps tendon. J Bone Joint Surg [Am] 68:440

[23] Neer CS (1972) Anterior acromioplasty for the chronic impingement syndrome in the shoulder. J Bone Joint Surg [Am] 54:41

[24] Pieper HG (1982) Untersuchungen zur Torsion des Humerus: Röntgenologische Bestimmung am Patienten und Bedeutung bei der habituellen Schulterluxation. Dissertation, Universität Marburg

[25] Rathbun J, Macnab I (1970) The microvascular pattern of the rotator cuff. J Bone Joint Surg [Br] 52:540

[26] Refior HJ, Tempka A, Stauch E (1984) Autoptische Untersuchungen zur Makro- und Mikromorphologie der Rotatorenmanschette. In: Reichelt A (Hrsg) Periartikuläre Schultererkrankungen. ML, Uelzen (Buchreihe für Orthopädie und Grenzgebiete)

[27] Saha AK (1978) Rezidivierende Schulterluxation. Enke, Stuttgart
[28] Seltzer SE, Fineberg HJ, Weissman BN (1979) Arthrosonography: gray scale ultrasound evalation of the shoulder. Radiology 132:467
[29] Uhthoff HK, Sarkar K, Maynard JA (1976) Calcifying tendinitis, a new concept of its pathogenesis. Clin Orthop 118:164
[30] Uhthoff HK, Sarkar K, Hammond I, Legault L (1984) Die Pathologie der Rotatorenmanschette. In: Reichelt A (Hrsg) Periartikuläre Schultererkrankungen. ML, Uelzen (Buchreihe für Orthopädie und Grenzgebiete)
[31] Wagenhäuser FJ (1972) Die rheumatischen Brachialgien. Orthopaede 1:87
[32] Wagenhäuser FJ (1981) Die Periarthropathia humeroscapularis (PHS-Syndrom). In: Diagnostische und therapeutische Aspekte weichteilrheumatischer Syndrome. pmipharm medical inform, Frankfurt

[2] Gerber C, Ganz R (1984) Clinical assessment of instability of the shoulder. J Bone Joint Surg [Br] 66:551–556
[3] Harland U (1986) Die sonographische Untersuchung des Schultergelenkes. Mediz Orthop Tech 106:48–52
[4] Harland U (1987) Schultersonographie. Ultraschall Klin Prax 2:10–18
[5] Hien NM, Sedlmeier P, Heltzel W (1987) Standardschnittebenen zur sonographischen Diagnostik am Schultergelenk. In: Stuhler T (Hrsg) Ultraschalldiagnostik des Bewegungsapparates. Springer, Berlin Heidelberg New York
[6] Hien NM, Kremer H (1987) Die sonographische Untersuchung von Gelenken und Extremitäten. In: Kremer H, Dobrinski W (Hrsg) Sonographische Diagnostik innerer Erkrankungen. Urban & Schwarzenberg, München (2. Aufl in Vorbereitung)
[7] Pieper HG (1982) Untersuchungen zur Torsion des Humerus: Röntgenologische Bestimmung am Patienten und Bedeutung bei der habituellen Schulterluxation. Dissertation, Universität Marburg

Literatur zu Kapitel 4.2

[1] Gebauer D, Pfister A, Böhm P, Heimkes B, Pottmeier A, Hahn D (1984) Die knöchernen Verhältnisse des Schultergelenkes bei Patienten mit Schulterluxationen. In: Refior HJ (Hrsg) Biomechanik der gesunden und kranken Schulter. Thieme, Stuttgart

Literatur zu Kapitel 5

[1] Hien NM, Sedlmeier P (1986) Sonographische Diagnostik bei Kapselbandverletzungen an der oberen Extremität. 36. Jahrestagung der Vereinigung Nordwestdeutscher Orthopäden e.V., 17. Juni, Hannover

Literatur zu Kapitel 6.1

[1] Brockmann WP, Weh L, Korn U (1984) Fortschritte in der Frühdiagnostik der kongenitalen Hüftdysplasie durch Realtime-Sonographie. ROEFO 140:555

[3] Casser HR (1985) Comparative study about clinical and sonographic examination of hip dysplasia in childhood (Abstr). Symposium Danub. Orthop. cum Part. int. Bratislava Mai 1985

[4] Casser HR, Forst R (1985) Realtime-Sonographie des kindlichen Hüftgelenkes zur Frühdiagnostik der kongenitalen Hüftdysplasie. Klin Paediatr 197:398

[5] Casser HR, Zilkens KW (1986) Neue diagnostische Möglichkeiten zur Früherfassung der angeborenen Hüftdysplasie. Orthop Tech 12:693–699

[6] Casser HR, Straub A, Forst R (1986) Behandlungsmaßnahmen in Abhängigkeit vom sonographischen Befund. Symposium Ultraschalldiagnostik des Bewegungsapparates, Nürnberg

[7] Dorn U, Hattwich M (1986) Hüftsonographie bei Neugeborenen. Klinische und sonographische Befunde. Orthop Prax 34 (39)

[8] Graf R (1980) The diagnosis of congenital hip joint dislocation by the ultrasound compound treatment. Arch Orthop Trauma Surg 97:117

[9] Graf R (1981) The ultrasonic image of the acetabulare rim in infants. An experimental and clinical investigation. Arch Orthop Trauma Surg 99:35

[10] Graf R (1982) Ultraschalldiagnostik bei Säuglingshüften. Orthop Prax 8:583–624

[11] Graf R (1982) Welche Möglichkeiten bietet die Sonographie bei Säuglingshüften? Wien Med Z 21:499

[12] Graf R (1982) Die anatomischen Strukturen der Säuglingshüfte und ihre sonographische Darstellung. Morphol Med 2:29

[13] Graf R (1983) Die sonographische Beurteilung der Hüftdysplasie mit Hilfe der „Erkerdiagnostik". Z Orthop 121:653–774

[14] Graf R (1984) Fundamentals of sonographic diagnosis of infant hip dysplasie. J Pediatr Orthop 4:6

[15] Graf R (1984) Classification of hip joint dysplasia by means of sonography. Arch Orthop Trauma Surg 102:248–255

[16] Graf R (1985) Möglichkeiten, Probleme und derzeitiger Stand der Hüftsonographie bei Säuglingshüften. Radiologe 25:127

[17] Graf R (1985) Sonographie der Säuglingshüfte, ein Kompendium. Enke, Stuttgart (Bücherei des Orthopäden, Bd 43)

[18] Graf R (1985) Zum Problem der Hüftsonographie (standardisierte Aufnahmetechnik, Meßmethode und Meßfehler). Z Orthop 123:127–135

[19] Graf R (1985) Ultrasonography of the infantile hip. In: Sanders RC, Hill MC (eds) Ultrasound annual. Raven, New York, p 177

[20] Graf R (1986) Probleme und Neuerungen in der Hüftsonographie. Med Orthop Tech 2:34

[21] Graf R (1986) Sonographie der Säuglingshüfte, ein Kompendium. Enke, Stuttgart (Bücherei des Orthopäden, Bd 43, 2. Aufl.)

[22] Graf R (1986) Kann die Hüftsonographie die an sie gestellten Anforderungen erfüllen? Ultraschall Klin Prax 1:62–68

[23] Graf R (1986) The ultrasound examination of the hip. In: Tönnis D (ed) Congenital dysplasia and dislocation of the hip. Springer, Berlin Heidelberg New York, pp 172–212

[24] Graf R (1987) Die sonographische Diagnose von Hüftreifungsstörungen. Prinzipien, Fehlerquellen und Konsequenzen. Ultraschall 8:2–8

[25] Graf R, Schuler P (1986) Die Säuglingshüfte im Ultraschallbild. Ein Atlas. edition medizin, Weinheim

[26] Graf R, Schuler P (1986) Sonography of the infant hip: An atlas. edition medizin, Weinheim

[27] Graf R, Tapisser R (1986) Neue Möglichkeiten der Bildverarbeitung und Dokumentation. Dtsch Aerztebl 83(23):1

[28] Graf R, Tschauner C, Schuler P (1986/1987) Ist die Hüftsonographie notwendig und unter welchen Voraussetzungen kann sie eingesetzt werden? Paediatr Prax 34:129–139

[29] Harke HT, Clarke NMP, Lee MS, Borns PF, McEwen GD (1984) The developing ossification center of the hip: Sonographic observations (Abstr). 27th Annual Meeting of the

Society for Pediatric Radiology, Apr 6–8, Las Vegas

[30] Hellige R, Schlepkow P (1986) Die Wertigkeit der Ultraschalluntersuchung der Neugeborenenhüfte. Orthop Prax 34 (38)

[31] Henche HR, Hey W (1987) Sonographie in der Orthopädie und Sportmedizin. ML, Uelzen

[32] Jong RO de, van Moppes FI (1987) A preliminary evaluation of sonographic efficacy in neonatal hip dysplasia. J Med Imaging 1:131–134

[33] Lang FJ, Tönnis D (1986) Sonographic follow-ups and comparisons of sonography, radiographs and arthrography. Springer, Berlin Heidelberg New York, pp 213–223

[34] Moppes F van, de Jong RO (1986) Experience using sonography for infant hip dysplasia after Graf's method. IBR-BTR 69:247–257

[35] Novik G, Ghelman B, Schneider M (1983) Sonography of the neonatal and infant hip. AJR 141:639

[36] Reither M, Schumacher R (1985) Ultraschalldiagnostik der Hüftgelenkdysplasie. Paediatr Prax 31:557

[37] Schuler P (1983) Erste Erfahrungen mit der Ultraschalluntersuchung von Säuglingshüftgelenken. Orthop Prax 10:761

[38] Schuler P (1984) Die sonographische Differenzierung der Hüftreifungsstörungen. Orthop Prax 3:218

[39] Schuler P, Graf R (1986) Sonographie in der Orthopädie. In: Braun, Günther, Schwerk (Hrsg) Ultraschalldiagnostik, Lehrbuch und Atlas, III-8. Ecomed, Landsberg

[40] Schuler P, Rossak K (1984) Sonographische Verlaufskontrollen von Hüftreifungsstörungen. Z Orthop 122:136

[41] Schulz RD, Parsch KD, Moos H (1984) Die sonographisch mobile Säuglingshüfte, Beobachtungen und klinische Relevanz. In: Judmeier G, Frommhold H, Kratochwil A (Hrsg) Ultraschalldiagnostik in der Medizin. Dreiländertreffen, Innsbruck. Thieme, Stuttgart

[42] Weitzel D, Humburg C, Peters H (1985) Hüftgelenkssonographie. Kinderarzt 16:1191

[43] Weitzel D (1987) Stellungnahme zu R. Graf in Ultraschall in Klinik und Praxis, Bd 1, 1986, S 62–68. Ultraschall Klin Prax 2:69–71

[44] Wiese H (1986) Die Sonographie der normalen Säuglingshüfte und die Abgrenzung zu pathologischen Veränderungen. Dissertation, Universität Tübingen

[45] Zieger M, Schulz RD, Wiese W (1986) Die Bildanalyse bei der Hüftsonographie. Fortschr Geb Roentgenstr 145(1):57–60

Weiterführende Literatur

[1] Bensahel H, et al. (1985) Ultrasonic study of the hips in neonatal and infant luxation. Chirurgie 111(8):688–691

[2] Berman L, Catterall A, Meire HB (1986) Ultrasound of the hip: a review of the applications of a new technique. J Radiol 59:13–17

[3] Boal DK, et al. (1985) The infant hip: assessment with real-time US. Radiology 157(3):667–672

[4] Dorn U., M. Hattwich (1987) Sonographisches Hüftscreening bei Neugeborenen. Ultraschall Klin. Prax. 2:159–164

[5] Harcke HT, et al. (1984) Examination of the infant hip with real-time ultrasonography. J Ultrasound Med 3(3):131–137

[6] Harcke HT, et al. (1986) Ossification center of the infant hip: sonographic and radiographic correlation. AJR 147(2):317–321

[7] Kallio P, et al. (1985) Ultrasonography in hip disease in children. Acta Orthop Scand 56(5):367–371

[8] Motta F, et al. (1986) Ultrasonography in the early diagnosis of congenital dysplasia of the hip. Ital J Orthop Traumatol 12(1):117–124

[9] Morin C, et al. (1985) The infant hip: real-time US assessment of acetabular development. Radiology 157(3):673–677

[10] Nichols GW, et al. (1986) Correlation of anatomy and ultrasonographic images in the infant hip: an experimental cadaver study. J Pediatr Orthop 6(4):410–415

[11] Peck RJ (1986) Ultrasound of the painful hip in children. Br J Radiol 59(699):293–294

[12] Tönnis D (1985) Early diagnosis of congenital hip luxation using ultrasonics. Dtsch Med Wochenschr 110(22):881–882

[13] Weickert H, et al. (1985) Experiences with sonography of the dislocated hip. Beitr Orthop Traumatol 32(7):347–357

Literatur zu Kapitel 6.2

[1] Dorn U, Hattwich M (1986) Die sonographische Beurteilung der Schenkelhalsantetorsion. Orthop Prax 4:248–258

[2] Drehmann G (1909) Streitfragen aus dem Gebiet der angeborenen Hüftverrenkung. Anteversion und Sagittalstellung. Verh Dtsch Ges Orthop Chir 8

[3] Drehmann F, Becker W (1980) Eine einfache klinische Untersuchungsmethode zur approximativen Schnellbestimmung des Antetorsionswinkels des Schenkelhalses. Z Orthop 118:236–240

[4] Dunlop K, et al. (1953) A new method for determination of torsion of the femur. J Bone Joint Surg [Am] 35:289

[5] Fabry G, et al. (1973) Torsion of the femur. A follow-up study in normal and abnormal conditions. J Bone Joint Surg [Am] 55:1726–1738

[6] Graf R (1985) Sonographie der Säuglingshüfte. Enke, Stuttgart (Bücherei des Orthopäden, Bd 43)

[7] Jakob RP, et al. (1980) Tibial torsion calculated by computerized tomography and compared to other methods of measurement J Bone Joint Surg [Br] 62:238–242

[8] König G, Schult W (1973) Der Antetorsions- und Schenkelhalsschaftwinkel des Femur. Enke, Stuttgart (Bücherei des Orthopäden, Bd 10)

[9] Lanz T von (1949) Anatomie und Entwicklung des menschlichen Hüftgelenkes. Verh Dtsch Orthop Ges 37:7–42

[10] Magilligan D (1956) Calculations of the angle of anteversion by means of horizontal lateral roentgenography. J Bone Joint Surg [Am] 38:1231–1246

[11] Moulton A, Upodhyay SS (1982) A direct method of measuring femoral anteversion using ultrasound. J Bone Joint Surg [Br] 64:469–472

[12] Peterson H (1981) The use of computerized tomography in dislocation of the hip and femoral neck anteversion in children. J Bone Joint Surg [Br] 63:198–208

[13] Phillips H, et al. (1985) Measurement of femoral torsion: comparison of standard roentgenographie techniques with ultrasound. J Pediatr Orthop 5:546–549

[14] Rippstein J (1955) Zur Bestimmung der Antetorsion des Schenkelhalses mittels zweier Röntgenaufnahmen. Z Orthop 86:345

[15] Ryder C, Crane L (1953) Measuring femoral anteversion: the problem and a method. J Bone Joint Surg [Am] 35:321–328

[16] Zarate R, Cuny C, Sosos P (1983) Determination de l'anteversion du col du fémur par échographie. J Radiol 64(5):307–311

Weiterführende Literatur

[1] Clarac JP, Pries P, Laine M, Richter JP, Freychet H, Goubault F, Barret D, et al. (1985) Mesure de l'antétorsion du col fémoral par échographie. Comparaison avec la tomodensitométrie. Rev Chir Orthop 71:365–368

[2] Fournet-Fayard J, et al. (1986) Measurement of femoral anteversion in children by ultrasonics. Chir Pediatr 27(2):79–83

[3] Harland U (1986) Sonographische Befunde an Hüftgelenken von Kindern, Jugendlichen und Erwachsenen. In: Henche HR, Hey W (Hrsg) Sonographie in der Orthopädie und Sportmedizin. ML, Uelzen

Literatur zu den Kapiteln 6.3 und 6.4

[1] Adam R, Hendry GMA, Moss J, Wild SR, Gillespie I (1986) Arthrosonography of the irritable hip in childhood: a review of 1 year's experience. Br J Radiol 59:205–208

[2] Adams JA (1963) Transient synovitis of the hip in children. J Bone Joint Surg [Br] 45:471–476

[3] Berman L, Catterall A, Meire B (1986) Ultrasound of the hip: a review of the application of a new technique. Br J Radiol 59:13–17

[4] Bohr H (1973) Densitometry and 18-f scintigraphy in the study of the revascularization of the femoral head in coxa plana. Act Orthop Scand 44:417–425

[5] Brown J (1975) A study of the „capsular" shadow in disorders of the hip in children. J Bone Joint Surg [Br] 57:175–179

[6] Exner GU, Schreiber A (1986) Ultraschalldiagnostik des Hüftgelenkergusses. In: Otto R, Schnaars P (Hrsg) Ultraschalldiagnostik 1985. Thieme, Stuttgart, S 375

[7] Harland U (1986) Sonographische Befunde an Hüftgelenken von Kindern, Jugendlichen und Erwachsenen. In: Henche HR, Hey W (Hrsg) Sonographie in der Orthopädie und Sportmedizin. ML, Uelzen, S 47–53

[8] Hsu-Chong Yeh, Rabinowitz JG (1982) Ultrasonography of the extremities and pelvic girdle and correlation with computed tomography. Radiology 143:519–525

[9] Jäppinen S, Kallio P, Siponmaa AK (1984) Ultrasound X-ray and articular puncture in the diagnosis of synovial fluid effusion in the hip of children (Abstr). Pediatr Radiol 175:238

[10] Kemp HBS (1981) Perthes disease: the influence of intracapsular tamponade on the circulation in the hip joint of the dog. Clin Orthop 156:105–114

[11] Kloiber R, Pavlosky W, Portner O, Gartke K (1983) Bone scintigraphy of hip joint effusions in children. AJR 140:995–999

[12] Kramps HA, Lenschow E (1979) Einsatzmöglichkeiten der Ultraschalldiagnostik am Bewegungsapparat. Z Orthop Grenzgeb 118:355–364

[13] Peck RJ (1986) Ultrasound of the painful hip in children. Br J Radiol 59:293–294

[14] Seltzer SE, Finberg J, Weissman BN (1980) Arthrosonography-technique. Sonographic anatomy, and pathology. Investigative Radiology 15:19–28

[15] Sutherland AD, Savage JP, Paterson DC, Foster BK (1980) The nuclide bone-scan in the diagnosis and management of Perthes disease. J Bone Joint Surg [Br] 62:300–306

[16] Volberg MF, Summer TE, Abramson JS, Winchester PH (1984) Unreliability of radiographic diagnosis of septic hip in children. Pediatrics 74:118–120

[17] Wilson DJ, Green DJ, McLarnon JC (1984) Arthrosonography of the painful hip. Clin Radiol 35:17–19

[18] Wingstrand H (1986) Transient synovitis of the hip in the child. Acta Orthop Scand [Suppl 219] 57

[19] Wingstrand H, Egund N (1984) Ultrasonography in hip joint effusion. A report of a child with transient synovitis. Acta Orthop Scand 55:469–471

[20] Wingstrand H, Egund N, Carlin NO, Forsberg L, Gustafson T, Sundén G (1985) Intracapsular pressure in transient synovitis of the hip. Acta Orthop Scand 56:204–210

Literatur zu Kapitel 7

[1] Adams R (1840) Chronic rheumatoid arthritis of the kneejoint. Dublin J Med Sci 17:520

[2] Ambanelli U, Manganelli P, Nervetti A, Urgoletti U (1976) Demonstration of articular effusions and popliteal cysts with ultrasound. Rheumatol 3:134

[3] Baumann D, Kremer H (1970) Arthrografie und Sonografie in der Diagnostik von Baker-Zysten. ROEFO 127:463–466

[4] Carpenter JR, Hunder GG (1976) Ultrasound evaluation of popliteal space: Comparison with arthrografy and physical examination. Mayo Clin Proc 51:498

[5] Childress HM (1970) Popliteal cysts associated with undiagnosed posterior lesions of the medial meniscus. J Bone Joint Surg [Am] 52:1487

[6] Cooperbert PL, Tsang I, Truelove L, et al. (1978) Grey scale ultrasound in the evaluation of rheumatoid arthritis of the knee. Radiology 126:759

[7] Derks WHJ, de Hooge P, van Linge B (1986) Ultrasonographic detection of the patella plica in the knee. JCU 14:355–360

[8] Donald DG, Leopold GR (1972) Ultrasound B scanning in the differentiation of Baker's cyst and thrombophlebitis. Br J Radiol 45:729

[9] Dragonat P, Claussen C (1980) Sonographische Meniskusdarstellungen. Fortschr Geb Roentgenstr 2:133

[10] Eichhorn J (1987) Darstellung des femuropatellaren Gelenkes im Ultraschall zur Bestimmung des Laufes der Patella. In: Stuhler Th, Feige A (Hrsg) Ultraschalldiagnostik des Bewegungsapparats. Springer, Berlin Heidelberg New York

[11] Ernst J (1985) Ultraschalldiagnostik in der Rheumatologie. Aktuel Rheumatol 10:35

[12] Ernst J, Albrecht HJ (1984) Sonographische Darstellbarkeit des Entzündungssubstrats bei rheumatoider Arthritis. Z Rheumatol 43:205

[13] Fam AG, Wilson SR, Holmberg S (1982) Ultrasound evaluation of popliteal cysts in osteoarthritis of the knee. J Rheumatol 9:428

[14] Fornage BD, Rifkin MD, Touche DH, Segal PH (1984) Sonography of the patellar tendon: Preliminary observations. AJR 143:179–182

[15] Genovese GR, Jason MIV, Dixon ASJ (1972) Protective value of synovial cysts in rheumatoid knees. Ann Rheum Dis 31:179

[16] Gompels SM, Darlington LG (1979) Grey scale ultrasonography an arthrography in evaluation of popliteal cysts. Clin. Radiol 30:539

[17] Gompels BM, Darlington LG (1982) Evaluation of popliteal cysts and painful calves with ultrasonography: comparison with arthrography. Ann Rheum Dis 41:355

[18] Gordon GV, et al. (1980) Ultrasonic evaluation of popliteal cysts. Arch Intern Med 140:1453–1455

[19] Harper J, et al. (1982) Ultrasound and arthrography in the detection of ruptured Baker's cysts. Australas Radiol 26:281–283

[20] Hermann G, et al. (1981) Diagnosis of popliteal cysts: doublecontrast arthrography and sonography. AJR 137:369–372

[21] Hien NM, Wirth CJ (1985) Diagnostik akuter und chronischer Kniegelenksverletzungen. Sporttraumatologie 1:3–6

[22] Hien NM, Sedlmeier P, Schricker T (1986) Sonographische Diagnostik bei Kapselbandverletzungen des Knie- und Sprunggelenkes. In: Otto R, Schnaars P (Hrsg) Ultraschalldiagnostik 1985. Thieme, Stuttgart

[23] Kaufmann RA, Towbin RB, Babcock DS, Crawford AH (1982) Arthrosonography in the diagnosis of pigmented villonodulas synovitis. AJR 139(2):396–398

[24] Kremer H, Schierl W, Schattenkirchner M, Baumann D, Metz I, Zollner N (1977) Sonographische Diagnostik von Kniegelenkszysten. MMW 119:1183–1186

[25] Lenz G, Heusgen J (1987) Sonografie des femuro-patellaren Gleitlagers. In: Stuhler Th, Feige A (Hrsg) Ultraschalldiagnostik des Bewegungsapparats. Springer, Berlin Heidelberg New York

[26] Lukes PJ, Herberts P, Zachrisson BE (1980) Ultrasound in the diagnosis of popliteal cysts. Acta Radiol [Diagn] (Stockh) 21:663

[27] Meire HB, Lindsay DJ, Swinson DR, Hamilton EBD (1974) Comparison of ultrasound and positiv contrast arthrography in the diagnosis of popliteal calf swelling. Ann Rheum Dis 33:221

[28] Moore CP, Sarti DA, Louie JS (1975) Ultrasonographic demonstration of popliteal cysts in rheumatoid arthritis. Arthritis Rheum 18:577–580

[29] Müller-Brodmann W, Goebel KM (1982) Ultraschalldiagnostik entzündlicher Kniegelenkserkrankungen. Dtsch Med Wochenschr 107:1400

[30] Röhr E (1984) Sonographie des Kniegelenkes. Orthop Prax 11:934

[31] Röhr E (1985) Experimentelle Untersuchungen zur sonographischen Darstellung der Kreuzbänder. Fortschr Geb Roentgenstr 143:467

[32] Röhr E (1985) Sonographische Darstellung des hinteren Kreuzbandes. Roentgenblaetter 38:377

[33] Röhr E (1987) Sonographische Darstellung des vorderen Kreuzbandes. Ultraschall Med 8:37

[34] Sattler H, Gerhold H (1984) Die Athrosonographie – ein neues zusätzliches bildgebendes Verfahren in der Erfassung von Erkrankungen des Kniegelenkes. Z Rheumatol 43:160

[35] Schricker T, Hien NM, Wirth CJ (1987) Klinische Ergebnisse sonographischer Funktionsuntersuchungen bei Kapselbandläsionen am Knie- und Sprunggelenk. Ultraschall Med 8:27

[36] Schuler P (1984) Sonografie in der Orthopädie. Prakt Orthop 16:237–251

[37] Schuler P, Graf R (1986) Sonografie in der Orthopädie. In: Braun B, Günther R, Schwerck W (Hrsg) Ultraschalldiagnostik. Lehrbuch und Atlas. ecomed, Landsberg

[38] Selby B, Richardson ML, Montana MA, Teitz CC, Larsson RV, Mack LA (1986) High-resolution, sonografy of the menisci of the knee. Invest Radiol 21:332–335

[39] Seltzer S, Fingberg W, Weissman B (1980) Arthrosonography – technique, sonographic anatomy, and pathology. Invest Radiol 15:19

[40] Sohn C, Gerngroß H, Bähren W, Swobodnik W (1987) Sonographie des Meniskus und seiner Läsionen. Ultraschall 8:32–36

[41] Sohn C, Gerngroß H, Griesbeck F (1987) Wertigkeit, Technik und klinische Anwendung der Meniskussonographie. Unfallchirurg 90:173–179

[42] Sohn C, Gerngroß H, Meyer P, Sohn G (1987) Meniskussonographie – Aussagekraft und Treffsicherheit im Vergleich zu Arthrographie und Arthroskopie oder Operation. Fortschr Med 105:81–85

[43] Sundermeyer R, Stolle E, Sattler H (1986) Sonographische Kniegelenksdiagnostik im Vergleich mit anderen bildgebenden Verfahren. In: Otto R, Schnaars P (Hrsg) Ultraschalldiagnostik 1985. 9. Gemeinsame Tagung der deutschsprachigen Gesellschaften für Ultraschalldiagnostik. Thieme, Stuttgart

[44] Wiesen R, Rossak K (1986) Ultrasonographie in der Orthopädie bei Weichteilerkrankungen und Weichteilverletzungen. Med Orthop Tech 106:42–47

Weiterführende Literatur zu Kapitel 8.1

[1] Ders (1960) Röntgenologische Darstellung beider Beine im Stand. Z Orthop 92:293–295

[2] Edinger A, Gajewski H et al. (1956) Röntgenganzaufnahme der Wirbelsäule. Fortschr Geb Roentgenstr 84:365–371

[3] Eichler J (1972) Methodische Fehler bei Feststellung der Beinlänge und der Beinlängendifferenz. Orthopaede 1:14–20

[4] Fischer-Waasels J (1979) Die vergleichende Beinlängenmessung mit dem Radiomaekometer nach Fischer-Waasels, Orthop Prax 15:748–753

[5] Gajewski, H (1956) Über Dickenausgleich in der Röntgendiagnostik. Roentgen Lab Prax 9:17–30

[6] Heufelder P (1979) Die Beinlängendifferenz aus der Sicht des Allgemeinarztes. Z Orthop 117:345–354

[7] Hickey PM (1924) Teleroentgenography as an aid in orthopedic measurements. AJ R 21:232–233

[8] Morscher E (1972) Ätiologie und Klinik der Beinlängenunterschiede Orthopaede 1:1–8

[9] Morscher E, Figner G (1972) Die Messung der Beinlängen. Orthopaede 1:9–13

[10] Oest O, Sieberg HJ Die Röntgenganzaufnahme der unteren Extremitäten. Z Orthop 109:56–73

[11] Rausch L, Frik W (1970) Strahlenbelastung und Strahlentechnik in der orthopädischen Röntgendiagnostik. In Rettig H, Eichler J: Praktische Orthopädie, 164–195

[12] Sollmann A (1955) Röntgenganzaufnahmen der Wirbelsäule. MMW 97:1365–1366

[13] Taillard W (1957) Die röntgenologischen Methoden zur Messung der langen Röhrenknochen. Z Orthop 88:151–158

[14] Wagner H (1972) Technik und Indikation der operativen Verkürzung und Verlängerung von Ober- und Unterschenkel. Orthopaede 1:59–74

[15] Weinreich M (1961) Zusammenhängende röntgenologische Darstellung des Becken-, Bein-Skeletts im Stand. Z Orthop 94:464–466

Literatur zu Kapitel 8.3

[1] Hien NM, Schricker T, Wirth CJ Sonographische Funktionsdiagnostik bei Kapselbandverletzungen des oberen Sprunggelenkes, 50. Jahrestag Deutsche Gesellschaft für Unfallheilkunde

[2] Jäger M, Wirth CJ (1978) Kapselbandläsionen. Thieme, Stuttgart

[3] Schricker T (1986) Sonographische Diagnostik von Kapselbandverletzungen am Knie und oberen Sprunggelenk. Med Diss München

[4] Schricker T, Hien NM, Wirth CJ (1986) Klinische Ergebnisse sonographischer Funktionsuntersuchungen bei Kapselbandläsionen am Knie und Sprunggelenk, Ultraschall 7. Thieme, Stuttgart

Literatur zu Kapitel 9.1

[1] Bourvier JF, et al. (1982) Muscular echotomography in sports traumatology. Schweiz Z Sportmed 30:91–93

[2] Cady EB, et al. (1983) Ultrasonic tissue characterisation of skeletal muscle. Eur J Clin Invest 13:469–473

[3] Cervantes J, et al. (1983) Ultrasound diagnosis of rectus sheath hematoma, Am Surg 49:542–545

[4] Drevet JG, et al. (1985) Muscular ultrasonic diagnosis. Etiological approach to various backaches. Rev Rhum Mal Osteoartic 52:397–402

[5] Durckel J, et al. (1985) Muscular pathology and echography. Excluding tumors. Ann Radiol (Paris) 28:9–13

[6] Fornage BD, Touche D, Raguet M, Jacob M, Segal P (1982) Accidents musculaires du sportif. Nouv Presse Med 8:11

[7] Fornage BD, Touche D, Segal PH, Rifkin MD (1983) Ultrasonography in the evaluation of muscular trauma. J Ultrasound Med 2:549–554

[8] Gershuni DH, Gosink BB, Hargens AR, Gould RN, Forsythe JR, Mubarak SJ, Akeson WH (1982) Ultrasound evaluation of the anterior musculofascial compartment of the leg following exercise. Clin Orthop 167:185–190

[9] Heckmatt JZ, Dubowitz V, Leemann S (1980) Detection of pathological change in dystrophic muscle with B scan ultrasound imaging. Lancet 1:1389

[10] Heckmatt JZ, Leemann S, Dubowitz V (1980) Ultrasound imaging in the diagnosis of muscle disease. J Peadiatr 101:656–660

[11] Hermann G, et al. (1984) Computed tomography of soft-tissue lesions of the extremities, pelvic and shoulder girdles: sonographic and pathological correlations. Clin Radiol 35:193–202

[12] Kaftori JK, Rosenberger A, Pollack S, Fish JH (1977) Rectus sheath hematoma: Ultrasonographic diagnosis. AJR 128:283–285

[13] Kamala D, Suresh S, Githa K (1985) Real-time ultrasonography in neuromuscular problems of children. JCU 13:465–468

[14] Kumari S, Fulco JD, Karayalcin G, Lipton R (1979) Gray scale ultrasound: Evaluation of iliopsoas hematomas in hemophiliacs. AJR 133:103

[15] Kramer FL, Kurtz AB, Rubin C, Goldberg BB (1979) Ultrasound appearance of myositis ossificans. Skeletal Radiol 4:19–20

[16] Laine H, Harjula A, Peltokallio P, Varstela E (1984) Real time sonography to diagnose soft-tissue sports injuries. Lancet 7:55

[17] Rott H-D, Mulz D (1982) Muskeldystrophie Duchenne: Konduktorinnenerfassung mit Ultraschall. Dtsch Med Wochenschr 107:1678–1681

[18] Rott H-D, Santellani M, Rödl W, Nebel G (1983) Duchenne muscular dystrophy: Carrier detection by ultrasound and computerial tomography. Lancet 1199

[19] Roy C, et al. (1985) Non-traumatic myositis ossificans. Ultrasonic and X-ray computed tomographic aspects. Apropos of a case. J Radiol 66:473–475

[20] Steinbicker V, von Rohden L, Krebs P, Szibor R (1984) Duchenne muscular dystrophy. Carrier detection by ultrasound. Lancet 1463

[21] Tromans A, et al. (1981) Rectus sheath haemotoma: diagnosis by ultrasound. Br J Surg 68:518–519

[22] Zuinen C, Carlier L, Gaudissart JL (1980) L'échotomographie en traumatologie musculaire. Med Sport 6:54

Literatur zu Kapitel 9.2

[1] Blei CL, Nirschl RP, Grant EG (1986) Achilles tendon: US diagnosis of pathologic conditions. Work in progress. Radiology 159:765–767

[2] Campani R, Pisani A, Benazzo F, Castelli C, Meroni L, Barazzoni G (1985) Approccio alle tendinopatie achillee negli atleti. Quadri ecografici. Radiol Med (Torino) 71:44–50

[3] Dillehay GL, Deschler T, Rogers LF, Neiman HL, Hendrix RW (1984) The ultrasonographic characterization of tendons. Invest Radiol 19:338–341

[4] Durrington PN, Adams JE, Beastall MD (1982) The assessment of Achilles tendon size in primary hypercholesterolaemia by computed tomography. Atherosclerosis 45:345–358

[5] Fornage BD (1986) Achilles tendon: US examination. Radiology 159:759–764

[6] Fornage BD (1987) The hypoechoic normal tendon. A pitfall. J Ultrasound Med 6:19–22

[7] Karaharju E, Paavolainen P, Holmstroem T, Nikkari T (1981) Xanthomas of the Achilles tendon. Ann Chir Gynaecol 70:116–119

[8] Kramps HA, Lenschow E (1979) Einsatzmöglichkeiten der Ultraschalldiagnostik am Bewegungsapparat. Z Orthop 117:355–364

[9] Kruth HS (1985) Lipid deposition in human tendon-xanthoma. Am J Pathol 121:311–315

[10] Leekam RN, Salsberg BB, Bogoch E, Shankar L (1986) Sonographic diagnosis of partial Achilles tendon rupture and healing. J Ultrasound Med 5:115–116

[11] Lehtonen A, Maekelae P, Viikari J, Virtama P (1981) Achilles tendon thickness in hypercholesterolaemia. Ann Clin Res 13:39–44

[12] Maner MB, Marsh MJ (1981) Ultrasonic findings in a ruptured Achilles tendon. Med Ultrasound 5:81–82

[13] Mathon G, Gagne C, Brun D, Lupien PJ, Moorjani S (1985) Articular manifestations of familial hypercholesterolaemia. Ann Rheum Dis 44:599–602

[14] Mayer R, Wilhelm K, Pfeifer KJ (1984) Sonographie der Achillessehnenruptur. Digitale Bilddiagn 4:185–189

[15] Nicola T de, Calsolaro C, Lombardo S, Bacarini L, La Gioia M, Martinelli B (1985) L'ecotomografia nello studio della patologia del tendine di Achille. Radiol Med (Torino) 71:51–55

[16] Schmitt W (1987) Das sonographische Bild der gesunden und pathologischen Achillessehne. Dissertation, Universität Marburg (in Vorbereitung)

[17] Thomas D, Demange J, Hoeffel JC, Drouin P (1982) Mesure xerographique du tendon d'Achille dans l'hypercholesterolemie de type II. J Radiol 63:345–350

[18] Yamamoto A, Matsuzawa Y, Yokoyama S, Funahashi T, Yamamura T, Kishino B (1986) Effects of probucol on xanthomata regression in familial hypercholesterolemia. Am J Cardiol 57:29–35

Literatur zu Kapitel 10

[1] Alonso L, de Santos HM (1977) Goldstein: Ultrasonography in tumors arising from the spine and bony pelvis. AJR 129:1061–1064

[2] Bernandino ME, Jing BS, Thomas JL, Lindell MM, Zornoza J (1981) The extremity soft tissue lesion: A comparative study of ultrasound, computed tomography and xeroradiography. Radiology 139:53–59

[3] Bruch HP, Wild A, Schindler G (1986) Diagnostik und Therapie maligner Weichgewebstumoren. Unfallchirurg 89:79–99

[4] Carpenter JR, Hattery RR, Hender GG, Bryan RS, McLeod RA (1970) Ultrasound evaluation of the popliteal space. Comparison with arthrography and physical examination. Mayo Clin Proc 51:598–603

[5] Cooperberg PL, Tsang I, Truelove L, Knickerbocker J (1978) Gray scale ultrasound in the evaluation of rheumatoid arthritis of the knee. Radiology 126:759–763

[6] Doppmann JL (1965) Baker's cyst and the normal gastrocnemiosemimembranosus bursa. Am J Radiol 94:646–652

[7] Egund N, Ekelund L, Sako M, Persson B (1981) CT of soft tissue tumors. AJR 137:725–729

[8] Forbes CD, Morile B, Grant M, Greig WR, Prentice CRM (1974) Bilateral pseudotumors of the pelvis in a patient with Christmas disease with notes on localization by radioactive scanning and ultrasonography. AJR 121:173–176

[9] Hermann G, Yeh HC, Gilbert M (1983) Hemophiliac pseudotumor: The use of CT and sonography in surgical evaluation. Radiology [Suppl] 149:21

[10] Kamer FL, Kurtz AB, Rubin C, Goldberg BB (1977) Ultrasound appearance of myositis ossificans. Skeletal Radiol 4:19–20

[11] Kilcoyne RR, Imray TJ, Stewart ET (1978) Ruptured Baker's cyst simulating acute thrombophlebitis. JAMA 240:1517–1518

[12] Kratochwil A, Zweymüller K (1974) Ultrasonic examination in orthopaedic surgery. Roentgenpraxis 27:343

[13] Lawson TL, Mittler S (1978) Ultrasonic evaluation of extremity soft tissue lesions with orthographic correlation. J Can Assoc Radiol 29:58–61

[14] McDonald DG, Leopold GR (1972) Ultrasound B-scanning in the differentiation of Baker's cyst and thrombophlebitis. Br J Radiol 45:729–732

[15] McVerry BA, Vicary FR, Voke J, Dormandy KN (1977) Ultrasonography in the management of hemophilia. Lancet 1:872–874

[16] Meire HB, Lindsay DJ, Swinson DR, Hamilton EBD (1974) Comparison of ultrasound and positive contrast arthrography in the diagnosis of popliteal and calf swellings. Ann Rheum Dis 33:221–224

[17] Moore CP, Sarti DA, Louis JS (1975) Ultrasonic demonstration of popliteal cysts in rheumatoid arthritis. Arthritis Rheum 18:577–580

[18] Mukuno DH, Timothy G, Watanabe AS, McIff EB (1986) Aneurysmal bone cyst presenting as a pelvic mass on sonographic examination. J Ultrasound Med 5:215–216

[19] Sarti DA, Louie JS, Lindstrom RR, Nies K, London J (1976) Ultrasonic diagnosis of a popliteal artery aneurysm. Radiology 121:707–708

[20] Sattler H (1986) Die sonographische Erfassung eines Riesenzelltumors im Kniegelenk. Ultraschall Klin Prax 1:43–44

[21] Seidl G, Scherak O, Hofner W (1979) Antifemoral dissecting cysts in rheumatoid arthritis. Radiology 133:343–347

[22] Silver TM, Washburn RL, Stanley JC, Gross WS (1977) Gray scale ultrasound evaluation of popliteal aneurysms. Am J Radiol 129:1001–1006

[23] Yeh HC, Rabinowitz JG (1982) Ultrasonography of extremities and pelvic girdle and correlation with computed tomography. Radiology 143:519–525

[24] Yeh HC, Hsu-Chong (1985) Ultrasonography of orthopedic and soft tissues of extremities. In: Sanders RC, Hill MC (eds) Ultrasound annual. Raven, New York, p 187

Weiterführende Literatur

[1] Balconi G, et al. (1984) Possibilities of echography in the study of tumefactions of superficial soft tissues. Radiol Med (Torino) 70(11):878–880

[2] Fiegler W (1981) Ultrasonic demonstration of lipomatous tissues and tumors. ROEFO 134(2):157–161

[3] Hill JC (1986) Nonspecificity in the ultrasonographic appearance of angiomyolipoma. Am Osteopathol Assoc 86(4):235–239

[4] Hovy L, Maronna U (1986) Die Realtime-Sonographie in der Diagnostik und Nachsorge von Tumoren des Stütz- und Bindegewebes. In: Henche HR, Hey W (Hrsg) Sonographie in der Orthopädie und Sportmedizin. ML, Ülzen, S 17–22

[5] Kratochwil A, Ramach W (1978) Die Ultraschalldiagnostik bei primär malignen Knochentumoren. Z Orthop 116:503

[6] Kratochwil A, Zweymüller K (1975) Ultraschalldiagnostik bei Knochen- und Weichteiltumoren. Wien Klin Wochenschr 87:397

[7] Leekam RN, et al. (1985) Enlarged iliopsoas bursa simulating neoplasm on sonographic examination. J Ultrasound Med 4(9):493–494

[8] Levine E, Lee KR, Neff JR, Maklad NF, Robinson RG, Preston DF (1979) Comparison on computed tomography and other imaging modalities in the evaluation of musculoskeletal tumors. Radiology 131:431

[9] Peters PE, Beyer D (1983) Weichteile. In: Bücheler E, Friedmann G, Thelen M (Hrsg) Realtime Sonographie des Körpers. Thieme, Stuttgart, S 441

[10] Peters PE, Friedmann G, Beyer D (1983) Ultraschalldiagnostik peripherer Weichteiltumoren. In: Otto RC, Jann FX (Hrsg) Ultraschalldiagnostik 1982. Thieme, Stuttgart, S 351

[11] Ramach W, Kratochwil A (1978) Die Ultraschalldiagnostik in der Orthopädie. In: Ultraschalldiagnostik. Thieme, Stuttgart, S 252

[12] Rattmann R (1984) Physikalisch-technische Aspekte der Ultraschalldiagnostik und ihr Einfluß auf die Bildqualität. Verdauungskrankheiten 2

[13] Santos LA de, Goldstein JM (1977) Ultrasonography in tumors arising from the spine and bony pelvis. AJR 129:1061

[14] Sapozhnikov VG, et al. (1983) Ultrasonic diagnosis of bone and soft tissue tumorous lesions in children. Pediatriia 8:44

[15] Yeh HC, Rabinowitz JG (1982) Ultrasonography of the extremities and pelvic girdle and correlation with computed tomography. Radiology 143:519

Literatur zu Kapitel 11

[1] Adam R, Hendry GMA, Moss J, Wild SR, Gillespie I (1986) Arthrosonography of the irritable hip in childhood: a review of 1 year's experience. Br J Radiol 59:205–208

[2] Akerman M, Rydholm A, Persson BM (1985) Aspiration cytology of soft-tissue tumors. Acta Orthop Scand 56:407–412

[3] Beltran J, Noto AM, Herman LJ, Mosure JC, Burk JM, Christoforidis AJ (1986) Joint effusions: MR imaging. Radiology 158:133–137

[4] Berman L, Catterall A, Meire HB (1986) Ultrasound of the hip: a review of the applications of a new technique. Br J Radiol 59:13–17

[5] Bernbeck R (1976) Kinderorthopädie. Thieme, Stuttgart

[6] Brown I (1975) A study of the "capsular" shadow in disorders of the hip in children. J Bone Joint Surg [Br] 57:175–179

[7] Carty H, Maxted M, Fielding JA, Gulliford P, Owen R (1984) Isotope scanning in the "irritable hip syndrome". Skeletal Radiol 11:32–37

[8] Dobrinski W, Kremer H (1982) Ultraschallgezielte Punktionen. In: Kremer H. (Hrsg) Sonographische Diagnostik innerer Erkrankungen. Urban & Schwarzenberg, München, S 139–143

[9] Egund N, Wingstrand H, Forsberg L, Pettersson H, Sunden G (1986) Computed tomography and ultrasonography for diagnosis of hip joint effusion in children. Acta Orthop Scand 57:211–215

[10] Einighammer H-J, Hauke R (1982) Zum Problem der Erkennung von Punktionsnadeln im Ultraschallbild. In: Otto CR, Jann FX (Hrsg) Ultraschalldiagnostik 1982. Thieme, Stuttgart, S 88-90

[11] Ernst J (1985) Ultraschalldiagnostik in der Rheumatologie. Aktuel Rheumatol 10:35–42

[12] Goldberg BB (1973) Ultrasonic aspiration-biopsy transducer. Radiology 108:667–671

[13] Goldberg BB, Pollack HH (1972) Ultrasonic aspiration transducer. Radiology 102:187–189

[14] Goldberg BB, Pollack HM (1976) Ultrasonic aspiration biopsy techniques. JCU 4:141–151

[15] Gompels BM, Darlington LG (1981) Septic arthritis in rheumatoid disease causing bilateral shoulder dislocation, diagnosis and treatment assisted by grey scale ultrasonography, case report. Ann Rheum Dis 40:609–611

[16] Grant EG, Richardson JD, Smirniotopoulos JG, Jacobs NM (1983) Fine-needle biopsy directed by real-time sonography: technique and accuracy. AJR 141:29–32

[17] Hausmann B, Forst R (1985) Zum Einfluß von Anschliff und Durchmesser unterschiedlicher Kanülen auf das Perforationsverhalten bei der Kniegelenkpunktion. Orthop Prax 5:367–370

[18] Heckemann R, Seidel KJ (1983) The sonographic appearance and contrast enhancement of puncture needles. JCU 11:265–268

[19] Heckemann R, Seidel KJ, Krüfer K (1983) Abbildungseigenschaften von Punktionsnadeln im sonographischen Bild – eine Vergleichsstudie. In: Otto CR, Jann FX (Hrsg) Ultraschalldiagnostik 1982. Thieme, Stuttgart, S 90–92

[20] Holm HH, Kristensen JK (1986) Interventionelle Sonographie. Steinkopff, Darmstadt

[21] Holm HH, Kristensen JK, Rasmussen SN, Northered A, Barlebohß (1972) Ultrasound as a guide in percutaneous puncture technique. Ultrasonics 10:83–86

[22] Holm HH, Rasmussen SN, Kristensen JK (1973) Ultrasonically guided percutaneous puncture technique. JCU 1:27–31

[23] Holm HH, Pedersen JF, Kristensen JK, Rasmussen SN, Hancke S, Jensen F (1975) Ultrasonically guided percutaneous puncture. Radiol Clin North Am 13:493–503

[24] Jäppinen S, Kallio P, Siponmaa A-K (1984) Ultrasound, X-ray and articular puncture in the diagnosis of synovial fluid effusion in the hip of children (Abstr). Pediatr Radiol 14:238

[25] Jensen F (1984) Procedure and principles in ultrasonically guided puncture. Ultrasound Med Biol 10:607–611

[26] Juul N, Torp-Pedersen S, Holm HH (1984) Ultrasonically guided fine needle aspiration biopsy of retroperitoneal mass lesions. Br J Radiol 57:43–46

[27] Kalio P, Ryöppy S (1985) Hyperpressure in juvenile hip disease. Acta Orthop Scand 56:211–214

[28] Kallio P, Ryöppy S, Jäppinen S, Siponmaa A-K, Jääskeläinen J, Kummamo I (1985)

Ultrasonography in hip disease in children. Acta Orthop Scand 56:367–371

[29] Kloiber R, Pavlovsky W, Portner O, Gartke K (1983) Bone scintigraphy of hip joint effusions in children. AJR 140:995–999

[30] König H, Lucas D, Requardt H (1986) Hochauflösende Kernspintomographie des Hüftgelenks unter Anwendung einer Helmholtz-Oberflächenspule. ROEFO 144:204–209

[31] Komppa GH, Northern JR, Haas DK, Lisecki E, Ghaed N (1985) Ultrasound guidance for needle aspiration of the hip in patients with painful hip prosthesis. JCU 13:433–434

[32] Krebs B, Møller BN, Falstie-Jensen S, Løve-Jepsen F, Jensen FT (1986) Scintimetry of hip joint tamponade in dogs. Acta Orthop Scand 57:111–114

[33] La Mont RL, Muz J, Heilbronner D, Bouwhuis JA (1981) Quantitative assessment of femoral head involvement in Legg-Calvé-Perthes disease. J Bone Joint Surg [Am] 63:746–752

[34] Lindgren PG (1980) Ultrasonically guided punctures. A modified technique. Radiology 137:235–237

[35] Livraghi T (1984) A simple no-cost technique for real-time biopsy. JC Ultrasound 12:60–62

[36] Lutz H (1982) Sonographisch geleitete Nadelbiopsie. Internist (Berlin) 20:548–555

[37] Middleton WD, McAlister WH (1986) Hip joint fluid in the presence of the vacuum phenomenon. Pediatr Radiol 16:171–172

[38] Otto RC, Deyle P (1979) Ultraschallgezielte Feinnadelpunktion unter permanenter Sichtkontrolle. Dtsch Med Wochenschr 104:1665–1669

[39] Otto RC, Deyhle P (1980) Guided puncture under real-time sonographic control. Radiology 134:784–785

[40] Otto RC, Wellauer J (1985) Ultraschallgeführte Biopsie. Springer, Berlin Heidelberg New-York

[41] Peck RJ (1986) Ultrasound of the painful hip in children. Br J Radiol 59:293–294

[42] Pedersen JF (1977) Percutaneous puncture guided by ultrasonic multitransducer scanning. JCU 5:175–177

[43] Rosenberg SA, Glatstein EJ (1981) Perspectives on the role of surgery and radiation therapy in the treatment of soft tissue sarcomas of the extremities. Semin Oncol 8:190–200

[44] Rosenberg M, Mortensson W (1986) The validity of radiographic assessment of childhood transient synovitis of the hip. Acta Radiol [Diagn] (Stockh) 27:85–89

[45] Rupp N, Reiser M, Hipp E, Heller H, Lukas P, Allgayer B, Hawe W (1985) Diagnostik der Knochennekrose durch magnetische Resonanz-(MR-)Tomographie. ROEFO 142:131–137

[46] Rydholm U, Wingstrand H, Egund N, Elborg R, Forsberg L, Lidgren L (1986) Sonography, arthroscopy, and intracapsular pressure in juvenile chronic arthritis of the hip. Acta Orthop Scand 57:295–298

[47] Saitoh M, Watanabe H, Ohe H, Tanaka S, Hakura Y, Date S (1979) Ultrasonic real-time guidance for percutanous puncture. JCU 7:269–272

[48] Seltzer SE, Finberg HJ, Weissman BN (1980) Arthrosonography – Technique, sonographic anatomy, and pathology. Invest Radiol 15:19–28

[49] Smith EH, Bartrum RJ (1974) Ultrasonically guided percutaneous aspiration of abscesses. AJR 122:308–312

[50] Steinmaurer HJ, Jirak P, Öhlinger W (1985) Sonographisch gesteuerte perkutane Feinadelpunktion raumfordernder Prozesse des Abdomens und Retroperitoneums. Ultraschall Med 6:26–33

[51] Vehr H-J, Casser H-R (1987) Die ultraschallgeführte Gelenkpunktion. Methode und erste Ergebnisse. In: Henche HR, Hey W (Hrsg) Sonographie in der Orthopädie und Sportmedizin. ML, Uelzen, S 113–120

[52] Vehr H-J, Casser H-R (1987) Ultraschallgeführte Gelenkpunktion und Biopsie. Z Ultraschall (im Druck)

[53] Wilson DJ, Green DJ, Maclarnon JC (1984) Arthrosonography of the painful hip. Clin Radiol 35:17–19

[54] Wingstrand H (1986) Transient synovitis of the hip in the child. Acta Orthop Scand [Suppl] 57:219

[55] Wingstrand H, Egund N, Pettersson H, Sundén G (1985) Ultrasonography and CT in the diagnosis of the joint effusion in the child (Abstr). Acta Orthop Scand 56:355

[56] Wingstrand H, Bauer GCH, Brismar J, Carlin NO, Pettersson H, Sundén G (1985) Transient ischemia of the proximal femoral epiphysis in the child. Acta Orthop Scand 56:197–203

[57] Wingstrand H, Egund N, Carlin NO, Forsberg L, Gustafson T, Sundén G (1985) Intracapsular pressure in transient synovitis of the hip. Acta Orthop Scand 56:204–210

[58] Yeh H-C (1976) A simple ultrasound guide for needle puncture. JCU 4:53–54

Literatur zu Kapitel 12

[1] Aisen AM, McCune WJ, McGuire A, Carson PL, Silver TM, Jafri SZ, Martel W (1984) Sonographic evaluation of the cartilage of the knee. Radiology 153:781–784

[2] Albrecht HJ, Westerburg KW, von Wilmowsky H (1982) Beurteilung des intraartikulären Entzündungssubstrats mit Hilfe von Computertomographie. Aktuel Rheumatol 7:19–22

[3] Ambanelli U, Manganelli P, Nervetti A, Ugolotti U (1976) Demonstration of articular effusions and popliteal cysts with ultrasound. J Rheumatol 3:2

[4] Biewer W, Dreher R (1986) Methodik der Arthrosonographie. Z Rheumatol 45(4)

[5] Braun G, Schwerk W (1983) Ultraschalldiagnostik. Lehrbuch und Atlas. ecomed, Landsberg

[6] Carpenter JR, Hattery RR, Hunder GG, Bryan RS, McLeod RA (1976) Ultrasound evaluation of the popliteal space. Comparison with arthrography and physical examination. Mayo Clin Proc 51

[7] Cooperberg PL, Tsang L, Truelove L, Knickerbocker WJ (1978) Gray scale ultrasound in the evaluation of rheumatoid arthritis of the knee. Radiology 126:759–763

[8] Crass JR, Craig EV, Thompson RC, Feinberg SB (1984) Ultrasonography of the rotator cuff: Surgical correlation. JCU 12:487–492

[9] Dragonat P, Claussen C (1980) Sonographische Meniskusdarstellungen. Fortschr Geb Roentgenstr 133(2): 185–187

[10] Ernst J (1985) Ultraschalldiagnostik in der Rheumatologie. Aktuel Rheumatol 10:35–42

[11] Ernst J (1986) Indikationen zur Sonographie in der Rheumatologie. In: Otto R, Schnaars P (Hrsg) Ultraschalldiagnostik 1985. Thieme, Stuttgart

[12] Ernst J, Albrecht HJ (1984) Sonographische Darstellbarkeit des Entzündungssubstrats bei rheumatoider Arthritis (Abstr). Z Rheumatol 43:205

[13] Exner GU, Schreiber A (1986) Ultraschalldiagnostik des Hüftgelenkergusses. In: Otto R, Schnaars P (Hrsg) Ultraschalldiagnostik 1985. Thieme, Stuttgart

[14] Fiegler W (1983) Einfluß verschiedener Parameter auf das Auflösungsvermögen hinter dem Störfaktor Fettgewebe in der Sonographie. Fortschr Geb Roentgenstr 139 (1): 85–90

[15] Fornage BD (1986) Sonography of muscles, tendons and other soft-tissues of the extremities. Technique and normal results. In: Otto R, Schnaars P (Hrsg) Ultraschalldiagnostik 1985. Thieme, Stuttgart

[16] Fornage BD, Rifkin MD, Touche DH, Segal PM (1984) Sonography of the patellar tendon: Preliminary observations. AJR 143:179–182

[17] Gerber NJ (1981) Popliteale Synovialcysten (Bakercysten): Selbständiges Krankheitsbild oder Symptom? Verh Dtsch Ges Rheumatol 7:148–152

[18] Gondolph-Zink B, Wetzel R, Trepte CT (1987) Hüfte und Ultraschall: Das rheumatische Hüftgelenk – ein therapeutisches Stiefkind? Aktuel Rheumatol 12:51–56

[19] Gschwend N (1981) Operationsprobleme bei Bakerzysten. Verh Dtsch Ges Rheumatol 7:153

[20] Hauer R-W (1986) Sonographie des Bewegungsapparates, Dynamische Untersuchungsmethoden. Z Rheumatol 45(4)

[23] Haußmann P (1983) Rupturen der Beugesehnen und ihre Behandlung. Aktuel Rheumatol 8:153–156

[24] Hedtmann A, Fett H, Moraldo M (1987) Ultraschalldiagnostik der Schulter bei Sportverletzungen. Dtsch Z Sportmed 38(3)

[25] Kaufman RA, Towbin RB, Babcock DS, Crawford AH (1982) Arthrosonography in the diagnosis of pigmented villonodular synovitis. AJR 139:396–398

[26] Kremer H, Schierl W, Schattenkirchner M, Baumann D, Metz I, Zöllner N (1977) Sonographische Diagnostik von Kniegelenkszysten. MMW 119(37):1183–1186

[27] Lukes PJ, Herberts P, Zachrisson BE (1980) Ultrasound in the diagnosis of popliteal cysts. Acta Radiol [Diagn] (Stockh) 21(5)

[28] Lutz H (1978) Ultraschalldiagnostik (B-Scan) in der Inneren Medizin. Lehrbuch und Atlas. Springer, Berlin Heidelberg New York

[29] Mack LA, Maisen FA, Kilcoyne RF, Davies PK, Sickler ME (1985) Ultrasound. US evaluation of the rotator cuff. Radiology 157:205–209

[30] Mayer R, Wilhelm K, Pfeifer KJ (1984) Sonographie der Achillessehnenrupter. Digital Bilddiagn 4:185–189

[31] McDonald DG, Leopold GR (1972) Ultrasound B-scanning in the differentiation of Baker's cyst and thrombophlebitis. Br J Radiol 45:729–732

[32] Middleton WD, Reinus WR, Totty WG, Melson GL, Murphy WA (1985) US of the biceps tendon apparatus. Radiology 157:211–215

[33] Middleton WD, Edelstein G, Reinus WR, Melson GL, Totty WG, Murphy WA (1985) Sonographic detection of rotator cuff tears. AJR 144:349–353

[34] Müller-Brodmann W, Goebel KM (1982) Aktuelle Diagnostik. Ultraschalldiagnostik entzündlicher Kniegelenkserkrankungen. Dtsch Med Wochenschr 107:1400–1403

[35] Nicksch E, Wittenborg A (1986) Stellenwert der Arthrosonographie bei lokaler Injektionstherapie der Arthritis. Z Rheumatol 45(4)

[36] O'Dell JR, Andersen PA, Hollister JR, West SG (1984) Anterior tibial mass: An unusual complication of popliteal cysts. Arthritis Rheum 27(1)

[37] Rapf C, Furtschegger A, Resch H (1986) Die Sonographie als neues diagnostisches Verfahren zur Abklärung von Schulterbeschwerden. Fortschr Geb Roentgenstr 145(3):288–295

[38] Röhr E (1985) Experimentelle Untersuchungen zur sonographischen Darstellung der Kreuzbänder. Fortschr Geb Roentgenstr 143 (4):467–468

[39] Röhr E (1987) Sonographische Darstellung des vorderen Kreuzbandes. Ultraschall 8:37–39

[40] Sattler H, Gerhold H (1984) Die Arthrosonographie – ein neues zusätzliches bildgebendes Verfahren in der Erfassung von Erkrankungen des Kniegelenkes. Z Rheumatol 43:160–166

[41] Sattler H, Schmidt KL (1986) Zum Stellenwert der Arthrosonographie in der rheumatologischen Diagnostik: Untersuchungstechnik, Befunde und ihre Interpretation. Z Rheumatol 45:1–6

[42] Sattler H, Spielmann G, Scharf T (1986) Die arthrosonographische Erfassung der destruierenden Omarthritis – Grenzen und Möglichkeiten der Arthrosonographie am Schultergelenk. In: Otto R, Schnaars P (Hrsg) Ultraschalldiagnostik 1985. Thieme, Stuttgart

[43] Sattler H, Spielmann G, Scharf T (1986) Die Arthrosonographie des oberen und unteren Sprunggelenkes. Grenzen und Möglichkeiten. In: Otto R, Schnaars (Hrsg) P Ultraschalldiagnostik 1985. Thieme, Stuttgart

[44] Schilling F, Stadelmann M-L (1982) Das Lymphödem der Hand bei chronischer Polyarthritis – Daktylitis und entzündliches Handödem bei Arthritis psoriatica. Aktuel Rheumatol 7:101–104

[45] Schricker T, Hien NM, Wirth CJ (1987) Klinische Ergebnisse sonographischer Funktionsuntersuchungen bei Kapselbandläsionen am Knie- und Sprunggelenk. Ultraschall 8:27–31

[46] Seltzer SE, Finberg HJ, Weissman BN (1980) Arthrosonography – technique, sonographic anatomy, and pathology. Invest Radiol 15:20–28

[47] Sohn C, Gerngroß H, Bähren W, Swobodnik W (1987) Sonographie des Meniskus und seiner Läsionen. Ultraschall 8:32–36

[48] Sohn C, Gerngroß H, Bähren W, Danz B (1987) Meniskussonographie – Alternative zur invasiven Meniskusdiagnostik? Dtsch Med Wochenschr 112:581–584

[49] Triebel H-J, Wening V, Witte G (1986) Rotatorenmanschettenrupturen des Schultergelenks. Sonographie – Arthrographie. Roentgenblaetter 39:266–272

[50] Wetzel R, Gondolph-Zink B (1987) Ultraschalldiagnostik in der Rheumatologie – Aussagekraft, Stellenwert und Ergebnisse. Aktuel Rheumatol 12:61–65

[51] Wetzel R, Gondolph-Zink B, Trepte CT (1986) Ultraschalldiagnostik an der rheumatischen Hand. Z Rheumatol 45(4)

[52] Wigley RD (1982) Popliteal cysts: Variations on a theme of Baker. Semin Arthritis Rheum 12(1)

[53] Wörth WD, Hermann E, Meudt R, Buser C, Müller W (1986) Stellenwert der Arthrosonographie in der Beurteilung der exsudativen und proliferativen Synovialitis. Z Rheumatol 45:263–266

Literatur zu Kapitel 13

[1] Püschmann M, Knodtneros-Meyer H (1986) Die Sonographie bei der Diagnostik röntgen-negativer Fremdkörper. Med Orthop Tech 2:52–53

[2] Weiss H, et al. (1985) Detection of an intramuscular wood fragment using sonography. ROEFO 142(6):696

[3] Wendell BA, et al. (1981) Ultrasonic appearance of metallic foreign bodies in parenchymal organs. JCU 9(3):133

Weiterführende Literatur

[1] Andrew WK, Thomas RG, Goudie E (1981) Intrahepatic foreign bodies – the ultrasound appearances. S Afr Med J 59:334–336

[2] Barriga P, Garcia C (1984) Ultrasonography in the detection of intra-abdominal retained surgical sponges. J Ultrasound Med 4:173–176

[3] Cartee RE, Rumph PF (1984) Ultrasonographic detection of fistulous tracts and foreign objects in muscles of horses. J Am Vet Med Assoc 184:1127–1132

[4] Chau WK, Lai KH, Lo KJ (1984) Sonographic findings of intraabdominal foreign bodies due to retained gauze. Gastrointest Radiol 9:61–63

[5] Kuusela T, Kurri J, Tikka S, Cederberg A, Rokkanen P (1982) Estimation of the extent of high velocity missile wounds in soft tissue with ultrasonography – an experimental study with special reference to the detection of x-ray negative foreign bodies. Acta Chir Scand 508:251–255

[6] Pascal-Suisse P, Castinel B, Peyron JP, Vergne R, Pringot J (1982) Les textilomes: apports de l'echographie et de la scanographie à propos de cinq cas. J Belge Radiol 65:355–361

Literatur zu Kapitel 14

[1] Abendschein W, Hyatt GW (1970) Ultrasonics and selected physical properties of bone. Clin Orthop 69:294–301

[2] Bedford AF, et al. (1982) Ultrasonic assessment of fractures and its use in the diagnosis of the suspected scaphoid fracture. Injury 14(2):180–182

[3] Bonfield W, et al. (1982) Ultrasonic analysis of the Youngs modulus of cortical bone. Biomed Eng 4(1):23–127

[4] Constantini MA (1971) The investigation of an ultrasonic technique for detecting bone mineral loss. PhD dissertation, UCLA

[5] Craven JD, Constantini MA, Greenfield MA, et al. (1973) Measurement of the velocity of ultrasound in human cortical bone and its potential clinical importance. An in vivo preliminary study. Invest Radiol 8:72–77

[6] Gramlich B, Richter J, Fröhlich P, Peter KH (1978) Zur Beurteilung des Knochenzustandes mit Ultraschall. Z Exp Chir 11:258–261

[7] Hüller C, Gay B, Ebert T (1983) Heilverlauf bei Tibia-Frakturen. MMW 125(4)

[8] Kehrer ML (1978) The value of the measurements of velocity of ultrasound and bone mineral content in the assessment of metabolic bone disease in patients with chronic renal failure. PhD dissertation, UCLA

[9] Leitgeb N (1986) A new non-invasive quantitative method for fracture diagnosis. Med Prog Fract Knowledge. 11:185–190

[10] Greenfield MA, Craven JD, Huddleston A, Kehrer ML, Wishko D, Stern R (1981) Measurement of the velocity of ultrasound in human cortical bone in vivo. Radiat Phys 2:702–710

[11] Moss A, et al. (1983) Ultrasonic assessment of stress fractures. Br Med J 7:1479–1480

[12] Nitz AJ, et al. (1980) Use of ultrasound in early detection of stress fractures of the medial tibial plateau. Milit Med 145(12):844–6

[13] Rich C, Klinik E, Smith R, et al. (1966) Measurement of bone mass from ultrasonic transmission time. Proc Soc Exp Biol Med 123:282–285

[14] Siegel IM, Anast GT, Fields T (1958) The determination of fracture healing by measurement of sound velocity across the fracture site. Surg Gynecol Obstet 107:327–332

[15] Theismann H, Pfander F (1949) Über die Durchlässigkeit des Knochens für Ultraschall. Strahlentherapie 80:607–610

Weiterführende Literatur

[1] Klug W (1983) Tierexperimentelle Untersuchungen über die Wirkung des Ultraschalls auf Knochenbruchheilung, Kallusgewebe und paraklinische Aspekte. Dissertation B, Medizinische Akademie, Dresden

[2] Klug W, Knoch HG (1987) Durch Ultraschall Stimulierung der Knochenbruchheilung. Ultraschall Klin Prax 2:185–189

[3] Knoch HG (1965) Der Einfluß von Nieder- und Hochfrequenzschwingungen – speziell Ultraschall auf die Kallusbildung. Med. Habilitationsschrift, Medizinische Akademie, Dresden

Register